全国高等教育五年制临床医学专业教材精编速览

妇产科学

主　编　王泽华　丁依玲

副主编　胡丽娜　刘开江

U0196472

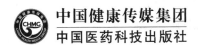

中国健康传媒集团

中国医药科技出版社

内 容 提 要

　　本书是全国高等教育五年制临床医学专业教材《妇产科学》的精编速览，分为 37 章。全书紧扣教材知识点，精练教材重点、难点，有助于考生自我巩固所学知识和快速测试所学知识的掌握程度。本书可供全国高等教育五年制临床医学专业本科、专科学生和参加医学研究生入学考试的考生使用，也可直接作为医学生准备执业医师考试的模拟练习用书。

图书在版编目（CIP）数据

妇产科学 / 王泽华，丁依玲主编. —北京：中国医药科技出版社，2018.12
全国高等教育五年制临床医学专业教材精编速览
ISBN 978-7-5214-0530-9

Ⅰ . ①妇…　　Ⅱ . ①王…　②丁…　　Ⅲ . ①妇产科学–高等学校–教材　　Ⅳ . ①R71

中国版本图书馆 CIP 数据核字（2018）第 241819 号

美术编辑　　陈君杞
版式设计　　易维鑫

出版　**中国健康传媒集团** | 中国医药科技出版社
地址　北京市海淀区文慧园北路甲 22 号
邮编　100082
电话　发行：010-62227427　邮购：010-62236938
网址　www.cmstp.com
规格　889×1194mm　¹⁄₁₆
印张　23 ½
字数　619 千字
版次　2018 年 12 月第 1 版
印次　2018 年 12 月第 1 次印刷
印刷　三河市双峰印刷装订有限公司
经销　全国各地新华书店
书号　ISBN 978-7-5214-0530-9
定价　**88.00** 元

《全国高等教育五年制临床医学专业教材精编速览》
《全国高等教育五年制临床医学专业同步习题集》

出 版 说 明

为满足全国高等教育五年制临床医学专业学生学习与复习需要，帮助医学院校学生学习、理解和记忆教材的基本内容和要点，并进行自我测试，我们组织了国内一流医学院校有丰富一线教学经验的教授级教师，以全国统一制订的教学大纲为准则，围绕临床医学教育教材的主体内容，结合他们多年的教学实践编写了《全国高等教育五年制临床医学专业精编速览》与《全国高等教育五年制临床医学专业同步习题集》两套教材辅导用书。

本教材辅导用书满足学生对专业知识结构的需求，在把握教材内容难易程度上与相关教材相呼应，编写的章节顺序安排符合教学规律，按照教案形式归纳总结，内容简洁，方便学生记忆，使学生更易掌握教材内容，更易通过考试测试。在《精编速览》中引入"重点、难点、考点""速览导引图""临床病案分析"，使学生轻松快速学习、理解和记忆教材内容与要点；《同步习题集》是使学生对学习效果进行检测，题型以选择题［A型题（最佳选择题）、B型题（共用备选答案题）、X型题（多项选择题）］、名词解释、填空题、简答题、病例分析题为主。每道题后附有答案与解析，可以自测自查，帮助学生了解命题规律与提高解题能力。

本书可供全国高等教育五年制临床医学专业本科、专科学生和参加医学研究生入学考试的考生使用，也可直接作为医学生准备执业医师考试的模拟练习用书。

中国医药科技出版社
2018 年 12 月

编 委 会

前　言

为了使医学生和相关专业学生更好地学习妇产科学知识、快速地掌握学习重点和难点、高效率地理解和把握核心知识，我们编写了全国高等教育五年制临床医学专业教材精编速览以及全国高等教育五年制临床医学专业教材同步习题集。《妇产科学》精编速览为全国高等教育五年制临床医学专业教材最新版《妇产科学》配套辅导用书，以全国医学院校教学大纲和执业医师考试大纲为依据，精炼教材内容，突出重点，减轻医学生学习负担，改变信息太多、思考太少的现状，供五年制医学生课后复习和期末备考使用，也可作为医学生准备研究生入学考试和执业医师考试的参考用书。

其内容共分三十七章，主要涉及女性生殖系统解剖与生理、妇科学、产科学以及生殖内分泌学等方面的内容。内容简练、重点突出、条理清晰、知识点集中，有助于学生更好更快地掌握核心知识和基本方法。

本书由华中科技大学、中南大学、首都医科大学、上海交通大学、哈尔滨医科大学、贵州大学、汕头大学、重庆医科大学、广州医科大学等全国九所高等院校教学经验丰富的一线教师编写，各章的编写人员均具有教授或副教授职称。

本书的编写力求符合现代医学教育的最新理念，帮助学生在较短的时间内掌握妇产科学的核心知识和基本方法。

书中可能存在一些疏漏和不足之处，恳请广大师生和读者批评指正。

编　者

2018 年 12 月

目 录

第一章　女性生殖系统解剖 ·· 1

第一节　女性外生殖器与内生殖器 ··· 1

第二节　女性生殖器的血管、淋巴、神经、骨盆、骨盆底和邻近器官 ········ 4

第二章　女性生殖系统生理 ·· 9

第一节　妇女一生各阶段的生理特点 ·· 10

第二节　月经及月经期的临床表现 ··· 11

第三节　卵巢功能及其周期性变化 ··· 12

第四节　子宫内膜及生殖器其他部位的周期性变化 ································· 13

第五节　月经周期的调节 ··· 14

第六节　其他内分泌腺功能对月经周期的影响 ······································· 14

第三章　妊娠生理 ·· 16

第一节　受精及受精卵发育、输送与着床 ··· 16

第二节　胚胎、胎儿发育特征及胎儿生理特点 ······································· 17

第三节　胎儿附属物的形成与功能 ··· 20

第四节　妊娠期母体的变化 ·· 24

第四章　妊娠诊断 ·· 28

第一节　早期妊娠的诊断 ··· 29

第二节　中、晚期妊娠诊断 ·· 29

第三节　胎姿势、胎产式、胎先露、胎方位 ··· 30

第五章　异常妊娠 ·· 32

第一节　自然流产 ·· 32

第二节　异位妊娠 ·· 35

第六章　妊娠特有疾病 ··· 40

第一节　妊娠期高血压疾病 ·· 40

第二节　妊娠肝内胆汁淤积症 ··· 45

第三节　妊娠期糖尿病 ·· 48

第四节　妊娠剧吐 ·· 53

第七章　妊娠合并内外科疾病 ·· 56

　　第一节　心脏病 ··· 56
　　第二节　病毒性肝炎 ··· 60
　　第三节　血液系统疾病 ······································· 64
　　第四节　急性阑尾炎 ··· 71
　　第五节　急性胰腺炎 ··· 74

第八章　妊娠合并性传播疾病 ·· 77

第九章　胎儿异常与多胎妊娠 ·· 86

　　第一节　胎儿先天畸形 ······································· 87
　　第二节　胎儿生长受限 ······································· 89
　　第三节　巨大胎儿 ··· 92
　　第四节　胎儿窘迫 ··· 92
　　第五节　死胎 ··· 94
　　第六节　多胎妊娠 ··· 95

第十章　胎盘胎膜疾病 ·· 99

　　第一节　前置胎盘 ··· 99
　　第二节　胎盘早剥 ··· 102
　　第三节　胎膜早破 ··· 107

第十一章　羊水量与脐带异常 ·· 110

　　第一节　羊水量异常 ··· 110
　　第二节　脐带异常 ··· 114

第十二章　产前检查与孕期保健 ·· 117

　　第一节　产前检查 ··· 117
　　第二节　胎儿健康状况评估 ··································· 120
　　第三节　孕期保健 ··· 123

第十三章　遗传咨询、产前筛查、产前诊断与胎儿干预 ··············· 128

　　第一节　遗传咨询 ··· 128
　　第二节　产前筛查 ··· 131
　　第三节　产前诊断与胎儿干预 ································· 132

第十四章　正常分娩 ·· 136

　　第一节　分娩动因 ··· 137
　　第二节　决定分娩的因素 ····································· 138

第三节　先兆临产与临产 ··· 139
第四节　枕先露的分娩机制 ·· 141
第五节　正常产程和分娩 ··· 142

第十五章　异常分娩 ·· 146

第一节　概论 ··· 147
第二节　产力异常 ··· 148
第三节　产道异常 ··· 149
第四节　胎位异常 ··· 150

第十六章　分娩期并发症 ·· 153

第一节　产后出血 ··· 153
第二节　羊水栓塞 ··· 158
第三节　子宫破裂 ··· 161

第十七章　正常产褥 ·· 164

第一节　产褥期母体变化 ·· 165
第二节　产褥期临床表现 ·· 167
第三节　产褥期处理和保健 ··· 167

第十八章　产褥期并发症 ·· 170

第一节　产褥感染 ··· 170
第二节　晚期产后出血 ··· 174
第三节　产褥期抑郁症 ··· 177

第十九章　妇科病史及检查 ··· 179

第一节　妇科病史 ··· 180
第二节　体格检查 ··· 181
第三节　妇科疾病常见症状的鉴别要点 ··· 184

第二十章　外阴上皮非瘤样病变 ·································· 188

第一节　外阴鳞状上皮增生 ··· 189
第二节　外阴硬化性苔藓 ·· 190
第三节　其他外阴皮肤病 ·· 192

第二十一章　外阴及阴道炎症 ····································· 194

第一节　外阴炎症 ··· 194
第二节　阴道炎症 ··· 196

第二十二章　子宫颈炎症 ·· 206

第一节　急性子宫颈炎 ··· 206

第二节　慢性子宫颈炎 ……………………………………………………………………208

第二十三章　盆腔炎性疾病及生殖器结核 ……………………………………………210

第一节　盆腔炎性疾病 ……………………………………………………………………210

第二节　生殖器结核 ………………………………………………………………………216

第二十四章　子宫内膜异位症与子宫腺肌病 …………………………………………220

第一节　子宫内膜异位症 …………………………………………………………………220

第二节　子宫腺肌病 ………………………………………………………………………224

第二十五章　女性生殖器发育异常 ……………………………………………………227

第一节　女性生殖器的发生 ………………………………………………………………228

第二节　常见女性生殖器发育异常 ………………………………………………………228

第三节　两性畸形 …………………………………………………………………………230

第二十六章　盆底功能障碍性及生殖器官损伤疾病 …………………………………234

第一节　阴道前壁膨出 ……………………………………………………………………235

第二节　阴道后壁膨出 ……………………………………………………………………235

第三节　子宫脱垂 …………………………………………………………………………236

第四节　压力性尿失禁 ……………………………………………………………………238

第五节　生殖道瘘 …………………………………………………………………………240

第二十七章　外阴肿瘤 …………………………………………………………………244

第一节　外阴良性肿瘤 ……………………………………………………………………245

第二节　外阴上皮内瘤变 …………………………………………………………………245

第三节　外阴恶性肿瘤 ……………………………………………………………………246

第二十八章　子宫颈肿瘤 ………………………………………………………………250

第一节　子宫颈上皮内瘤变 ………………………………………………………………250

第二节　子宫颈癌 …………………………………………………………………………253

第二十九章　子宫体肿瘤 ………………………………………………………………258

第一节　子宫肌瘤 …………………………………………………………………………258

第二节　子宫内膜癌 ………………………………………………………………………262

第三节　子宫肉瘤 …………………………………………………………………………267

第三十章　卵巢肿瘤与输卵管肿瘤 ……………………………………………………271

第一节　卵巢肿瘤概述 ……………………………………………………………………271

第二节　卵巢上皮性肿瘤 …………………………………………………………………276

第三节　非卵巢上皮性肿瘤 ………………………………………………………………279

　　第四节　输卵管肿瘤 ··· 282

第三十一章　妊娠滋养细胞疾病 ··· 285

　　第一节　葡萄胎 ··· 285
　　第二节　侵蚀性葡萄胎和绒毛膜癌 ··· 289
　　第三节　胎盘部位妊娠滋养细胞肿瘤 ·· 292

第三十二章　生殖内分泌疾病 ·· 294

　　第一节　异常子宫出血 ·· 294
　　第二节　闭经 ··· 297
　　第三节　多囊卵巢综合征 ··· 304
　　第四节　痛经 ··· 307
　　第五节　经前期综合征 ·· 310
　　第六节　围绝经期综合征 ··· 312
　　第七节　高催乳素血症 ·· 315

第三十三章　不孕症及辅助生殖技术 ·· 318

　　第一节　不孕症 ·· 318
　　第二节　辅助生殖技术 ·· 321

第三十四章　计划生育 ··· 324

　　第一节　避孕 ··· 324
　　第二节　输卵管节育术 ·· 328
　　第三节　避孕失败的补救措施及避孕节育措施的选择 ·· 330

第三十五章　妇女保健 ··· 335

第三十六章　妇产科常用特殊检查 ·· 337

　　第一节　产前筛查和产前诊断常用检查方法 ··· 337
　　第二节　羊水检查 ··· 338
　　第三节　生殖道脱落细胞学检查 ··· 338
　　第四节　宫颈脱落细胞 HPV DNA 检测 ·· 340
　　第五节　妇科肿瘤标记物检查 ·· 341
　　第六节　女性生殖器活组织检查 ··· 342
　　第七节　女性内分泌测定 ··· 344
　　第八节　输卵管通畅检查术 ··· 348
　　第九节　常用穿刺检查 ·· 349
　　第十节　影像检查 ··· 351

第三十七章 妇产科内镜 ·· 354

第一节 胎儿镜检查 ··· 354

第二节 阴道镜检查 ··· 356

第三节 宫腔镜检查 ··· 358

第四节 腹腔镜检查 ··· 361

第五节 妇产科内镜手术的护理 ·· 363

第一章　女性生殖系统解剖

第一节　女性外生殖器与内生殖器

> **重点** 女性外生殖器解剖，内生殖器官解剖及与邻近器官的关系
> **难点** 内生殖器官解剖及与邻近器官的关系
> **考点** 女性内、外生殖器官解剖特点

速览导引图

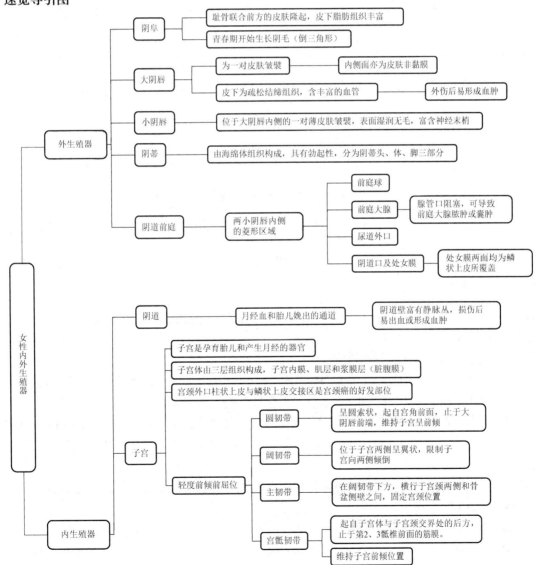

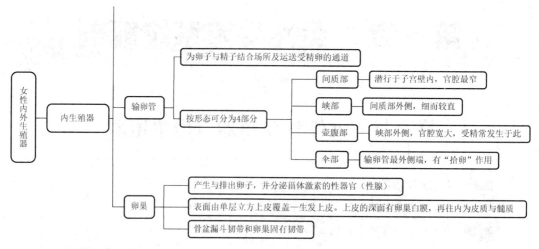

一、外生殖器

女性外生殖器又称**外阴**（external genitalia），指生殖器外露的部分，位于两股内侧间，包括阴阜、大阴唇、小阴唇、阴蒂和阴道前庭。

外阴组成	解剖特点	常考点
阴阜	耻骨联合前方的皮肤隆起，皮下脂肪组织丰富	青春期开始生长阴毛（倒三角形）
大阴唇	为一对皮肤皱襞，内侧面湿润似黏膜，皮下为疏松结缔组织和脂肪组织，含丰富的血管、淋巴管和神经	外伤后易形成血肿 内侧面亦为皮肤非黏膜
小阴唇	位于大阴唇内侧的一对薄皮肤皱襞，湿润无毛富含神经末梢，非常敏感	表面湿润无毛，富含神经末梢
阴蒂	由海绵体组织构成，具有勃起性，分为阴蒂头、体、脚三部分	富含神经末梢，极敏感
阴道前庭	两侧小阴唇之间的菱形区域，前为阴蒂，后为阴唇系带。内有前庭球、前庭大腺、尿道口、阴道口和处女膜	前庭大腺腺管口阻塞，可导致前庭大腺脓肿或囊肿。处女膜两面均为鳞状上皮所覆盖，其间含有血管与神经末梢

二、内生殖器

女性内生殖器（internal genitalia）位于真骨盆内，包括**阴道、子宫、输卵管和卵巢**。

1. 阴道（vagina）

性交器官，也是月经血和胎儿娩出的通道。

（1）形态　为一上宽下窄的管道，前壁与膀胱尿道相邻，后壁与直肠贴近，后壁比前壁长。后穹窿最深，与盆腔最低部位的直肠子宫陷凹紧密相邻，临床上可经此处穿刺或引流。

（2）组织结构　阴道壁由黏膜、肌层和纤维组织构成。阴道黏膜由复层鳞状上皮细胞覆盖，无腺体，有很多横纹皱襞，伸展性大，黏膜受性激素影响有周期性变化。阴道壁富有静脉丛，损伤后易出血或形成血肿。

易混淆点：阴道肌层由内环、外纵两层平滑肌构成；而子宫肌层分三层：内环，外纵，中交叉。

2. 子宫（uterus）

孕育胎儿和产生月经的器官。

（1）形态　呈倒置梨形，长 7～8 cm，宽 4～5 cm，厚 2～3 cm，重约 50～70 克，容量约 5 ml。

①宫体与宫颈的比例婴儿期为 1:2，成年妇女为 2:1，老人为 1:1。

②宫体与宫颈之间最狭窄的部分——子宫峡部，非孕期长约 1 cm。妊娠末期子宫峡部伸展达 7～10 cm，形成子宫下段。

③子宫峡部上端因解剖上较狭窄，称解剖学内口；其下端此处由宫腔内膜转变为宫颈黏膜，称组织学内口。

（2）组织结构 宫体和宫颈的结构不同。

1）子宫体由三层组织构成，子宫内膜、肌层和浆膜层（脏腹膜）。

①子宫内膜：分为表面 2/3 的功能层和下 1/3 的基底层。功能层受卵巢激素影响有周期性变化，基底层不受激素影响，不发生周期性变化。

②肌层：由平滑肌束及弹力纤维组成，肌束外纵，内环，中交叉。中层肌纤维交叉排列，收缩时压迫血管，有效止血。

③浆膜层：覆盖宫底部和前后面的脏腹膜，子宫前面形成膀胱子宫陷凹，子宫后面形成直肠子宫陷凹（道格拉斯陷凹），为盆腔最低部位。

2）宫颈：主要由结缔组织构成，含有少量平滑肌、血管及弹力纤维。宫颈管黏膜也受性激素影响发生周期性变化。

宫颈的特点：

①宫颈管黏膜：单层高柱状上皮。

②宫颈阴道部：复层鳞状上皮。

③宫颈外口柱状上皮与鳞状上皮交界——宫颈癌的好发部位。

3）子宫位置：成人子宫正常位置呈轻度前倾前屈位，靠子宫韧带及骨盆底肌和筋膜的支托作用。

子宫韧带：4 对。

①圆韧带：呈圆索状，起自宫角前面，止于大阴唇前端，维持子宫呈前倾。

②阔韧带：位于子宫两侧呈翼状，限制子宫向两侧倾倒。宫体两侧的阔韧带中有丰富的血管、神经、淋巴管，称为宫旁组织。子宫动静脉和输尿管均从阔韧带基底部穿过。

③主韧带（宫颈横韧带）：在阔韧带下方，横行于宫颈两侧和骨盆侧壁之间，是固定宫颈位置、保持子宫不致下垂的主要结构。

④宫骶韧带：起自子宫体与子宫颈交界处的后方，止于第 2、3 骶椎前面的筋膜，维持子宫前倾位置。

上述韧带、骨盆底肌和筋膜薄弱或受损伤，可导致子宫脱垂。

3. 输卵管（fallopian tube）

输卵管全长 8～14 cm，为卵子与精子结合场所及运送受精卵的通道。按输卵管的形态可分为 4 部分。

（1）间质部 潜行于子宫壁内，管腔最窄。

（2）峡部 间质部外侧，细而较直。

（3）壶腹部 峡部外侧，官腔宽大，受精常发生于此。

（4）漏斗部（伞部）输卵管最外侧端，有"拾卵"作用。

输卵管由 3 层构成，外层为浆膜层，为腹膜的一部分；中层为平滑肌层，该层肌肉收缩有协助拾卵及运送受精卵的作用；内层为黏膜层，由单层高柱状上皮覆盖。输卵管肌肉的收缩和黏膜上皮细胞受性激素的影响而有周期性变化。

阴道黏膜、宫颈管黏膜、子宫内膜功能层、输尿管黏膜均受性激素的影响而有周期性变化。

4. 卵巢（ovary）

产生与排出卵子，并分泌甾体激素的性器官（性腺）。成年妇女的卵巢约 4 cm × 3 cm × 1 cm 大，重约 5～6 g。卵巢表面无腹膜，有单层立方上皮覆盖——生发上皮。上皮的深面有卵巢白膜，再往内为皮质与髓质，皮质在外其中有数以万计的原始卵泡，髓质内无卵泡。

关于两条韧带的考点与难点：

（1）骨盆漏斗韧带（卵巢悬韧带） 与骨盆相连（全子宫 + 双附件切除时，需要切断的韧带，此手术无须切断卵巢固有韧带）。

（2）卵巢固有韧带 与子宫相连（全子宫切除时，需要切断的韧带，此手术无须切断骨盆漏斗韧带）。

> **临床病案分析**
>
> 患者女性，45 岁，因"多发子宫肌瘤、继发贫血"入院，拟行腹腔镜下全子宫切除术。
>
> **思考**
>
> 1. 请根据女性内生殖器解剖知识推断，如需切除子宫，在手术过程中可能要切断哪些子宫韧带？
>
> 2. 如果术中需要保留双侧卵巢，需要切除卵巢固有韧带吗？
>
> **解析**
>
> 1. 全子宫切除术时，子宫韧带共有 4 对需切断：①圆韧带：呈圆索状，起自宫角前面，止于大阴唇前端，维持子宫呈前倾。②阔韧带：位于子宫两侧呈翼状，限制子宫向两侧倾倒。宫体两侧的阔韧带中有丰富的血管、神经、淋巴管，称为宫旁组织。③主韧带（宫颈横韧带）：在阔韧带下方，横行于宫颈两侧和骨盆侧壁之间，固定宫颈位置，保持子宫不致下垂的主要结构。④宫骶韧带：起自子宫体与子宫颈交界处的后方，止于第 2、3 骶椎前面的筋膜，维持子宫前倾位置。
>
> 2. 卵巢固有韧带是卵巢与子宫相连的韧带，全子宫切除，保留双侧卵巢时，需要切断卵巢固有韧带，此手术无须切断骨盆漏斗韧带。

第二节 女性生殖器的血管、淋巴、神经、骨盆、骨盆底和邻近器官

重点	生殖系统血液供应，淋巴引流及神经支配；骨盆的组成、分界和分类；骨盆底的组成；邻近器官及解剖关系
难点	生殖系统供应血管的分布；骨盆的分界
考点	动脉血液供应，淋巴引流

速览导引图

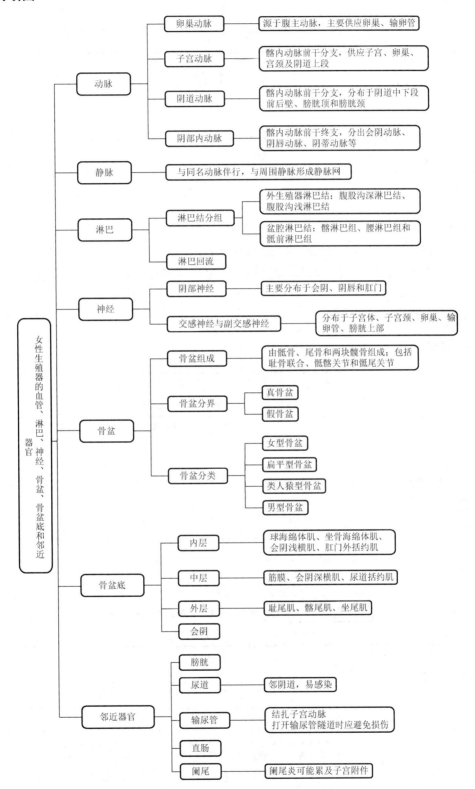

一、动脉

女性内、外生殖器的血液供应主要源于卵巢动脉、子宫动脉、阴道动脉及阴部内动脉。

	起源	血供范围
卵巢动脉	腹主动脉	主要供应卵巢、输卵管。与子宫动脉卵巢支在子宫角附近吻合
子宫动脉	髂内动脉前干分支	宫颈内口约 2 cm 处，横跨输尿管至子宫侧缘，分上下两支：上支分为子宫体支、宫底支、输卵管支和卵巢支；下支分布于子宫颈和阴道上段
阴道动脉	髂内动脉前干分支	分布于阴道中下段前后壁、膀胱顶和膀胱颈
阴部内动脉	髂内动脉前干终支	分出痔下动脉、会阴动脉、阴唇动脉和阴蒂动脉

阴道上端由子宫动脉宫颈–阴道支供应，中段主要由宫颈阴道动脉供血，下端由阴部动脉和痔中动脉供应。

二、静脉

盆腔静脉与同名动脉伴行，在相应器官及周围形成相互吻合的静脉丛，这是盆腔感染易蔓延的原因。卵巢静脉与同名动脉伴行，右侧卵巢静脉汇入下腔静脉，左侧卵巢静脉汇入左肾静脉，故左侧盆腔静脉曲张较多见。

三、淋巴引流

1. 淋巴结分组

外生殖器淋巴结	腹股沟浅淋巴结，多汇入腹股沟深淋巴结，少数汇入髂外淋巴结
	腹股沟深淋巴结，汇入髂外和闭孔淋巴结
盆腔淋巴结	髂淋巴组，由闭孔、髂内、髂外和髂总淋巴结组成
	腰淋巴组
	骶前淋巴组

2. 淋巴引流部位

部位	引流淋巴结
阴道下段	腹股沟浅淋巴结
阴道上段	主要汇入髂内和闭孔淋巴结，少数汇入髂外淋巴结
子宫体、宫底、输卵管、卵巢	主要汇入腰淋巴结，少数汇入髂外淋巴结
子宫体两侧	腹股沟浅淋巴结

四、神经支配

生殖器	神经		支配部位
外生殖器	阴部神经。由第 Ⅱ、Ⅲ、Ⅳ骶神经分支组成，分成会阴神经，阴蒂背神经和肛门神经		主要分布于会阴、阴唇和肛门周围
内生殖器	主要由交感神经和副交感神经支配	卵巢神经丛	卵巢、输卵管
		骶前神经丛（大部分形成骨盆神经丛）	子宫体、子宫颈、膀胱上部

五、骨盆

1. 骨盆的组成

骨盆由骶骨、尾骨和两块髋骨组成；包括耻骨联合、骶髂关节和骶尾关节，耻骨联合在妊娠期受性激素影响变松动，分娩过程中出现轻度分离，有利于胎儿娩出，骶尾关节有一定的活动度，分娩时尾骨后移可加大出口前后径；重要的骨盆韧带包括骶、尾骨和坐骨结节之间的骶结节韧带，骶、尾骨和坐骨棘之间的骶棘韧带，骶棘韧带宽度即坐骨切迹宽度，是判断中骨盆是否狭窄的重要指标。

2. 骨盆的分界

以耻骨联合上缘、髂耻缘及骶岬上缘的连线为界。

	假骨盆（大骨盆）	真骨盆（小骨盆）
位置	骨盆分界线以上，为腹腔的一部分	骨盆分界线之下，为盆腔的一部分
组成	前方——腹壁下部 后方——第五腰椎 两侧——髂骨翼	上口——为骨盆入口 下口——为骨盆出口，上、下之间为骨盆腔 前壁——耻骨联合和耻骨支 后壁——骶骨和尾骨 两侧——坐骨、坐骨棘和骶棘韧带
功能	与产道无直接关系 某些径线的长短作为了解真骨盆大小的参考	胎儿娩出的骨产道。坐骨棘是分娩时衡量胎先露部下降程度的重要标志。两坐骨棘连线的长短是衡量中骨盆大小的重要径线

3. 骨盆的类型

按 Callwell 与 Moloy 分类将骨盆分为 4 种类型。临床所见多为混合型，骨盆大小与种族相关，且其生长发育受遗传、营养与性激素的影响。

	女型骨盆	扁平型骨盆	类人猿型骨盆	男型骨盆
所占比例（中国）	52%～58.9%，最多见	23.2%～29%	14.2%～18%	1%～3.7%
骨盆入口外形	横椭圆形	扁平椭圆形	长椭圆形	略呈三角形
解剖特点	入口横径略长于前后径，骨盆侧壁直耻骨弓较宽坐骨棘不突出	入口横径大于前后径；耻骨弓宽；骶骨失去正常弯度变直向后翘或成深弧形，骨盆浅	入口横径小于前后径；耻骨弓较窄；骨盆前窄后宽，骶骨较直，骨盆较长	耻骨弓较窄。出口后矢状径较短；骨盆腔呈漏斗形，易造成难产

六、骨盆底

1. 骨盆底解剖

由多层肌肉和筋膜组成，封闭骨盆出口，承托骨盆脏器。其正常的结构和功能有利于维持盆腔脏器的正常位置与功能，且有利于分娩。前方为耻骨联合和耻骨弓，后方为尾骨尖，两侧为耻骨降支、坐骨升支和坐骨结节。骨盆底被两侧坐骨结节连线分为前后两部分，前部为尿生殖三角，有尿道和阴道通过；后部分为肛门三角，有肛管通过。骨盆由外向内分为三层。

分层	解剖结构	
外层	位于外生殖器、会阴皮肤及皮下组织下面，此层肌肉的肌腱汇合于阴道外口与肛门之间形成中心腱	球海绵体肌——于阴道两侧，覆盖前庭球与前庭大腺，附于阴蒂海绵体根部，又称阴道括约肌
		坐骨海绵体肌——从坐骨结节内侧沿坐骨升支内侧与耻骨降支向上，止于阴蒂海绵体
		会阴浅横肌
		肛门外括约肌——围绕肛门的环形括约肌
中层	为泌尿生殖膈，有尿道与阴道穿过。由上下两层坚韧的筋膜及其间的一对会阴深横肌及尿道括约肌组成	
内层	由提肛肌及内外面各覆一层筋膜组成，自前向后有尿道、阴道和直肠穿过。每侧提肛肌从前内向后外包括三部分，可加强盆底托力、加强肛门和阴道括约肌的作用	耻尾肌——提肛肌的主要部分，损伤可导致膀胱、直肠脱垂
		髂尾肌
		坐尾肌

2. 会阴解剖

	解剖结构
广义	封闭骨盆出口的所有软组织，前为耻骨联合下缘。后为尾骨尖，两侧为耻骨降支、坐骨支、坐骨结节和骶结节韧带
狭义	阴道口与肛门之间 3～4 cm 厚的楔形软组织，内层为会阴中心腱，又称会阴体

<u>妊娠期会阴组织会变软，分娩时需保护会阴以免裂伤。</u>

七、邻近器官

邻近器官	与生殖系统解剖关系及特点
尿道	长 4～5 cm，直径约 0.6 cm 的肌性管道。短而直，且邻近阴道，易感染
膀胱	囊状肌性器官，位于子宫与耻骨联合之间
输尿管	一对圆索状肌性管道，在骶髂关节处跨越髂外动脉起点的前方进入骨盆腔，沿髂内动脉下行，在宫颈外侧约 2 cm 处在子宫动脉下方与之交叉，在结扎子宫动脉及打开输尿管隧道时应避免损伤输尿管
直肠	位于盆腔后部，全长约 15～20 cm。直肠前面与阴道后壁相连，当盆底肌肉与筋膜受损时，常与阴道后壁一并脱出，中段腹膜折向前上方，覆于宫颈与子宫后壁，形成直肠子宫陷凹。妇科手术及分娩处理时应避免损伤直肠和肛管
阑尾	通常位于右髂窝内，妇女患阑尾炎时可能累及子宫附件，应注意鉴别；妊娠期阑尾位置可随月份增加而逐渐向右上方移位

临床病案分析

某女性患者 48 岁，子宫颈癌 IB1 期，拟行腹腔镜下广泛子宫切除术加盆腔淋巴结切除术。

思考

请问根据女性生殖系统解剖知识思考如下问题：

1. 需切除的盆腔淋巴结有哪些？

2. 术中在切断子宫动脉时需要避免输尿管损伤，此处的解剖学基础是什么？

解析

1. 行盆腔淋巴结切除术时需切除的淋巴结有髂淋巴组，包括闭孔、髂内、髂外和髂总淋巴结，腰淋巴组和骶前淋巴组。

2. 输尿管在骶髂关节处跨越髂外动脉起点的前方进入骨盆腔，沿髂内动脉下行，在宫颈外侧约 2 cm 处在子宫动脉下方与之交叉，在切断子宫动脉时应避免损伤输尿管。

（郭剑锋　王泽华）

第二章　女性生殖系统生理

重点	卵巢激素的生理作用及激素分泌的调节，月经周期中卵巢、子宫内膜变化的特点
难点	女性激素分泌的调节
考点	卵巢激素的生理作用及调节方式

速览导引图

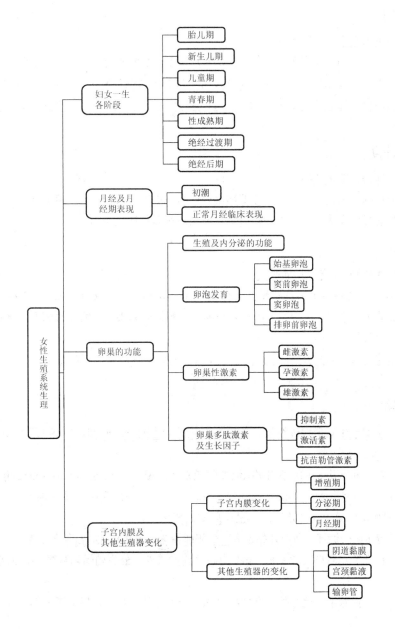

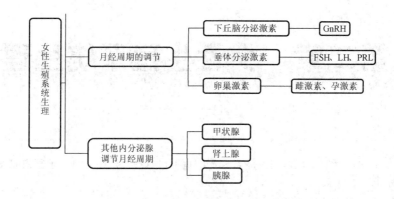

第一节 妇女一生各阶段的生理特点

一、胎儿期

（1）从受精卵形成至出生称胎儿期。

（2）受精卵是由父系和母系来源的 23 对（46 条）染色体组成的新个体。

（3）性染色体 X 与 Y 决定着胎儿的性别，XX 合子发育为女性，XY 合子发育为男性。

（4）胚胎 6 周后原始性腺开始分化，胚胎 8～10 周性腺出现卵巢的结构，两条副中肾管发育成为女性生殖道。

二、新生儿期

（1）出生后 4 周内称新生儿期。

（2）出生前卵母细胞大量丢失，新生儿期卵巢内约有 100 万～200 万个生殖细胞。

（3）受到出生前母体卵巢分泌的性激素影响，可出现少量的阴道出血。

三、儿童期

（1）从出生后 4 周到 12 岁称儿童期。

（2）8 岁以前，下丘脑－垂体－卵巢轴（hypothalamic－pituitary－ovarian axis，HPOA）的功能处于抑制状态，卵巢的功能处于低水平，卵泡也无雌激素分泌；生殖器呈幼稚型；输卵管细而弯曲；阴道狭长，上皮薄，阴道酸度低，容易发生炎症。

（3）儿童期后期（约 8 岁以后），卵巢卵泡开始发育并分泌性激素，在雌激素的作用下逐步出现女性的体态和第二性征。

四、青春期

（1）指从月经初潮至生殖器官逐渐发育成熟具有生殖能力的一段时期。世界卫生组织（WHO）将青春期年龄定为 10～19 岁。

（2）青春期的发动通常从 8～10 岁开始，促性腺激素释放激素（gonadotropin－releasing hormone，GnRH）开始呈脉冲式释放，促卵泡生成素（follicle stimulating hormone，FSH）和促黄体生成素（luteinizing hormone，LH）分泌也相应增加，卵巢功能开始活跃，呈现周期性变化。

①生殖器官发育（第一性征）卵泡开始发育，分泌雌激素；子宫增大，宫体与子宫为 2∶1；输卵管变粗，黏膜出现许多皱襞和纤毛；阴道变长变宽，pH 由碱性变为酸性；外生殖器阴阜隆起，大小阴唇变肥厚并出现色素沉着。

②第二性征发育 指除第一性征外，女性特有的其他方面的性征，包括音调变高，乳房发育，阴毛、腋

毛出现。

③体格发育　身高快速增长是青春期到来的重要特点，体重变化的特点是其增长的高峰不如身高显著。

④月经来潮　女孩第一次来月经称为月经初潮（menarche），它是青春期的一个重要标志，大约出现在11～15岁之间。初潮后一段时间月经周期不规律，初潮后经过5～7年建立规律性周期性排卵。

五、性成熟期

（1）性成熟期又称为生育期，通常从18岁左右开始，历时约30年，是卵巢功能成熟且最旺盛的时期。

（2）卵巢规律的周期性排卵已建立，生殖器官及乳房在卵巢分泌的性激素作用下发生周期性变化。

六、围绝经期

（1）从卵巢功能开始减退直至绝经后1年内的一段时期，又称为绝经过渡期。一般始于40岁，历时短至1～2年，长至10余年。

（2）卵巢内的卵泡数明显减少，最终由于卵巢内卵泡的自然耗竭，导致卵巢功能衰竭，月经永久停止，即绝经。中国妇女平均绝经年龄为50岁左右。

（3）出现血管舒缩功能障碍和一些神经精神症状，表现为潮热、出汗、不安、情绪不稳定、抑郁、烦躁或失眠等。

七、绝经后期

（1）指绝经一年后的生命时期，早期阶段，卵巢间质仍然能够分泌少量的雄激素，并转化为雌激素，是循环中的主要雌激素。

（2）在60岁以后机体逐渐老化进入老年期，卵巢功能完全衰竭，生殖器官退化萎缩，骨代谢失常致骨质疏松，容易发生骨折。

第二节　月经及月经期的临床表现

一、月经

（1）伴随卵巢激素的周期性变化所引起的子宫内膜周期性的剥脱和出血。规律性月经的建立是女性生殖功能达到成熟的标志之一。

（2）月经初潮是指第一次月经来潮，初潮年龄一般在13～14岁，但随着环境改变，生活水平的提高，目前初潮年龄有提前的趋势。

二、经血的特征

（1）月经血中含有子宫内膜碎片、宫颈黏液、脱落的阴道上皮细胞、纤维蛋白溶酶。

（2）月经血不凝，出血量多时有血凝块。

三、正常月经的临床表现

（1）具有周期性，平均为28日。

（2）正常月经量20～60 ml，超过80 ml称为月经过多。

（3）可出现子宫收缩痛或下腹及腰骶部坠胀不适感。

第三节　卵巢功能及其周期性变化

卵巢是女性的主要性器官，具有生殖及内分泌功能。

一、卵巢的周期性变化

1. 卵泡的发育及成熟

卵子（卵细胞）是由卵原细胞在卵泡中生长发育形成的，卵泡（follicle）是卵巢的基本功能单位，卵泡发育经历了从原始卵泡、初级卵泡、次级卵泡到成熟卵泡的过程。在生育期卵巢中每月只有一个优势卵泡可发育成熟并排卵，其余的卵泡闭锁，女性一生中一般只有 400～500 个卵泡发育成熟并排卵。

2. 排卵

卵细胞及包绕它周围的卵丘颗粒细胞一起排出的过程为排卵。LH 峰是即将排卵的可靠指标。

3. 黄体形成及退化

排卵后卵泡壁的颗粒细胞及卵泡内膜细胞、卵泡外膜细胞一起形成黄体，若卵子受精，黄体继续发育变为妊娠黄体，若未受精，黄体在排卵后 9～10 日开始萎缩，变成白体。

二、卵巢性激素的合成及分泌

主要是雌激素（estrogen）、孕激素（progesterone 及少量的雄激素（androgen）等甾体激素。

1. 卵巢性激素分泌的周期性变化

（1）雌激素　雌激素在排卵前分泌逐渐增加，至排卵前达到第一个高峰，排卵后暂时下降 1～2 日，又逐渐升高，至黄体高峰期形成第二个高峰，黄体萎缩时，雌激素逐渐下降，至月经期最低。

（2）孕激素　卵泡期卵泡不分泌孕激素，排卵后黄体分泌孕激素，于排卵后 7 日达到最高峰，后随着黄体萎缩逐渐下降。

（3）雄激素　女性的雄激素主要来自肾上腺，少量由卵泡膜和卵巢间质产生，排卵前雄激素升高。

2. 卵巢性激素的生理作用见表 2-1。

表 2-1　卵巢性激素的生理作用

	雌激素	孕激素	雄激素
子宫颈	使宫颈口松弛，黏液增加，稀薄，拉丝度长	使宫颈口闭合，黏液分泌减少，黏稠	减缓子宫内膜生长及增殖
子宫肌层	促进肌细胞增生肥大，血运增加，促使子宫发育，增加对缩宫素的敏感性	降低平滑肌兴奋性及对缩宫素的敏感性，抑制子宫收缩，有利于胚胎生长发育	
子宫内膜	使腺体和间质增生修复	使内膜从增殖期转化为分泌期	
输卵管	促进肌层发育及上皮分泌活动，加强肌层节律性收缩振幅	抑制节律性收缩的振幅	
卵巢	协同 FSH 促进卵泡发育		转变为雌激素发挥作用
阴道上皮	使上皮细胞增生角化，增加细胞内糖原含量，维持阴道酸性环境	加速上皮细胞脱落，角化细胞减少	抑制上皮增生角化
外生殖器	使阴唇发育丰满，色素加深		促使阴蒂阴唇及阴阜发育，阴毛腋毛生长
乳房	促使乳腺管增生	促进乳腺腺泡发育	

续表

	雌激素	孕激素	雄激素
下丘脑、垂体	通过对下丘脑和垂体的正负反馈调节，控制促性腺激素分泌	黄体期呈负反馈，抑制促性腺激素分泌	
体温		兴奋体温调节中枢，使体温升高	
代谢作用	促进水钠潴留，降低胆固醇水平，维持正常骨质	促进水钠排泄	促进水、钠重吸收，促进蛋白合成、肌肉生长，红细胞增生，增加基础代谢率

三、卵巢分泌的多肽激素

卵巢分泌多肽激素及生长因子：抑制素、激活素、胰岛素样生长因子，表皮生长因子，血管内皮生长因子等。

第四节　子宫内膜及生殖器其他部位的周期性变化

一、子宫内膜的周期性变化

1. 子宫内膜的组织学变化

（1）月经期　月经周期的第 1～4 天，雌、孕激素水平下降，内膜功能层的螺旋小动脉持续痉挛，血流减少，组织变性、坏死、脱落，形成月经。

（2）增生期　月经出血停止至排卵（第 5～14 天），根据增生的程度分为早（周期的 5～7 天）、中（周期的 8～10 天）、晚（周期的 11～14 天）3 期。子宫内膜逐渐增厚，腺体增多，腺腔扩大，螺旋动脉也开始增生。

（3）分泌期　排卵后至月经来潮（第 15～28 天），一般持续 14 天，孕激素增多，内膜受到雌、孕激素联合作用，腺体进行性弯曲及螺旋动脉高度螺旋化，腺体细胞出现分泌活动，根据腺体分泌活动的不同阶段，将分泌期分为早（周期 15～19 天）、中（周期 20～23 天）、晚（周期 24～28 天）3 期。

2. 子宫内膜的生物学变化

（1）增殖期子宫内膜中富含雌、孕激素受体，子宫内膜的螺旋小动脉也含有雌、孕激素受体，并呈周期性变化。

（2）排卵后若卵子未受精，黄体到一定程度要萎缩，雌、孕激素要下降。

（3）月经来潮前子宫内膜缺血、坏死，释放前列腺素及内皮素，血小板聚集产生血栓素 A_2，均促使血管收缩，内膜功能层缺血。

二、生殖器其他部位的周期性变化

1. 阴道黏膜

阴道上皮细胞随着激素水平的变化周期性脱落。雌激素作用下阴道上皮底层细胞增生，孕激素促进表层细胞脱落，临床上可以借助阴道脱落细胞的变化了解体内雌激素水平及有无排卵。

2. 宫颈黏液

雌激素使宫颈黏液分泌量增加，稀薄透明，拉丝度好，显微镜下呈羊齿状结晶。孕激素使黏液减少，黏稠、浑浊、拉丝度差。

3. 输卵管

雌激素使输卵管黏膜上皮纤毛细胞生长，体积增大，促进输卵管发育及节律性收缩。孕激素增加输卵管的收缩速度，减少输卵管的收缩频率。

第五节　月经周期的调节

月经周期的调节涉及下丘脑、垂体、卵巢三者之间的调节，称为下丘脑－垂体－卵巢轴。

1. 下丘脑

分泌促性腺激素释放激素（GnRH），调节促性腺激素的释放，也受到来自卵巢和垂体激素的正负反馈。

2. 垂体

分泌促卵泡生成素（FSH）、黄体生成素（LH）、催乳激素（prolactin，PRL），受 GnRH 的调节。

3. 卵巢

分泌雌激素、孕激素，小剂量的雌激素对下丘脑起负反馈作用，大剂量雌激素既可以产生正反馈，也可以产生负反馈。孕激素对下丘脑起负反馈作用。

4. 月经周期的调节机制（图 2-1）

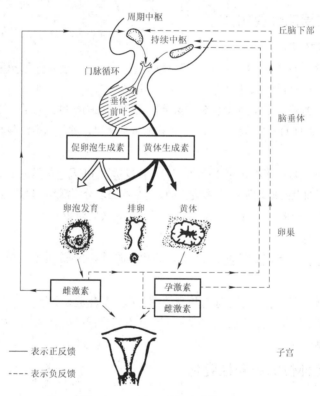

图 2-1　下丘脑－垂体－卵巢轴调节

第六节　其他内分泌腺功能对月经周期的影响

1. 甲状腺

性成熟前，甲状腺功能低下对女性生殖功能的影响主要表现为性发育障碍，青春期延迟；性成熟后若出现甲状腺功能低下症，则会出现性腺功能减退、月经失调、生殖能力减退；而当甲状腺功能亢进症时可表现为月经稀少或闭经。

2. 肾上腺

肾上腺皮质所分泌的性激素主要是雄激素，量极少，是女性雄激素的主要来源，具有刺激女性阴毛、腋毛生长，维持性欲和性行为等作用。

3. 胰腺

胰岛素依赖性糖尿病女性患者常伴有卵巢功能低下。胰岛素拮抗的高胰岛素女性患者可促使卵巢产生过多的雄激素而发生高雄激素血症，导致月经失调或闭经。

临床病案分析

患者女性，14岁，由父母陪同前来就诊，主诉月经不规律，体毛过多1年就诊。患者月经初潮13岁，（5～6）天/（20～35）天，LMP：2018.6.2（就诊20天前），经量中等，无痛经。体格检查：乳房已经开始发育，无溢乳，患者双前臂及双下肢表面见体毛生长，略多；妇科检查：外阴已经发育，阴毛有少许，因无性生活，未行内诊检查。

思考

1. 根据以上病案信息，该患者的初步诊断及诊断依据是什么？

2. 针对该患者目前情况，需要再做辅助检查是什么？下一步的治疗建议如何？

解析

1. 患者的初步诊断：正常青春期。诊断依据是：患者初潮仅仅1年，在初潮后，下丘脑-垂体-卵巢轴的功能建立需要一定的时间，所以患者周期略有不规则可以考虑暂时观察，不予处理；患者所诉的体毛过多经过检查，发现只是略微增多，也是青春期第二性征发育的一种情况，且不属于性毛过多情况（肛周，下腹部等部位），不属于异常，可以不予处理。

2. 可以考虑进行一些辅助检查帮助诊断，首先是B超检查，可以明确生殖内分泌系统是否有病变，肾上腺是否有异常。其次可以考虑查生殖内分泌激素，了解性激素的情况，睾酮是否过高，目前是否有排卵，孕激素是否上升（因为是在月经周期的第20天就诊，可能已经处于黄体期）。下一步的建议是不予处理，合理运动，合理膳食，家长继续关注青春期发育情况。

（胡丽娜　李　敏）

第三章　妊娠生理

重点	胎盘、羊水的功能
难点	了解受精、受精卵的形成、发育、输送及着床过程；胎儿的生长发育及其生理特点；胎儿附属物的形成
考点	胎盘、胎膜、脐带及羊水的功能；妊娠期母体生殖系统、乳房、血液、心血管系统的变化

第一节　受精及受精卵发育、输送与着床

速览导引图

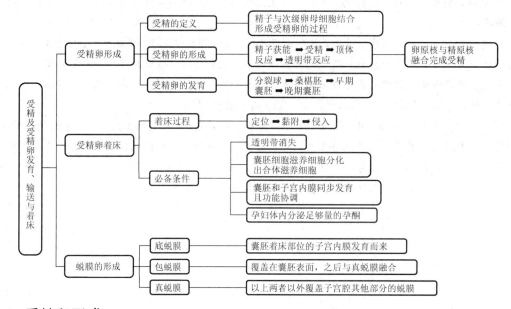

一、受精卵形成

（1）**受精（fertilization）**　精子与次级卵母细胞结合形成受精卵的过程称为受精，多在排卵后 12 小时内发生，完成于输卵管壶腹部，整个受精过程约需 24 小时。

（2）**精子获能（capacitation）**　当精子经宫颈管进入子宫腔及输卵管腔时，其顶体表面的糖蛋白被生殖道分泌物中的 α、β 淀粉酶降解，顶体膜稳定性降低，此时的精子具有受精能力。

（3）**顶体反应（acrosome reaction）**　获能的精子与卵子相遇，精子头部的外膜与顶体前膜融合、破裂，释放出顶体酶，溶解卵子外围的放射冠和透明带，称顶体反应。

（4）**透明带反应（zona reaction）**　精子头部与卵子表面接触，卵子细胞质内的皮质颗粒释放溶酶体酶，引起透明带结构改变，精子受体分子变性，阻止其他精子进入透明带，这一过程称为透明带反应。目的是为

了阻止多精受精。

（5）已获能的精子穿过次级卵母细胞透明带为受精的开始，卵原核与精原核融合形成二倍体的受精卵是受精的完成，受精卵形成标志新生命的诞生。

（6）受精 30 小时后，受精卵借助输卵管蠕动和上皮纤毛推动，向宫腔方向移动，同时开始进行有丝分裂。受精后 72 小时分裂为 16 个细胞的实心细胞团，称桑椹胚（morula），桑椹胚进一步发育，形成早期囊胚。受精后第 4 日早期囊胚进入宫腔，继续分裂发育成晚期胚囊。

二、受精卵着床

（1）晚期囊胚植入子宫内膜的过程称为受精卵着床（implantation）。

（2）受精卵着床经过定位（apposition）、黏附（adhesion）和侵入（invasion）3 个过程，最终囊胚完全埋入子宫内膜中且被内膜覆盖。

（3）受精卵着床必须具备以下四个条件：

①透明带消失。

②囊胚细胞滋养细胞分化出合体滋养细胞。

③囊胚和子宫内膜同步发育且功能协调。

④孕妇体内分泌足够量的黄体酮。

三、蜕膜的形成

受精卵着床后子宫内膜发生蜕膜变。按蜕膜与囊胚的关系将其分为 3 部分。

（1）底蜕膜（basal decidua）囊胚着床部位的子宫内膜发育而来。构成胎盘的母体部分。

（2）包蜕膜（capsular decidua）覆盖在囊胚表面的蜕膜。随囊胚发育包蜕膜高度伸展，逐渐因缺乏营养而退化。

（3）真蜕膜（true decidua）指底蜕膜及包蜕膜以外，覆盖子宫腔其他部分的蜕膜。妊娠 14～16 周后，因羊膜腔增大，包蜕膜与真蜕膜逐渐融合、贴近，至分娩时两者已无法分开。

第二节　胚胎、胎儿发育特征及胎儿生理特点

速览导引图

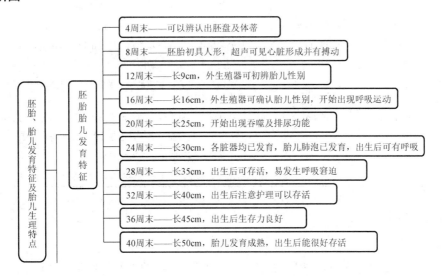

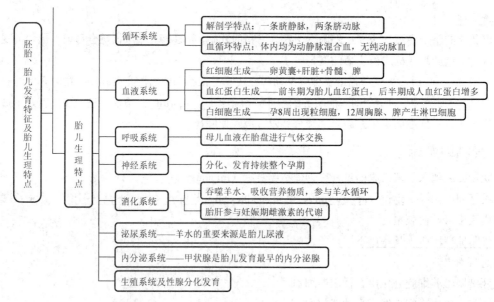

一、胚胎、胎儿发育特征

（1）孕周从末次月经第 1 日开始计算，妊娠全过程约 280 天，即 40 周，每 4 周（一个妊娠月）为一个孕龄（gestational age）单位。

①受精后 8 周（妊娠 10 周）内的人胚称胚胎（embryo），主要器官分化形成的时期。

②受精第 9 周（妊娠 11 周）起称为胎儿（fetus），各器官生长、成熟时期。

（2）临床上常用估算胎儿身长的方法（表 3–1）

①妊娠前 20 周：胎儿身长 = 妊娠月份的平方

②妊娠后 20 周：胎儿身长 = 妊娠月数 × 5

表 3–1　各孕龄胚胎（胎儿）发育情况

孕龄	身长	顶臀长	胚胎及胎儿发育特征
4 周末	–	–	可以辨认出胚胎的胚盘及体蒂
8 周末	–	–	胚胎初具人形，超声可见心脏形成并有搏动
12 周末	9 cm	6～7 cm	外生殖器已发育，可初辨性别，四肢可轻微活动
16 周末	16 cm	12 cm	从外生殖器可判断胎儿性别，开始出现呼吸运动；部分孕妇能感觉胎动
20 周末	25 cm	16 cm	开始出现吞咽及排尿功能
24 周末	30 cm	21 cm	各脏器均已发育，皮下脂肪开始沉积；胎儿细小支气管和肺泡已发育，出生后可有呼吸
28 周末	35 cm	25 cm	四肢活动好，有呼吸运动，出生后可存活，但易发生呼吸窘迫综合征
32 周末	40 cm	28 cm	睾丸下降，生存能力尚可，出生后注意护理可以存活
36 周末	45 cm	32 cm	出生后能啼哭及吸吮，生存力良好
40 周末	50 cm	36 cm	胎儿发育成熟，出生后哭声响亮，吸吮能力强，能很好存活

二、胎儿生理特点

1. 循环系统

（1）解剖学特点　一条脐静脉，两条脐动脉。动脉导管位于肺动脉和主动脉弓之间，出生后 2～3 个月闭锁。卵圆孔生后数分钟开始关闭，多在生后 6 月完全关闭。

（2）血循环特点　胎儿体内为动静脉混合血，无纯动脉血。进入头部、心脏、肝脏及上肢的血液含氧及营养较多，进入胎儿肺及身体下半部分的血液含氧及营养较少。

难点：胎儿期肺循环阻力高，胎儿营养供应及代谢物排出均由胎盘经母体完成。出生后肺泡的扩张和肺泡毛细血管中氧含量的增加使肺毛细血管阻力显著下降，右房压降低，左房压增高，使卵圆孔发生生理性关闭。

2. 血液系统

（1）红细胞生成　受精后 3 周末来自卵黄囊；妊娠 10 周时，肝脏是红细胞生成的主要器官；妊娠足月时骨髓、脾能生成 90% 红细胞。胎儿红细胞的生命周期短，仅为成人的 2/3。妊娠 32 周以后出生的新生儿红细胞数增多，约 6.0×10^{12}/L。

（2）血红蛋白生成　妊娠前半期为胎儿血红蛋白，对氧有较高亲和力。妊娠 34~36 周后，成人血红蛋白增多，至临产时胎儿血红蛋白仅占 25%。

（3）白细胞生成　妊娠 8 周出现粒细胞，妊娠 12 周胸腺、脾产生淋巴细胞。妊娠足月时白细胞计数可高达（15~20）$\times 10^9$/L。

3. 呼吸系统

胎儿呼吸功能是由母儿血液在胎盘完成气体交换。妊娠 11 周超声可见胎儿胸壁运动，妊娠 16 周出现能使羊水进出呼吸道的呼吸运动，具有使肺泡扩张及生长的作用。胎儿窘迫时可出现大喘息样呼吸运动。

考点：胎儿肺成熟包括肺组织结构成熟和功能成熟，后者系指肺泡Ⅱ型细胞能合成、分泌表面活性物质。肺表面活性物质具有降低肺泡表面张力，维持肺泡形态稳定的功能，若缺乏可导致新生儿呼吸窘迫综合征。糖皮质激素能刺激胎儿肺表面活性物质的合成。

4. 神经系统

胚胎、胎儿的神经系统发育极其复杂，其分化、发育持续整个孕期，妊娠晚期和新生儿期仍是发育高峰。胎儿 24~26 周已能对声音刺激产生反应，妊娠 28 周胎儿眼开始出现对光反应。

5. 消化系统

（1）胃肠道　妊娠 11 周已有小肠蠕动，妊娠 16 周胃肠功能基本建立。胎儿能吞咽羊水、吸收水分及营养物质，参与羊水循环。

（2）肝脏　胎儿肝脏缺乏许多酶类，不能结合游离胆红素。红细胞破坏产生的游离胆红素主要经胎盘由母体肝脏代谢排除，小部分经胆管排入小肠氧化成胆绿素，胆绿素的降解产物导致胎粪呈黑绿色。胎肝参与妊娠期雌激素的代谢。

6. 泌尿系统

羊水的重要来源是胎儿尿液。妊娠 11~14 周胎儿肾已有排尿功能，妊娠 14 周胎儿膀胱内已有尿液。

7. 内分泌系统

（1）甲状腺是胎儿发育最早的内分泌腺，于妊娠第 6 周开始发育，妊娠 12 周开始合成甲状腺激素，12 周前依赖母体供给。

（2）胎儿肾上腺发育良好，与胎儿肝、胎盘、母体共同完成雌三醇的合成。

（3）妊娠 12 周胎儿胰腺开始分泌胰岛素。

8. 生殖系统及性腺分化发育

（1）男性胎儿睾丸开始发育较早，妊娠 9 周开始分化，14~18 周形成细精管。一般睾丸于临产前降至阴囊内。

（2）女性胎儿卵巢发育较晚，约在妊娠 11~12 周开始分化发育，男胎与女胎之比约为 106/100。

第三节　胎儿附属物的形成与功能

速览导引图

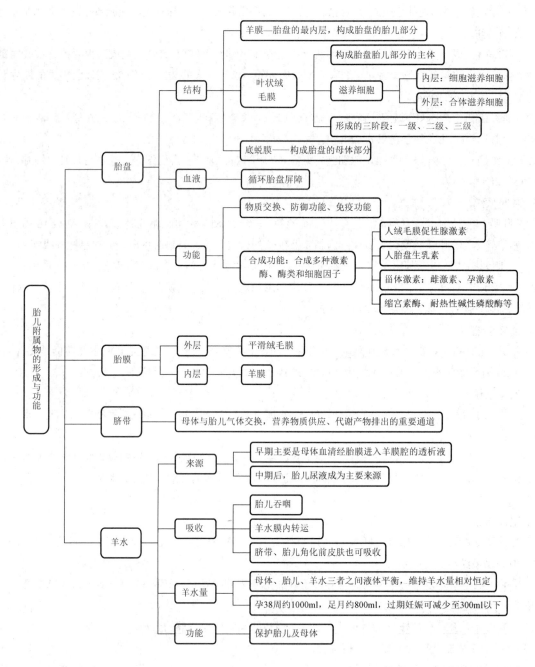

胎儿附属物是指胎儿以外的组织，对维持胎儿宫内的生命及生长发育起到重要作用，包括胎盘、胎膜、脐带和羊水。

一、胎盘

妊娠足月胎盘呈盘状，多为圆形或椭圆形，重 450～650 g，直径 16～20 cm。

厚 1～3 cm，中间厚，边缘薄。胎盘分胎儿面和母体面，胎儿面被覆羊膜，母体面呈暗红色，被分成若干母体叶。

（一）胎盘的结构

胎盘（placenta）：由羊膜、叶状绒毛膜及底蜕膜构成。

（1）羊膜 胎盘的最内层，构成胎盘的胎儿部分。

考点：半透明、光滑的薄膜，无血管、神经及淋巴。

（2）叶状绒毛膜 构成胎盘的胎儿部分，为胎盘的主要部分。

绒毛形成经历三个阶段：一级绒毛、二级绒毛、三级绒毛。

①一级绒毛：囊胚着床后，滋养层细胞分裂增殖，细胞滋养细胞深入合体滋养细胞小梁，形成细胞中心索，初具绒毛形态。

②二级绒毛：一级绒毛继续生长，滋养层内面的胚外中胚层长入细胞中心索，形成间质中心索。

③三级绒毛：胚外中胚层分化出血管长入间质中心索，形成三级绒毛。

约在受精后第 3 周末，胎儿－胎盘循环建立。与底蜕膜接触的绒毛，因营养丰富发育良好，称叶状绒毛膜。与包蜕膜接触的绒毛因血供少而逐渐退化，称为平滑绒毛膜，参与形成胎膜。绒毛之间的间隙称为绒毛间隙，绒毛末端悬浮于充满母血的绒毛间隙中的称游离绒毛，长入底蜕膜中的称固定绒毛。

（3）底蜕膜 构成胎盘的母体部分，占胎盘很小部分。固定绒毛的滋养层细胞与底蜕膜共同形成绒毛间隙的底，称为蜕膜板。从此板向绒毛膜方向伸出的胎盘隔，将胎盘母体面分成 20 个左右的母体叶。

（二）胎盘的血循环

（1）母体侧血液循环 子宫螺旋动脉分支穿过蜕膜板进入母体叶，血液高速射入绒毛间隙，再经蜕膜板流入蜕膜静脉网。

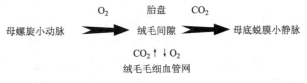

（2）胎儿侧血液循环 胎儿血液经脐动脉到绒毛毛细血管网，经与绒毛间隙中的母血进行物质交换，回到脐静脉。

$$
\begin{array}{ccc}
& O_2 & 胎盘 & CO_2 \\
\text{脐动脉} \longrightarrow & \text{绒毛毛细血管网} & \longrightarrow & \text{脐静脉} \\
& CO_2\downarrow \uparrow O_2 & & \\
& \text{绒毛间隙} & &
\end{array}
$$

考点：胎儿与母体的血液循环不直接相通，通过绒毛在绒毛间隙进行气体和物质交换，隔有绒毛毛细血管壁、绒毛间质及绒毛滋养细胞层，构成胎盘屏障（placental barrier）。

（三）胎盘的功能

胎盘功能极其复杂，主要包括代谢、合成、防御及免疫功能等。

1. 代谢功能

包括气体交换、营养物质的供应、排出胎儿代谢产物。

2. 合成功能

<u>胎盘合体滋养细胞能合成多种激素、酶和细胞因子</u>，对维持正常妊娠起重要作用。

（1）人绒毛膜促性腺激素（human chorinic gonadotropin，hCG） 是一种糖蛋白激素。受精后的<u>第 6 日滋养细胞开始分泌微量 hCG，受精后 10 日可自母体血清中测出，成为诊断早孕最敏感的方法</u>。hCG 早期增长快，约每 2 天倍增一次，<u>妊娠 8～10 周血清浓度达高峰</u>，持续约 10 日迅速下降至妊娠中晚期血清浓度仅为峰值的 10%，<u>产后 2 周内消失</u>。hCG 的生理功能包括：①支持黄体；②诱发排卵；④促进雌激素与黄体酮的生成；③抑制淋巴细胞的免疫性，以免胚胎滋养层被攻击；⑤促胎儿睾丸分泌睾酮，刺激甲状腺活性。

（2）人胎盘生乳素（human placental lactogen，hPL） 单链多肽激素。妊娠 5～6 周用放免法可在母体血浆中测出，<u>至妊娠 34～36 周达高峰并维持至分娩</u>，产后 7 小时即测不出。hPL 的功能主要有：①促进乳腺腺泡发育；②促进胰岛素生成，增加蛋白合成；③通过脂解作用，抑制母体对葡萄糖的摄取，使多余葡萄糖运送给胎儿，成为胎儿主要的能源来源。④抑制母体对胎儿的排斥作用。

（3）雌激素 甾体类激素。妊娠早期由卵巢黄体产生，妊娠 10 周后主要来源于胎盘。妊娠末期雌三醇值为非孕时 1000 倍，雌二醇及雌酮值为非孕时 100 倍。

<u>易混淆点</u>：<u>胎儿－胎盘单位</u>：雌激素由胎儿、胎盘共同合成，故称为"胎儿－胎盘单位"。雌三醇的合成如下所示：

胎盘	胎儿肾上腺	胎儿肝	胎盘
母胆固醇 ➡	孕烯醇酮 ➡	硫酸脱氢表雄酮 ➡	16α羟基硫酸脱氢表雄酮 ➡ E₃

（4）孕激素 甾体类激素，妊娠早期由卵巢妊娠黄体产生。妊娠 8～10 周后主要来源于胎盘合体滋养细胞，母血中孕酮值随妊娠进展而逐渐增高。孕激素与雌激素协同作用，共同参与母体各系统的生理变化。

（5）缩宫素酶（oxytocinase） 为糖蛋白，由合体滋养细胞产生，随着妊娠进展逐渐增多，至妊娠末期达高值。主要作用是灭活缩宫素分子，维持妊娠。<u>胎盘功能不良时，母血中缩宫素酶低值</u>。

（6）耐热性碱性磷酸酶（heat stable alkaline phosphate，HSAP）：妊娠 16～20 周母血中可测出，随妊娠进展增多，胎盘娩出后下降。<u>妊娠期动态监测 HSAP 可作为评估胎盘功能的一项指标</u>。

<u>考点</u>：人类胎盘是一个重要的内分泌器官，主要合成两大类激素：类固醇激素（黄体酮、雌激素）以及肽类激素（hCG、hPL 等）。

3. 防御功能

<u>胎盘的防御作用极为有限</u>。各种分子量较小的病毒及大部分药物可通过胎盘影响胎儿，细菌、弓形体、衣原体、支原体、螺旋体可在胎盘部位形成病灶，破坏绒毛结构后进入胎体感染胎儿。<u>母血中免疫抗体如 IgG 能通过胎盘使胎儿在出生后短时间内获得被动免疫力</u>。

4. 免疫功能

正常妊娠母体能够容受、不排斥胎儿，可能与早期胚胎组织无抗原性、母胎界面的免疫耐受以及妊娠期母体免疫力低下有关。

二、胎膜

胎膜（fetal membranes）<u>由外层的平滑绒毛膜和内层的羊膜组成</u>。胎膜的重要作用是维持羊膜腔的完整性，对胎儿起到保护作用。胎膜还与甾体激素代谢有关，在分娩发动中起一定作用。

三、脐带

脐带（umbilical cord）是连接胎儿与胎盘的条索状物质。足月妊娠脐带长 30～100 cm，平均 55 cm，直径 0.8～2.0 cm。脐带表面有羊膜覆盖呈灰白色，内有一条脐静脉，两条脐动脉，脐血管周围为含水量丰富的胶样组织，称为华通胶（Wharton jelly），来自胚外中层，有保护脐血管的作用。脐带是母体与胎儿进行气体交换、营养物质供应和代谢产物排出的重要通道。

四、羊水

充满在羊膜腔内的液体，称为羊水（amniotic fluid）。

1. 羊水的来源

①妊娠早期主要为母体血清经胎膜进入羊膜腔的透析液；②妊娠中期以后，胎儿尿液成为主要来源。③妊娠晚期胎肺参与羊水生成，胎肺近足月时每日可分泌 300～400 ml 液体。

2. 羊水的吸收

①胎儿消化道是重要的吸收途径，妊娠足月胎儿每日可吞咽羊水约 500～700 ml，经消化道吸收进入血循环，形成尿液再排入羊膜腔内；②羊水通过膜内转运，经羊膜－绒毛膜界面向胎儿胎盘血管转移；③脐带每小时可吸收羊水 40～50 ml；④妊娠 20 周前，胎儿皮肤角化前可少量吸收羊水。

3. 母体、胎儿、羊水三者间的液体平衡

羊水不断进行液体交换，保持量的相对恒定。母儿间交换主要通过胎盘，每小时约 3600 ml。胎儿吞咽与膜内转运协同作用，平衡胎儿尿液和肺泡液的生成，维持羊水量的稳定。

4. 羊水量、性状及成分（表 3-2）

表 3-2　各孕周羊水状况

孕周	羊水量	其他
妊娠 8 周	5～10 ml	■ 妊娠早期羊水量逐渐增多，为无色澄清液体
妊娠 10 周	30 ml	
妊娠 20 周	400 ml	
妊娠 38 周	1000 ml	■ 足月时羊水略浑浊、不透明，pH 约为 7.20，可见小片状悬浮物，包括胎脂、脱落上皮细胞、毛发、毳毛、少量白细胞、白蛋白、尿酸盐、大量激素和酶类等
妊娠 40 周	800 ml	
妊娠 42 周	≤300 ml	■ 妊娠 38 周后羊水量逐渐减少

5. 羊水的功能

主要功能是保护胎儿及母体。

（1）保护胎儿　①保持羊膜腔内恒温；②有利于胎儿的体液平衡；③避免胎儿受挤压，防止胎体畸形、胎肢粘连及胎儿窘迫；④临产宫缩时，羊水能使压力均匀分布；促进胎儿消化道和肺发育。

（2）保护母体　①减少因胎动所致的不适感；②前羊水囊在临产后可扩张宫颈及阴道；③破膜后羊水冲洗阴道减少感染机会。

第四节 妊娠期母体的变化

速览导引图

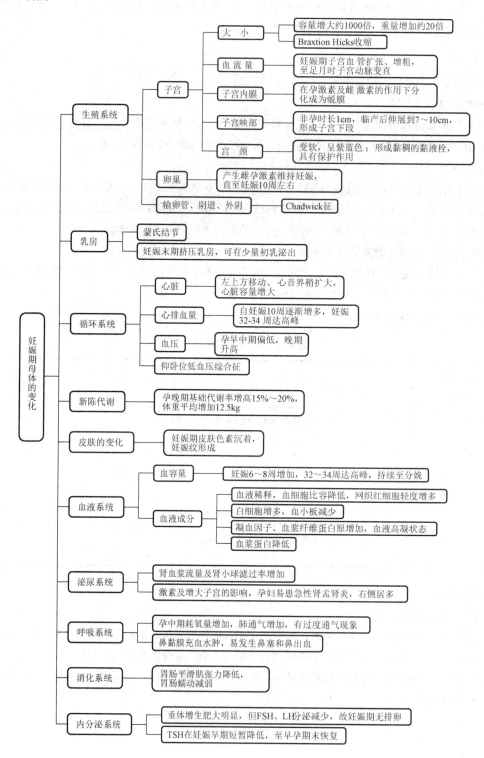

子宫
- 大小 —— 容量增大约1000倍，重量增加约20倍
- —— Braxtion Hicks收缩
- 血流量 —— 妊娠期子宫血管扩张、增粗，至足月时子宫动脉变直
- 子宫内膜 —— 在孕激素及雌激素的作用下分化成为蜕膜
- 子宫峡部 —— 非孕时长1cm，临产后伸展到7～10cm，形成子宫下段
- 宫颈 —— 变软，呈紫蓝色；形成黏稠的黏液栓，具有保护作用

生殖系统
- 卵巢 —— 产生雌孕激素维持妊娠，直至妊娠10周左右
- 输卵管、阴道、外阴 —— Chadwick征

乳房
- 蒙氏结节
- 妊娠末期挤压乳房，可有少量初乳泌出

循环系统
- 心脏 —— 左上方移动、心音界稍扩大，心脏容量增大
- 心排血量 —— 自妊娠10周逐渐增多，妊娠32-34周达高峰
- 血压 —— 孕早中期偏低，晚期升高
- 仰卧位低血压综合征

新陈代谢 —— 孕晚期基础代谢率增高15%～20%，体重平均增加12.5kg

皮肤的变化 —— 妊娠期皮肤色素沉着，妊娠纹形成

血液系统
- 血容量 —— 妊娠6～8周增加，32～34周达高峰，持续至分娩
- 血液成分
  - 血液稀释，血细胞比容降低，网织红细胞轻度增多
  - 白细胞增多，血小板减少
  - 凝血因子、血浆纤维蛋白原增加，血液高凝状态
  - 血浆蛋白降低

泌尿系统
- 肾血浆流量及肾小球滤过率增加
- 激素及增大子宫的影响，孕妇易患急性肾盂肾炎，右侧居多

呼吸系统
- 孕中期耗氧量增加，肺通气增加，有过度通气现象
- 鼻黏膜充血水肿，易发生鼻塞和鼻出血

消化系统 —— 胃肠平滑肌张力降低，胃肠蠕动减弱

内分泌系统
- 垂体增生肥大明显，但FSH、LH分泌减少，故妊娠期无排卵
- TSH在妊娠早期短暂降低，至早孕期末恢复

妊娠期母体的变化

一、生殖系统的变化

1. 子宫

是妊娠及分娩后变化最大的器官。

（1）子宫大小 子宫腔容量由非孕时的 5 ml 增大至足月时约 5000 ml，增加约 1000 倍；重量约 1100 g，增加近 20 倍。子宫增大主要是由于肌细胞的肥大、延长，也有少量肌细胞数目的增加及结缔组织增加。妊娠 12 周以后子宫超出盆腔，可在耻骨联合上方触及。

考点：自妊娠 12～14 周起，子宫可出现不规律无痛性收缩，称为 Braxton Hicks 收缩。其特点是稀发、不规律、不对称，通常宫缩时宫腔压力为 5～25 mmHg，持续时间不足 30 秒，不伴宫颈扩张。

（2）子宫血流量 妊娠期子宫血管扩张、增粗，子宫血流量增加，妊娠足月时子宫血流量为 450～650 ml/min，主要供应胎盘。当宫缩时子宫血流量明显减少，有效的子宫收缩是产后胎盘剥离面迅速止血的主要原因。

（3）子宫峡部 位于宫体与宫颈之间最窄部位。非孕时长约 1 cm，临产后伸展到 7～10 cm，形成子宫下段，成为产道的一部分。

（4）子宫颈 在激素的作用下，宫颈充血、水肿，宫颈管内腺体增生、肥大，使宫颈自妊娠早期逐渐变软，呈紫蓝色。宫颈黏液分泌增多，形成黏稠的黏液栓，并且富含免疫球蛋白和细胞因子，具有保护作用。

2. 卵巢

妊娠期卵巢排卵及新卵泡发育均停止。妊娠黄体产生雌激素及孕激素，以维持妊娠继续，妊娠 10 周后胎盘取代黄体功能。

3. 输卵管

妊娠期输卵管延长但肌层不增厚。有时输卵管黏膜发生蜕膜样改变。

4. 阴道

妊娠期阴道黏膜变软，水肿充血呈紫蓝色（Chadwick 征）。阴道皱襞增多，伸展性增加。阴道上皮细胞含糖原增加，乳酸含量增多，阴道 pH 下降，有利于防止感染。

5. 外阴

妊娠期外阴充血、皮肤增厚、大小阴唇色素沉着；组织松软，伸展性增加，有利于分娩时胎儿的通过。妊娠期由于增大的子宫压迫，部分孕妇有外阴及下肢静脉曲张，产后可自行消失。

二、乳房

妊娠期乳房在多种激素的作用下增大、充血明显，孕妇常自觉乳房发胀或偶有触痛及麻刺感。乳头增大变黑、易勃起；乳晕颜色加深，外围的皮脂腺肥大形成散在的结节状隆起，称为蒙氏结节（Montagomery's tubercles）。妊娠末期，尤其在接近分娩期挤压乳房时，可有少量淡黄色稀薄液体溢出，称为初乳（colostrum）。

三、循环系统的变化

1. 心脏

妊娠期心脏向左、上、前方移位，心浊音界扩大，心尖搏动左移 1～2 cm。心尖区可闻及Ⅰ～Ⅱ级柔和吹风样收缩期杂音。妊娠末期心脏容量增加 10%，心率每分钟增加 10～15 次/分。

易混淆点：Ⅱ级以上收缩期杂音或舒张期杂音非正常妊娠改变。

2. 心排血量

心排血量自妊娠 10 周逐渐增加，至妊娠 32～34 周达高峰。持续至分娩；临产后第二产程，心排血量显著增加。有基础心脏病的孕妇易在妊娠、分娩期发生心衰。心排血量与孕妇体位有关，仰卧位心排血量较侧

卧位减少 10～30%

3. 血压

妊娠早期及中期血压偏低，晚期轻度升高。孕妇体位影响血压，妊娠晚期仰卧位时增大的子宫压迫下腔静脉，回心血量减少、心排血量减少使血压下降，形成仰卧位低血压综合征（supine hypotensive syndrome）。

表 3-3 妊娠期循环系统的生理变化

心率	增加 10%～15%
心排血量	增加 30%～50%
每搏量	增加 20%～30%
外周血管阻力	下降
血压	妊娠早期及中期下降，孕中期达到波谷，晚期轻度升高
收缩压	一般无明显变化
舒张压	妊娠中期达到最低点，可下降 10～15 mmHg

四、血液的改变

1. 血容量

血容量于妊娠 6～8 周开始增加，至妊娠 32～34 周达高峰，此水平维持至分娩。其中血浆平均增加 1000 ml，红细胞平均增加 450 ml，出现生理性血液稀释。

2. 血液成分

（1）妊娠期骨髓造血增加，网织红细胞轻度增多；由于血液稀释，血红蛋白值下降，约为 110 g/L，血细胞比容降至 0.31～0.34。

（2）白细胞计数于妊娠 7～8 周开始轻度增加，30 周达高峰，约为（5～12）× 10^9/L，有时可达 15 × 10^9/L；分娩及产褥期可进一步增加，有时可达 25 × 10^9/L，以中性粒细胞增多为主。产后 1～2 周恢复到正常水平。

（3）血小板数量下降，但功能增强，产后 1～2 周恢复正常。

（4）妊娠期血液处于高凝状态，为预防产后出血的重要机制。凝血因子 Ⅱ、Ⅴ、Ⅶ、Ⅷ、Ⅸ、Ⅹ 增加；血浆纤维蛋白原较非孕期增加 50%，孕末期平均约为 4.5 g/L。产后 2 周恢复正常。

（5）血浆蛋白自妊娠早期开始降低，主要是白蛋白，减少至 35 g/L 左右。

考点：妊娠期心排血量和血容量增加，红细胞数量增加，但血细胞比容降低。妊娠为高凝状态，但大部分凝血指标正常，血浆凝血酶原时间和部分凝血活酶时间略微缩短。妊娠期高凝状态有利于预防产后出血，但使妊娠期女性发生血管栓塞性疾病的风险增加 5～6 倍。

五、泌尿系统的变化

（1）妊娠期肾血浆流量及肾小球滤过率均于妊娠早期开始增加，整个妊娠期间维持高水平，与非孕期相比肾血浆流量约增加 35%，肾小球滤过率约增加 50%。仰卧位时尿量增加，故夜尿量多于日尿量。

（2）代谢产物尿素、肌酐等排泄增多，其血清浓度低于非孕期。肾小管对葡萄糖再吸收能力不相应增加，约 15%孕妇饭后出现糖尿。

（3）在孕激素的作用下，妊娠期泌尿系统平滑肌张力降低，输尿管增粗且蠕动减弱，尿流缓慢，加上增大子宫的压迫，孕妇易发生急性肾盂肾炎、肾盂积水等，右侧居多与子宫右旋有关。

六、呼吸系统的变化

孕中期耗氧量增加 10%～20%，肺通气量增加 40%，呈过度通气现象，以胸式呼吸为主，呼吸每分钟不超过 20 次，但呼吸较深。鼻黏膜轻度充血、水肿，易发生鼻塞和鼻出血。

七、消化系统变化

受大量雌激素影响，齿龈肥厚，易患齿龈炎及齿龈出血。胃肠平滑肌张力降低，胃排空时间延长，上腹饱满感。肠蠕动减弱出现便秘、痔疮。胆囊排空时间延长，诱发胆石症。

八、内分泌系统变化

垂体增生肥大明显，但 FSH、LH 分泌减少，卵巢内卵泡不再发育成熟，也不排卵；催乳激素从妊娠 7 周开始增多，至分娩前达高峰，约 150 μg/L，促进乳腺发育；肾上腺皮质醇分泌增加 3 倍，但无功能亢进表现；醛固酮增加但不致引起水钠潴留；睾酮分泌增加，孕妇阴毛腋毛增多增粗；甲状腺均匀增大，但无甲状腺功能亢进症的表现。促甲状腺激素（TSH）在妊娠早期短暂降低，至妊娠早期末恢复至孕前水平。

九、新陈代谢的变化

孕晚期基础代谢率（BMR）增高 15%～20%，体重平均增加 12.5 kg。妊娠期胰岛素分泌增多，孕妇空腹血糖下降，餐后血糖升高；肠道吸收脂肪能力增加，血脂增高，蛋白质需要量增加，呈正氮平衡，对钙、磷、铁的需要增加。

十、皮肤的变化

妊娠期黑色素增多，孕妇乳头、乳晕、腹白线、外阴等处色素沉着，在面部形成蝶状褐色斑，称黄褐斑。妊娠期间糖皮质激素分泌增加，分解弹力纤维蛋白，使之变性，加上子宫增大，孕妇腹壁皮肤张力增加，皮肤弹性纤维断裂，多呈紫红色或淡红色不规则略凹陷的平行条纹，称"妊娠纹"，见于初产妇。经产妇的旧妊娠纹则呈银白色。

十一、骨骼、关节及韧带的变化

骨盆韧带及椎骨间的关节、韧带松弛，骶髂关节及骶尾关节有一定活动性，有利于分娩，但可使孕妇觉腰骶部及肢体疼痛不适，产后多消失。部分孕妇耻骨联合松弛分离，疼痛明显致活动受限，产后多能缓解。

▰ 临床病案分析 ▰

患者女，32 岁，因"停经 33+4 周，胸闷 1 周，咳嗽、气喘 1 天"入院。停经 40+ 天诊为早孕，在当地医院不定期产前检查未诉异常。入院前 1 周无诱因出现胸闷、双下肢水肿，无咳嗽咳痰，无心前区疼痛，夜间需高枕卧位。1 天前出现心悸、气短，第五肋间锁骨中线外约 1.5 cm 处，心率 130 次/分，律齐，于心尖部可闻及舒张期隆隆样杂音及Ⅲ级收缩期吹风样杂音。肝脾未触及，妊娠子宫占据腹部。双下肢水肿（++）。产科检查略。

思考

1. 该患者的诊断考虑什么？

2. 发病的原因是什么？

解析

1. 初步诊断：宫内妊娠 33+4 周、活胎、未临产；妊娠合并心脏病（二尖瓣狭窄？）、急性左心衰、心功能Ⅳ级。

2. 孕妇血容量于妊娠 6～8 周开始增加，心排血量也逐渐增加，两者均于妊娠 32～34 周达高峰。有基础心脏病的孕妇易在此期发生心衰。

（丁依玲 喻 玲）

第四章　妊娠诊断

重点	妊娠的分期，早、中、晚期妊娠的诊断方法
难点	胎姿势、胎产式、胎先露、胎方位的种类及诊断要点
考点	早、中、晚期妊娠的诊断方法，胎产式、胎先露、胎方位的定义

速览导引图

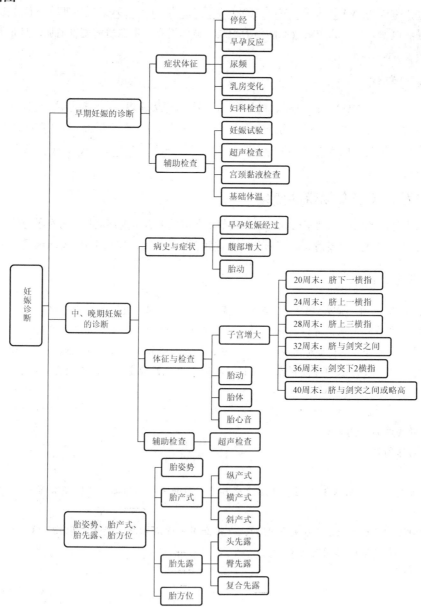

第一节　早期妊娠的诊断

一、定义

13 周末之前称为早期妊娠（first trimester）。

二、症状与体征

（1）停经　停经 10 日以上应疑为妊娠。停经是妊娠最早的症状，但不是妊娠特有的症状，停经≠妊娠。

（2）早孕反应（morning sickness）　停经 6 周左右出现畏寒、头晕、乏力、嗜睡、厌油恶心、食欲不振等症状，称为早孕反应。通常孕 4～6 周开始，孕 12 周后逐渐缓解。

（3）尿频　前倾增大的子宫在盆腔内压迫膀胱所致。

（4）乳房变化　乳房增大、乳晕颜色加深。乳晕周围皮脂腺增生出现深褐色结节，称为蒙氏结节。

（5）妇科检查　子宫增大变软呈球形，阴道黏膜和宫颈阴道部充血呈紫蓝色。妊娠 12 周时宫体约为非孕时的 3 倍，子宫超出骨盆腔，在耻骨联合上方可触及。

考点：停经 6～7 周时，双合诊检查子宫峡部极软，感觉宫颈与宫体之间似不相连，称为黑加征（Hegar sign）。

三、辅助检查

（1）妊娠试验（pregnancy test）　在血或尿液中检测绒毛膜促性腺激素（hCG）的水平。

（2）超声检查　超声检查的目的包括：①确定宫内妊娠，排除异位妊娠和滋养细胞疾病；②确定胚胎数目，若为多胎需判断绒毛膜性；③估计孕龄，孕早期测量顶臀径是核定孕周最准确的办法，一般在 11～13^{+6} 周测量，采用 3 次的平均值；④排除盆腔或子宫异常；⑤妊娠 11～13^{+6} 周测量胎儿颈项透明层（nuchal translucency，NT）厚度和胎儿鼻骨等，筛查胎儿染色体疾病。

表 4-1　早期超声估算孕龄

孕 4～5 周	孕 5～6 周	孕 6～7 周
妊娠囊	卵黄囊	可见胚芽及心管搏动

（3）宫颈黏液检查　涂片干燥后光镜下见到排列成行的珠豆状椭圆体而未见羊齿植物叶状结晶,则妊娠可能性大。

（4）基础体温（basal body temperature，BBT）测定　双相型体温的已婚妇女，出现高温相 18 日持续不降，早孕可能性大。

考点：早孕主要症状为停经和早孕反应；血尿 hCG 水平是确定妊娠的主要指标；超声检查是确定宫内妊娠的准确方法；根据末次月经推算的孕龄 50%不准确，需要妊娠早期超声校正。

第二节　中、晚期妊娠诊断

一、病史与症状

停经且腹部增大。妊娠 18～20 周自觉胎动，并随妊娠进展而逐渐增强，至妊娠 32～34 周达到高峰。

二、体征与检查

（1）子宫增大　妊娠 20～34 周间，宫底的高度与孕周密切相关，测量宫高可以估计胎儿大小，但不能仅依据宫高来判定胎儿是否存在宫内发育迟缓。不同孕周的子宫底增长速度不同，妊娠 20～24 周平均每周增长 1.6 cm，36～40 周每周平均增长 0.25 cm。

表 4-2　妊娠周期对应的宫底高度

妊娠周期	手测子宫高度	尺测子宫长度（cm）
12 周末	耻骨联合上 2～3 横指	
16 周末	脐耻之间	
20 周末	脐下 1 横指	18（15.3～21.4）
24 周末	脐上 1 横指	24（22.0～25.1）
28 周末	脐上 3 横指	26（22.4～29.0）
32 周末	脐与剑突之间	29（25.3～32.0）
36 周末	剑突下 2 横指	32（29.8～34.5）
40 周末	脐与剑突之间或略高	33（30.0～35.3）

（2）胎动（fetal movement，FM）　指胎儿的躯体活动。妊娠 20 周后孕妇可感觉到胎动，妊娠 28 周后，正常胎动 2 小时≥10 次。

（3）胎体　妊娠 20 周后，经腹壁能触到子宫内的胎体。妊娠 24 周后触诊能区分胎头、胎背、胎臀和胎儿肢体。考点：胎头圆而硬，有浮球感，也称浮沉胎动感。胎背宽而平，胎臀宽而软且形状不规则，胎儿肢体小且有不规则活动。四步触诊可了解胎儿在宫内的位置。

（4）胎心音　妊娠 12 周可用多普勒胎心听诊仪探测到胎心音；妊娠 18～20 周用一般听诊器经孕妇腹壁能够听到胎心音。胎心音呈双音，速度较快，正常 110～160 次/分。听到胎心音能确诊妊娠且为活胎。

三、辅助检查

（1）超声检查基本内容　①胎儿数目、心脏搏动及胎儿与母体骨盆的位置关系；②胎盘、羊水量、脐带及脐带附着于胎盘的部位；③评估胎儿生长发育情况，包括胎头双顶径、头围、腹围、股骨长度的测量。

（2）超声筛查胎儿结构畸形　每次超声检查都应了解胎儿结构，在妊娠 20～24 周，可采用超声进行胎儿系统检查，筛查胎儿结构畸形。

考点：中晚期妊娠是胎儿生长和器官发育成熟的时期，通过了解子宫增大情况、胎动及超声检查评估胎儿生长发育情况、宫内状况及筛查胎儿结构畸形。

第三节　胎姿势、胎产式、胎先露、胎方位

1. 胎姿势（fetal attitude）

胎儿在子宫内的姿势称为胎姿势。正常胎姿势为胎头俯屈，颏部贴近胸壁，脊柱略前弯，四肢屈曲交叉于胸腹前。

2. 胎产式（fetal lie）

胎体纵轴与母体纵轴之间的关系称为胎产式。两纵轴平行为纵产式，垂直为横产式，交叉为斜产式。纵产式最常见，占足月妊娠分娩 99%以上，斜产式属于暂时的，多转为纵产式，偶可转成横产式。

3. 胎先露（fetal presentation）

最先进入骨盆入口的胎儿部分称为胎先露。纵产式有头先露和臀先露，横产式为肩先露。头先露根据抬头屈伸程度分为枕先露、前囟先露、额先露及面先露。臀先露包括混合臀先露、单臀先露、单足先露、双足先露。

易混淆点：胎儿头先露或臀先露与胎手或胎足同时入盆，称为复合先露。

4. 胎方位（fetal position）

胎儿先露部的指示点与母体骨盆的关系称为胎方位。胎儿能否顺利通过产道，与胎方位有密切关系。根据每个指示点与母体骨盆入口左、右、前、后、横的关系而有不同的胎位。如枕先露时，胎儿枕骨位于母体骨盆的左前方为枕左前位（LOA）。

表 4-3　不同胎先露的指示点

胎先露	指示点	代表字母
枕先露	枕骨	O
面先露	颏骨	M
臀先露	骶骨	S
肩先露	肩胛骨	Sc

表 4-4　胎产式、胎先露及胎方位

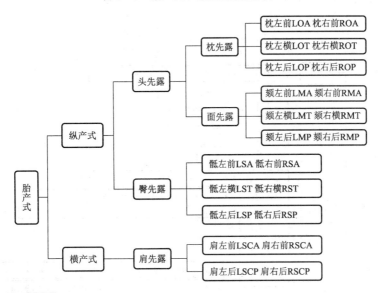

临床病案分析

28 岁孕妇，因"停经 12⁺⁵周，超声检查发现胎儿异常"就诊。门诊超声检查胎儿颈项透明层厚 3.3 mm。本次为自然受孕，既往无自然流产史，无畸胎史。

思考

1. 应该什么时候测量胎儿 NT？判断标准是什么？

2. 应进怎样进行咨询？

解析

1. 胎儿颈项透明层厚度超声检查时间一般认为妊娠 11～13⁺⁶周较好。NT 厚度随孕龄增加而增加，不同孕周使用不同标准来判断更敏感也更具有特异性，但目前大多数情况下仍使用 NT≥3 mm 为厚度异常的标准。

2. 应告知孕妇胎儿 NT 增厚可能存在胎儿染色体异常、结构发育异常等。为排除胎儿染色体异常应该进行产前诊断；为明确是否存在胎儿结构异常应进行超声大结构畸形筛查。同时应告知医学技术的局限性，产前诊断不能排除所有与 NT 有关的病因，如单基因疾病。

（丁依玲　喻　玲）

第五章　异常妊娠

第一节　自然流产

重点	流产各不同阶段的临床类型、临床表现及处理原则
难点	稽留流产、复发性流产、流产合并感染等特殊类型流产的临床表现、诊断及处理
考点	流产的诊断及治疗原则

速览导引图

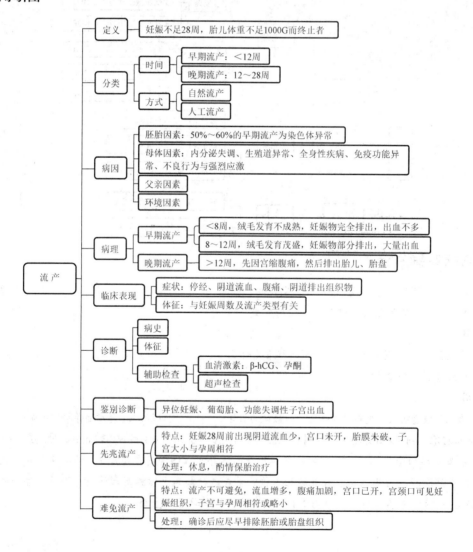

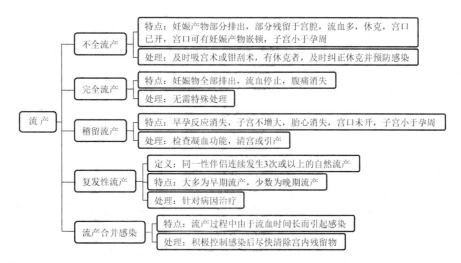

一、定义

妊娠<u>不足 28 周</u>、<u>胎儿体重不足 1000 g</u> 而终止者称流产（abortion）。

二、分类

（1）按时间　早期流产（<12 周）；晚期流产（12～28 周）。

（2）按流产方式　流产分为<u>自然流产</u>和<u>人工流产</u>。<u>80%的自然流产为早期流产。</u>

三、病因

（1）胚胎因素　50%～60%的早期流产为染色体异常所致，包括染色体数目异常和结构异常，数目异常以三体最多见。

<u>考点</u>：早期流产最常见的原因是染色体异常。

（2）母体因素　内分泌失调、生殖道异常、免疫功能异常、全身性疾病、不良行为与强烈应激。

（3）父亲因素　如精子的染色体异常。

（4）环境因素。

四、病理

（1）早期流产　<8 周者，绒毛发育不成熟，与子宫蜕膜联系不牢固，妊娠物可完全排出，出血不多；8～12 周者，绒毛发育茂盛，与子宫蜕膜联系较牢固，妊娠物部分排出，影响子宫收缩，导致大量出血。

（2）晚期流产　>12 周，过程与分娩相似，先因宫缩出现腹痛，然后排出胎儿、胎盘。少数胎儿不能自行排出形成肉样胎块或胎儿钙化后形成死胎。

五、临床表现

（1）症状　<u>停经</u>、<u>阴道流血</u>、<u>腹痛</u>、阴道排出组织物。

（2）体征　与妊娠周数及流产类型有关。

六、诊断及鉴别诊断

1. 诊断

（1）病史　有无停经史及反复流产史，有无阴道流血及量、持续时间，有无腹痛、发热、妊娠物排出等；

（2）体征　有无贫血貌，有无腹部压痛、反跳痛、腹肌紧张等。妇科检查，了解子宫大小，宫颈口有无组织堵塞，双附件有无包块或压痛。

（3）辅助检查

①超声检查：了解妊娠囊大小、位置、形态，有无胎心，宫腔内是否有残留。

②血清激素测定：孕 8～10 周前可选择动态检测血β－hCG 水平了解是否存在胚胎发育不良。

2. 鉴别诊断

早期流产应与异位妊娠、葡萄胎、功能失调性子宫出血、子宫肌瘤及盆腔炎等鉴别。各型流产之间的鉴别。

七、临床类型及处理

流产的临床类型实际上是自然流产发展的不同阶段，具体如图 5－1。

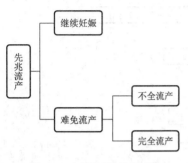

图 5－1　自然流产的临床过程

1. 先兆流产

（1）特点　妊娠 28 周前出现的少量阴道流血，继之出现下腹痛或腰背痛，妇科检查宫口未开，胎膜未破，<u>子宫大小与停经周数相符</u>，妊娠物未排出。

（2）治疗　有继续妊娠要求者：①休息、严禁性生活；②酌情用药，甲状腺功能减退症者可口服小剂量甲状腺片，黄体功能不全者可给予孕激素治疗，尤其适用于有促排卵和应用辅助生殖技术病史者；③复查超声和血β－hCG。

无继续妊娠要求，或超声提示胚胎发育不良，血β－hCG 持续不升甚至下降，提示流产不可避免者，人工流产终止妊娠。

2. 难免流产

（1）特点　流产不可避免。阴道流血增多、腹痛加剧，妇科检查宫口已开，可见胚胎组织或胎囊堵塞于宫颈口内，<u>子宫大小与停经周数相符或略小</u>。

（2）治疗　确诊后应尽早排出胚胎或胎盘组织。早期流产及时行清宫术，晚期流产可先给予缩宫素等促进子宫收缩，待胎儿胎盘排出后，检查是否完整，必要时行清宫术，同时预防感染。

3. 不全流产

（1）特点　由难免流产发展而来。<u>妊娠产物已部分排出体外，尚有部分残留于宫腔内</u>，子宫出血持续不止，甚至因流血过多而发生失血性休克。妇科检查宫颈口已开大，宫颈口有妊娠物堵塞或持续性血液流出，<u>子宫小于停经周数</u>。

（2）治疗　一经确诊，应及时行吸宫术或钳刮术，以清除宫腔内残留组织；有休克者，应输血输液纠正休克，给予抗生素预防感染。

4. 完全流产

（1）特点　妊娠物已全部排出，阴道流血逐渐停止，腹痛逐渐消失。

（2）治疗　如无感染征象，一般不需要特殊处理。

5. 稽留流产（missed abortion）

（1）定义　又称过期流产，指胚胎或胎儿死亡后滞留在宫腔内未能及时排出者。

（2）特点　早孕反应消失，子宫不再增大反而缩小，未闻及胎心。若已到中孕则胎动消失，孕妇腹部不再增大。妇科检查宫口未开，子宫小于孕周，质地不软。<u>稽留流产胎盘组织机化，常与子宫壁粘连致密，造成刮宫困难</u>。晚期流产稽留时间过长，可能发生凝血功能障碍。

（3）治疗

凝血功能正常：可使用雌激素，提高子宫对缩宫素敏感性，随后行清宫术或引产；若术中发现粘连紧密，一次无法完全清除干净，可于 5～7 日后再次清宫，尽量避免损伤子宫。

凝血功能异常：先纠正凝血功能异常，再行清宫或引产。

6. 复发性流产（recurrent abortion）

（1）定义　指同一性伴侣连续发生 3 次及 3 次以上的自然流产，以往又称为习惯性流产。

（2）特点　大多数为早期流产，少数为晚期流产，每次流产多发生于同一妊娠月份，其流产经过与一般流产相同。早期流产多为胚胎染色体异常、免疫紊乱、黄体功能不足、甲状腺功能低下症等导致，晚期流产多为宫颈功能不全、子宫畸形、子宫肌瘤、母体血栓症等导致。

（3）治疗　针对病因进行治疗，如黄体功能不足，给予黄体酮支持治疗；宫颈功能不全预防性进行宫颈环扎；抗磷脂综合征患者可酌情给予抗凝治疗；有染色体异常则进行孕前遗传咨询等。

7. 流产合并感染

（1）特点　流产过程中，由于阴道流血时间长，宫腔内组织残留等引起宫腔感染，严重者可扩展到盆腔、腹腔及全身。

（2）治疗　积极控制感染，尽快清除宫内残留物。

考点：阴道流血不多，控制感染后再行清宫；阴道流血多，静脉滴注抗生素同时行钳夹术，夹出宫腔内残留的大块组织，减少出血即可，切不可全面搔刮宫腔导致感染扩散。术后继续应用抗生素，待感染控制后再彻底清宫。注意纠正贫血，必要时输血治疗。

临床病案分析

患者女性，28 岁，因"停经 2 月，腹痛伴阴道流血 1 天"就诊。患者停经 2 月，停经 50$^+$天时，B 超提示宫内妊娠，可见卵黄囊及原始心管搏动。1 天前无诱因出现下腹痛伴出血，量多，今日出血仍多并感头晕，眼花，来医院途中晕倒，急救入院。体查：血压 9.3/7.3 kPa（70/50 mmHg），脉搏 120 次/分。面色苍白，外阴有大量血迹，阴道内积血块及少量肉样组织，宫颈口开，宫体 2 月妊娠大小。

思考

1. 根据以上病案信息，该患者的初步诊断及诊断依据是什么？

2. 针对该患者目前情况，下一步应如何治疗？

解析

1. 患者的初步诊断是不全流产，失血性休克。诊断依据是：患者停经后腹痛阴道流血，早孕 B 超提示宫内妊娠，故为流产的可能性大，妇科检查提示宫口已开，阴道内有肉样组织。根据患者症状、体征考虑不全流产的可能性大。患者因大量失血，面色苍白，脉搏快、休克血压，因此考虑失血性休克。

2. 下一步治疗：纠正休克的同时立即清宫。

第二节　异位妊娠

重点	异位妊娠的定义及常见发生部位；输卵管妊娠的临床表现、诊断及辅助诊断方法。
难点	输卵管妊娠的处理原则。
考点	输卵管妊娠的诊断及治疗。

速览导引图

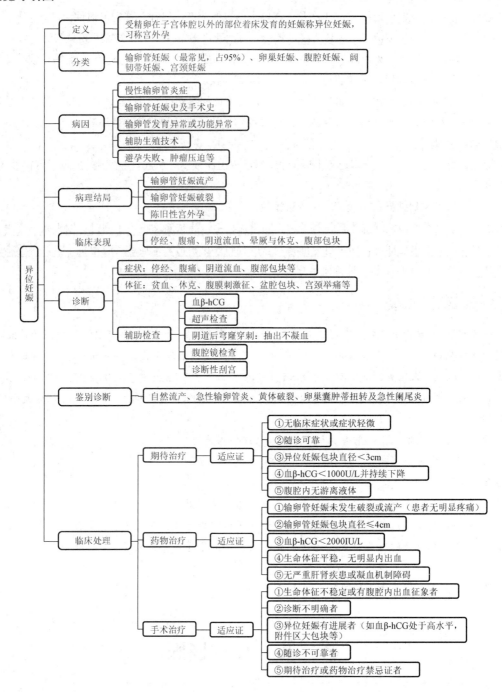

一、定义

受精卵在子宫体腔以外的部位着床发育的妊娠称异位妊娠（ectopic pregnancy），习称宫外孕。

二、分类

根据种植部位分为：输卵管妊娠、卵巢妊娠、腹腔妊娠、阔韧带妊娠、宫颈妊娠，其中输卵管妊娠占 95%。

考点：最常见的异位妊娠是输卵管妊娠。

三、输卵管妊娠的病因

（1）输卵管炎症。

（2）输卵管妊娠史及手术史。

（3）输卵管发育异常或功能异常。

（4）辅助生殖技术。

（5）避孕失败。

（6）其他，如肌瘤或卵巢肿瘤压迫输卵管。

考点：<u>盆腔炎是输卵管妊娠最常见的病因。</u>

四、输卵管妊娠的病理

（1）病理基础　输卵管管腔狭窄、管壁薄、黏膜下组织缺乏，胚胎着床后不能形成完好的蜕膜。子宫增大变软，子宫内膜出现蜕膜反应。

（2）病理结局　取决于受精卵着床的部位，如着床于黏膜皱襞内，常向管腔内突破，引起<u>输卵管妊娠流产</u>；如着床于黏膜皱襞间，常穿破管壁，引起<u>输卵管妊娠破裂</u>。如排入腹腔且存活者，可形成腹腔妊娠；如反复出血，可形成陈旧性宫外孕。

考点：①陈旧性宫外孕，是指输卵管妊娠流产或破裂，反复长期内出血形成的盆腔血肿，血肿由大网膜、肠管包绕，日久后血肿逐渐机化与周围组织粘连，称为陈旧性宫外孕。②Arias－Stella（A－S）反应，输卵管妊娠有何正常妊娠相同的内分泌变化，子宫内膜出现蜕膜反应。若胚胎死亡时间较长，内膜镜检见腺体上皮细胞增生、增大，细胞边界不清，腺细胞排列成团突入腺腔，细胞极性消失，细胞核肥大深染，细胞质有空泡。这种子宫内膜过度增生和分泌反应，与甾体激素过度刺激有关。

难点：输卵管间质部妊娠易与宫角妊娠混淆，间质部妊娠更靠近输卵管黏膜，宫角妊娠则指胚胎种植于宫腔侧上方的宫角。输卵管间质部妊娠少见，但若未及时诊断处理，结局几乎都是输卵管妊娠破裂。<u>破裂一般发生在妊娠 12～16 周，由于管腔周围肌层较厚，血运丰富，一旦破裂往往症状严重，短时间内出现失血性休克。</u>

五、输卵管妊娠的临床表现

（1）症状　停经、腹痛、阴道流血、晕厥与休克、腹部包块等。

（2）体征　贫血、休克；腹部检查可有血性急腹症及腹膜刺激征；盆腔检查可有宫颈举痛、摇摆痛、后穹窿饱满、子宫漂浮感、盆腔包块。

考点：<u>停经、腹痛、阴道流血称为异位妊娠三联征。</u>

六、输卵管妊娠的诊断及鉴别诊断

（1）诊断　根据患者临床表现及体征，结合辅助检查进行诊断。常用的辅助检查手段如下。

①血β－hCG 测定：异位妊娠患者血β－hCG 水平可能较宫内妊娠低。但除了少数陈旧性宫外孕，超过99%的异位妊娠患者 hCG 阳性。

②超声检查：表现为宫腔内空虚，宫旁出现低回声区，有时可探及胚芽及原始心管搏动。如血β－hCG＞2000 IU/L，阴道超声宫内未见孕囊，异位妊娠可能性较大（双胎妊娠除外）。

③阴道后穹窿穿刺：穿刺出暗红色不凝血，提示腹腔积血。

考点：<u>阴道后穹窿穿刺是简单可靠的诊断异位妊娠腹腔内出血的方法。但阴道后穹窿穿刺阴性不能排除输卵管妊娠。</u>

④腹腔镜检查：曾为诊断异位妊娠的金标准，目前更多作为手术治疗方法。

⑤诊断性刮宫：少用，仅用于排除同时合并宫内妊娠流产者。

（2）鉴别诊断　应与自然流产、急性输卵管炎、黄体破裂、卵巢囊肿蒂扭转及急性阑尾炎等鉴别。

七、临床处理

1. 非手术治疗

包括期待治疗和药物治疗。

（1）期待治疗

适应证（考点）：①无临床症状或症状轻微；②随诊可靠；③异位妊娠包块直径＜3 cm；④血β–hCG＜1000 IU/L 并持续下降；⑤腹腔内无游离液体。

（2）药物治疗

适应证（考点）：①输卵管妊娠未发生破裂或流产（患者无明显疼痛）；②输卵管妊娠包块直径≤4 cm；③血β–hCG＜2000 IU/L；④生命体征平稳，无明显内出血；⑤无药物治疗的禁忌证。

禁忌证（考点）①生命体征不稳定；②输卵管妊娠破裂；③输卵管妊娠包块直径≥4 cm 或＞3.5 cm 伴胎心搏动；④药物过敏，或存在严重肝肾疾患、血液系统疾病、免疫性缺陷、活动性肺部疾病、消化性溃疡等。

常用的药物有甲氨蝶呤（MTX）、米非司酮等。药物治疗期间应严密监测，若病情无改善甚至加重，应立即改为手术治疗。

2. 手术治疗

分为保守手术（保留患侧输卵管）和根治手术（切除患侧输卵管）。

适应证（考点）：①生命体征不稳定或有腹腔内出血征象者；②诊断不明确者；③异位妊娠有进展者（如血β–hCG 持续升高，附件区大包块等）；④随诊不可靠者；⑤期待治疗或药物治疗禁忌者。

考点 1：保守手术适用于有生育要求的妇女，尤其是对侧输卵管已切除或有明显病变者，术后需监测血β–hCG，防止持续性宫外孕。根治手术适用于无生育要求或者内出血并发休克的急症患者以及同侧管腔重复性异位妊娠者。

考点 2：持续性异位妊娠，指输卵管妊娠行保守手术后，残余滋养细胞继续生长，导致再次发生内出血、腹痛等。

八、其他部位妊娠

1. 卵巢妊娠

诊断标准（考点）：①患侧输卵管完整，并与卵巢无粘连；②胚囊必须位于卵巢组织内；③卵巢与胚囊以卵巢固有韧带与子宫相连；④胚囊壁上有卵巢组织。

治疗方法为手术治疗。

2. 腹腔妊娠

腹腔妊娠分为原发性和继发性。腹腔妊娠确诊后，应即行剖腹手术取出胎儿，术中慎重处理胎盘。术前需做好大出血抢救准备。

（1）原发性腹腔妊娠诊断标准（考点）：①两侧输卵管、卵巢必须正常，无近期妊娠（宫内妊娠及异位妊娠）的证据；②无子宫与腹腔瘘形成；③妊娠仅存在于腹腔内，无输卵管妊娠可能性。

（2）继发性腹腔妊娠多继发于输卵管妊娠流产或破裂，偶可继发于卵巢妊娠等。

3. 宫颈妊娠

诊断标准（考点）：①妇科检查发现在膨大的宫颈上方为正常大小的子宫，子宫呈葫芦状）；②妊娠产物完全在宫颈管内；③宫腔空虚，分段诊刮，宫腔内未发现妊娠产物。

确诊后可行宫颈管搔刮术或宫颈管吸刮术。术前做好输血准备，必要时行子宫动脉栓塞术。术后宫颈创面可纱条或水囊压迫止血，必要时切除子宫以挽救生命。围术期还可给予 MTX 治疗。

临床病案分析

　　患者，女性，34 岁，因"停经 50+ 天，阴道流血 4 天，下腹痛 2+ 小时"急诊就诊。患者停经 35 天自测尿妊娠试验阳性，无明显早孕反应。4 天前无诱因出现阴道流血，暗红色，量少，每天约用 1 片卫生护垫，在社区诊所予"黄体酮"保胎治疗（具体不详），未见好转。2+ 小时前无诱因出现左下腹胀痛，呈持续性，渐加重。体查：P 110 次/分，BP 80/50 mmHg，贫血貌，腹肌紧张，有压痛及反跳痛。外阴正常，阴道通畅，阴道内可见少许暗红色血迹，宫颈常大，光滑，质中，宫口闭，宫颈有抬举痛，后穹窿饱满。宫体前位，增大如孕 40+ 大小，质中，压痛，左附件区压痛明显。

思考

1. 根据以上病案信息，该患者的初步诊断及诊断依据是什么？

2. 针对该患者目前情况，应进一步完善什么检查？

3. 下一步应如何治疗？

解析

1. 患者的初步诊断是左输卵管妊娠破裂，失血性休克，诊断依据：有停经、腹痛、阴道流血病史，自测尿妊娠试验阳性，提示与妊娠相关。体查脉搏快，休克血压，妇科检查宫颈有举痛，后穹窿饱满，有腹腔出血体征，子宫小于孕周，左附件区有压痛，提示异位妊娠，综合考虑为左输卵管妊娠破裂可能性大。

2. 进一步检查：超声检查，后穹窿穿刺，血 β-hCG。

3. 处理原则：纠正休克同时急诊手术探查。手术可采取切除患侧输卵管，术后纠正贫血，预防感染。

（丁依玲　喻　玲）

第六章　妊娠特有疾病

第一节　妊娠期高血压疾病

重点	妊娠期高血压疾病的定义、分类、临床表现、治疗原则
难点	妊娠期高血压疾病的发病机制及母儿影响
考点	妊娠期高血压疾病的治疗原则

速览导引图

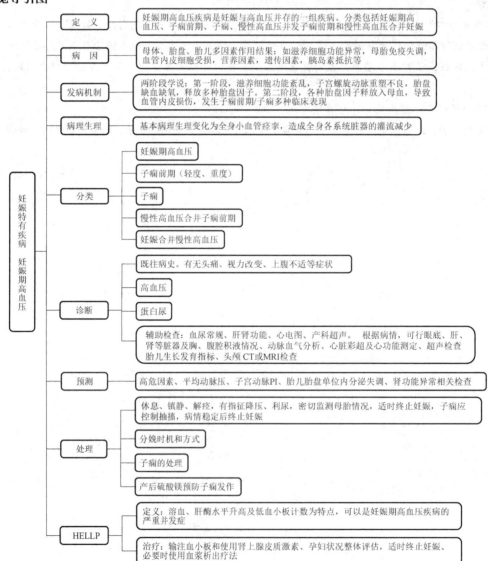

一、定义

妊娠期高血压疾病是妊娠与高血压并存的一组疾病。分类包括妊娠期高血压、子痫前期、子痫、慢性高血压并发子痫前期和慢性高血压合并妊娠。

二、病因

病因不明，目前认为是母体、胎盘、胎儿多因素作用结果。

（1）滋养细胞功能异常　滋养细胞功能异常，子宫螺旋动脉重塑障碍，引发子痫前期。

（2）母胎免疫失调　胎盘局部免疫失调，影响子宫螺旋动脉重塑。特异性免疫 Th1 活性细胞增加，Th1/Th2 比率失衡，母体对胚胎的免疫耐受降低，发生子痫前期。

（3）血管内皮细胞受损　血管收缩因子和舒张因子失衡，血压升高。

（4）营养因素　钙镁锌硒等元素的缺乏可能与疾病发生相关。

（5）遗传因素　该病具有遗传易感性。

（6）胰岛素抵抗　胰岛素抵抗导致代谢紊乱，外周阻力升高，血压升高，可能具有相关性。

三、发病机制

两阶段学说：第一阶段，滋养细胞功能紊乱，子宫螺旋动脉重塑不良，胎盘缺血缺氧，释放多种胎盘因子。第二阶段，各种胎盘因子释放入母血，导致血管内皮损伤，发生子痫前期/（子痫）多种临床表现。

四、病理生理及母儿影响

基本病理生理变化为全身小血管痉挛，造成全身各系统脏器的灌流减少，如脑、肾脏、肝脏、心血管、血液容量及凝血异常、内分泌代谢异常、子宫胎盘血流灌注不足等。

五、妊娠期高血压疾病的临床表现及分类

妊娠期高血压疾病的临床表现及分类见表 7-1。

表 7-1　妊娠期高血压疾病的临床表现和分类

分类		临床表现
妊娠期高血压		妊娠 20 周后首次出现高血压，收缩压≥140 mmHg 和（或）舒张压≥90 mmHg，于产后 12 周内恢复正常；蛋白尿（-)；产后方可确诊。当收缩压≥160 mmHg 和（或）舒张压≥110 mmHg 为重度高血压。有些患者会有子痫前期的症状或体征，例如：上腹部不适或血小板减少
子痫前期	轻度	在妊娠 20 周后出现血压≥140/mmHg 和（或）舒张压≥90/mmHg 伴蛋白尿≥0.3 g/24 h，或尿蛋白/肌酐比值≥0.3，或随机尿蛋白（+）
	重度	出现下述任一不良情况可诊断为重度子痫前期：①血压≥160/110 mmHg；②蛋白尿 2.0 g/24 h 或随机尿蛋白（++）；③肾功能异常：少尿（24 小时尿量<400 ml，或每小时尿量<17 ml），或血肌酐>106μmol/L（除外之前就有升高）；④血液系统异常：血小板呈持续性下降并低于 100×10⁹/L，血管内溶血、贫血、黄疸或血 LDH 升高；⑤肝功能异常：血清氨基转移酶升高（ALT 或 AST）；⑥持续性头痛或其他脑神经症状或视觉障碍；⑦持续性上腹痛；⑧心力衰竭、肺水肿；⑨胎儿生长受限或羊水过少、胎死宫内、胎盘早剥等；⑩低蛋白血症伴腹腔积液、胸水积液或心包积液，早发型即妊娠 34 周以前发病
子痫		子痫发生前可有不断加重的重度子痫前期症状，但也发生于血压升高不显著、无蛋白尿病例。通常产前子痫较多，发生于产后 48 小时者约 25%。子痫抽搐进展迅速，前驱症状短暂，表现为抽搐、面部充血、口吐白沫、深昏迷；随之深部肌肉僵硬，很快发展成典型的全身高张阵挛惊厥、有节律的肌肉收缩，持续约 1 分钟，其间患者无呼吸运动；此后抽搐停止，呼吸恢复，但患者仍昏迷，最后意识恢复，但困惑、易激惹、烦躁
慢性高血压并发子痫前期		慢性高血压孕妇在妊娠 20 周前无蛋白尿，妊娠后出现的蛋白尿≥300 mg/24 h 或妊娠前有蛋白尿，妊娠后蛋白尿明显增加或血压进一步升高或出现血小板减少<100×10⁹/L
妊娠合并慢性高血压		在妊娠前或在妊娠 20 周前血压≥140/90 mmHg（除外滋养细胞疾病），妊娠期无明显加重；妊娠 20 周后首次诊断高血压并持续到产后 12 周以后

六、诊断

（1）病史　了解既往慢性高血压、肾病、糖尿病、自身免疫病病史。既往妊娠有无高血压病史。有无头痛、视力改变、上腹不适等症状。

（2）高血压　诊断标准：间隔 4 h 或以上复测血压，如 2 次测量均为收缩压≥140 mmHg 和（或）舒张压≥90 mmHg。对严重高血压孕妇收缩压≥160 mmHg 和（或）舒张压≥110 mmHg 时，间隔数分钟重复测定后即可以诊断。

（3）蛋白尿　诊断标准：中段尿尿蛋白≥（＋）或尿蛋白≥0.3 g/24 h 或尿蛋白/肌酐比值≥0.3。

（4）辅助检查：妊娠期高血压：血常规、尿常规、肝功能、肾功能、心电图、产科超声检查。必要时进行血脂、甲状腺功能、凝血功能等的检查。子痫前期及子痫：视病情发展和诊治需要应酌情增加以下检查项目：眼底检查；血电解质；超声等影像学检查肝、肾等脏器及胸、腹腔积液情况；动脉血气分析；心脏彩超及心功能测定；超声检查胎儿生长发育指标；头颅 CT 或 MRI 检查。

七、鉴别诊断

高血压及蛋白尿表现：与肾病鉴别。

子痫抽搐表现：与癫痫、脑炎、脑出血、脑梗、糖尿病酮症酸中毒、低血糖、肝性脑病鉴别。

八、预测

（1）高危因素　高龄、肥胖、多胎、既往妊娠期高血压病史、合并肾炎等疾病病史。

（2）平均动脉　≥85 mmHg 有发生子痫前期倾向，≥140 mmHg 易发生脑血管意外。

（3）子宫动脉搏动指数 PI　在早期妊娠，中期妊娠＞95%，提示发生子痫前期风险高。

（4）胎儿胎盘单位内分泌失调　如 hCG、AFP、雌三醇，妊娠相关蛋白 A、抑制素 A、激活素 A、胎盘蛋白 13 及胎盘素生长因子水平紊乱。

（5）肾功能异常相关试验　如尿酸、微白蛋白尿、尿钙、激肽释放酶、微量转铁蛋白尿、N－乙酰－β－氨基葡萄糖苷酶，对肾功能异常判断具有一定帮助。

九、预防

加强围生期保健工作，注意高危因素的筛查、评估和预防。合理饮食和休息。注意钙剂补充，合理控制血压。具有高危因素者可以给予小剂量阿司匹林。

十、治疗

治疗原则：休息、镇静、解痉，有指征降压、利尿，密切监测母胎情况，适时终止妊娠，子痫应控制抽搐，病情稳定后终止妊娠。

1. 评估和监测

（1）监测血压、头痛、视力障碍、上腹痛、胎动等临床表现，监测体重。

（2）动态监测血、尿常规，肝、肾功能，电解质，凝血状况等，检查眼底。

（3）胎儿相关检查：胎儿电子监护，超声检测生长发育、脐血流、大脑中动脉血流阻力。

2. 一般治疗

妊娠期高血压疾病及轻度子痫前期可院外观察随访。重度妊娠期高血压、重度子痫前期及子痫孕妇应住院监测和治疗。

适度休息、注意饮食、保证睡眠、密切监护母儿情况。

3. 降压治疗

降压治疗的目的是预防心脑血管意外和胎盘早剥等严重母胎并发症。收缩压≥160 mmHg 和（或）舒张压≥110 mmHg 的高血压孕妇应进行降压治疗；收缩压≥140 mmHg 和（或）舒张压≥90 mmHg 的高血压患者也可应用降压药。

常用降压药物有 α、β肾上腺素能受体阻断药：拉贝洛尔；钙离子通道阻滞剂：硝苯地平、尼莫地平、尼卡地平；α肾上腺素能受体阻断药：酚妥拉明；硝酸甘油；硝普钠等。

4. 硫酸镁防治子痫

硫酸镁是子痫治疗的一线药物，也是重度子痫前期预防子痫发作的预防用药。

用药指征：控制子痫抽搐，预防子痫发作。

注意事项：血清镁离子有效治疗浓度为 1.8～3.0 mmol/L，超过 3.5 mmol/L 即可出现中毒症状。使用硫酸镁的必备条件：①膝腱反射存在；②呼吸≥16 次/分；③尿量≥17 ml/h，或者 400 ml/24 h；④备有 10%葡萄糖酸钙。镁离子中毒时停用硫酸镁并缓慢（5～10 min）静脉推注 10%葡萄糖酸钙 10 ml。

5. 镇静

镇静的目的是缓解孕产妇的精神紧张、焦虑症状、改善睡眠，预防并控制子痫。

6. 利尿剂的应用

当孕妇出现全身性水肿、肺水肿、脑水肿、肾功能不全、急性心功能衰竭时，可酌情使用呋塞米等快速利尿剂。甘露醇主要用于脑水肿，甘油果糖适用于肾功能有损害的孕妇。

7. 纠正低蛋白血症

严重低蛋白血症伴腹腔积液、胸腔积液或心包积液者，应补充白蛋白或血浆，同时注意配合应用利尿剂及严密监测病情变化。

8. 促胎肺成熟

孕周<34 周并预计在 1 周内分娩的子痫前期孕妇，应接受糖皮质激素促胎肺成熟治疗。

9. 分娩时机和方式

子痫前期孕妇经积极治疗，而母胎状况无改善或者病情持续进展的情况下，终止妊娠是唯一有效的治疗措施。

（1）终止妊娠时机

①妊娠期高血压、病情未达重度的子痫前期孕妇可期待至孕 37 周以后。

②重度子痫前期孕妇：妊娠不足 26 周孕妇经治疗病情危重者建议终止妊娠。

③孕 26 周至不满 28 周患者，根据母胎情况及当地母儿诊治能力决定是否可以行期待治疗。

④孕 28～34 周，如病情不稳定，经积极治疗病情仍加重，应终止妊娠；如病情稳定，可以考虑期待治疗，并建议转至具备早产儿救治能力的医疗机构。

⑤≥孕 34 周孕妇，可考虑终止妊娠。

⑥子痫　控制病情后即可终止妊娠。

（2）终止妊娠方式　无剖宫产指征，原则上考虑阴道试产。但如果不能短时间内阴道分娩，病情有可能加重，可考虑放宽剖宫产的指征。

（3）早发型重度子痫前期　34 周前发病者称早发型，其后发病者称晚型。如病情加重控制困难，危及母婴安全，考虑终止妊娠。

（4）分娩期注意事项　监护孕妇自觉症状、生命体征、胎儿宫内情况，预防产后出血。

10. 子痫的处理

子痫发作时的紧急处理包括一般急诊处理、硫酸镁控制抽搐、控制血压、甘露醇降低颅压、预防再发抽搐以及适时终止妊娠等。

11. 产后处理

产后继续使用硫酸镁预防子痫发作 24～48 h，控制并监测血压。

附：HELLP 综合征的诊断和治疗

HELLP 综合征以溶血、肝酶水平升高及低血小板计数为特点，是妊娠期高血压疾病的严重并发症，也可以发生在无血压升高或血压升高不明显或者没有蛋白尿的情况下发生。

一、临床表现

典型症状为全身不适、右上腹疼痛、恶心、呕吐等表现，但高血压、蛋白尿表现不典型。严重者可表现为 DIC、胎盘早剥、急性肾衰、肺水肿、肝包膜下或实质出血。

二、诊断

确诊依赖实验室检查：

（1）血管内溶血　外周血涂片见破碎红细胞、球形红细胞；胆红素≥20.5 μmol/L（即 1.2 mg/dl）；血红蛋白轻度下降；LDH（微血管内溶血的敏感指标）水平升高。

（2）肝酶水平升高　ALT≥40 U/L 或 AST≥70 U/L。

（3）血小板计数减少　血小板计数<$100×10^9$/L。根据血小板减少程度分为 3 级。血小板≤$50×10^9$/L 为 I 级；血小板>$50×10^9$/L，<$100×10^9$/L 为 II 级；血小板>$100×10^9$/L，<$150×10^9$/L 为 III 级。

如部分指标达到上述标准，可诊断部分 HELLP 综合征。

三、鉴别诊断

与血栓性血小板减少性紫癜、溶血性尿毒症性综合征、妊娠期急性脂肪肝、抗磷脂综合征、系统性红斑狼疮等鉴别。

四、治疗

HELLP 综合征必须住院治疗。按照重度子痫前期对重要器官监测和保护及治疗的基础上进一步处理。

（1）输注血小板和使用肾上腺皮质激素。

（2）孕妇状况整体评估，适时终止妊娠。

（3）必要时使用血浆析出疗法。

▰ 临床病案分析 ◂

患者女性，32 岁，初孕妇，因"孕 36 周，头疼、头晕 2 天，加重 1 小时"就诊，早孕期无特殊。孕 28 周产检发现血压升高，达到 140/90 mmHg，尿蛋白（－），2 天前开始出现头疼、头晕、无眼花。未就诊。1 小时前出现头疼、头晕加重。无阴道流血、流液，门诊急查血压 170/110 mmHg，尿蛋白（+++）。

思考

1. 根据上述资料，该患者的初步诊断及诊断依据是什么？

2. 针对患者目前情况，应进行哪些检查及处理？

解析

1. 该患者的初步诊断为孕 1 产 0，孕 36 周，重度子痫前期。诊断依据：①孕 20 周后出血高血压进行性升高，有明显的头疼、头晕症状。②高血压：收缩压 170/110 mmHg。③尿蛋白 3+。

2. 该患者应进行的辅助检查：血、尿常规，肝、肾功能，电解质，凝血功能，心电图，眼底检查。严密监测血压、尿量。给予硫酸镁预防子痫发生。给予药物降压。妊娠已达 36 周，应终止妊娠。

第二节　妊娠肝内胆汁淤积症

重点	娠期肝内胆汁淤积症的诊断、治疗原则
难点	娠期肝内胆汁淤积症的病理
考点	娠期肝内胆汁淤积症的临床表现和处理原则

速览导引图

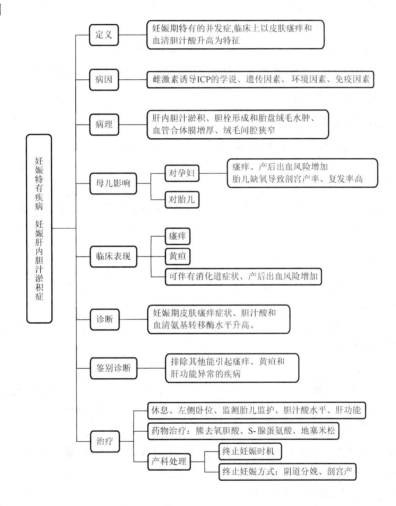

定义　妊娠期特有的并发症,临床上以皮肤瘙痒和血清胆汁酸升高为特征

病因　雌激素诱导ICP的学说、遗传因素、环境因素、免疫因素

病理　肝内胆汁淤积、胆栓形成和胎盘绒毛水肿、血管合体膜增厚、绒毛间腔狭窄

母儿影响　对孕妇　瘙痒、产后出血风险增加　胎儿缺氧导致剖宫产率、复发率高

对胎儿

临床表现　瘙痒　黄疸　可伴有消化道症状、产后出血风险增加

诊断　妊娠期皮肤瘙痒症状、胆汁酸和血清氨基转移酶水平升高。

鉴别诊断　排除其他能引起瘙痒、黄疸和肝功能异常的疾病

治疗　休息、左侧卧位、监测胎儿监护、胆汁酸水平、肝功能

药物治疗：熊去氧胆酸、S-腺蛋氨酸、地塞米松

产科处理　终止妊娠时机　终止妊娠方式：阴道分娩、剖宫产

一、定义

妊娠期肝内胆汁淤积症（intrahepatic cholestis of pregnancy，ICP）是妊娠期特有的并发症，临床上以皮肤瘙痒和血清胆汁酸升高为特征，导致围生儿发病率和死亡率增高。

二、病因

（1）女性激素。

（2）遗传因素。

（3）环境因素：冬季高于夏季。研究发现硒元素缺乏的地区 ICP 发生率较高。

（4）免疫因素。

三、病理

ICP 病理改变主要表现在肝脏和胎盘。

（1）肝脏　肝小叶结构完整，肝索排列整齐，肝小叶中央区毛细胆管内轻度胆汁淤积及胆栓形成，淤胆明显处少量肝细胞成点状淤胆性变性或坏死，但无明显灶片状炎性浸润、变形及坏死改变。

（2）胎盘　胎盘绒毛纤维素样坏死、绒毛合体细胞结节增多、细胞滋养层细胞增生肿胀、绒毛间质水肿有空泡形成，表现为绒毛水肿、血管合体膜增厚、绒毛间腔狭窄。

四、对母儿影响

（1）对孕妇的影响　瘙痒。脂溶性维生素 K 消化吸收不良，凝血因子合成减少，产后出血风险增加。胎儿缺氧导致剖宫产率升高。再次妊娠时复发达到 70%且发病时更严重。

（2）对胎儿影响　围生儿病死率高。临床上常见的并发症有胎膜早破、胎儿宫内窘迫、自发性早产或孕期羊水胎粪污染；此外，尚有胎儿生长受限、不能预测的胎儿突然死亡、新生儿颅内出血和新生儿神经系统后遗症等。

五、临床表现

（1）妊娠期皮肤瘙痒　ICP 的首发症状，多发生于妊娠中晚期，典型瘙痒首发于手脚掌，逐渐向四肢发展，波及前胸后背、乳房及腹壁等。瘙痒于产后消失。

（2）黄疸　少数患者出现轻度梗阻性黄疸。黄疸的出现与胎儿的预后密切相关，有黄疸者羊水粪染、新生儿窒息及新生儿死亡率均明显增加。

（3）其他　肝内胆汁淤积导致胆盐分泌不足，影响脂肪及脂溶性物质的消化和吸收，可有消化道症状。少数孕妇出现体质下降及维生素相关凝血因子缺乏，产后出血风险增加。

六、诊断

妊娠期皮肤瘙痒症状、胆汁酸和血清氨基转移酶水平升高是诊断 ICP 的基本要点，但需排除其他导致肝功能异常或皮肤瘙痒的疾病。

（1）临床表现　妊娠中晚期出现以皮肤瘙痒为主的症状，伴或不伴有黄疸。妊娠是皮肤瘙痒的唯一原因。皮肤瘙痒在产后 24～48 h 消退。

（2）实验室检查

①血清总胆汁酸（TBA）测定是诊断 ICP 的最主要实验室指标。无诱因的皮肤瘙痒及血清 TBA>10 mol/L 可诊断 ICP。TBA 水平正常不能排除 ICP 诊断。胆汁酸水平正常，如无其他原因导致的肝功能异常，血清 ALT 和 AST 水平轻、中度升高同时伴有皮肤瘙痒应高度怀疑 ICP。

②肝功能：ICP 患者 AST、ALT 轻至中度升高，为正常水平的 2～10 倍，部分血清胆红素轻至中度升高，很少超过 85.5 μmol/L。肝功能异常在产后 4～6 周恢复正常。

③应常规行 B 超检查排除肝胆系统疾病。

七、鉴别诊断

诊断 ICP 需排除其他能引起瘙痒、黄疸和肝功能异常的疾病，如肝炎、妊娠急性脂肪肝、子痫前期。ICP 患者特点：症状和实验室检查异常在分娩后很快消失。

八、治疗

ICP 的主要危害是引起急性胎儿缺氧、死胎、死产、早产等不良围生儿结局，因此治疗及管理的目标是延长孕周，加强宫内状况监测，改善围生儿结局。

（1）一般处理：适当休息、左侧卧位，监测病情变化。肝功能，胆汁酸水平，监测胎动及胎心率电子监护，加强胎儿监护。

（2）药物治疗

①熊去氧胆酸（UDCA）：治疗 ICP 的一线药物。

②S－腺苷蛋氨酸（SAMe）：为 ICP 二线药物。

③地塞米松：可缓解瘙痒症状，但长期应用增加胎儿感染的风险。仅用于妊娠 34 周前，预防早产儿呼吸窘迫的发生。

④对于严重、难治性 ICP 患者可考虑联合应用熊去氧胆酸和 S－腺苷蛋氨酸。

⑤产前使用维生素 K 减少产后出血风险，应用护肝药物降低氨基转移酶。

（3）产科处理　ICP 孕妇常会发生无临床先兆的胎儿死亡。故加强产前监测、选择最佳的分娩时机和方式，获得良好的围生结局是对 ICP 孕期管理的最终目的。

①从孕 34 周开始每周行无刺激胎心监护（NST）试验，必要时行胎儿生物物理评分以便及早发现隐性胎儿缺氧。病情严重者，提前入院治疗。但 NST 对 ICP 患者预测胎死宫内的价值有限。

②适时终止妊娠应需综合评价。产前总胆汁酸水平≥40μmo/L 为重度 ICP 的标准，是围生儿结局不良的预测指标。重度 ICP 在妊娠 34～36 周终止妊娠。轻度 ICP 在妊娠 38～39 周左右终止妊娠。

③阴道分娩：轻度 ICP、无其他产科剖宫产指征者、孕周<40 周可选择阴道分娩。

④剖宫产：重度 ICP，既往有 ICP 病史并存在与之相关的死胎、死产、新生儿窒息或死亡史、高度怀疑胎儿宫内窘迫、合并多胎及子痫前期等。

▶ 临床病案分析 ◀

　　患者，女，33 岁，G3P1A1，平素月经规律，因停经 36 周，皮肤瘙痒 10 天，巩膜黄染 2 天入院。3 年前，妊娠 28 周，不明原因死胎。无肝炎等疾病病史。

　　入院后检查面部、巩膜轻度黄染，腹部皮肤有搔抓痕，无皮疹。P 74 次/分，BP 120/75 mmHg，实验室检查：胆汁酸水平：70 μmo/L，ALT 88 U/L，AST 69 U/L。B 超提示"晚孕，单活胎"。胎心监护见不规则宫缩，晚期减速频发。

　　宫高 32 cm，腹围 95 cm。胎心 132 次/分。可及宫缩20秒/5分，宫颈口未开，先露 −2 cm。

思考

1. 根据上述资料，该患者的初步诊断及诊断依据是什么？

2. 针对患者目前情况，应进行哪些检查及处理？

解析

　　1. 该患者的初步诊断为孕 3 产 1，36 周，先兆早产，胎儿窘迫，妊娠期胆汁淤积综合征。诊断依据：①孕晚期出现妊娠期皮肤瘙痒，胆汁酸和血清氨基转移酶水平升高。排除其他导致肝功能异常和皮肤瘙痒的疾病，符合妊娠期胆汁淤积综合征临床表现。有宫缩20秒/5分，宫颈口未开，先露−2 cm，为先兆早产表现。胎心监护表现为晚期频发减速，提示胎儿窘迫，为 ICP 的常见并发症。②既往不明原因死胎史。③实验室检查：血清总胆汁酸为诊断 ICP 的主要实验室指标，标准为 TBA 水平>10 mmol/L，患者 TBA70 μmo/L 已达重度水平，AST、ALT 轻度升高。

　　2. 应进行血、尿常规，肝、肾功能，电解质，肝炎病毒全套，输血前检查，血型和术前准备，尽快手术终止妊娠。进行早产儿救治及转诊准备。术后根据实验室检查结果，如皮肤瘙痒症状产后 24～48 小时消退，肝炎病毒全套等检查结果阴性，可确诊 ICP。

第三节　妊娠期糖尿病

重点	1. 掌握妊娠糖尿病的诊断 2. 掌握妊娠合并糖尿病的处理原则
难点	1. 妊娠期糖尿病的发病机制 2. 妊娠期糖尿病的对母胎的影响
考点	1. 妊娠期糖尿病的诊断 2. 妊娠合并糖尿病的处理，特别是孕期终止妊娠的指征、分娩时间和分娩方式的选择

速览导引图

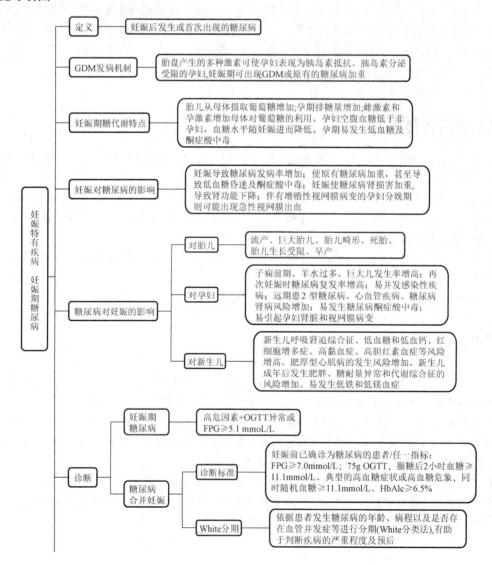

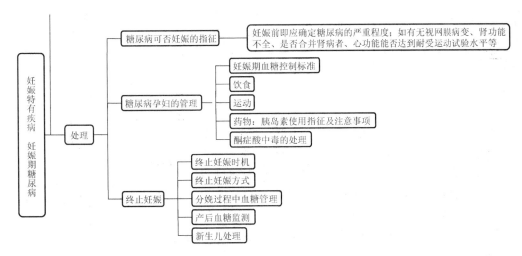

一、定义

妊娠后发生或首次出现的糖尿病，称为妊娠期糖尿病（gestational diabetes mellitus，GDM）。

二、妊娠期糖代谢特点与发病机制

妊娠期糖代谢特点：孕妇空腹血糖低于非孕妇，血糖水平随妊娠进而降低。机制：①胎儿从母体摄取葡萄糖增加；②孕期肾血流量及肾小球滤过率均增加，但肾小管对糖的再吸收不能相应增加，导致部分孕妇排糖量增加；③雌激素和孕激素增加母体对葡萄糖的利用。故孕妇长时间空腹易发生低血糖及酮症酸中毒的病理基础。

妊娠合并糖尿病发病机制：胎盘产生的多种激素可使孕妇表现为胰岛素抵抗。胰岛素分泌受限的孕妇，妊娠期可出现 GDM 或原有的糖尿病加重。

三、妊娠对糖尿病的影响

（1）妊娠导致糖尿病发病率增加　孕妇体内拮抗胰岛素样物质增加，如果胰岛素分泌不足，则难以维持正常糖代谢，导致 GDM 发生。

（2）妊娠使原有糖尿病加重，糖代谢变化更加复杂，应用胰岛素治疗的糖尿病孕妇如胰岛素使用不当，可能会出现血糖异常，严重者甚至导致低血糖昏迷及酮症酸中毒。

（3）妊娠使糖尿病肾损害加重，导致肾功能下降。

（4）妊娠使糖尿病如血糖控制不佳或并发高血压，视网膜病变可能进展。伴有增殖性视网膜病变的孕妇分娩期则可能出现急性视网膜出血。

四、糖尿病对妊娠的影响

1. 对孕妇的影响

（1）娠期糖尿病的孕妇发展为子痫前期的危险性增高。

（2）妊娠期糖尿病增加了羊水过多的发生率。

（3）妊娠期糖尿病易并发感染性疾病。

（4）妊娠期糖尿病的巨大儿发生率增高，相关难产、产伤、产后出血发生率增高。

（5）再次妊娠时糖尿病复发率增高，远期患 2 型糖尿病、心血管疾病、糖尿病肾病风险增加。

（6）易发生糖尿病酮症酸中毒，危害极大。是导致孕产妇死亡、胎儿丢失的重要原因。

（7）易引起孕妇肾脏和视网膜病变。

2. 对胎儿的影响

（1）流产。

（2）巨大胎儿。

（3）胎儿畸形。

（4）死胎。

（5）胎儿生长受限。

（6）早产。

3. 对新生儿的影响

（1）新生儿呼吸窘迫综合征发生率高。

（2）代谢系统并发症：新生儿低血糖和低血钙症是常见的并发症。

（3）血液系统并发症：包括红细胞增多症、高黏血症、高胆红素血症等。

（4）心肌病：肥厚型心肌病的发生风险增加。

（5）远期：新生儿成年后发生肥胖、糖耐量异常和代谢综合征的风险增加。

（6）其他：易发生低铁血症和低镁血症。

五、诊断

1. 妊娠期糖尿病的诊断

（1）高危因素　家族性糖尿病病史、既往有妊娠期糖尿病、孕期体重>90 kg、孕期体重增加过多、既往分娩有体重大于 4000 g 的婴儿，不明原因流产、死胎或畸形儿分娩史、首次产前检查出现尿糖、孕妇有多囊卵巢综合征、高血压以及目前使用糖皮质激素。本次妊娠胎儿偏大、羊水过多者。

（2）糖筛查试验有条件的医疗机构应在妊娠 24～28 周以及 28 周后首次就诊时行口服葡萄糖耐量试验（oral glucose tolerance test，OGTT）。

75 g OGTT 的诊断标准：服糖前及服糖后 1、2 小时血糖值应分别低于 5.1、10.0、8.5 mmol/L。任何一项血糖值达到或超过上述标准即诊断为 GDM。

（3）孕妇具有 GDM 高危因素或者医疗资源缺乏地区，建议妊娠 24～28 周首先检查空腹血糖（fasting plasma glucose，FPG）。FPG≥5.1 mmol/L，可以直接诊断 GDM，不必行 OGTT；FPG<4.4 mmol/L，发生 GDM 可能性极小，可以暂时不行 OGTT，FPG≥4.4 mmol/L 且<5.1 mmol/L 时，应尽早行 OGTT。

（4）孕妇其有 GDM 高危因素，首次 OGTT 结果正常，必要时可在妊娠晚期重复 OGTT。

（5）妊娠早中期 FPG 水平较低，不能作为 GDM 的诊断依据。

2. 糖尿病合并妊娠的诊断

符合以下 2 项中任意一项者，可确诊。

（1）妊娠前已确诊为糖尿病的患者。

（2）妊娠前未进行过血糖检查的孕妇，尤其存在糖尿病高危因素者，首次产前检查时需明确是否存在糖尿病，妊娠期血糖升高达到以下任何一项标准应诊断。

①FPG≥7.0 mmol/L；

②75 g OGTT，服糖后 2 小时血糖≥11.1 mmol/L；

③有典型的高血糖症状或高血糖危象，同时随机血糖≥11.1 mmol/L；

④糖化血红蛋白（glycohemoglobin，HbAlc）≥6.5%。

3. 妊娠合并糖尿病的分期

依据患者发生糖尿病的年龄、病程以及是否存在血管并发症等进行分期（White 分类法），有助于判断疾病的严重程度及预后。

A 级：妊娠期出现或发现的糖尿病。

B 级：显性糖尿病，20 岁以后发病，病程＜10 年。

C 级：发病年龄在 10～19 岁，或病程达 10～19 年。

D 级：10 岁以前发病，或病程≥20 年，或合并单纯性视网膜病。

F 级：糖尿病肾病。

R 级：眼底有增生性视网膜病变或玻璃体出血。

H 级：冠状动脉粥样硬化性心脏病。

T 级：有肾移植史。

六、治疗

1. 糖尿病患者可否妊娠的指标

（1）妊娠前即应确定糖尿病的严重程度。妊娠可加重糖尿病、视网膜病变、糖尿病肾病、神经病变和心血管病变。需在孕前、早孕期重新评价。

（2）糖尿病视网膜病变是加重病情的危险因素，妊娠前及妊娠期血糖控制良好者，可避免病情的进一步发展。肾功能不全者不建议妊娠。糖尿病肾病者，如肾功能正常，控制血糖良好者，可在密切监护下可继续妊娠。

（3）在妊娠前应检查心血管疾病。计划妊娠的糖尿病妇女心功能应达到耐受运动试验的水平。

2. 糖尿病孕妇的管理

（1）妊娠期血糖控制标准　妊娠期糖尿病患者血糖应控制餐前≤5.3 mmol/L；餐后 2 小时血糖值 6.7 mmol/L；夜间血糖不低于 3.3 mmol/L；HbAlc 宜＜5.5%。

糖尿病合并妊娠患者妊娠期血糖控制应达到下述目标：餐前、夜间血糖及 FPG 宜控制在 3.3～5.6 mmol/L，HbAlc＜6.1%。

如饮食运动无法控制血糖，应加用胰岛素或降糖药物。

（2）医学营养疗法：

目的：使糖尿病孕妇的血糖控制在正常范围，保证孕妇和胎儿的合理营养摄入，减少母儿并发症的发生。

能量摄入量：能量供应妊娠早期应保证不低于 1500 kcal，妊娠晚期不低于 1800 kcal/d。

进食推荐：少量多餐、定时定量进餐。早、中、晚三餐的能量应控制在每日摄入总能量的 10%～15%、20%、30%，每次加餐的能量可以占 5%～10%，有助于防止餐前过度饥饿。其中碳水化合物占 50%～60%，蛋白质 15%～20%、脂肪 25%～30%。妊娠期维生素和矿物质的需求相应增加，建议妊娠期有计划地增加富含维生素和矿物质的食物。

（3）药物治疗　首选胰岛素。

胰岛素应用时机：经饮食治疗 3～5 天后，测定 24 小的末梢血糖（血糖轮廓试验），包括夜间血糖、三餐前 30 分钟及三餐后 2 小时血糖及尿酮体。如果空腹或餐前血糖≥5.3 mmol/L，或餐后 2 小时血糖≥6.7 mmo/L，或调整饮食后出现饥饿性酮症，增加热量摄入后血糖又超过妊娠期标准者，应及时加用胰岛素治疗。

胰岛素治疗方案日前临床上常用基础胰岛素联和餐前超短效或短效胰岛素。应根据血糖监测结果，选择个体化的胰岛素治疗方案。

妊娠期胰岛素应用的注意事项：

①胰岛素初始使用应从小剂量开始，逐渐达到血糖控制目标。

②选择合适类型的胰岛素，避免夜间胰岛素作用不足、黎明现象和 Somogyi 现象发生。

③动态监测血糖，根据血糖水平调节胰岛素用量。在妊娠 32～36 周胰岛素需要量达高峰，妊娠 36 周后稍下降，产褥期胰岛素用量应减少至分娩前的 1/3～1/2，大多数在产后 1～2 周恢复正常。

（4）妊娠期糖尿病酮症酸中毒的处理

治疗原则：在监测血气、血糖、电解质的同时给予胰岛素降低血糖，纠正代谢和电解质紊乱，改善循环，去除诱因。

①血糖过高者（>16.6 mmol/L）先予胰岛素 0.2～0.4 U/kg 一次性静脉注射。

②胰岛素持续静脉滴注：0.9%氯化钠注射液＋胰岛素，按胰岛素 0.1 U/（kg·h）或 4～6 U/h 的速度输入。

③监测血糖：从使用胰岛素开始每小时监测 1 次血糖，根据血糖下降情况进行调整。

④当血糖降至 13.9 mmol/L，将 0.9%氯化钠注射液改为 5%葡萄糖液或葡萄糖盐水每 2～4 g 葡萄糖加入 1 U 胰岛素，直至血糖降至 11.1 mmol/L 以下、尿酮体阴性，并可平稳过渡到餐前皮下注射治疗时停止补液。

（5）孕期监护

①孕期孕妇的监测血糖控制是糖尿病管理的基石。营养指导、锻炼运动。血糖监测：如血糖变化，每月测定糖化血红蛋白含量。

并发症监测：如子痫前期、肾病、感染、甲状腺功能异常。

②胎儿监测：妊娠中期进行产前筛查、胎儿超声心动图检查、孕晚期定期进行超声检查，监测胎儿发育，判定胎儿的生长速度，了解有无巨大儿或生长受限的发生。

（6）终止妊娠

①终止妊娠时间：无需胰岛素治疗而血糖控制在正常范围的孕妇，严密监测到预产期考虑引产。

需要胰岛素治疗的孕妇，如血糖控制良好，严密监测下到妊娠 39 周后终止妊娠；血糖控制不满意者入院治疗，评估后决定终止妊娠时机。

糖尿病伴发微血管病变、有母儿合并症情况：适时终止妊娠。

②分娩方式妊娠合并糖尿病本身不是剖宫产指征。

评估后决定阴道分娩者，在产程中监测孕妇的血糖情况，严密观察产程，避免孕妇过度消耗、产程乏力、减少产后出血以及酮症酸中毒的发生。

剖宫产：巨大胎儿、胎盘功能不良、胎位异常、母体伴发微血管病变及其他产科指征。妊娠期血糖控制不好、胎儿偏大或既往有死胎、死产史者可放宽剖宫产指征。

③分娩期处理

一般处理注意休息、镇静、适当饮食，严密观察血糖、尿糖及酮体变化、调整胰岛素用量，加强胎儿监护。

阴道分娩过程中应控制血糖水平，调整饮食，满足基础代谢需要和保持电解质代谢平衡。阴道分娩时应加强监护，尽量缩短产程，静脉胰岛素调控血糖，如产程过长容易增加感染、酮症酸中毒、胎儿缺氧的危险。

剖宫产除了常规监测血糖、尿酮体外还需检查电解质、血气分析和肝肾功能。手术前停皮下胰岛素，改静脉胰岛素调控血糖。术后继续监测血糖。

④建议产后 24～72 小时内继续监测血糖水平。对仍需应用胰岛素的产妇，恢复正常饮食后，监测血糖，调整胰岛素的用量。胰岛素用量应减少至分娩前的 1/2。对 GDM 患者于产后 6～12 周进行随访。鼓励母乳喂养。

（3）新生儿处理　GDM 分娩的新生儿均应视为高危新生儿，加强新生儿的监护。尽早进行母乳喂养。出生后进行血糖、胆红素、血红蛋白及电解质的监测。重点预防新生儿低血糖，必要时服用葡萄糖。

▶ 临床病案分析 ◀

　　孕妇，女，37 岁，G3P1A1，平素月经规律，停经 28 周。3 年前生育一女，出生体重 4200 g。

　　孕前检查，孕妇血压、血糖正常。孕 9 周初次产检：空腹血糖 4.9 mmol/L。24 周行 OGTT 提示空腹血糖为 4.9 mmol/L、服糖后 1 小时血糖为 11.9 mmol/L、2 小时后血糖为 10.2 mmol/L。B 超提示"晚孕，胎儿如孕 30 周，羊水最大暗区 10.0 cm"。

思考

1. 根据上述资料，该患者的初步诊断及诊断依据是什么？

2. 针对患者目前情况，应进行哪些检查，该如何进行孕期监护和治疗？

解析

1. 该患者的初步诊断为孕3产1，28周，妊娠期糖尿病，羊水过多。诊断依据：患者存在高危因素：既往分娩有体重大于4000 g的婴儿。本次妊娠胎儿偏大、羊水过多。OGTT结果：服糖前及服糖后1、2小时血糖值超过标准，即可诊断为GDM。

2. 进一步的检查和孕期监护治疗：

（1）血糖监测：调整饮食后，动态轮廓血糖测定，每月测定糖化血红蛋白含量。

并发症监测：检测血压、水肿、尿常规、肾功能、甲状腺功能异常。

（2）胎儿监测：妊娠中期进行产前筛查、胎儿超声心动图检查、孕晚期定期进行超声检查，监测胎儿发育，判定胎儿的生长速度，了解有无巨大儿或生长受限的发生。

（3）营养指导、锻炼运动。通过饮食调整、运动、控制体重。监测血糖应控制餐前≤5.3 mmol/L。餐后2小时血糖值6.7 mmol/L，夜间血糖不低于3.3 mmol/L。HbAlc宜＜5.5%。如果饮食、运动无法控制，应使用胰岛素或降糖药控制血糖达上述标准。

第四节　妊娠剧吐

重点	娠期剧吐的诊断、治疗原则
难点	妊娠剧吐的鉴别诊断
考点	妊娠剧吐的诊断与鉴别诊断 妊娠剧吐的临床表现和处理原则

速览导引图

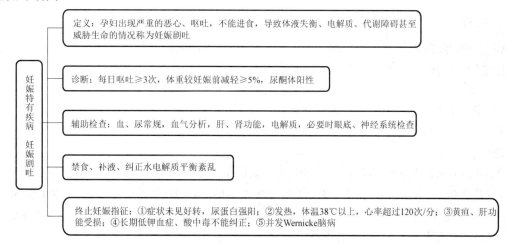

一、定义

二、高危因素与病因

一、定义

通常认为孕期前3个月的轻度恶心呕吐症状是正常妊娠的生理反应。然而，部分孕妇出现严重的恶心、呕吐，不能进食，导致体液失衡、电解质及代谢障碍甚至威胁生命的情况称为妊娠剧吐（hyperemesis gravidarum），发生率为0.3%～3%。

二、高危因素与病因

（1）高危因素　未孕女性曾经有过雌激素治疗、偏头痛或运动后恶心呕吐的经历，则出现妊娠剧吐的可能性增加。其他高危因素包括多胎妊娠、葡萄胎、孕前未服用复合维生素等。

（2）病因　至今不清，目前有以下几种理论。

①心理因素。

②激素变化。发病可能与雌激素、hCG 有关。

③胃肠动力异常。

④幽门螺杆菌感染在某些孕妇的发病机制中发挥作用。其他可能的病因还包括：营养元素缺乏、遗传因素、免疫失调等

三、临床表现

早孕反应多于妊娠第 5、6 周出现，第 9 周达到高峰，孕 16～20 周时症状缓解。妊娠剧吐患者呕吐呈持续状态，并伴有体重较妊娠前减轻≥5%及除外其他原因的尿酮。严重时引起失水及电解质紊乱，导致代谢性酸中毒，表现为面色苍白、皮肤干燥、脉搏细数、尿量减少甚至血压下降。一些孕妇会出现短暂的肝功能异常。

四、诊断及鉴别诊断

（1）妊娠呕吐是临床诊断，没有统一的标准，诊断至少应包括每日呕吐≥3 次，体重较妊娠前减轻≥5%，尿酮体阳性。

（2）鉴别诊断　多胎妊娠、葡萄胎、子痫、 HELLP 综合征、急性脂肪肝、肝炎、胃肠炎等。

（3）实验室检查

①血液检查测定血红细胞、血红蛋白、血细胞比容、凝血功能、血电解质、肝肾功及甲状腺功能。行动脉血气分析，了解酸碱失衡情况。

②尿液检查测尿量、尿比重、尿酮体、尿蛋白。

③必要时行眼底检查及神经系统检查。

五、治疗

妊娠剧吐的治疗原则为：减少因饮食、环境及用药改变引发的症状；纠正并发症，如失水、低钾及代谢性酸碱失衡等；减少因呕吐和治疗对胎儿产生的影响。

1. 一般治疗

包括少量缓慢进食避免饱腹，避免触发因素如过热、过湿、气味、噪音、视觉或躯体运动，针灸治疗，心理治疗等。症状无明显缓解时可以考虑使用维生素 B_6 或维生素 B_6 -多拉西敏复合制剂治疗。

2. 治疗

当孕妇出现脱水、电解质紊乱及酸解失衡时需入院治疗。禁食，根据化验结果，纠正并发症，3～5 小时内静脉输注 2000 ml 乳酸林格液，并补充适量的电解质及维生素（如氯化钾、维生素 C、维生素 B_1 和 B_6），尿量维持在 1000 ml 以上。若患者不能进食，可选择鼻饲管或中心静脉全胃肠外营养。恢复进食时，试食少量流食，以碳水化合物为主，同时调整补液量。

终止妊娠指征：妊娠剧吐患者经积极治疗 3～4 周，仍有下列情况危及孕妇生命时，需考虑终止妊娠。①症状未见好转，尿蛋白强阳性；②伴有发热，体温 38℃以上，脉率增快，大于 120 次/分；③出现黄疸、肝肾功能受损；④长期低钾血症、酸中毒不能纠正；⑤并发妊娠期 Wernicke 脑病。

临床病案分析

患者，女，35岁，G1P0，因孕11周，呕吐2周加重5天，入院。

入院后检查，患者口唇、皮肤干燥、眼窝略凹陷。T：37.3℃，P：135次/分，R：20次/分，BP：125/90 mmHg，实验室检查：天冬氨酸氨基转移酶40 U/L，丙氨酸氨基转移酶74 U/L，钾3.11 mmol/L，钠133.4 mmol/L，氯90.1 mmol/L，尿酮体+++，血常规：白细胞14.9×10⁹/L，血红蛋白150 g/L，HCT 40%。B超提示"早孕，双胎，孕12周"。无肝炎病史，既往有"反流性食管炎"病史。

思考

1. 根据上述资料，该患者的初步诊断及诊断依据是什么？

2. 针对患者目前情况，应进行哪些检查及处理？

解析

1. 该患者的初步诊断为孕1产0，11周，双胎，妊娠剧吐。诊断依据：①妊娠后出现呕吐。排除其他导致呕吐的肝病、胃肠道疾病，符合妊娠剧吐临床表现。②实验室检查：血球压迹高，提示血液浓缩。尿酮体+++。低钾、低钠、低氯血症。提示进食不足呕吐导致的脱水及电解质紊乱。

2. 应进一步进行动脉血气分析，了解酸碱失衡情况。纠正并发症，改善失水、低钾及代谢性酸碱失衡等。避免触发因素如过热、过湿、气味、噪音、视觉或躯体运动，针灸治疗，心理治疗等。症状无明显缓解时可以考虑使用维生素B₆或维生素B₆-多拉西敏复合制剂治疗。禁食，根据化验结果，纠正并发症，3~5小时内静脉输注2000 ml乳酸林格液，并补充适量的电解质及维生素（如氯化钾、维生素C、维生素B₁和B₆），尿量维持在1000 ml以上。若患者不能进食，可选择鼻饲管或中心静脉全胃肠外营养。恢复进食时，试食少量流食，以碳水化合物为主，同时调整补液量。妊娠剧吐患者经积极治疗3~4周，仍有严重情况危及孕妇生命时，需考虑终止妊娠。

（赵　茵）

第七章 妊娠合并内外科疾病

第一节 心脏病

速览导引图

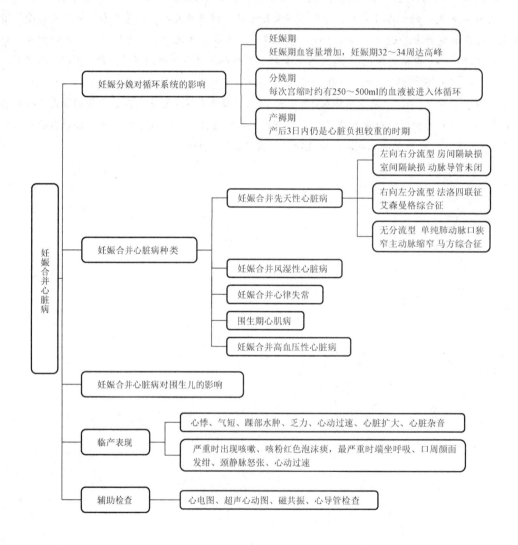

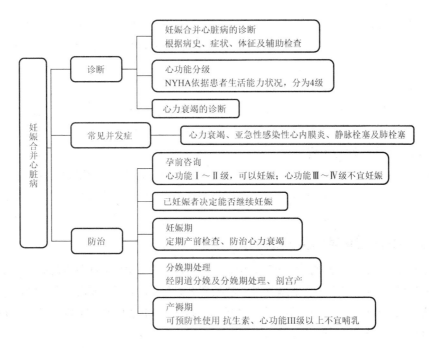

一、妊娠分娩对循环系统的影响

（1）妊娠期　妊娠期血容量增加，心脏负担加重，始于妊娠第6周，妊娠32～34周达高峰，较妊娠前增加30%～45%，产后2～6周逐渐恢复正常。

（2）分娩期　为心脏负担最重的时期。

（3）产褥期　产后3日内仍是心脏负担较重的时期。

考点：妊娠32～34周后、分娩期（第一产程末、第二产程）、产后3日内心脏负担最重，是心脏病孕妇的危险时期，极易发生心力衰竭。

二、妊娠合并心脏病种类及表现

（一）妊娠合并先天性心脏病

1. 左向右分流型先天性心脏病

（1）房间隔缺损　是最常见的先天性心脏病。表现为劳累后心悸、气喘、乏力、咳嗽与咯血，如出现肺动脉高压则表现为发绀。

（2）室间隔缺损　可单独存在，或与其他心脏畸形合并存在。

（3）动脉导管未闭

2. 右向左分流型先天性心脏病

（1）法洛四联征　指大的室间隔缺损、肺动脉口狭窄、右心室肥大和主动脉骑跨。

（2）艾森曼格综合征　广义的艾森曼格综合征是指任何类型心脏病，继发肺动脉高压，导致右向左分流。

3. 无分流型先天性心脏病

包括单纯肺动脉口狭窄、主动脉缩窄及马方综合征。马方综合征是结缔组织遗传性缺陷导致主动脉中层囊性退变，孕产妇病死率为4%～50%，死因多为血管破裂，不宜妊娠。

（二）妊娠合并风湿性心脏病

风湿性心脏病最常累及二尖瓣，以二尖瓣狭窄最为多见，占风湿性心脏病2/3左右。

（三）妊娠合并心律失常

妊娠时心率增加，心电图也会发生相应的变化，一些妇女会发生期前收缩等心律失常，大多数为短暂变化，不需要特殊治疗，如有器质性心脏病，后果会比较严重，需要及时进行药物治疗。严重的心律失常易致心力衰竭甚至猝死，不宜妊娠。

（四）围生期心肌病

指既往无心脏病史，于妊娠最后 3 个月至产后 6 个月内的扩张型心肌病，出现心肌收缩功能障碍和充血性心力衰竭。

（五）妊娠合并高血压性心脏病

既往无心脏病病史及体征，妊娠期突发以左心衰竭为主的全心衰竭，系因冠状动脉痉挛、心肌缺血、周围小动脉阻力增加、水钠潴留及血黏度增加等因素加重心脏负担而诱发急性心力衰竭。产后病因消除，病情会逐渐缓解，多不遗留器质性心脏病变。

三、妊娠合并心脏病对围生儿的影响

在妊娠早期易致流产，长期慢性缺氧可致死胎、早产、胎儿宫内发育不良和胎儿窘迫，分娩期血流动力学变化急骤，易致死产、新生儿死亡、低体重儿、呼吸窘迫综合征、早产及颅内出血，围生儿发病率及死亡率增高。多数先天性心脏病为多基因遗传，在子代中有 2%～16%的遗传性，尤其是室间隔缺损、肥厚型心肌病、马方综合征等具有较高的遗传性。

四、临床表现

（1）代偿期症状轻微，妊娠期偶会出现心悸、胸闷、气短等症状。

（2）劳力性呼吸困难，经常性夜间坐起呼吸、咯血、胸闷、胸痛等临床症状，要考虑继发心力衰竭。如有心力衰竭史或有风湿热病史，应高度警惕。

（3）较严重时表现为咳嗽、咯血及粉红色泡沫样痰。最严重时表现为端坐呼吸、口周颜面发绀更严重、心动过速。

（4）体征表现为脉搏增快，呼吸加快。唇面发绀、颈静脉怒张、下肢明显水肿、静卧休息时呼吸脉搏仍快。肺底部可听到少量持续性湿啰音，肝、脾大、压痛等。

五、辅助检查

①心电图；②超声心动图；③磁共振（MRI）；④心导管检查。

六、诊断

1. 妊娠合并心脏病的诊断

（1）妊娠前有心悸、气短、心力衰竭史或有风湿热病史，曾被诊断有器质性心脏病史。

（2）有劳力性呼吸困难，经常性夜间端坐呼吸、咯血，经常性胸闷、胸痛等临床症状。

（3）心脏听诊有舒张期 2 级以上或粗糙的全收缩期 3 级以上杂音。有心包摩擦音、舒张期奔马律和交替脉等。

（4）心电图有严重心律失常，如心房颤动、心房扑动、Ⅲ度房室传导阻滞、ST 段及 T 波异常改变等。

（5）X 线检查或 MRI 显示心脏显著扩大，尤其个别心腔扩大。

（6）超声心动图示心肌肥厚、瓣膜运动异常、心内结构畸形。

2. NYHA 心功能分级（表 7-1）

表 7-1　NYHA 心功能分级

分级	心功能的受损状况
Ⅰ级	一般体力活动不受限制
Ⅱ级	一般体力活动轻度受限制，活动后心悸、轻度气短，休息时无症状
Ⅲ级	一般体力活动明显受限制，休息时无不适，轻微日常工作即感不适、心悸、呼吸困难，或既往有心力衰竭史者
Ⅳ级	一般体力活动严重受限制，不能进行任何体力活动，休息时有心悸、呼吸困难等心力衰竭表现

3. 心力衰竭的诊断

若出现下述症状与体征，应考虑为早期心力衰竭。

（1）轻微活动后即有胸闷、气急、疲劳和心悸。

（2）夜间常因胸闷而坐起呼吸。

（3）休息时心率＞100 次/分，呼吸＞20 次/分。

（4）肺底部出现少量持续性湿啰音。

若病情进一步加重，可出现心悸及呼吸困难加重、食欲不振、恶心、腹胀、咯血或血性泡沫痰，并出现以下体征：

（1）心界明显扩大，心率增快，肺动脉瓣区心音六进，出现奔马律或心律失常。

（2）颈静脉怒张，肝大，肝颈静脉回流征阳性，肝区压痛。

（3）肺底部有持续性湿啰音。

（4）出现胸腔积液、腹腔积液及心包积液等。

七、常见并发症

①心力衰竭；②亚急性感染性心内膜炎；③静脉栓塞和肺栓塞。

八、防治

1. 孕前咨询

心脏病患者进行孕前咨询十分必要。根据心脏病种类、病变程度、是否需手术矫治、心功能级别及医疗条件等，综合判断耐受妊娠的能力。

（1）可以妊娠　心脏病变较轻，心功能Ⅰ～Ⅱ级。

（2）不宜妊娠　心脏病变较重、心功能Ⅲ～Ⅳ级、既往有心力衰竭史、有肺动脉高压、右向左分流型先天性心脏病、严重心律失常、风湿热活动期、心脏病并发细菌性心内膜炎、急性心肌炎等，妊娠期极易发生心力衰竭，不宜妊娠。

2. 已妊娠者

已妊娠者决定能否继续妊娠进行孕前咨询，就诊时已妊娠者，或经咨询可妊娠者在妊娠后均需评估，根据患者心功能级别、年龄、心脏病病程、既往孕产史以及对生育的渴望程度综合判断是否继续妊娠。

3. 妊娠期

（1）定期产前检查。

（2）防治心力衰竭　休息、饮食、预防和治疗引起心力衰竭的诱因、动态观察心脏功能。

4. 分娩期处理

心功能Ⅰ～Ⅱ级、胎儿不大、胎位正常、宫颈条件良好者，可考虑经阴道分娩，注意缩短第二产程时间。对有产科指征及心功能Ⅲ～Ⅳ级者，应择期剖宫产。

5. 产褥期

心功能Ⅲ级及以上者，不宜哺乳。

临床病案分析

患者，女性，33岁，因停经34周，呼吸困难、发绀2周就诊。患者既往月经正常，妊娠早期无特殊，妊娠4个月时感到胎动。妊娠过程顺利，产检4次，未发现异常。2周前出现四肢末端发绀，呼吸困难，夜间不能平卧，活动后明显加重。1天前外院行心脏超声提示：先天性心脏病（室间隔缺损，双向分流），肺动脉明显增宽，心功能指标为临界值。为进一步诊治，遂转入我院。既往史：出生时即发现患有"先天性心脏病"，未予治疗。平素身体较差。孕4产1，顺产1次，一子10岁，人工流产2次。体格检查：体温36.8℃，脉搏140次/分，呼吸25次/分，血压120/90 mmHg，神清合作，口唇及四肢末端发绀，颈静脉怒张。心率140次/分、律齐，胸骨左缘闻及3/6级收缩期粗糙杂音，广泛传导，双肺底闻及湿啰音，以右肺底为主。肝脾肋下未及。产科检查提示：宫高27 cm，腹围103 cm。双下肢水肿，杵状指。

思考

1. 根据以上病案信息，该患者的初步诊断及诊断依据是什么？
2. 下一步的治疗建议如何？

解析

1. 患者的初步诊断是：孕4产1孕34周单活胎待产；先天性心脏病（室间隔缺损），艾森曼格综合征；心功能Ⅲ级。
2. 完善相关检查，持续心电监护。予以面罩给氧，同时防治左心衰和全心衰。此外，予以地塞米松促胎肺成熟，并予以抗感染治疗，记出入量。当患者一般情况改善后，积极行术前准备，拟手术终止妊娠。

第二节　病毒性肝炎

重点	妊娠期肝脏的生理变化，临床表现，诊断与鉴别诊断，处理与预防
难点	鉴别诊断
考点	妊娠期肝病的处理与预防

速览导引图

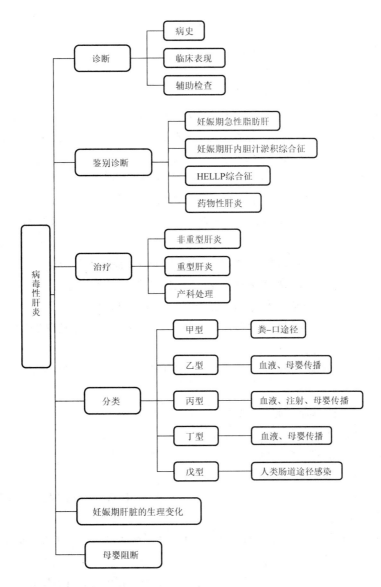

一、各型肝炎病毒病原体传播途径

（1）甲型肝炎　主要通过粪－口传播。

（2）乙型肝炎　主要通过母婴、<u>血液及性传播，母婴传播是最重要的传播途径。</u>

（3）丙型肝炎　主要通过母婴、<u>血液（输注血制品、注射、器官移植、血液透析、纹身等）及性传播等途径传播。</u>

（4）丁型肝炎　丁型肝炎病毒（HDV）<u>需伴随 HBV 存在</u>。丁型肝炎病毒（HDV）是一种缺陷性 RNA 病毒，必须依赖 HBV 重叠感染引起肝炎。传播途径与 HBV 相同，经体液、血液或注射途径传播。与 HBV 相比，母婴传播较少见

（5）戊型肝炎　主要通过<u>粪－口传播。</u>

二、诊断

1. 病史

有与病原携带者或患者密切接触史或有输血、注射血制品史。

2. 临床表现

（1）甲型肝炎　甲型肝炎病毒感染潜伏期约 2～6 周，前驱症状可不明显或有畏寒、发热、乏力、食欲不振等，常误以为感冒，继而腹胀、腹泻、右上腹疼痛，部分患者 2～3 天后尿色加深如浓茶色，继而出现黄疸，亦有患者可无黄疸。常可触及肝、脾大。病程多在 3 个月以内，不转变为慢性肝炎。

（2）乙型肝炎　HBV 感染潜伏期 1～6 个月，常较隐匿，无明显症状或出现皮疹、血管炎、关节痛等，继而出现乏力、皮肤瘙痒、黄疸等。慢性乙型病毒性肝炎多为新生儿或婴幼儿时期感染，在成人期出现症状，可表现为面色灰黑，肝、脾大，皮肤黏膜出血倾向，肝掌、蜘蛛痣等。慢性肝炎可转为活动期甚至发展为重型肝炎。急性乙型病毒性肝炎多为成年人感染乙肝病毒，急性发病，绝大多数患者可在感染后 6 个月内清除病毒，获得自愈。

（3）丙型肝炎　HCV 感染潜伏期为 2～26 周，病毒感染后多数患者症状隐匿，无不适。绝大多数患者常转变为慢性肝炎，进展为肝硬化、肝癌的风险高。

（4）丁型肝炎　仅在 HBV 感染者才发生，症状类似于急性 HBV 感染。

（5）戊型肝炎　临床表现与甲型肝炎类似，病程多在 3 个月以内，不转变为慢性肝炎。

3. 实验室检查

（1）血常规　急性期白细胞常稍低或正常或升高，慢性肝炎进展为肝硬化时常出现三系细胞减少，血小板计数下降。

（2）血清胆红素可增高，以直接胆红素增高为主。

（3）出现肝炎活动时，氨基转移酶常增高。

（4）凝血酶原时间延长，纤维蛋白原降低，凝血酶原时间百分活度下降。

（5）血清病原学检测

①甲型病毒性肝炎：检测血清 HAV 抗体及血清 HAV RNA。HAV－IgM 阳性代表近期感染，HAV－IgG 在急性期后期和恢复期出现，属保护性抗体。

②乙型病毒性肝炎：检查血清中 HBV 标志物，主要是"乙肝两对半"和 HBV DNA。HBV DNA 主要用于观察抗病毒药物疗效和判断传染性大小。

③丙型病毒性肝炎：单项 HCV 抗体阳性多为既往感染，不可作为抗病毒治疗的证据。

④丁型病毒性肝炎：HDV 是一种缺陷的嗜肝 RNA 病毒，需依赖 HBV 的存在而复制和表达，伴随 HBV 引起肝炎，需同时检测血清中 HDV 抗体和"乙肝两对半"。

⑤戊型病毒性肝炎：由于 HEV 抗原检测困难，而抗体出现较晚，在疾病急性期有时难以诊断，即使抗体阴性也不能排除诊断，需反复检测。

4. 影像学检查

超声检查了解肝、脾、门静脉及腹腔积液等情况，必要时可行 CT、磁共振检查。

5. 其他辅助检查

肝硬度检测可了解是否发生肝纤维化以及肝纤维化的程度；肝脏穿刺活检可用于明确肝脏的炎症及纤维化程度，对于确诊及鉴别诊断有较大意义。

6. 重型肝炎的诊断

妊娠合并病毒性肝炎以乙型、乙型重叠丁型或戊型易发生重型肝炎。必须密切结合病史、临床表现及实验室检查，若出现以下三点即可诊断为重型肝炎：①出现乏力、纳差、恶心呕吐等症状；②PTA＜40%；③血清总胆红素＞171 μmol/L。

三、鉴别诊断

妊娠期肝病的鉴别诊断见表7-2。

表7-2 妊娠期肝病的鉴别诊断

疾病	发病孕期	症状和体征	实验室指征
妊娠期急性脂肪肝	孕晚期	上腹痛、呕吐、黄疸，肝性脑病	病毒性肝炎系列（-）；ALT＜500 U/L；高胆红素血症；低血糖，血氨升高，白细胞升高，DIC，血小板减少；PT延长，低纤维蛋白原浓度
HELLP综合征	孕晚期	继发于子痫前期；高血压，头痛，视力模糊，上腹或右上腹疼痛，恶心呕吐，血尿，黄疸	溶血，ALT＜500 U/L，血小板＜100×10⁹/L，LDH升高，DIC
肝内胆汁淤积综合征	孕中晚期	皮肤瘙痒，黄疸（瘙痒出现后相继出现）	ALT＜500 U/L，ALP和GGT升高，胆汁酸升高；黄疸＜103 μmol/L
药物性肝炎	任何孕周	有用药史；恶心、呕吐、黄疸、皮肤瘙痒	多样化，氨基转移酸轻度升高

四、治疗

（1）非重型肝炎 病原治疗；对症支持治疗，休息，补充优质蛋白质。监测肝功能凝血功能等指标。

（2）重型肝炎 病原治疗；清淡、低蛋白、高碳水化合物饮食；对症支持治疗；护肝治疗；补充白蛋白，输注凝血因子；预防感染；积极防治并发症（肝性脑病、肝肾综合征、自发性腹膜炎、消化道出血等）。

（3）产科处理 缩短第二产程。

五、母婴阻断

1. 孕妇产前都需要检测乙型肝炎血清学标志物

（1）孕妇HBsAg阴性 新生儿按0、1、6个月3针方案接种乙型肝炎疫苗。

（2）孕妇HBsAg阳性 新生儿出生12小时内，肌内注射一针HBIG；同时按0、1、6个月3针方案接种乙型肝炎疫苗。

2. 新生儿为早产儿的预防接种方案

（1）孕妇HBsAg阴性，早产儿出生体重≥2000 g时，即可按0、1、6个月3针方案接种，最好在1~2岁再加强1针。

（2）体重＜2000 g时，待体重达到2000 g后注射第一针疫苗，然后间隔1~2个月后再按0、1、6个月3针方案执行。

（3）孕妇HBsAg阳性，无论早产儿身体状况如何，12小时内肌内注射1针HBIG，间隔3~4周后需再注射1次；出生24小时内、3~4周、2~3个月、6~7个月分别行疫苗注射，并随访。

3. HBsAg阳性的家庭成员

如果HBsAg阳性的家庭成员需要密切接触新生儿，就必须为新生儿注射HBIG。

4. HBsAg阳性孕妇的新生儿随访

（1）7~12个月时，检测乙型肝炎血清学标志物，HBsAg阴性，抗-HBs阳性，预防成功，有抵抗力。

（2）HBsAg阴性，抗-HBs阴性，预防成功，但需再接种3针疫苗方案；若HBsAg阳性，预防失败，为慢性感染者。

五、抗病毒治疗

孕妇体内高水平 HBV 是发生母婴传播的主要危险因素，降低病毒量可减少母婴传播。

（1）孕妇 HBsAg 阳性但 HBeAg 阴性时，无须使用抗病毒治疗以预防母婴传播。

（2）HBeAg 阳性孕妇的新生儿经正规预防后，仍有 5%～15%发生慢性 HBV 感染。

临床病案分析

　　患者，女性，33 岁，因停经 35 周，乏力、尿色加深 4 天就诊。患者既往月经正常，妊娠 4 个月时感到胎动。孕期不规律产检。于 4 天前患者无明显诱因出现乏力，伴厌食，进食后恶心、腹胀，无呕吐、腹痛、腹泻，同时出现尿色加深，呈浓茶水色，不伴发热，无皮肤瘙痒，无鼻出血及齿龈出血，大便 1 次/日，为黄色软便，无灰白便及柏油样便，就诊于我院肝病科门诊，查尿常规示：尿胆红素（－），尿胆原（＋）。肝功能示：TBIL 179.6 μmol/L，DBIL 120.4 μmol/L，ALT 213 U/L，AST 179 U/L，GGT 151 U/L，ALP 109 U/L，PTA 30%。感染八项示：HBsAg、HBeAg、HBcAb 均阳性，余未见异常。肝胆彩超示：肝硬化。遂至我院就诊。既往史：慢性乙肝病史 20 余年，未定期复查。首次妊娠。自诉近 2 月口服妊娠保健品，具体不详。无饮酒史，无疫水接触史。家族史和个人史：无特殊。

　　入院查体：BP 110/70 mmHg，R 20 次/分，P 90 次/分，T 37.2℃。神志清，精神好，查体合作。全身皮肤及巩膜中度黄染，未见皮肤瘀斑，未见肝掌及蜘蛛痣。双肺呼吸音清，未闻及干、湿性啰音。腹部膨隆，腹肌软，全腹无压痛及反跳痛，Murphy 征阴性，肝脾肋下未触及，子宫底位于脐上 4 指。肝区、肾区无叩痛。双下肢轻度水肿。

思考

1. 根据以上病案信息，该患者最可能的诊断是什么？

2. 鉴别诊断有哪些？

3. 临床可采取何种治疗方式？

解析

1. 患者的初步诊断是：妊娠合并急性乙型重型肝炎？药物性肝炎？孕 1 产 0，孕 35 周单活胎待产。

2. 鉴别诊断：妊娠期急性脂肪肝、妊娠期肝内胆汁淤积症、肝豆状核变性。

3. 病原治疗；清淡、低蛋白、高碳水化合物饮食；对症支持治疗；护肝治疗；补充白蛋白，输注凝血因子；预防感染；积极防治并发症。立即行剖宫产终止妊娠。

第三节　血液系统疾病

一、贫血

重点	贫血的类型、临床表现、诊断及治疗原则
难点	鉴别诊断
考点	贫血的诊断及治疗

速览导引图

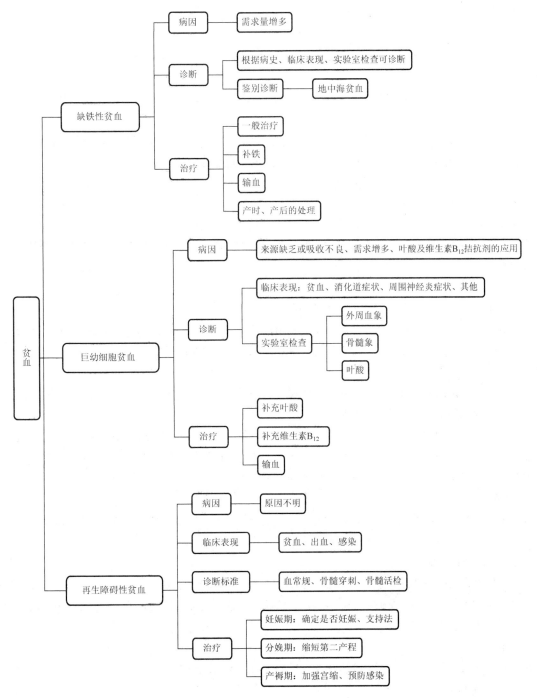

贫血的诊断标准：世界卫生组织推荐，妊娠期血红蛋白浓度＜110 g/L 及血细胞比容＜0.33 可诊断为妊娠合并贫血。根据 Hb 水平分轻度贫血（100～109 g/L）、中度贫血（70～99 g/L）、重度贫血（40～69 g/L）和极重度贫血（＜40 g/L）。

（一）缺铁性贫血

缺铁性贫血（iron deficiency anemia，IDA）是妊娠期最常见的贫血，指妊娠期因铁缺乏所致的贫血，Hb浓度＜110 g/L。我国孕妇缺铁性贫血患病率为19.1%。（妊娠期铁缺乏和缺铁性贫血诊治指南，2014）。

1. 病因

妊娠期铁需求增加。

2. 诊断

（1）病史　孕前有月经过多、贫血等病史；长期偏食，孕早期呕吐、胃肠功能紊乱导致的营养不良等病史。

（2）临床表现　与贫血程度有关。<u>疲劳是最常见的症状，贫血严重者有脸色苍白、乏力、心悸、头晕、呼吸困难和烦躁等。</u>

（3）实验室检查　<u>血常规、血清铁蛋白、血清铁、总铁结合力和转铁蛋白饱和度、血清锌原卟啉、可溶性转铁蛋白受体、网织红细胞 Hb 含量和网织红细胞计数、骨髓铁。</u>

（4）铁剂治疗　小细胞低色素的贫血患者，铁剂治疗试验同时具有诊断和治疗意义。如果铁剂治疗 2 周后 Hb 水平升高，提示为 IDA。

3. 鉴别诊断

铁剂治疗无效者，应进一步检查是否存在吸收障碍、依从性差、失血及叶酸缺乏等情况，并转诊至上一级医疗机构。

4. 治疗

（1）一般治疗　通过饮食增加铁的摄入和吸收。

（2）补充铁剂　以口服给药为主。诊断明确的 IDA 孕妇患者应<u>补充铁元素 100～200 mg/d</u>，治疗 2 周后复查 Hb 评估疗效。当不能耐受口服铁剂，依从性不确定或者口服铁剂无效可选择注射铁剂，可更快地恢复铁储存，升高 Hb 水平。

（3）输血　输注浓缩红细胞是治疗重度贫血的重要方法之一。<u>Hb<70 g/L 者建议输血</u>，输血要注意少量、多次，避免加重心脏负担诱发急性左心衰。

（4）产时及产后的处理　需要终止妊娠或者临产时，最大限度减少分娩过程中的失血。中、重度贫血及有出血高危因素者应在<u>产前备血，酌情给予维生素 K、维生素 C 等</u>。防止产程过长，可<u>阴道助产缩短第二产程</u>，避免产伤的发生。胎儿娩出后用缩宫素等减少产后出血。

5. 预防

妊娠期积极治疗失血性疾病等增加铁的储备。孕期增加营养。所有孕妇在首次产前检查时检查血常规，每 8～12 周重复检查血常规。有条件者可检测血清铁蛋白。

（二）巨幼细胞贫血

巨幼细胞贫血是叶酸或维生素 B_{12} 缺乏引起 DNA 合成障碍导致的贫血。外周血呈大细胞高血红蛋白性贫血。临床上较为少见，约占贫血的 7%～8%。叶酸缺乏可致胎儿神经管缺陷等多种畸形，胎儿生长受限、死胎等的发生率也大大增加。

1. 病因

来源不足或吸收不良；妊娠期需要量增加；叶酸或维生素 B_{12} 拮抗剂的应用。

2. 临床表现与诊断

本病多发生于妊娠中、晚期，叶酸和（或）维生素 B_{12} 缺乏的临床症状、骨髓象及血象的改变均相似，但维生素 B_{12} 缺乏常有神经系统症状，而叶酸缺乏无神经系统症状。

（1）贫血。

（2）消化道症状。

（3）周围神经炎症状。

（4）其他　低热、水肿、脾大、严重者可出现腹腔积液。

（5）实验室检查 外周血象、骨髓象、叶酸（血清叶酸<6.8 mmol/L、红细胞叶酸值<227 mmol/L）。

（6）试验性治疗 可用于判断巨幼细胞贫血是因叶酸缺乏还是维生素 B_{12} 引起的。

3. 治疗

（1）叶酸 10～20 mg 口服，每日 3 次；或每日肌内注射叶酸 10～30 mg，直至症状消失、贫血纠正为止，再改为预防性治疗量维持疗效。若治疗效果不显著，应检查有无缺铁，应同时补给铁剂。有神经系统症状者，单独用叶酸有可能使神经系统症状加重，应及时补充维生素 B_{12}。

（2）维生素 B_{12} 100 μg 每日一次肌内注射，连续 14 天后改为每周 2 次，直至血红蛋白恢复正常。

（3）血红蛋白<60 g/L 时，可少量间断输新鲜血或浓缩红细胞。

（4）分娩时避免产程延长，预防产后出血，预防感染。

4. 预防

加强孕期营养指导，多食新鲜蔬菜、水果、瓜豆类、肉类、动物肝脏及肾脏等食物。对有高危因素的孕妇，应从妊娠 3 个月开始每日口服叶酸 0.5～1 mg，连续 8～12 周。

（三）再生障碍性贫血

再生障碍性贫血，简称再障，由多种病因、多种发病机制引起的一种骨髓造血功能衰竭症，是以全血细胞（红细胞、白细胞、血小板）减少为主要表现的一组综合征。

1. 病因

再障的病因较复杂，半数为原因不明的原发性再障，少数女性在妊娠期发病，分娩后缓解，再次妊娠时复发。

2. 临床表现

（1）贫血 一般为进行性贫血，主要是骨髓造血功能衰竭所致。

（2）出血 主要因血小板生成障碍所致，可发生皮肤及内脏出血、颅内出血。

（3）感染 主要因为粒细胞和单核细胞减少，机体的防御功能下降所致。

3. 诊断标准

（1）血常规检查 至少符合以下三项中两项：Hb<100 g/L；血小板<50×10^9/L；中性粒细胞绝对值（ANC）<1.5×10^9/L。

（2）骨髓穿刺 多部位（不同平面）骨髓增生减低或重度减低；红系、粒系细胞均明显减少。

（3）骨髓活检（髂骨） 全切片增生减低，造血组织减少，脂肪组织和（或）非造血细胞增多，无异常细胞。

4. 治疗

由产科医生与血液科医生共同管理。主要以支持治疗为主，而一般的抗贫血治疗对再障者无益。

（1）妊娠期 确定是否继续妊娠；支持疗法；有明显出血倾向者，给予肾上腺皮质激素治疗。

（2）分娩期 妊娠足月后，如无产科指征，尽量经阴道分娩。

（3）产褥期 继续支持疗法，应用缩宫素加强宫缩，预防产后出血及广谱抗生素预防感染。

临床病案分析

患者，女性，35 岁，因停经 17 周，面色苍白、头晕、乏力 2 周就诊。患者既往月经正常，妊娠早期无特殊；妊娠过程顺利。2 周前出现面色苍白、头晕、乏力，活动后加重。患者无便血、黑便、尿色异常、鼻出血和齿龈出血，睡眠好。首次妊娠。查体：T 36℃，P 104 次/分，R18 次/分，BP 120/70 mmHg，一般情况好，贫血貌，皮肤黏膜无出血点，浅表淋巴结未触及肿大，巩膜无黄染，口唇苍白，舌乳头正常，心肺无异常，肝、脾不大。

化验：Hb 89 g/L，RBC 3.0×10^{12}/L，MCV 70 fl，MCH 25 pg，MCHC 30%，WBC 6.5×10^9/L，分类：中性分叶 70%，淋巴 27%，单核 3%，PLT 260×10^9/L，网织红细胞 1.5%，尿蛋白（－），镜检（－），大便潜血（－），铁蛋白 6 μg/L。

思考

1. 根据以上病案信息，该患者的初步诊断是什么？

2. 下一步的治疗建议如何？

解析

1. 患者的初步诊断是：妊娠合并缺铁性贫血，孕 1 产 0，孕 17 周单活胎。

2. 下一步的治疗建议是纠正贫血，补充铁元素 100～200 mg/d，治疗 2 周后复查 Hb 评估疗效。当不能耐受口服铁剂，依从性不确定或者口服铁剂无效可选择注射铁剂，可更快地恢复铁储存，升高 Hb 水平。

二、特发性血小板减少性紫癜

重点	特发性血小板减少性紫癜的诊断
难点	特发性血小板减少性紫癜的鉴别诊断
考点	特发性血小板减少性紫癜的诊断及治疗原则

速览导引图

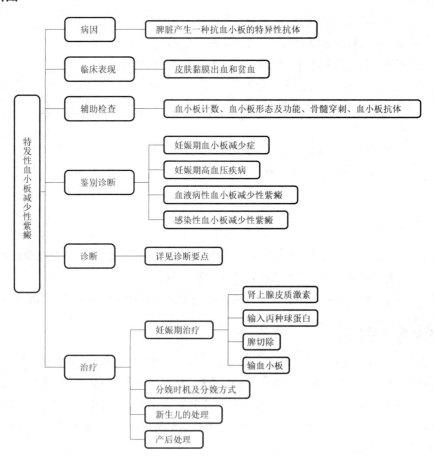

（一）定义

（1）特发性血小板减少性紫癜（ITP）是指外周血血小板计数减少的良性血液系统疾患，是一种自身免疫病。

（2）特点为外周血血小板减少，临床伴有皮肤黏膜等出血为特征的疾病。

（3）好发于 20～40 岁育龄期女性，妊娠期的发病率为 1‰～3‰。

（4）常致妊娠期中重度的血小板减少，可能导致产时、产后大出血和新生儿颅内出血等并发症。妊娠可导致 ITP 病情恶化或使处于缓解期的患者病情加重。

（二）病因

（1）脾脏产生一种抗血小板的特异性抗体（PAIgG），与血小板膜糖蛋白上的血小板抗体的 Fc 片段结合后被巨噬细胞识别，而发生血小板被吞噬。

（2）雌激素水平能够刺激巨噬细胞对血小板的清除能力，并且抑制血小板的生成，并随孕周增加血小板呈进行性下降的趋势，存在着潜在出血倾向。

（三）临床表现

（1）主要表现是皮肤黏膜出血和贫血。轻者仅有四肢及躯干皮肤的出血点、紫癜、瘀斑、鼻出血及牙龈出血，严重者可出现消化道、生殖道、视网膜及颅内出血。脾不大或轻度增大。

（2）妊娠合并 ITP 一般有 3 类表现

①原有 ITP 病史，妊娠期有加重，广泛的皮肤黏膜出血。

②妊娠期偶然发现血小板计数<100×10⁹/L，反复检查仍低于正常。

③妊娠期突发出血症状，急性发病者往往由上呼吸道或其他系统感染诱发。

（四）辅助检查

（1）血小板计数　孕期反复出现血小板计数<100×10⁹/L，如不治疗，多数会随孕周进行性降低。一般血小板低于 50×10⁹/L 时才有临床症状。

（2）血小板形态及功能　外周血小板形态可有改变，如体积增大，形态特殊，颗粒减少，染色过深。

（3）骨髓穿刺　巨核细胞正常或增多，伴成熟障碍。

（4）血小板抗体　约 80% 的患者血小板相关免疫球蛋白（PAIgG）阳性。但免疫性和非免疫性血小板减少性紫斑均有 PAIgG 升高，不具有特异性。

（五）诊断

（1）诊断要点

①广泛出血累及皮肤黏膜及内脏。

②多次检测血小板计数减少。

③脾不大或轻度肿大。

④骨髓巨核细胞增多或正常，有成熟障碍。

⑤具备下列五项中任意一项：a. 泼尼松治疗有效；b. 脾切除治疗有效；c. PAIgG 阳性；d. 血小板相关补体（PAC3）阳性；e. 血小板生存时间缩短。

⑥排除其他继发性血小板减少症。

（2）其确诊主要靠实验室检查，PAIgG 有助于鉴别免疫性与非免疫性血小板减少。骨髓穿刺对于妊娠合并 ITP 的确诊有意义。

（3）妊娠期首次发现血小板减少，推荐以下检查。

①外周血全血细胞常规分析及血涂片：可了解血小板凝集情况，有无破碎红细胞，白细胞有无形态及数目异常。

②肝、肾功能检查。

③监测血压。

④尿常规（蛋白、潜血、沉渣）。

（六）鉴别诊断

（1）妊娠血小板减少症　其特点为血小板减少的程度较轻，血小板计数超过 $70×10^9/L$，无任何症状和体征，无出血危险，也不会引起胎儿、新生儿血小板减少和出血。

（2）妊娠高血压疾病　如 HELLP 综合征可出现血小板减少。但 HELLP 有子痫前期的基本特征，如高血压、蛋白尿，并且伴有肝酶升高及溶血等。

（3）血液病性血小板减少性紫癜　ITP 患者无白血病细胞浸润组织器官的表现（如淋巴结肿大，肝、脾大等），外周血白细胞分类比例正常，未见原始细胞，骨髓检查亦不支持白血病的诊断。

（4）药物性血小板减少性紫癜　主要由于药物抑制骨髓造血所致。发病前有用药史，停药后症状可缓解。

（5）感染性血小板减少性紫癜　引起血小板减少的感染性疾病常见的有伤寒、结核病、疟疾、传染性单核细胞增多症、病毒肝炎等。

（七）治疗

1. 妊娠期治疗

ITP 合并妊娠后一般不必终止妊娠，只有当血小板严重减少或进行性下降，在妊娠 12 周前就需要肾上腺皮质激素冲击治疗者，考虑终止妊娠。根据病情可给予以下治疗。

（1）肾上腺皮质激素　是治疗 ITP 的首选药物，治疗方案应结合患者孕周及其他合并症综合考虑。有出血倾向者推荐以下治疗方案。

①轻度出血倾向的同妊娠前治疗，使用激素者维持妊娠前用量。

②明显出血倾向的起始量为泼尼松 10～20 mg/d，起效后逐渐减至维持量 5～10 mg。

③妊娠前首次诊断者出现明显血小板减少及出血倾向　起始剂量为泼尼松 0.5～1 mg/（kg·d），血小板计数维持（20～30）×10^9/L 以上且出血倾向改善后 2 周可逐渐减量。

④严重出血倾向且期待快速起效时，可考虑大剂量的丙球 400 mg/（kg·d）持续 3～5 天；或甲泼尼龙 1 g/d，持续 3 天；同时可输注血小板。

（2）输入丙种球蛋白　大剂量丙种球蛋白 400 mg/（kg·d），5～7 天一疗程。肾上腺皮质激素可以与丙种球蛋白一起使用。

（3）脾切除　一般不首先考虑脾切除，但出现以下情况：激素治疗血小板无改善，有严重出血倾向，血小板<10×10^9/L 时可考虑脾切除。

（4）输注血小板　输入血小板会刺激体内产生抗血小板抗体，加快血小板破坏，只有在血小板<10×10^9/L、有出血倾向、为防止重要器官出血时或手术、分娩时应用。

2. ITP 患者的分娩时机及分娩方式

（1）妊娠合并 ITP 的患者，原则上以阴道分娩为主，但应结合宫颈成熟度，在足月后考虑计划分娩。血小板计数控制正常的情况下，可等待自然临产。如果超过预产期、具有产科引产指征、胎膜早破无宫缩时，可考虑人工引产。

（2）妊娠 37 周后结合宫颈成熟度可考虑计划分娩。

（3）ITP 孕妇有一部分胎儿血小板减少，经阴道分娩时有发生新生儿颅内出血的危险，故可适当放宽剖宫产的指征。

如果患者对标准治疗无效，血小板进行性下降或存在出血倾向时，可遵循以下原则计划分娩：妊娠不足34 周者，尽可能保守治疗，延长孕周；妊娠 34 周后，则考虑终止妊娠。

临床病案分析

　　患者，女性，33岁，孕2产0，因"停经7+月，牙龈出血1月余"门诊入院。患者平素月经规律，停经30天左右出现恶心、呕吐等早孕反应，1个月后自行消失。停经5个月余感胎动。1个月前于刷牙时出现牙龈出血，量少，可自行止血，患者未就诊，1周前患者无明显诱因出现双下肢散在出血点，压之褪色，患者为求进一步诊治，就诊于我院门诊。查血常规：WBC 10×10^9/L，Hb 95 g/L，PLT 50×10^9/L，门诊以"血小板减少。查因：特发性血小板减少性紫癜？妊娠相关性血小板减少？孕2产0，孕28+周单活胎"收入院。入院体查：体温36.5℃，脉搏110次/分，血压100/70 mmHg。宫高25 cm，腹围92 cm，双下肢可见散在出血点，胎方位LOA，胎心140/分，律齐，双下肢无水肿。实验室检查：WBC 10×10^9/L，Hb 95 g/L，PLT 50×10^9/L。

思考

　　1. 根据以上病案信息，该患者的初步诊断及诊断依据是什么？

　　2. 针对该患者目前情况，应进行的主要辅助检查是什么？

　　3. 本病鉴别诊断？

解析

　　1. 患者的初步诊断是妊娠特发性血小板减少性紫癜，中度贫血，孕2产0，孕28+周单活胎。诊断依据是：患者停经7+月，孕2产0，有牙龈出血病史，查体：双下肢散在出血点，实验室检查血小板降低，血红蛋白低于110 g/L。

　　2. 应进行的主要辅助检查是血小板抗体，肝、肾功能检查，必要时可行骨髓穿刺确诊。

　　3. 鉴别诊断：妊娠期血小板减少症、妊娠期高血压疾病、血液病性血小板减少性紫癜、药物性血小板减少性紫癜、感染性血小板减少性紫癜。

第四节　急性阑尾炎

重点	阑尾炎的诊断及鉴别诊断
难点	妊娠早期阑尾炎的诊断及治疗
考点	阑尾炎的诊断及鉴别诊断

速览导引图

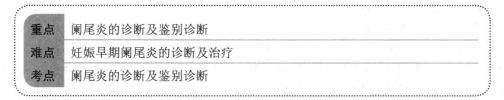
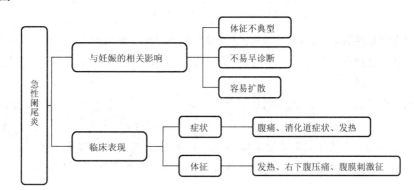

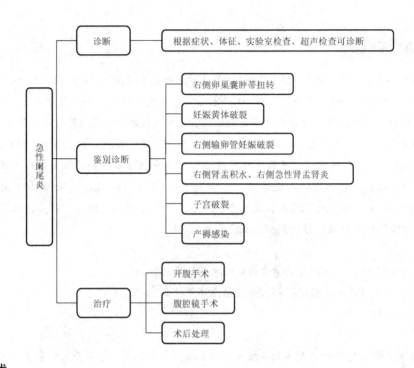

一、概述

（1）急性阑尾炎是妊娠期最常见的外科合并症。

（2）妊娠期急性阑尾炎的发病率为 0.5%～1%。

（3）妊娠各期均可发生急性阑尾炎，妊娠早中期多见、分娩期及产褥期少见。

（4）临床表现不典型，早期诊断较困难，病情发展快，母胎并发症多。

二、妊娠与急性阑尾炎的相互影响

（1）妊娠期阑尾炎的体征不典型，炎症容易扩散，病情发展快，易发生坏死、穿孔及腹膜炎，发生穿孔及继发弥漫性腹膜炎者较非孕期增加 1.5～3.5 倍。

（2）妊娠期阑尾炎不易早期诊断。

（3）妊娠期急性阑尾炎容易扩散。

（4）急性阑尾炎对妊娠的影响：由于发热、炎性渗出、腹痛刺激子宫收缩等容易引起宫内感染、早产、流产，如果由于炎症未得到及时控制发展为阑尾坏死及化脓性腹膜炎，甚至败血症，易对母胎造成极大的威胁，严重者造成胎儿宫内窘迫或死胎。

三、临床表现及诊断

1. 症状

（1）腹痛　多为转移性右下腹疼痛，腹痛的演变及腹痛的程度与阑尾的位置及阑尾炎的类型有关。

（2）消化道症状　往往伴有恶心、呕吐及腹泻等症状，早期易误诊为妊娠反应，伴有里急后重感，排便后并不缓解，易误诊为胃肠炎。

（3）发热　大多数孕妇伴发热、乏力等。

2. 体征

（1）发热　体温多为 38℃左右，若有明显体温升高＞39℃或脉率增快，提示有阑尾穿孔或合并腹膜炎。

（2）右下腹压痛　妊娠早期右下腹麦氏点或稍高处有明显压痛或肌紧张。妊娠晚期因增大，压痛点常偏高。

（3）腹膜刺激征　有反跳痛或肌紧张，听诊肠鸣音减弱或消失。

3. 实验室检查

血常规白细胞计数升高。白细胞计数持续＞18×10^9/L 时有诊断意义。亦有白细胞升高不明显者。

4. 超声检查

超声检查可以发现肿大的阑尾或阑尾周围脓肿，可以鉴别诊断。

四、鉴别诊断

（1）妊娠早期　与右侧卵巢囊肿蒂扭转、妊娠黄体破裂、右侧输卵管妊娠破裂相鉴别。

（2）妊娠中期　与右侧卵巢囊肿蒂扭转、右侧肾盂积水、右侧急性肾盂肾炎、右侧输尿管结石、急性胆囊炎及急性胰腺炎相鉴别。

（3）妊娠晚期　疼痛位于右上腹，应与先兆临产、胎盘早剥相鉴别。

（4）分娩期　急性阑尾炎应与子宫破裂相鉴别。

（5）产褥期　与产褥感染不易区别。

五、治疗

妊娠期急性阑尾炎不主张保守治疗。一旦确诊，应在积极抗感染治疗的同时，立即手术治疗，尤其在妊娠中、晚期。

1. 开腹手术

2. 腹腔镜手术

扩大了手术视野，减少了手术创伤，手术时间短，减轻了孕妇的全身应激反应和局部刺激，腹腔粘连明显减少，肠道功能恢复时间缩短。

3. 腹腔镜阑尾切除术的相对禁忌证

（1）大于 7 个月的晚期妊娠。

（2）有流产史及相关产科疾病如习惯性流产、胎盘早剥、前置胎盘等。

（3）有严重的心肺脑疾病。

4. 术后处理

（1）继续抗感染治疗　建议用头孢类或青霉素类药物。针对厌氧菌的抗生素，甲硝唑可以应用。

（2）保胎治疗　若继续妊娠，术后 3～4 日内应给予抑制宫缩药物及镇静药保胎治疗。

临床病案分析

患者，女性，30 岁，孕 1 产 0，因"停经 5 月余，腹痛 2 天，加重 1 天。"急诊入院。患者平素月经周期规律，停经 40 天左右出现恶心、呕吐等早孕反应，持续约半个月后自行消失。停经 4 月余自觉胎动。3 天前无明显诱因出现腹痛，以右脐周为主，呈阵发性，休息或改变体位有所缓解，伴腹泻，便后腹痛无明显缓解。当地诊所诊断"急性胃肠炎"，予山莨菪碱、蒙脱石散对症治疗，腹泻症状有好转，但腹痛未缓解。今天自觉腹痛加剧，程度难忍，持续性腹痛，伴有恶心、呕吐，来院就诊。体查：体温 38.5℃，脉搏 110 次/分，血压 100/70 mmhg，急性病容，宫高 25 cm，腹围 92 cm，麦氏点压痛及反跳痛，胎方位欠清，胎心 140/分，律齐，双侧肾区无叩击痛。实验室检查：WBC 20×10^9/L，Hb 115 g/L，尿常规正常。

思考

1. 根据以上病案信息，该患者的初步诊断及诊断依据是什么？

2. 针对该患者目前情况，应进行的主要辅助检查是什么？下一步的治疗建议如何？

解析

1. 患者的初步诊断是妊娠合并急性阑尾炎，孕1产0，孕20+周单活胎。诊断依据是：患者停经5月余，孕1产0，有腹痛病史，以右脐周为主，伴有发热、恶心、呕吐等不适，查体：麦氏点压痛及反跳痛，实验室检查白细胞明显升高，尿常规正常。

2. 应进行的主要辅助检查是B超检查，下一步的治疗建议控制感染，积极手术治疗。

第五节　急性胰腺炎

重点	妊娠期急性胰腺炎的特点、临床表现、诊断、鉴别诊断及治疗
难点	妊娠期急性胰腺炎的特点
考点	急性胰腺炎的诊断及治疗

速览导引图

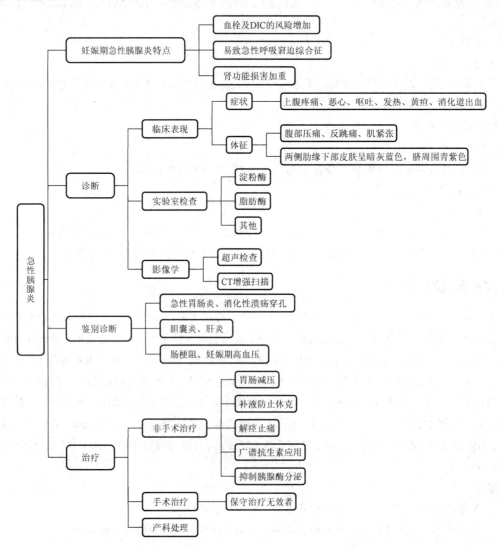

一、概述

妊娠合并急性胰腺炎较少见，发生率为 0.1‰～1‰，多发生于妊娠末期或产褥期。急性胰腺炎根据病理特点分为急性水肿性胰腺炎及急性坏死出血性胰腺炎，前者为轻型，后者多为重症胰腺炎。

二、妊娠期急性胰腺炎的特点

1. 妊娠期的生理改变对胰腺发病的影响

（1）妊娠期雌激素的作用，使胆汁稀释降低了对胆固醇的溶解率，增加了胆固醇结晶并形成结石的风险，增加了诱发胰腺炎的胆源性因素。

（2）增大的子宫机械压迫了胆管及胰管而使胆汁及胰腺排出受阻，使胰腺自溶，胰管内压力增高，胰腺组织充血、水肿、渗出。

（3）妊娠期高脂血症亦可能与胰腺炎发病有关。

2. 妊娠期胰腺炎的特点

（1）血栓及 DIC 的风险增加。

（2）易致急性呼吸窘迫综合征（ARDS），并成为该病致死的主要原因之一。

（3）肾功能损害加重，增大的子宫压迫肾脏，使肾灌注进一步减少，导致肾功能的衰竭。

三、临床表现与诊断

1. 症状

上腹疼痛，进食后加重，弯腰时减轻，多伴有恶心、呕吐。可伴有发热、黄疸和消化道出血，伴有这些症状强烈预示有出血坏死性胰腺炎存在。

2. 体征

轻型者仅有腹部膨隆，中上腹压痛。少数患者有板状腹，移动性浊音阳性。听诊肠鸣音减弱或消失。两侧肋缘下部皮肤呈暗灰蓝色，脐周围皮肤呈青紫色。

3. 实验室检查

（1）淀粉酶测定　血清淀粉酶增高超过正常的 3 倍即可确诊为本病。

（2）脂肪酶测定　脂肪酶常在起病后 4～8 小时内活性升高，24 小时达峰值，持续 10～15 天，脂肪酶持续时间长，对发病后就诊较晚的急性胰腺炎患者有诊断价值，其灵敏度和特异性均高于淀粉酶。

（3）其他检查。

4. 影像学检查

（1）超声检查　显示胰腺弥漫性增大，胰内均匀低回声区，出血坏死时可出现强大粗回声；胰周围渗液积聚呈无声带区。超声还可除外胆囊炎、胰腺囊肿及脓肿。

（2）CT 增强扫描　产后急性胰腺炎还可使用 CT 判断有无胰腺坏死或脓肿，有无渗出。

四、鉴别诊断

妊娠早期发病时腹痛及恶心、呕吐症状难以与妊娠反应鉴别，易误诊为妊娠剧吐。此外，还需与急性胃肠炎、消化性溃疡穿孔、胆囊炎、肝炎、肠梗阻及妊娠期高血压疾病相鉴别。

五、对母儿的危害

（1）对孕产妇的危害　急性水肿性胰腺炎多预后良好，但重症出血坏死性胰腺炎病情进展急骤，凶险危重，严重威胁母儿生命。

（2）对胎儿、新生儿的危害　①流产；②胎儿致畸；③早产；④胎儿窘迫和死胎；⑤胎儿生长受限。

六、治疗

妊娠期急性胰腺炎多数为轻型，以保守治疗为主，多可获得较好的临床效果。

1. 非手术治疗

（1）胃肠减压

（2）补充液体防止休克　全部经静脉补充液体，提供需要的基本能量，减少对胎儿的不良影响。

（3）解痉止痛　首选哌替啶，禁用吗啡。

（4）广谱抗生素应用

（5）抑制胰酶分泌　如生长抑素、H_2受体拮抗剂等。

2. 手术治疗

适用于保守治疗无效、虽经合理支持治疗而临床症状继续恶化者。

3. 产科处理

早中期妊娠合并轻型者经适当保胎治疗常能顺利维持妊娠；妊娠晚期轻型胰腺炎可在保守治疗下自然分娩，但需加强胎儿监护，出现胎儿窘迫现象时应尽早行剖宫产术，术中放置腹腔引流，而不扰动胰腺。

对于重症胰腺炎患者，应把孕妇的生命安全作为选择治疗方式的依据。如保守治疗有效可维持妊娠，否则在外科治疗的同时终止妊娠。如估计胎儿不能存活或已胎死宫内，病情允许可予引产，对病情较重或估计胎儿有存活希望的，应尽早行剖宫产。

临床病案分析

患者，女性，27岁，因"停经8$^+$月，腹痛1天。"入院，既往月经规律，1天前出现不规则腹痛，以脐周和上腹部为主，持续不缓解，逐渐延及全腹，伴恶心、呕吐，呕吐物为胃内容物，无阴道流血。在当地医院予以抗感染、解痉治疗，无明显好转，转入我院。入院体查：体温37.0℃，脉搏102次/分，呼吸20次/分，血压123/77 mmHg，心肺听诊无异常，全腹压痛、反跳痛，Murphy 征阴性，腹部未扪及明显包块，肝肾区无叩击痛，移动性浊音阳性，宫高34 cm，腹围109 cm，胎儿估重3300 g，腹部张力较高，触诊欠满意，臀先露、胎方位LSA、未入盆，胎心143次/分、胎心位于脐左下方，未扪及宫缩。B超提示：①宫内妊娠，单活胎，臀位；②脐带绕颈一周；③羊水偏少（AFV 69 mm）；④腹腔内肠管扩张（最宽41 mm）；⑤肝前区积液（19 mm）。血常规：白细胞$21×10^9$/L，血红蛋白124 g/L，中性粒细胞百分比91.2%。入院完善相关检查：急查血总淀粉酶1472 U/L，胰淀粉酶1014 U/L；胰腺CT结果回报：急性胰腺炎伴胰周渗出。

思考

1. 根据以上病案信息，该患者的初步诊断及诊断依据是什么？

2. 需要与什么疾病相鉴别？

3. 下一步的治疗建议如何？

解析

1. 患者的初步诊断是：急性胰腺炎；宫内妊娠36周，LSA，单活胎，未临产。

诊断依据：转移性腹痛，出现腹膜刺激征；实验室检查：胰淀粉酶1014 U/L；腹部超声及CT提示急性胰腺炎伴胰周渗出。

2. 与急性胃肠炎、消化性溃疡穿孔、胆囊炎、肝炎、肠梗阻及妊娠期高血压疾病相鉴别。

3. ①予以留置胃管，禁食，抑制胰酶分泌，抗感染、护胃、导泻等对症支持治疗。②尽快终止妊娠，以利于保护胎儿及母体的抢救治疗。

（陈敦金）

第八章　妊娠合并性传播疾病

<table>
<tr><td>重点</td><td>淋病、梅毒、尖锐湿疣、生殖器疱疹、生殖道沙眼衣原体感染、支原体感染、获得性免疫缺陷综合征的传播途径及诊断</td></tr>
<tr><td>难点</td><td>淋病、梅毒、尖锐湿疣、生殖器疱疹、生殖道沙眼衣原体感染、支原体感染、获得性免疫缺陷综合征对孕产妇、胎儿、新生儿、婴幼儿的相互影响及预防</td></tr>
<tr><td>考点</td><td>淋病、梅毒、尖锐湿疣、生殖器疱疹、生殖道沙眼衣原体感染、支原体感染、获得性免疫缺陷综合征的临床表现及治疗</td></tr>
</table>

速览导引图

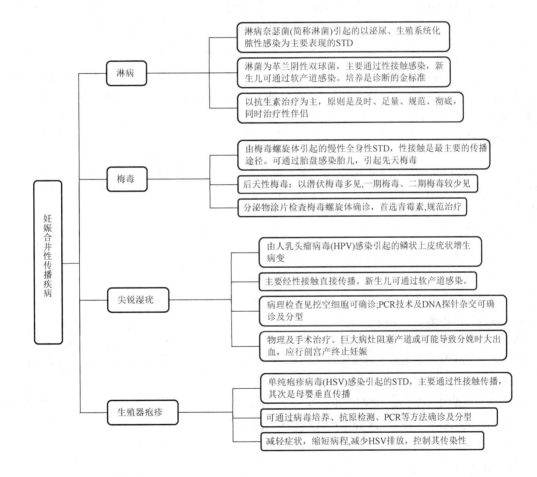

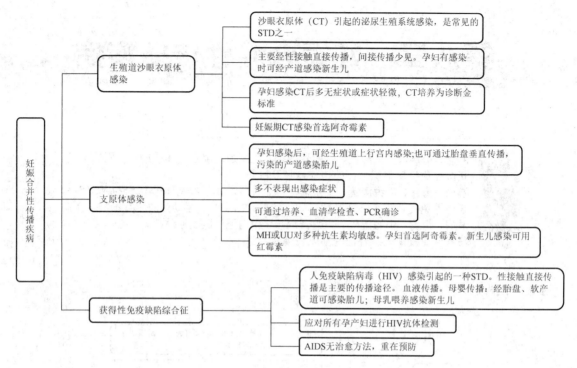

性传播疾病（sexually transmitted diseases，STD）是一组以性行为为主要传播途径的传染病，我国重点监测的 STD 有梅毒、淋病、艾滋病、生殖道衣原体感染、尖锐湿疣和生殖器疱疹等，其中前三种疾病被列为乙类传染病。

一、淋病

淋病（gonorrhea）是由淋病奈瑟菌（简称淋菌）引起的以泌尿、生殖系统化脓性感染为主要表现的 STD。淋病是目前我国乃至世界上最常见的 STD。淋菌为革兰阴性双球菌，对柱状上皮及移行上皮黏膜有亲和力，常隐匿于泌尿生殖道引起感染。

（一）传播途径

（1）性接触感染　主要的感染途径。

（2）间接接触感染　通过淋菌分泌物污染物品感染。

（3）产道感染　新生儿多在分娩通过软产道时被传染。

（二）对母儿的影响

妊娠期任何阶段的淋菌感染，对母儿均有不良影响。

（1）对母亲的影响　妊娠早期淋病性宫颈管炎，可导致感染性流产与人工流产后感染；妊娠晚期胎膜早破、绒毛膜羊膜炎发生率增高。

（2）对胎儿的影响　可导致早产和胎儿宫内感染。表现为宫内生长受限、胎儿窘迫，甚至导致死胎、死产。

（3）对新生儿的影响　新生儿易患淋菌性结膜炎或败血症。

（三）诊断

1. 临床表现

（1）50%～70%无临床症状，易被忽略，但仍具传染性。

（2）主要症状有阴道脓性分泌物增多，外阴瘙痒或灼热，偶有下腹痛。

（3）妇科检查可见宫颈水肿、充血等宫颈炎表现。

（4）上行感染可引起输卵管炎、子宫内膜炎、宫外孕和不孕症等，也可有尿道炎和前庭大腺炎等症状。

2. 诊断

有不洁性交史，阴道分泌物呈脓性者高度怀疑本病。

辅助检查：高危因素孕妇，初次产前检查及妊娠晚期应做宫颈分泌物的淋菌涂片及培养。

（1）分泌物涂片检查中性粒细胞内有革兰阴性双球菌，可做初步诊断。

（2）淋菌培养是诊断淋病的金标准；有条件应同时检测沙眼衣原体。

（3）PCR。

（四）治疗

以抗生素治疗为主，原则是及时、足量、规范、彻底，同时治疗性伴侣。进行其他 STD 的检查。首选药物以第三代头孢菌素为主。如头孢曲松钠 125 mg。合并有衣原体感染的孕妇应加用阿奇霉素 1 g 顿服或阿莫西林进行治疗。禁用喹诺酮类药物。淋病产妇娩出的新生儿，应尽快使用 0.5%红霉素眼膏预防淋菌性眼炎，并预防性使用头孢曲松。应注意新生儿播散性淋病的发生，治疗不及时可导致新生儿死亡。

二、梅毒

梅毒（syphilis）是由梅毒螺旋体引起的慢性全身性 STD。

（一）传播途径

（1）性接触直接传播　最主要的传播途径。

（2）非性接触传播　少数患者可通过直接接触患者的皮肤黏膜而感染；个别通过输血感染。

（3）垂直传播　梅毒螺旋体可通过胎盘感染胎儿，引起先天梅毒。新生儿也可在分娩通过软产道时受传染，但不属于先天梅毒。

（二）分期

根据传播途径不同，梅毒分为后天梅毒（获得性梅毒）和先天梅毒（胎传梅毒）。前者指由性接触或非性接触传播而感染的梅毒；后者指在宫内垂直传播而感染的梅毒。

1. 后天梅毒根据病程分为早期梅毒和晚期梅毒

（1）早期梅毒包括一期梅毒、二期梅毒及早期潜伏梅毒，病程在 2 年以内。

（2）晚期梅毒包括三期梅毒、晚期潜伏梅毒，病程在 2 年以上。

潜伏期梅毒系指梅毒未经治疗或用药量不足，无临床症状，梅毒血清反应阳性且没有其他可以引起梅毒血清反应阳性的疾病存在，脑脊液正常者。

2. 先天梅毒

（1）早期先天梅毒年龄小于 2 岁。

（2）晚期先天梅毒年龄大于 2 岁。

（三）对母儿的影响

经胎盘感染胎儿引起流产、早产、死胎、死产或胎儿生长受限。梅毒感染的胎盘大而苍白，胎盘重量与胎儿之比达 1∶4。先天梅毒儿占死胎 30%左右，即使幸存，病情也较重。

（四）诊断

诊断主要依据病史、临床表现及实验室检查。所有孕妇均应在首次产前检查时做梅毒血清学筛查。在梅毒高发地区或有高危因素者，均应在妊娠晚期和分娩期再次筛查。

1. 临床表现

（1）后天性梅毒　以潜伏梅毒多见，一期梅毒、二期梅毒较少见。

早期主要表现为硬下疳、硬化性淋巴结炎、全身皮肤黏膜损害（梅毒疹、扁平湿疣、脱发及口、舌、咽喉或生殖器黏膜红斑、水肿和糜烂等）；晚期梅毒表现为永久性皮肤黏膜损害，可侵犯心血管、神经系统等多种组织器官而危及生命。

（2）先天性梅毒　以2岁为界，分为早期和晚期先天性梅毒。

2. 实验室检查

（1）病原体检查在早期病损处取分泌物涂片，用暗视野显微镜检查或直接荧光抗体检查梅毒螺旋体确诊。

（2）血清学检查

①非梅毒螺旋体抗原血清试验有性病研究实验室试验、快速血浆反应素试验等。可行定性和定量检测，用于筛查和疗效判断。

②梅毒螺旋体试验。

③取羊水检测梅毒螺旋体DNA诊断先天梅毒。

（五）治疗

（1）治疗目的　治疗孕妇梅毒；预防或减少先天梅毒的发生。

（2）治疗原则　早期明确诊断，及时治疗，用药足量，疗程规则。首选青霉素，规范治疗。

三、尖锐湿疣

尖锐湿疣（condyloma acuminata）是由人乳头瘤病毒（human papilloma viru，HPV）感染引起的鳞状上皮疣状增生病变。常与多种STD同时存在，是国内外最常见的STD之一。

HPV属环状双链DNA病毒，目前共发现近200种型别，其中有30～40种HPV可导致临床病变，但大部分HPV感染无临床症状。生殖道尖锐湿疣主要与低危型HPV6、11感染相关。过早性交、多个性伴侣、免疫力低下、吸烟及高性激素水平等为发病的高危因素。

（一）传播途径

主要经性接触直接传播。孕妇感染HPV可传染给新生儿，一般认为是胎儿通过产妇软产道时感染。

（二）对母儿影响

母亲：妊娠期易患尖锐湿疣。疣体过大可使产道梗阻，阴道分娩时容易导致大出血，需剖宫产。

胎儿、新生儿：垂直传播风险，胎儿宫内感染极罕见，少数情况下可引起婴幼儿呼吸道乳头状瘤。

（三）诊断

症状：常不明显，可有外阴瘙痒、灼痛或性交后疼痛不适。

体征：病变多发生在性交时易受损之部位如阴唇后联合、小阴唇内侧、阴道前、尿道口等部位。病灶初为散在或呈簇状增生粉色或白色小乳头状疣，柔软而细的指样突起。病灶增大后互相融合呈鸡冠或菜花状或桑椹状。

辅助检查：局部病理检查见挖空细胞可确诊；采用PCR技术及DNA探针杂交行核酸检测可用于确诊及分型。

（四）治疗

无症状HPV感染可不予处理。若母体病变严重，急需治疗时，外阴的较小病灶，可选三氯醋酸局部应用。若病灶大且有蒂，可行物理及手术治疗，如激光、微波、冷冻、电灼等。在巨大病灶阻塞产道或可能导致分娩时大出血，应行剖宫产终止妊娠。

四、生殖器疱疹

生殖器疱疹是单纯疱疹病毒（HSV）感染引起的STD。主要引起生殖器及肛门皮肤溃疡，易复发。HSV属双链DNA病毒，分HSV-1和HSV-2两型。原发性生殖器疱疹多系HSV-2引起。

（一）传播途径

HSV-2 存在于皮损渗液、宫颈和阴道分泌物、精液和前列腺液中，主要通过性接触传播。其次是母婴垂直传播，妊娠期生殖器疱疹使新生儿感染者，85%通过感染的产道引起胎儿感染，10%为产后感染，只有5%为宫内感染。

（二）对母儿影响

妊娠期生殖器疱疹致胎儿感染的风险与生殖道 HSV 感染状况、HSV 型别、损伤性产科操作及孕感染时的孕周有关。

早孕期：妊娠早期患生殖器疱疹或有复发性疱疹病史的孕妇，母儿传播率小于1%。一旦感染则后果严重，如自然流产、先天畸形、死胎等。

中孕期：妊娠 20 周后感染胎儿，以低体重儿居多，也可发生早产。

新生儿感染：35%感染局限在眼部或口腔；30%发生脑炎等中枢神经系统疾病如未及时诊治；25%可能发展为全身播散型 HSV 感染，危及生命。

（三）诊断

1. 临床表现

主要为生殖器、肛门皮肤出现散在或簇集小水疱，破溃后形成糜烂或溃疡之后结痂，皮损消退，自觉疼痛，常伴腹股沟淋巴结肿痛、发热、头痛、乏力等全身症状。部分患者无临床表现。

2. 实验室检查

（1）病毒培养　取皮损处标本行病毒培养、分型和药物敏感试验。能确诊但敏感性低，所需时间长。

（2）抗原检测　常用的快速诊断方法，免疫荧光试验或酶联免疫试验检测皮损标本中 HSV 抗原。

（3）PCR　检测病灶组织中的 HSV DNA。

（四）治疗

（1）治疗原则　减轻症状，缩短病程，减少 HSV 排放，控制其传染性。抗病毒治疗主要根据母体病变情况，在妊娠的任何时期都可以用阿昔洛韦。

（2）剖宫产　无论是原发感染还是继发感染，若临近分娩时出现 HSV 感染的前驱症状或发现 HSV 病灶，宜采用剖宫终止妊娠。

（五）预防

在孕前体检时，应仔细询问相关病史，并行 HSV 抗体检测。

五、生殖道沙眼衣原体感染

沙眼衣原体（CT）引起的泌尿生殖系统感染，是常见的 STD 之一。CT 主要感染柱状上皮及移行上皮而不向深层侵犯。

（一）传播途径

成人主要经性接触直接传播，间接传播少见。孕妇有 CT 感染时，可通过宫内、产道及产后感染新生儿，其中经产道感染最为多见。

（二）对母儿影响

孕妇：胎膜早破、早产、低体重儿等。

胎儿：经污染产道而感染 CT，引起新生儿肺炎、眼结膜炎。

（三）诊断

1. 临床表现

孕妇感染 CT 后多无症状或症状轻微，以子宫颈管炎、尿道炎和前庭大腺感染多见。

2. 实验室检查

（1）CT 培养　诊断金标准

（2）抗原检测　目前临床最常用的方法，包括自接免疫荧光法和联免疫吸附法。

（3）PCR　检测 CT DNA，敏感性、特异性均高但易有假阳性。

（4）血清学检测　用补体结合试验、ELISA 或免疫荧光法检测血清特异抗体。

（四）治疗

妊娠期 CT 感染首选阿奇霉素 lg，单次顿服；或阿莫西林 500 mg，口服，每日 3 次，连用 7 日；不推荐使用红霉素；孕妇禁用多西环素、喹诺酮类和四环素。

六、支原体感染

支原体是介于细菌和病毒之间，能独立生存的最小微生物。女性生殖道分离出的人型支原体（MH）及解脲支原体（UU）最常见。近来发现肺炎支原体（MP）、生殖支原体（MG）等也可引起母儿感染。

（一）传播途径

支原体可存在于阴道、尿道口周围、宫颈外口或男性尿道口、精液及尿液中，主要通过性接触传播。孕妇感染后，可经生殖道上行宫内感染；也可通过胎盘垂直传播、污染的产道感染胎儿。

（二）对母儿影响

晚期流产、胎膜早破、早产、死胎、低体重儿或先天畸形等。MH 可导致产后盆腔炎、产后支原体血症及新生儿支原体感染。产后哺乳或空气传播感染 MH 可引起新生儿肺炎。

（三）诊断

1. 临床表现

寄居于妇女生殖道的支原体，多不表现感染症状，仅在某些条件下引起机会性感染，常合并其他病原体共同致病。MH 感染多引起阴道炎、子宫颈管炎和输卵管炎，UU 感染多引起非淋菌性尿道炎。

2. 实验室检查

（1）支原体培养　取阴道和尿道分泌物联合培养，阳性率较高。

（2）血清学检查　无症状妇女血清 MH 及 UU 特异性抗体水平低，再次感染后可显著升高。

（3）CR　敏感、特异、快速。

（四）治疗

MH 或 UU 对多种抗生素均敏感。孕妇首选阿奇霉素 1 g 顿服，也可用红霉素。应同时检查、治疗性伴侣，治疗期间应禁止性生活。新生儿感染可用红霉素。

七、获得性免疫缺陷综合征

获得性免疫缺陷综合征（AIDS），又称艾滋病，是由人免疫缺陷病毒（HIV）感染引起的一种 STD。HIV 引起 T 淋巴细胞损害，导致持续性免疫缺陷，多个器官出现机会性感染及罕见恶性肿瘤，最终导致死亡。HIV 属反转录 RNA 病毒，有 HIV-1、HIV-2 两个型别。

（一）传播途径

HIV 可存在于感染者的体液，艾滋病患者及 HIV 携带者均具有传染性。

（1）性接触直接传播是主要的传播途径。

（2）血液传播。

（3）母婴传播　经胎盘、软产道可感染胎儿；母乳喂养感染新生儿。

（二）对母儿的影响

妊娠期 HIV 感染可加速疾病发展，并加重病情。经母婴传播感染艾滋病的儿童预后极差，患病率、死亡率极高。

（三）诊断

根据流行病学史、临床表现及实验室检查综合分析，慎重做出诊断。应对所有孕产妇进行 HIV 抗体检测。

（1）高危人群　①不安全性生活史；②静脉吸毒史；③使用过未经 HIV 抗体检测的血液或血制品；④患有多种 SID 尤其有溃疡型病灶；⑤HIV 抗体阳性者所生的子女。

（2）临床表现　孕妇感染 HIV 约 82% 无临床症状。艾滋病期的主要表现有发热、体重下降及全身浅表淋巴结肿大，常合并各种条件性感染。

（3）实验室检查　HIV 抗体检测是 HIV 感染诊断的金标准，病毒载量测定和 CD4+T 淋巴细胞计数是判断疾病进展、治疗时机、评价疗效和预后的重要指标。

（四）治疗

目前尚无治愈方法，主要采用抗病毒药物治疗及一般支持对症处理。HIV 感染的孕妇若正确应用抗病毒药物治疗，其新生儿 HIV 感染率有可能显著下降。

产科处理：早期妊娠合并感染者可建议终止妊娠。临产后缩短产程，尤其是破膜后尽快使产妇分娩；尽量避免使胎儿暴露于血液和体液的操作；建议在妊娠 38 周时行择期剖宫产以降低 HIV 母婴传播。HIV 感染者应避免母乳喂养。对于产后出血建议用催产素和前腺素类药物，不主张用麦角生物碱类药物。

（五）预防

AIDS 无治愈方法，重在预防。

临床病案分析

患者，女性，25 岁，无业。主因停经 34 周，咳嗽、咳痰、胸痛伴发热及盗汗 1 个月余入院，本次妊娠期间一直食欲欠佳，乏力，近 1 个月来咳嗽、咳痰、胸痛伴发热及盗汗，阴道有脓性白带，无心慌、气促及阴道流血。孕 3 产 1，有多个性伴侣，既往有肺结核病史。查体：贫血貌，T 38～39℃，BP 120/80 mmHg，P 87 次/分。双肺可闻及持续性湿啰音，子宫底位于脐上四横指，软，压痛（－），未触及肝、脾大。妇科检查：尿道口、阴道中量脓性分泌物，子宫相当于孕 7 个月大小，胎心无异常。实验室检查：HIV 抗体阳性，Hb 82 g/L，WBC 23×10⁹/L；阴道分泌物培养淋球菌阳性；胸部 X 片提示：肺结核。

问题

1. 该患者的初步诊断是什么？

2. 请给该患者拟定治疗原则？

解析

1. 初步诊断：孕 3 产 1；孕 34 周，肺结核，STD：AIDS，淋病，贫血

2. 抗病毒药物治疗，抗结核治疗，三代头孢（头孢曲松钠）抗淋病治疗，补充铁剂，营养支持，退热，补液；并对其配偶及性伴侣检测 HIV 抗体；病情好转、情况稳定后，建议在妊娠 38 周时行择期剖宫产。产后避免母乳喂养。

附　TORCH综合征

TORCH 是由一组病原微生物英文名称的首字母组合而成，其中 T 指弓形虫（toxoplasma），O 指其他（others）例如细小病毒 B19 等，R 指风疹病毒（rubella virus，RV），C 指巨细胞病毒（cytomegalovirus，CM），H 主要指单纯疱疹病毒（herpes simples virus）。

TORCH 综合征即 TORCH 感染。主要特点是孕妇感染后无症状或症状轻微，但可垂直传播给胎儿，引起宫内感染，导致流产、死胎、早产和先天畸形等，甚至可影响到出生后婴幼儿的智力发育。

一、传播途径

1. 孕妇感染

弓形体多为食用含有包囊的生肉或未煮熟的肉类、蛋类、未洗涤的蔬菜、水果等或接触了含有虫卵的猫等动物排泄物而感染；RV 主要是直接传播或经呼吸道飞沫传播；CMV 主要通过性接触及飞沫、唾液、尿液等感染，也可通过输血、人工透析及器官移植感染；微小病毒 B19 主要通过呼吸道分泌及手-口接触传播，也可通过血制品传播。

2. 胎儿及新生儿感染孕妇感染

TORCH 中任何一种病原体后均可导致胎儿感染，具体传播途径如下。

（1）宫内感染　①经胎盘感染胚胎或胎儿；②经生殖道上行感染；③上行沿胎膜外经胎盘感染。

（2）经软产道感染。

（3）经母乳、母亲唾液、血液等感染新生儿。

二、对母儿影响

1. 对孕妇的影响

无明显症状或症状轻微，部分表现为不典型的感冒症状，如低热、乏力、关节肌肉酸痛、局部淋巴结肿大、阴道分泌物增多等。

2. 对胎儿、新生儿的影响

原发感染孕妇通过胎盘或生殖道感染胎儿，感染时胎龄越小，胎儿畸形发生率越高，畸形越严重。

（1）弓形虫病　妊娠早期感染对胎儿危害最严重。孕妇弓形虫感染可通过胎盘导致胎儿感染，发生流产、早产、死胎、胎儿多发畸形或新生儿出现眼部病变为主的严重症状，并遗留中枢神经系统障碍。

（2）风疹病毒感染　妊娠 11 周前，发生 RV 感染所致胎儿出生缺陷率高达 90%。RV 宫内感染可发生先天性风疹综合征，称 Gregg 三联症——白内障、先天性心脏病和耳聋。远期后遗症有糖尿病、性早熟和进行性全脑炎等。妊娠 20 周后感染风疹一般不发生畸形，但可能发生 FGR。

（3）巨细胞病毒感染：CMV 原发感染的孕妇中有 30%～40%发生宫内感染，复发感染者宫内感染发生率为 0.5%～1%。CMV 宫内感染的婴儿中仅 10%～15%有症状，如胎儿生长受限、小头畸形、颅内钙化、肝、脾大、皮肤瘀点、黄疸等，其中 20%～30%将死亡，85%～90%出生时无症状，但其中 5%～15%远期会发生以神经系统病变及耳聋为主的后遗症。

（4）微小病毒 B19 感染：B19 感染可导致胎儿贫血，水肿，胸、腹腔积液等。8%～20%的非免疫性胎儿水肿是由于感染 B19 导致。严重者可发生流产、死胎。

三、诊断

1. 病史与临床表现

曾有 TORCH 感染史、反复流产和不明原因的出生缺陷或死胎史等；有哺乳类动物喂养史或接触史，有食用生肉或未熟肉类等的生活习惯；有相关感染症状，也可无任何临床症状。

2. 实验室检查

（1）病原学检查　采集孕妇血液、尿液、乳汁、羊水、脐血、胎盘和胎儿血液、尿液等进行病原学检查，方法有循环抗原检测（Tomo）、细胞学检查（CMV 包涵体）、病毒分离（RV、CMV、B19）以及核酸扩增试验。

（2）血清学检查　检测血清中特异性抗体 IgM、IgG，结合 IgG 亲和力指数确定孕妇感染状况。

四、治疗

（1）弓形虫病　首选乙酰螺旋霉素。该药可减少宫内感染的风险，但并不能治疗已感染的胎儿。

（2）风疹病毒、巨细胞病毒感染　目前尚无特效的治疗方法。妊娠早期一经确诊为原发感染，应告知对胎儿和新生儿的可能影响。动态 B 型超声监测、胎儿磁共振检查，羊水中 RV RNA 或 CMV DNA 负荷量来预测胎儿结局。产妇乳汁中检测出 CMV，应停止哺乳，改为人工喂养。

五、预防

对 TORCH 感染，重在预防。

（1）对易感人群应早检查、早诊断，及时治疗。

（2）妊娠期注意饮食卫生，避免与宠物接触。

（3）RV 抗体阴性的育龄妇女主张接种 RV 疫苗。

（4）妊娠早期确诊为原发感染或发现宫内感染时，应告知感染对胎儿和新生儿的可能影响。若在妊娠中期发生感染或再感染者，可在严密监测下继续妊娠。

（赵　茵）

第九章 胎儿异常与多胎妊娠

重点	胎儿生长受限的定义、病因、分类、临床表现、诊断要点和处理原则；双胎妊娠的概念、分类、诊断要点、并发症，处理原则
难点	胎儿生长受限及多胎妊娠的处理
考点	胎儿生长受限及双胎妊娠的定义、病因、分类、临床表现

速览导引图

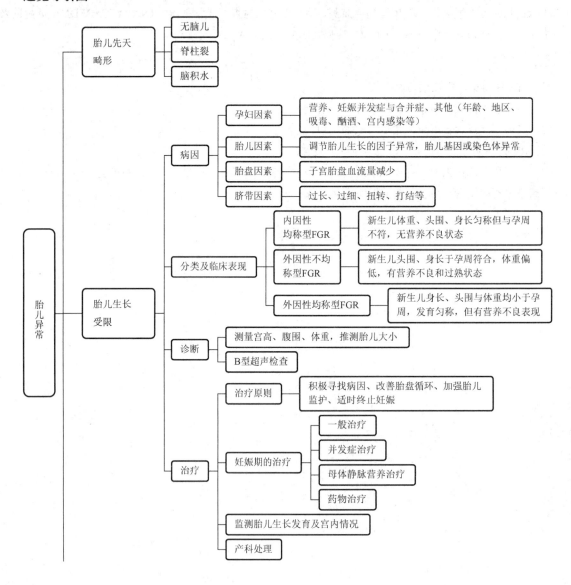

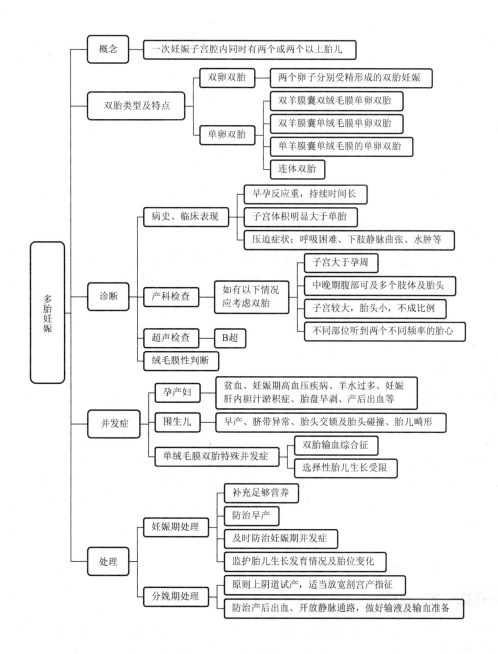

第一节　胎儿先天畸形

胎儿先天畸形是指胎儿在子宫内发生的结构异常。发生的原因有很多，主要与遗传、环境、食物、药物、病毒感染、母儿血型不合等有关。它是出生缺陷的一种。<u>临床上最常见的严重胎儿畸形有无脑儿、脊柱裂、脑积水。</u>

一、无脑儿

无脑儿（anencephalus）是先天畸形胎儿中最常见的一种，系前神经孔闭合失败所致，是神经管缺陷中最严重的一种类型。女胎多见。无脑儿分两种类型，一种是脑组织变性坏死突出颅外，一种是脑组织未发育。

1. 诊断

腹部扪诊时胎头较小，肛查或阴道检查可扪及凹凸不平的颅底部。实验室检查：羊水甲胎蛋白增高，孕妇尿 E_3 常呈低值。超声图像特点：缺少圆形的颅骨光环。胎儿头端可见一"瘤结"状的块状物，其上可找眼眶及鼻骨。脑组织萎缩。常合并颈胸椎段脊柱裂，同时合并羊水过多。在孕 14～15 周即可确诊。

2. 处理

一经诊断应引产。

二、脊柱裂

脊柱裂（spinabifida）属脊椎管部分未完全闭合的状态，多发生在胸腰段。是<u>神经管缺陷中最常见的一种</u>。

1. 诊断

隐形脊柱裂产前 B 超较难发现。较大的脊柱裂产前 B 超则容易发现，妊娠 18～20 周是检查的最佳时间。超声探及某段脊柱两行强回声的间距变宽或形成角度呈 V 或 W 形，脊柱短小、不完整、不规则弯曲，或伴有不规则的囊性膨出物。开放性脊柱裂胎儿的母血及羊水中甲胎蛋白均增高。

2. 处理

在有生机儿前诊断为脊柱裂者建议引产。

三、脑积水

脑积水（hydrocephalus）是指大量脑脊液（500～3000 ml）蓄积于脑室系统内，致脑室系统扩张和压力升高，常压迫正常脑组织。

1. 诊断

在耻骨联合上方触到宽大、骨质薄软、有弹性的胎头，高浮，跨耻征阳性。阴道检查盆腔空虚，胎先露部过高，颅缝宽，颅骨软而薄，囟门大而紧张，胎头有如乒乓球样感觉。严重的脑积水产前超声检查易被发现：妊娠 20 周后，颅腔内大部分被液性暗区占据，中线漂动，脑组织受压变薄，胎头周径明显大于腹周径，应考虑为脑积水。

2. 处理

有生机儿前诊断为严重脑积水者，建议引产。处理时以产妇免受损伤为原则。

临床病案分析

产妇，女，38 岁，孕 3 产 1，现妊娠 22 周，常规产检行超声检查提示：胎儿双顶径明显大于胎龄，头围径明显大于胎龄，胎儿腹、胸围、头体比例失调，胎儿颅内绝大部分为液性暗区，中线漂动在脑脊液内。

问题

1. 胎儿因诊断为何种畸形？

2. 应如何处理？

解析

该病例为重度脑积水，仅 22 周，无生机儿，引产为宜，引产过程中尽量减少对产妇的损害。

第二节　胎儿生长受限

胎儿生长受限（fetal growth restriction，FGR），是指胎儿的生长没有达到其遗传的全部潜能。临床上常定义为孕 37 周后，胎儿出生体重小于 2500 g；或低于同孕龄、同性别平均体重的两个标准差；或低于同孕龄、同性别正常体重的第 10 百分位数。

一、病因

其病因复杂，约 40% 患者病因尚不明确。主要危险因素如下。

1. 孕妇因素

（1）营养因素　孕妇偏食、妊娠剧吐以及摄入蛋白质、维生素及微量元素不足。胎儿出生体重与母体血糖水平呈正相关。

（2）妊娠并发症与合并症　并发症如妊娠期高血压疾病、多胎妊娠、胎盘早剥、过期妊娠、妊娠期肝内胆汁淤积症等，合并症如心脏病、肾炎、贫血、抗磷脂抗体综合征等，均可使胎盘血流量减少，灌注下降。

（3）其他　孕妇年龄、地区、体重、身高、经济状况、子宫发育畸形、吸烟、吸毒、酗酒、宫内感染、母体接触放射线或有毒物质等。

2. 胎儿因素

生长激素、胰岛素样生长因子、瘦素等调节胎儿生长的物质在脐血中降低，可能会影响胎儿内分泌和代谢。胎儿基因或染色体异常、先天发育异常时，也常伴有胎儿生长受限。

3. 胎盘、脐带因素

胎盘各种病变导致子宫胎盘血流量减少，胎儿血供不足；脐带过长、脐带过细（尤其近脐带根部过细）、脐带扭转、脐带打结等，均影响胎儿获得营养。

二、分类及临床表现

根据胎儿生长受限发生时期，胎儿体型及发病原因将 FGR 分为三类。

1. 内因性匀称型 FGR

（1）系原发性 FGR，有害因素作用于受精卵或胚胎早期，使胎儿生长发育受到抑制。其病因包括遗传物质如基因染色体异常或外界有害因素的影响，如病毒感染、中毒、放射性物质等。

（2）表现为新生儿体重、头围、身长匀称，均小于同孕龄正常值，故称为匀称型 FGR。但器官分化和成熟度与孕周相称，无营养不良表现。脑重量低，中枢神经系统发育障碍。胎盘较小，组织结构无异常。

2. 外因性不匀称型 FGR

（1）孕早期胚胎发育正常，晚期才受到有害因素影响。常见病为妊娠期高血压疾病、慢性肾炎、糖尿病等所致的慢性胎盘功能不全。

（2）胎儿内部器官发育正常，头围身长与孕周符合，但体重偏低，胎头较大而腹围较小，发育不匀称，呈营养不良表现。各器官细胞数正常，但细胞体积缩小，胎盘体积正常，功能减退。胎儿常有严重宫内缺氧。

3. 外因性匀称型 FGR

（1）为以上两种类型的混合型，整个孕期均被影响，多因缺乏重要的生长因素如叶酸、氨基酸、微量元素所致，也可能是有害药物影响。

（2）体重、身长与头径均小于同孕龄正常值，发育匀称但有营养不良表现。各器官细胞数减少，脑细胞数明显减少，有些还存在细胞体积缩小；胎盘小，外观正常。新生儿常存在代谢不良、智力障碍。

表 10-1　胎儿生长受限的分类及临床表现

	内因性匀称型	外因性不匀称型	外因性均称型
属于	原发性胎儿生长受限	继发性胎儿生长受限	两型的混合型
作用阶段	在受精卵或妊娠早期,抑制生长因素即发生作用	胚胎早期发育正常,至孕晚期才受到有害因素影响	整个妊娠期间均产生影响
原因	基因或染色体异常、病毒感染、环境有毒有害物质	合并妊娠期高血压疾病、糖尿病等所致的慢性胎盘功能不全	母儿双方因素,多为缺乏重要生长因素如叶酸、氨基酸、微量元素或有害药物影响所致
发育指标	身长、体重、头径相称,但均小于该孕龄正常值;外表无营养不良表现	身长、头径与孕龄相符而体重偏低,发育不匀称;外表呈营养不良或过熟儿状态	身长、体重、头径均小于该孕龄正常值,但相称;外表有营养不良表现
器官发育	器官分化或成熟度与孕龄相符	各器官细胞数量正常,但细胞体积缩小,以肝脏为著	各器官细胞数目减少,体积小,肝、脾严重受累
脑发育	脑重量轻,常有脑神经发育障碍	胎儿宫内缺氧,新生儿脑神经受损	脑细胞数明显减少

三、诊断

孕期准确诊断 FGR 并不容易,往往需要在分娩后才能确诊。密切关注胎儿发育情况是提高 FGR 诊断率及准确率的关键。

1. 病史

(1)准确判断胎龄。

(2)本次妊娠是否存在引起 FGR 的高危因素。

(3)既往是否存在不良孕产史。

2. 临床指标

连续测量宫高、腹围及孕妇体重,判断胎儿宫内发育情况。宫高测定是筛查 FGR 最基本的方法。

(1)宫高、腹围值连续 3 周测量均在第 10 百分位数以下者,为筛选 FGR 指标,预测准确率达 85% 以上。

(2)计算胎儿发育指数。胎儿发育指数 = 子宫长度(cm)-3×(月份+1),指数在 -3 和 +3 之间为正常,小于 -3 提示可能为 FGR。

(3)妊娠晚期,孕妇每周增加体重 0.5 kg。若体重增长停滞或增长缓慢时,可能为 FGR。

3. 辅助检查

超声检查:

(1)胎儿腹围头围比值(AC/HC):AC/HC 比值小于同孕龄平均值的第 10 百分位数以下,既有 FGR 的可能,同时可以判断类型。

(2)胎儿双顶径:连续测定动态观察,以期尽早发现 FGR。

(3)羊水与胎盘成熟度:多数伴有羊水少及胎盘老化的超声声像。

(4)多普勒超声:测定子宫动脉、脐动脉及胎儿大脑中动脉 S/D 和阻力指数(RI),妊娠晚期 S/D、RI 升高,提示 FGR 可能。

实验室检查:抗心磷脂抗体与 FGR 的发生有关。

四、治疗

1. 治疗原则

积极寻找病因、改善胎盘循环、加强胎儿监护、适时终止妊娠。临床疑 FGR 者,首先排除胎儿先天畸形,尽可能找出可能的致病原因,治疗越早越好。

2. 妊娠期治疗

（1）一般治疗 ①左侧卧位改善子宫胎盘血流；②吸氧、均衡膳食，停止吸烟、饮酒等；③孕妇高蛋白、高能量饮食的营养配餐。

（2）并发症治疗 积极治疗可能是引起FGR的各种妊娠合并症、并发症。

（3）母体静脉营养治疗 静脉补充氨基酸、葡萄糖等。

（4）药物治疗 低分子肝素、小剂量阿司匹林、丹参、硫酸镁等，改善胎盘微循环、血流灌注等。

3. 监测胎儿生长发育情况及宫内安危

常用的监测方法有超声、无应激试验、胎儿生物物理评分、脐血流和大脑中动脉血流监测等。监护频率取决于病情发展，胎儿多普勒血流正常者，监护的频率为每周至少1次；胎儿多普勒血流异常，则需要更严密的监护，每周至少2次NST或生物物理评分。

4. 产科处理

（1）继续妊娠的指征 胎儿状况良好，胎盘功能正常，孕妇无合并症和并发症，可监护至妊娠足月，但不宜超过预产期。

（2）终止妊娠的指征 ①治疗后无改善，胎儿停止生长3周以上；②有羊水过少等胎盘功能低下的表现；③妊娠合并症或并发症病情加重，继续妊娠危害母婴安全。若孕周未达34周，应给予地塞米松促胎肺成熟再终止妊娠。

（3）分娩方式选择

①阴道分娩指征：胎儿情况良好，胎盘功能及羊水量正常，胎儿成熟，Bishop宫颈成熟度评分≥7分，胎位正常，无阴道分娩禁忌证，可经阴道分娩。若胎儿难以存活，无剖宫产指征者引产。

②剖宫产指征：胎儿病情重，产道条件不佳，阴道分娩对胎儿不利，应选择剖宫产终止妊娠。FGR胎儿对缺氧的耐受力差，可适当放宽剖宫产指征。

临床病案分析

患者，女，31岁，以"停经35^{+5}周，下腹坠痛并见红10小时"之主诉入院。入院查体：血压120/80 mmHg；产科检查：宫高31 cm，腹围80 cm，胎方位LOA，宫缩（20～30）秒／（3～5）分钟，强度可，胎心率130次/分。内诊：宫颈管消失80%，质软，宫口居中，未开，先露头S−1；B超示：双顶径7.8 cm，股骨长5.7 cm，羊水指数5.3 cm，胎盘3级；胎心监护NST反应型。

问题

1. 初步诊断？

2. 入院后给予什么处置？

解析

诊断考虑先兆早产；胎儿生长受限；羊水过少；妊娠35^{+5}周，头位。入院后给予抑制宫缩、补液、营养支持治疗，复查B超，监测胎心等处置。

因胎儿不足37周，不规律宫缩，宫颈管缩短，考虑先兆早产。B超示：双顶径7.8 cm，股骨长5.7 cm，羊水指数5.3 cm，可诊断胎儿生长受限及羊水偏少。入院后给予补液、适量补充营养，动态观察羊水量，胎心监护良好条件下抑制宫缩延长孕周。如羊水进一步减少，或出现胎儿窘迫、难免早产，则终止妊娠。

第三节 巨大胎儿

一、概念

胎儿体重达到或超过 4000 g。

二、高危因素

孕妇肥胖、糖尿病、过期妊娠、经产妇、父母身材高大、高龄产妇、巨大胎儿分娩史、种族民族因素。

三、对母儿的影响

1. 对产妇的危害

手术助产率、剖宫产率高，阴道试产过程中易发生肩难产。易发生产后出血、尿瘘或粪瘘。

2. 对胎儿的影响

胎儿大，常需手术助产，可引起新生儿窒息、颅内出血、锁骨骨折、臂丛神经损伤等产伤，严重时甚至死亡。

四、诊断

1. 病史及临床表现

常合并上述高危因素，妊娠期体重迅速增加等。

2. 腹部检查

腹部明显膨隆，宫高＞35 cm，多数胎头跨耻征阳性。

3. B 型超声检查

测量胎儿各径线，监测胎儿生长发育情况。胎儿双顶径＞10 cm，需要进一步测量胎儿胸径和肩径。

巨大胎儿的诊断需与双胎妊娠、羊水过多、胎儿畸形、妊娠合并腹部肿物等相鉴别。

五、治疗

1. 妊娠期

孕期监测血糖，排除糖尿病；若确诊为糖尿病，应积极治疗，控制血糖。

2. 分娩期

估计胎儿体重≥4000 g 且合并糖尿病，或非糖尿病孕妇胎儿体重≥4500 g，建议剖宫产终止妊娠；估计胎儿体重≥4000 g 而无糖尿病者可阴道试产，但需放宽剖宫产指征，做好处理肩难产的准备工作。

3. 不建议预防性引产

4. 新生儿处理

预防新生儿低血糖，在出生后 30 分钟监测血糖。出生后 1～2 小时开始喂糖水，及早开奶。

第四节 胎儿窘迫

胎儿窘迫（fetal distress）是指胎儿在子宫内因急性或慢性缺氧危及其健康和生命的综合征。胎儿窘迫分急性、慢性两种。

一、病因

1. 急性胎儿窘迫

因子宫胎盘血循环障碍、气体交换受阻或脐带血循环障碍所致。常见因素有：①前置胎盘、胎盘早剥；②脐带异常；③母体严重血液循环障碍导致胎盘灌注急剧减少，如各种原因引起的休克等；④缩宫素使用不当，造成宫缩过强或不协调；⑤孕妇使用麻醉药或镇静剂过量，呼吸抑制。

2. 慢性胎儿窘迫

主要包括：①母体血液含氧量不足，如合并严重心肺疾病等；②子宫胎盘血管硬化、狭窄、梗死，绒毛间隙血液灌注不足，如妊娠期高血压疾病、过期妊娠等；③胎儿自身异常致运输及利用氧能力下降，如胎儿畸形、母儿血型不合、宫内感染、颅内出血等。

二、病理生理变化

胎儿轻度缺氧时，由于二氧化碳蓄积致呼吸性酸中毒，使交感神经兴奋，肾上腺儿茶酚胺及肾上腺素分泌增多，代偿性心率加快。重度缺氧时，转为迷走神经兴奋，胎心率由快变慢。无糖酵解增加，丙酮酸及乳酸堆积，变为代谢性酸中毒，胎儿血 pH 下降，胎儿在宫内呼吸运动加深，肛门括约肌松弛，羊水粪染。

三、诊断

1. 急性胎儿窘迫

多发生在分娩期。

（1）产时胎心率异常　产时胎心率变化是急性胎儿窘迫的重要征象。①缺氧早期，无宫缩时胎心率加快，>160 次/分；②胎儿缺氧加重失代偿，胎心率<110 次/分，OCT/CST 出现晚期减速、变异减速；③胎儿缺氧严重，随时可能胎死宫内，胎心率≤100 次/分，基线变异≤5 次/分，胎心电子监护出现频繁晚期减速或变异减速。

（2）羊水胎粪污染　宫内缺氧可引起羊水粪染，导致胎粪吸入综合征，但羊水胎粪污染不是胎儿窘迫的征象。出现羊水胎粪污染时，应进一步检查甄别。

（3）胎动异常　缺氧早期胎动频繁，继而减弱减少，直至消失。

（4）胎儿酸中毒　取胎儿头皮血进行血气分析，pH<7.2，PO_2<10 mmHg，PCO_2>60 mmHg，可诊断胎儿酸中毒。

2. 慢性胎儿窘迫

常发生在妊娠晚期，多以妊娠期高血压疾病、慢性肾炎、糖尿病、严重贫血及过期妊娠所导致。表现为胎动减少或消失、产前胎心电子监护异常、胎儿生物物理评分低、脐动脉多普勒超声血流异常等。

四、治疗

1. 急性胎儿窘迫

应采取果断措施，改善胎儿缺氧状态。

（1）一般处理　左侧卧位、吸氧、纠正酸中毒、低血压、电解质紊乱等。

（2）对因治疗　若为缩宫素使用不当所致，停用缩宫素，必要时抑制宫缩治疗；若为羊水过少相关，有脐带受压的表现，可考虑经腹羊膜腔输液。

（3）尽快终止妊娠　根据产程进展，决定分娩方式。

①宫口开全，胎头双顶径已达坐骨棘平面以下者，应尽快经阴道助产娩出胎儿。

②宫颈尚未开全或预期短期内无法经阴道分娩，有以下情况者应立即剖宫产：胎心基线变异消失伴胎心

率持续<110 次/分；出现频繁晚期减速或变异减速；胎儿头皮血 pH<7.2。

2. 慢性胎儿窘迫

应针对病因，视孕周、胎儿成熟度和胎儿窘迫程度综合判断，决定处理方案。

（1）一般处理　左侧卧位、吸氧，积极治疗妊娠合并症、并发症，加强胎儿监护，注意胎动变化。

（2）期待疗法　孕周小，估计胎儿娩出存活可能性小，尽量保守治疗以期延长孕周，同时给予促胎肺成熟治疗。应和患者及家属进行充分的沟通，胎儿在期待治疗过程中可能胎死宫内，而且胎盘功能低下，影响胎儿发育。

（3）终止妊娠指征　妊娠近足月或胎儿已成熟，胎动减少，胎盘功能进行性减退或 OCT 出现频繁的晚期减速或重度变异减速，或胎儿生物物理评分≤3 分。

临床病案分析

患者，女，26 岁。主诉：停经 35 周，胎动减少 2 天。

患者入院前 2 天无明显诱因出现胎动减少，无腹痛及阴道出血，外院检查未发现异常，孕妇自 12 周始在外院行产前检查，孕 28 周曾行胎儿心脏彩色超声心动图检查未发现异常。该孕妇平素体健，无高血压、心脏病及其他慢性病史。孕期无毒物、药物及放射线接触史，孕期无吸烟及被动吸烟史，家族中无遗传性疾病史。胎动减少前无性生活、无外伤及腹部外力作用，不伴头晕及其他不适。

体格检查：T 37.2℃，P 80 次/分，R 20 次/分，BP 120/80 mmHg。宫高 36 cm，腹围 94 cm，胎心 120 次/分；头先露，子宫张力无明显增高，宫体无压痛，阴道无流血、流液。B 超检查发现胎盘后壁附着，胎儿双顶径为 8.3 cm，羊水平段 6.6 cm，未见胎盘早剥迹象。胎心监护：胎心率 120 次/分，监测 40 分钟未及胎动，基线变异明显减少。问题如下。

问题

（1）诊断与诊断依据？

（2）治疗原则及方案？

解析

1. 诊断：（1）G1P0，宫内孕 35^{+4} 周头位。

（2）胎儿窘迫。

2. 诊断依据：①胎动明显减少，提示胎儿危险。②胎心监护 NST 无反应型。

3. 治疗原则：寻找胎儿宫内窘迫的原因，密切监测胎儿情况，及时终止妊娠。

（1）左侧卧位，改善子宫胎盘血流灌注，吸氧。

（2）进一步评估胎儿宫内情况，包括复查 NST，生物物理评分等，完善孕妇相关检查。

（3）进一步评估结果如果无改善，应及时终止妊娠。

第五节　死　胎

一、概念

妊娠 20 周后胎儿在子宫内死亡，称为死胎（fetal death）。胎儿在分娩过程中死亡，称为死产（stillbirth），也是死胎的一种。

二、病因

1. 胎盘及脐带因素

前置胎盘、胎盘早剥、前置血管、脐带打结、脐带脱垂、急性绒毛膜羊膜炎等。

2. 胎儿因素

胎儿畸形、胎儿生长受限、胎儿感染等、双胎输血综合征、母儿血型不合等。

3. 孕妇因素

严重的妊娠合并症（如妊娠期高血压疾病、抗磷脂抗体综合征、糖尿病、心血管疾病、各种原因引起的休克）以及子宫局部因素如子宫张力过大、子宫收缩过强、子宫破裂等。

三、诊断

胎儿死亡后约80%在2～3周内自然娩出。死胎在宫腔内停留过久，能引起母体凝血功能障碍。胎死宫内4周以上易引起弥散性血管内凝血的发生。

孕妇自觉胎动停止、子宫停止增长，检查时听不到胎心，子宫大小与停经周数不符。超声检查是最常用最方便的方法，可确诊。

四、治疗

一旦确诊，尽早引产，应详细询问病史，建议产后对胎儿进行尸体解剖，胎盘胎膜脐带行病理检查，以及胎儿染色体检查，尽量寻找原因，做好产后咨询。

引产方法应综合判定。原则是尽量经阴道分娩，剖宫产仅在特殊情况下使用。

胎儿死亡4周尚未排出者，应行凝血功能检查，引产时备血，注意预防产后出血和感染。

第六节 多胎妊娠

一次妊娠子宫腔内同时有两个或两个以上胎儿，称为多胎妊娠（multiple pregnancy）。以双胎妊娠（twin pregnancy）多见。

一、双胎类型及特点

（一）双卵双胎

两个卵子分别受精形成的双胎妊娠，成为双卵双胎（dizygotic twin）。约占双胎妊娠的70%，与应用促排卵药物、多胚胎宫腔内移植及遗传因素有关。双胎的基因不完全相同，胎盘多为两个，也可融合成一个，但胎盘内的血循环各自独立。胎盘胎儿面见两个羊膜腔，中间隔有两层羊膜、两层绒毛膜。

（二）单卵双胎

由一个精子分裂形成的双胎妊娠，称单卵双胎（monozygotic twin）。约占双胎妊娠的30%。形成原因不明。单卵双胎的遗传基因完全相同，故两个胎儿性别、血型及其他各种表型完全相同。由于受精卵在早期发育阶段发生分裂的时间不同，可形成下列4种类型。

1. 双羊膜囊双绒毛膜

单卵双胎分裂发生在桑甚期，相当于受精后3日内。形成2个独立的受精卵，两个羊膜囊。两个羊膜囊之间隔有两层绒毛膜、两层羊膜。胎盘为两个或一个。此种类型占单卵双胎的30%左右。

2. 双羊膜囊单绒毛膜单卵双胎

受精卵在受精72小时后至8日内分裂，胚胎发育处于囊胚期，即已分化出滋养细胞，羊膜囊尚未形成。胎盘为一个，两个羊膜囊间仅隔有两层羊膜。此种类型约占单卵双胎的68%。

3. 单羊膜囊单绒毛膜的单卵双胎

受精卵在受精后 9～13 日内分裂，此时羊膜囊已形成，故两个胎儿共存于一个羊膜腔内，共用一个胎盘。此类型约占单卵双胎的 1%～2%。此型为极高危的双胎妊娠，发生宫内意外可能性大。

4. 联体双胎

受精卵在受精 13 日后分裂，此时原始胚盘已经形成，机体不能完全分裂成两部分，导致不同形式的联体双胎，极罕见。

二、诊断

1. 病史及临床表现

双胎妊娠多有家族史，及孕前应用促排卵药物或体外受精多个胚胎移植的病史。双胎妊娠通常早孕反应较重，持续时间较长；子宫体积明显大于单胎妊娠，下肢静脉曲张和水肿等压迫症出现早而明显；妊娠晚期常出现呼吸困难、活动不便等。

2. 产科检查

子宫大于停经周数；妊娠中晚期腹部可触及多个小肢体或 3 个以上胎极；子宫较大，胎头较小，不成比例；在不同部位听到两个不同频率的胎心或计数 1 分钟同时听胎心率，两音相差 10 次或以上。

3. 超声检查

对诊断及监护双胎有较大帮助，在妊娠早期可以见到两个妊娠囊，妊娠中晚期依据胎儿颅骨及脊柱等声像图，诊断符合率达 100%。超声还可判断双胎类型、确定胎位及筛查胎儿结构畸形。

延伸学习：双胎妊娠进行绒毛膜性判断非常重要。在妊娠 6～10 周之间，可通过宫腔内孕囊数目进行绒毛膜性判断。孕 10～14 周之间，可以通过判断胎膜与胎盘的插入点呈"双胎峰"或者"T"字征来判断双胎的绒毛膜性。前者为双绒毛膜性双胎，后者为单绒毛膜性双胎。早孕期后绒毛膜性的检测难度增加，此时可通过胎儿性别、两个羊膜囊间隔厚度、胎盘是否独立做综合判断。

三、并发症

（一）孕产妇并发症

1. 贫血

双胎并发贫血是单胎的 2～3 倍，与铁及叶酸缺乏有关。

2. 妊娠期高血压疾病

双胎妊娠并发妊娠期高血压疾病高达 40%，比单胎多 3～4 倍，且发病早、程度重。

3. 羊水过多及胎膜早破

双胎中羊水过多的发生率约为 12%，单卵双胎发生急性羊水过多应警惕双胎输血综合征、胎儿畸形。约 14%双胎并发胎膜早破。

4. 妊娠期肝内胆汁淤积

发生率是单胎的 2 倍。

5. 胎盘早剥

发生率是单胎的 3 倍，是双胎妊娠产前出血的主要原因。

6. 宫缩乏力

双胎子宫肌纤维伸展过度所致。

7. 产后出血

经阴道分娩的双胎，平均产后出血量≥500 ml，与子宫过度膨胀致宫缩乏力及胎盘附着面积增大有关。

8. 流产

高于单胎 2～3 倍，与胚胎畸形、胎盘发育异常、胎盘血液循环障碍、宫腔内容积相对狭窄等有关。

（二）围生儿并发症

1. 早产

约 50% 的双胎妊娠并发早产。

2. 脐带异常

单羊膜囊双胎易发生脐带互相缠绕、扭转，可致胎儿死亡。脐带脱垂也是双胎常见并发症。

3. 胎头交锁及胎头碰撞

当第一个胎儿为臀位，第二个胎儿为头位分娩时，第一个胎头尚未娩出，第二个胎头已降至骨盆腔内时，易发生两个胎头的胎头交锁而造成难产。当两个胎儿均为头先露，同时入盆，引起胎头碰撞难产。

4. 胎儿畸形

发生率是单胎的 2～3 倍。部分畸形为单卵双胎所特有。

（三）单绒毛膜双胎特殊并发症

1. 双胎输血综合征（twin to twin transfusion syndrome，TTTS）

是双羊膜囊单绒毛膜单卵双胎的严重并发症。单绒毛膜双胎胎盘中血管吻合率高达 85%～100%，多以动脉间方式吻合，少数是静脉间吻合。大约有 15% 的单绒毛膜多胎妊娠发生 TTTS，通过胎盘间的动-静脉吻合支，血液从动脉向静脉单向分流，使一个胎儿成为供血儿，另一个胎儿成为受血儿，造成供血儿贫血、血容量减少，致使生长受限、肾灌注不足、羊水过少，甚至死亡；受血儿血容量增多、动脉压增高、各器官体积增大、胎儿体重增加，可发生充血性心力衰竭、胎儿水肿、羊水过多。如果不进行干预，严重双胎输血综合征的病死率高达 80%～100%。TTTS 产前诊断主要依据为产前超声诊断：①单绒毛膜性双胎；②双胎出现羊水量改变，一胎羊水池最大深度大于 8 cm，并且另一胎小于 2 cm 即可诊断。产后检查两个胎儿体重相差≥20%，血红蛋白相差＞50 g/L，也可协助诊断。

2. 选择性胎儿生长受限（selective IUGR，sIUGR）

目前诊断主要是根据 FGR 胎儿体重估测位于该孕周第 10 百分位以下，两胎儿体重相差 25% 以上。但诊断仍存在争议。sIμgR 可分为 3 型：Ⅰ型为仅出现体重相差；Ⅱ型为小胎儿出现脐血流舒张期缺失或倒置；Ⅲ型为小胎儿出现间歇性脐血流舒张期改变。sIμgR 胎儿羊水量可正常或一胎羊水异常。

四、治疗

（一）妊娠期处理及监护

1. 补充足够营养

注意摄入足够的蛋白质、铁剂、维生素、叶酸、钙剂等。

2. 防治早产

双胎孕妇应增加每日卧床休息时间，减少活动量。产兆若发生在 34 周以前，应给予宫缩抑制剂。

3. 及时防治妊娠期并发症

4. 监护胎儿生长发育情况及胎位变化

对于双绒毛膜性双胎，定期（每 4 周一次）超声监测胎儿生长情况。对于单绒毛膜性双胎，应该每 2 周超声监测胎儿生长发育，以期早期发现 TTTS 或 sIUGR。超声发现胎位异常，一般不予纠正。妊娠晚期确定胎位对于选择分娩方式有帮助。

（二）终止妊娠的指征

（1）合并急性羊水过多，压迫症状明显，孕妇腹部过度膨胀，呼吸困难，严重不适。

（2）胎儿畸形。

（3）母亲有严重的并发症，如子痫前期或子痫，不能继续妊娠。

（4）已经到预产期尚未临产，胎盘功能减退者。

（三）分娩期处理

1. 阴道分娩

双胎妊娠多能经阴道分娩。产程中注意：①保证产妇足够的摄入量及睡眠；②严密观察胎心变化；③注意宫缩及产程进展，对胎头已衔接者，可在产程早期行人工破膜，加速产程进展，如宫缩乏力，可在严密监护下，给予低浓度缩宫素静脉滴注；④第二产程必要时行会阴后侧切开，减轻抬头受压。⑤当第一个胎儿娩出后，在胎盘侧脐带端立即夹紧，以防第二胎儿失血。同时助手在腹部将第2个胎儿固定成纵产式并听胎心。

2. 剖宫产指征

①第一胎为肩先露、臀先露；②宫缩乏力致产程延长，经保守治疗效果不佳；③胎儿窘迫，短时间内不能经阴道结束分娩；④联体双胎孕周＞26周；⑤严重妊娠并发症需尽快终止妊娠，如重度子痫前期、胎盘早剥等。

无论阴道分娩还是剖宫产，均需积极防治产后出血：①临产时应备血；②胎儿娩出前需建立静脉通道；③第二胎儿娩出后立即使用宫缩剂，并使其作用维持到产后2小时以上。

临床病案分析

孕妇，27岁，停经36周，阴道流血2小时入院。查：宫高35 cm，腹围114 cm，有不规律宫缩，腹壁无压痛，骨盆外测量未见异常，听诊可于腹部不同部位听到不同频率的胎心。

问题

（1）该病例的诊断及鉴别诊断。

（2）需从哪些方面鉴别是那一类双胎妊娠？

（3）为明确诊断还需做何检查，及处理原则？

解析

（1）诊断：妊娠36周，双胎妊娠，产前出血待查，先兆早产？前置胎盘？产前出血原因需进一步进行超声检查，排查前置胎盘、胎盘早剥等情况。

（2）需通过详询病史、孕期超声检查以及产后检查胎膜胎盘检查诊断双胎的绒毛膜性。

（3）为明确诊断还需做B超检查：判断双胎情况，胎方位状况、胎盘位置，宫颈长度等了解产前出血原因。进行胎心监护了解胎儿宫内状况。综合分析，选择合适的终止妊娠方式。

（孙敬霞）

第十章　胎盘胎膜疾病

第一节　前置胎盘

重点	前置胎盘临床表现、诊断要点及处理原则
难点	前置胎盘的病因、分类及对母儿的危害性
考点	前置胎盘定义、诊断处理要点

速览导引图

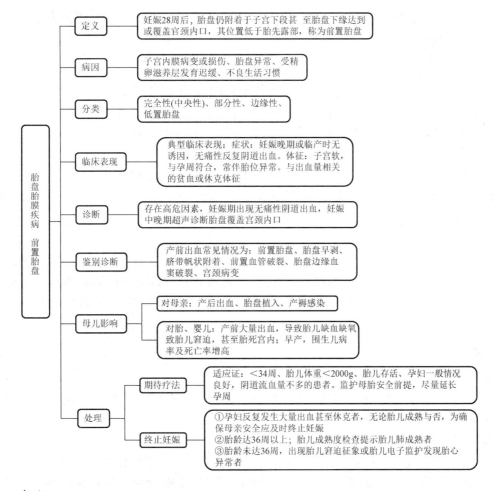

一、定义

正常胎盘附着于子宫体部的后壁、前壁或侧壁。妊娠 28 周后，胎盘仍附着于子宫下段甚至胎盘下缘达到或覆盖宫颈内口，其位置低于胎先露部，称为前置胎盘。前置胎盘是妊娠晚期出血最主要的原因之一，也是妊娠晚期的严重并发症。

二、病因

（1）子宫内膜病变或损伤　如产褥感染、多次刮宫、分娩、剖宫产、子宫手术史等。

（2）胎盘异常　如双胎妊娠时胎盘面积较大。

（3）受精卵滋养层发育迟缓　受精卵滋养层发育迟缓，游走到达子宫下段着床而发育成前置胎盘。

（4）不良生活习惯　吸烟及吸毒。

三、分类

胎盘下缘与宫颈内口的位置关系，可随着子宫下段的逐渐形成而改变。故前置胎盘类型可因诊断时期的不同而改变。目前临床上均依据处理前最后一次的检查结果来确定其分类。

（1）完全性（中央性）前置胎盘　宫颈内口完全被胎盘组织覆盖。

（2）部分性前置胎盘　宫颈内口部分被胎盘组织覆盖胎盘附着。

（3）边缘性前置胎盘　胎盘附着于子宫下段，下缘到达宫颈内口，其边缘与宫颈内口边缘重叠，宫颈内口未被胎盘组织覆盖。

（4）低置胎盘　胎盘位于子宫下段，胎盘边缘极为接近<20 mm，但未到达宫颈内口者。

四、临床表现

1. 症状

妊娠晚期或临产时无诱因、无痛性反复阴道流血是前置胎盘的典型临床表现。

出血特点：阴道流血发生早晚、反复发生次数、出血量多少与前置胎盘类型有关。

完全性前置胎盘初次出血时间较早，多在妊娠28周左右，称为"警戒性出血"。

边缘性前置胎盘出血多发生在妊娠晚期或临产后，出血量较少。

部分性前置胎盘的初次出血时间、出血量及反复出血次数介于两者之间。

出现反复多次或大量阴道流血，患者可出现贫血，贫血程度与出血量成正比，严重者可发生休克，胎儿发生缺氧、窘迫，甚至死亡。

2. 体征

患者一般情况与出血量相关，大量出血时为休克表现。腹部检查：子宫软，无压痛，大小与妊娠周数相符。先露部高浮或胎位异常。反复出血或一次出血量过多可致胎儿宫内缺氧出现胎动、胎心音异常。当前置胎盘附着于子宫前壁时，可在耻骨联合上方听到胎盘杂音。临产时检查其宫缩为阵发性，在间歇期子宫可完全松弛。

五、诊断

1. 病史

存在高危因素，妊娠晚期出现无痛性阴道出血，本次妊娠中晚期超声诊断胎盘覆盖宫颈内口，具有以上相关体征，即可初步做出前置胎盘诊断。

2. 辅助检查

B 型超声检查准确率高达 95%以上，可重复检查。经阴道 B 型超声能够更准确地明确胎盘边缘和宫颈内口的关系。随妊娠进展，子宫下段形成，胎盘可发生移行，子宫下段的胎盘随宫体上移而变成正常位置胎盘。妊娠中期 B 型超声检查发现胎盘前置者，称胎盘前置状态。

3. 产后检查胎盘和胎膜

如胎盘胎儿面边缘有血管断裂，可提示副胎盘；胎盘母体面有黑紫色陈旧血块或胎膜破口距胎盘边缘接近，可协助诊断前置胎盘。

六、鉴别诊断

产前出血常见情况为：前置胎盘、胎盘早剥、脐带帆状附着、前置血管破裂、胎盘边缘血窦破裂、宫颈病变。需结合病史，通过 B 型超声检查及分娩后检查胎盘，进行鉴别。

七、对母儿的影响

1. 对母亲的影响

①产后出血。

②胎盘植入。

③产褥感染。

2. 对胎儿的影响

产前大量出血，导致胎儿缺血缺氧致胎儿窘迫，甚至胎死宫内；早产率、围生儿患病率及死亡率增高。

八、治疗

抑制宫缩、止血、纠正贫血和预防感染是前置胎盘的处理原则。

1. 期待疗法

目的：是在确保孕妇安全的情况下尽可能延长孕周，从而提高围生儿存活率。

（1）适应证　<34 周、胎儿体重<2000 g、胎儿存活、孕妇一般情况良好，阴道流血量不多的患者。

（2）处理方法　①一般处理：多取左侧卧位，卧床休息，适当镇静，禁止性生活、阴道检查及肛查。②密切病情观察：阴道流血，胎儿电子监护、胎动计数等。③提高胎儿血氧供应：吸氧、纠正贫血，维持正常血容量，血红蛋白低于 70 g/L 时，适当输血，使血红蛋白在 100 g/L 以上，血细胞比容应>0.30。④抑制宫缩：在期待治疗过程中应用宫缩抑制剂可赢得时间。⑤促进胎儿肺成熟：短期需终止妊娠者，若胎龄<34 周，需地塞米松促进胎儿肺成熟。⑥预防感染：青霉素等广谱抗生素预防感染。

2. 紧急转运

如患者大出血而当地没有条件处理，应建立静脉通道，输血、输液，抑制宫缩，在消毒条件下用无菌纱布进行阴道填塞、腹部加压包扎以暂时压迫止血，由有经验的医师护送，迅速转诊到上级医疗机构处理。

3. 终止妊娠

（1）终止妊娠指征：①孕妇反复发生大量出血甚至休克者，无论胎儿成熟与否，为确保母亲安全应及时终止妊娠；②胎龄达 36 周以上；胎儿成熟度检查提示胎儿肺成熟者；③胎龄未达 36 周，出现胎儿窘迫征象或胎儿电子监护发现胎心异常者。

（2）终止妊娠方式

剖宫产术：首选方式。

剖宫产术指征：

①完全性前置胎盘，持续大量阴道流血。

②部分性和边缘性前置胎盘出血量较多，先露高浮，短时间内不能结束分娩。

③胎心异常。

术前准备：积极纠正贫血，预防感染，备血，做好处理产后出和抢救新生儿的准备。

阴道分娩：

适应证：低置胎盘或边缘性前置胎盘、胎位正常、宫缩好、临产后阴道出血不多、估计在短时间内结束分娩者予以试产。若有出血或分娩进展不顺利，应立即改行剖宫产术。

九、预防

避免多次刮宫、引产或宫内感染，减少子宫内膜损伤和子宫内膜炎的发生；计划受孕的妇女应戒烟、戒毒，避免被动吸烟；加强孕妇管理，强调适时、必要的产前检查及正确的孕期指导，做到对前置胎盘的早期诊断，正确处理。

临床病案分析

某孕妇，孕 35 周[+4]，B 型超声检查发现前置胎盘 3 个月余就诊。患者平时月经规律，4/30 天，量中等，无痛经，末次月经 2014 年 6 月 29 日，预产期：2015 年 4 月 6 日。停经 40 天左右出现早孕反应，反应轻微，持续至孕 3 月末消失，孕 4[+] 个月时自觉有胎动至今。孕 3 个月到医院进行围生保健建卡并行定期检查，孕 21[+4] 周产前检查 B 超提示"胎盘前置状态"。孕 35 周[+4] 产前检查 B 超提示"中央性前置胎盘"收入院。孕期无头晕、头痛及视物模糊，无阴道出血、阴道流液。既往有 3 次因"胚胎停育"人工流产病史。入院时体温 36.5℃、脉搏 83 次/分、呼吸 20 次/分、血压 100/65 mmg，一般情况良好，心肺检查无异常，腹部膨隆，下腹无压痛及反跳病，肝、脾未触及。产科检查：宫高 37 cm，腹围 105 cm，头位，胎心 145 次/分，无宫缩，未做阴道检查。辅助检查：B 型超声检查显示单胎头位，双顶径 9.6 cm，股骨长 7.3 cm，羊水指数 22.8 cm，胎盘 Ⅱ～Ⅲ 级，胎盘面积大，主体位于前壁回声不均，下缘将宫颈内口完全覆盖，并向后壁延伸，脐带绕颈 1 周。

思考

该患者的诊断及诊断依据是什么？为该孕妇制订处理方案。

解析

该患者的初步诊断为孕 4 产 0，35 周[+4] 天，中央性前置胎盘。

诊断依据：①孕 21 周[+4] 产前检查 B 超提示"胎盘前置状态"。孕 35 周[+4] 产前检查 B 超提示"中央性前置胎盘"收入院；②患者存在多次人工流产史的高危因素。辅助检查：中孕期发现"胎盘前置状态"，持续监测，至孕 35 周[+4] 产前检查 B 超提示仍为"中央性前置胎盘"

处理方案，患者目前孕 35 周[+4] 天，尚无宫缩和出血。可取左侧卧位，卧床休息，禁止性生活、阴道检查及肛查。进行胎儿电子监护、胎动计数等。检查血常规，如有贫血，进行纠正，使血红蛋白 110 g/L，血细胞比容应＞0.30。检查血型，备血。地塞米松促进胎儿肺成熟。做好术前准备。当孕龄达 36 周，胎儿成熟，可考虑手术终止妊娠。

第二节　胎盘早剥

重点	胎盘早剥临床表现、诊断及处理原则
难点	胎盘早剥的、对母儿的危害、发病病因、病理生理改变及预防
考点	胎盘早剥定义、诊断要点及处理原则

速览导引图

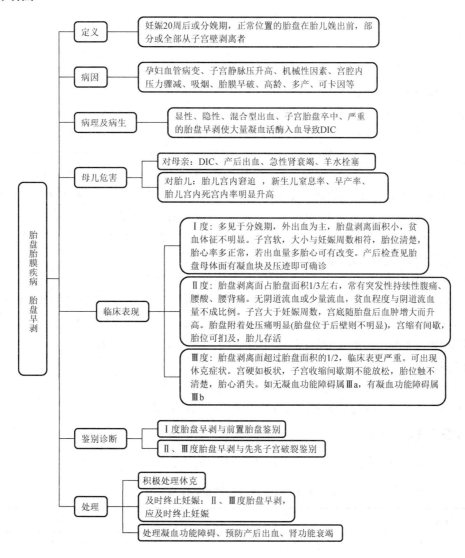

一、定义

妊娠 20 周后或分娩期，正常位置的胎盘在胎儿娩出前，部分或全部从子宫壁剥离者，称胎盘早剥。胎盘早剥是妊娠晚期严重并发症，通常起病急，进展快，如果不及时处理，可危及母儿生命。

二、病因

胎盘早剥确切的病因与发病机制尚不明确。

（1）孕妇血管病变　如妊娠高血压疾病、慢性高血压、慢性肾脏疾病等。底蜕膜螺旋小动脉痉挛或硬化引起远端毛细血管缺血坏死甚至破裂出血，血液积聚在底蜕膜层与胎盘之间，形成血肿，血肿使胎盘从子宫壁上分离，发生早剥。

（2）子宫静脉压升高　静脉压突然升高，蜕膜静脉床淤血或破裂，形成胎盘后血肿导致胎盘部分或全部剥离。

（3）机械性因素　外伤、脐带在分娩过程中受到过度牵拉、外转胎位术等均可引起胎盘早剥。羊膜腔穿刺刺破附前壁胎盘血管，形成胎盘后血肿导致胎盘剥离。

（4）宫腔内压力骤减　如双胎妊娠分娩时第一胎儿娩出过快；羊水过多破膜时羊水流出过快等可使宫腔内压力骤减；子宫突然收缩，胎盘与子宫错位而剥离。

（5）其他危险因素　吸烟、胎膜早破、滥用可卡因、高龄、多产。

三、病理及病理生理改变

1. 主要病理变化及病理分型

底蜕膜出血，形成血肿，使胎盘从附着处剥离。

根据有无胎盘后血肿及有无阴道流血，其病理分型分为显性出血、隐性出血及混合性出血。

显性出血（外出血）：随着底蜕膜出血时间延长、胎盘后盘后血肿增大，剥离面积不断扩大，当血液冲开胎盘边缘，血液沿始膜与子宫壁之间经宫颈、阴道向外流出者，称为显性出血或外出血。

隐性出血（内出血）：虽底蜕膜继续出血，胎盘后血肿增大，但胎盘边缘（胎膜）未与子宫壁分离而附着于子宫壁上，使血液积聚在胎盘与子宫壁之间而不能外流者，称为隐性出血或内出血。

混合性出血：内出血血液不能流出，血液越积越多，当出血达到一定程度，血肿内压力增加，最终血液冲开胎盘边缘及胎膜而经宫颈、阴道流出者，称为混合型出血。

2. 子宫胎盘卒中

胎盘早剥发生内出血时，血液积聚于胎盘与子宫壁之间，随着出血增多，胎盘后血肿的压力逐渐增大，血液渗入了宫肌层，使子宫肌纤维分离，甚至断裂、变性，当血液浸透至子宫浆膜层时，子宫表面呈现紫色瘀斑，尤其胎盘附着处明显，称子宫胎盘卒中。此时肌纤维受血液浸渍，收缩力减弱。

3. 病理生理变化

严重的胎盘早剥可致局部释放出大量组织凝血活酶进入母体血循环，激活凝血系统导致 DIC 造成脏器损害。DIC 继续发展可引起继发性纤溶亢进，最终导致凝血功能障碍。

四、临床表现与程度

胎盘早剥依据其病情严重程度分为Ⅰ、Ⅱ、Ⅲ度（表 10-1）。

表 10-1　胎盘早剥的临床表现

分度	临床表现
Ⅰ度	多见于分娩期，外出血为主，胎盘剥离面积小，贫血体征不明显 腹部检查：子宫软，大小与妊娠周数相符，胎位清楚，胎心率多正常，若出血量多胎心可有改变。产后检查见胎盘母体面有凝血块及压迹即可确诊
Ⅱ度	胎盘剥离面占胎盘面积 1/3 左右，常有突发性持续性腹痛、腰酸、腰背痛，疼痛程度与胎盘后积血多少呈正相关。腹部检查：子宫大于妊娠周数，宫底随胎盘后血肿增大而升高。胎盘附着处压痛明显（胎盘位于后壁则不明显），宫缩有间歇，胎位可扪及，胎儿存活
Ⅲ度	Ⅲ度胎盘剥离面超过胎盘面积的 1/2，临床表现更严重。可出现恶心、呕吐、面色苍白、出汗、脉弱、血压下降等休克症状，且休克程度大多与母血丢失成比例。腹部检查宫硬如板状，子宫收缩间歇期不能放松，胎位触不清楚，胎心消失。如无凝血功能障碍属Ⅲa，有凝血功能障碍属Ⅲb

五、辅助检查

（1）B 型超声检查　协助了解胎盘附着位置，估计剥离面积的大小，明确胎儿的大小及是否存活，排除前置胎盘。但 B 型超声诊断胎盘早剥有一定的局限性，阴性结果不能完全排除胎盘早剥。

（2）实验室检查　全血细胞计数了解贫血程度；Ⅱ、Ⅲ度者应检查肾功能与二氧化碳结合力；若怀疑凝血功能障碍，应进行 DIC 相关检查。

六、诊断与鉴别诊断

依据病史、症状、体征，结合辅助检查结果可做出临床诊断。

（1）Ⅰ度胎盘早剥由于症状与体征不典型，需与前置胎盘相鉴别（表 10-2）。

表 10-2 Ⅰ度胎盘早剥与前置胎盘的鉴别诊断

	Ⅰ度胎盘早剥	前置胎盘
高危因素	多有妊娠期高血压疾病、外伤史	常有多次妊娠史
腹痛	无腹痛，或腹痛轻	多无腹痛
阴道出血	以外出血为主，量常较多，贫血体征不显著	外出血、反复发生、出血量与贫血症状相符
腹部检查	子宫软，大小与孕周数相符，压痛不明显或仅有胎盘早剥处轻压痛、胎位清楚	子宫软，无压痛，大小与孕周相符，胎位清楚
B 型超声	胎盘后血肿或胎盘边缘"圆形"裂开	胎盘部分或全部覆盖宫颈内口
产后检查胎盘	胎盘母体面有凝血块及压迹	胎膜破口接近胎盘边缘

（2）Ⅱ度、Ⅲ度胎盘早剥的症状、体征典型，需通过实验室检查评估病情严重程度，与先兆子宫破裂相鉴别（表 10-3）。

表 10-3 Ⅱ度、Ⅲ度胎盘早剥与先兆子宫破裂的鉴别诊断

	Ⅱ度、Ⅲ度胎盘早剥	先兆子宫破裂
高危因素	常有妊娠期高血压疾病、外伤史	有头盆不称、分娩梗阻史
腹痛	疼痛剧烈	疼痛难忍
阴道出血	内外出血，以内出血为主。可无阴道流血或仅有少量阴道流血，全身症状与外出血量不相符	少量阴道流水，可出现血尿
腹部检查	硬如板状，有压痛，子宫比孕周大，胎位不清	可见病理性缩复环，下段有压痛，胎位尚清楚
B 型超声	胎盘后血肿或胎盘边缘"圆形"裂开	无特殊变化
产后检查胎盘	胎盘母体面有凝血块及压迹	无特殊变化

（3）附着在子宫后壁的胎盘早剥诊断困难，特点为原因不明的子宫张力增高并非羊水过多，且未临产，伴妊娠期高血压疾病者等高危因素更应怀疑胎盘早剥。

七、对母儿的影响

1. 对母亲的危害

（1）DIC　Ⅲ度胎盘早剥特别是胎死宫内患者可能发生 DIC。

（2）产后出血　胎盘早剥可影响子宫收缩而易出血，并发 DIC 产后出血难以纠正，易引起休克，多脏器功能衰竭，希恩综合征发生。

（3）急性肾衰竭　严重胎盘早剥，失血过多及 DIC 等均严重影响肾血流量可导致急性肾衰竭。

（4）羊水栓塞　胎盘早剥时羊水可经剥离面开放的子宫血管进入母血循环，引起肺动脉高压。

2. 对胎儿的危害

胎盘早剥出血可导致胎儿宫内窘迫，新生儿窒息率、早产率、胎儿宫内死宫内率明显升高。还可导致新生儿遗留神经系统发育缺陷、脑性麻痹等严重后遗症。

八、治疗

处理原则：早期识别，积极处理休克，及时终止妊娠，控制、减少并发症。

1. 积极处理休克

对于情况危重、处于休克的患者，尽快开放静脉通路，补充血容量改善血液循环。成分输血，使血细胞比容提高到 0.3 以上，尿量＞30 ml/h；若发生 DIC，中心静脉压监测下指导补液。

2. 及时终止妊娠

Ⅱ、Ⅲ度胎盘早剥，应及时终止妊娠。

根据孕妇病情轻重、胎儿宫内情况、产程进展、胎产式等选择终止妊娠的方式。

（1）阴道分娩适用于Ⅰ度患者，一般情况较好，以外出血为主，宫口已开大，估计短时间内能结束分娩者可考虑阴道分娩，一旦情况加重应及时改行剖宫产。

（2）剖宫产适用于　①Ⅰ度胎盘早剥，出现胎儿窘迫征象者，需要抢救胎儿；②Ⅱ度胎盘早剥，特别是初产妇，不能在短时间内结束分娩者；③Ⅲ度胎盘早剥，产妇病情恶化，胎儿已死，不能立即分娩者；④破膜后产程无进展者。

剖宫产取出胎儿与胎盘后，应及时注射宫缩剂并按摩子宫促进宫缩。如果发现有子宫胎盘卒中，子宫肌层注射宫缩剂、按摩子宫同时用热盐水纱垫湿热敷子宫，多数子宫收缩好转而出血得到控制，若上述处理效果欠佳，在快速输入新鲜血、新鲜冰冻血浆及血小板的同时行子宫次全切除术。

3. 并发症的处理

（1）凝血功能障碍　迅速终止妊娠、阻断促凝物质继续入母血循环是凝血功能障碍得到有效纠正的前提。①补充血容量和凝血因子：及时、足量输入新鲜血及血小板是补充血容量和凝血因子的有效措施。同时输入冷沉淀补充纤维蛋白原效果更佳。②肝素的应用：适用于 DIC 高凝阶段及不能直接去除病因者。③抗纤溶治疗：适用于病因去除，DIC 处于纤溶亢进阶段，常用的药物有氨基己酸、抑肽酶等。

（2）产后出血　胎儿娩出后立即用缩宫素、马来酸麦角新碱等子宫收缩药，人工剥离胎盘并持续按摩子宫；纠正凝血功能障碍；如仍难以控制出血，须及时行子宫次全切除术。

（3）肾衰竭者　尿量＜30 ml/h，提示血容量不足，应及时补充血容量；在血容量已补足的情况下，尿量＜17 ml/h，提示肾衰竭可能性较大，给予呋塞米处理。如果短期内不见尿量增加，肾衰竭情况严重，应及时进行血液透析治疗，以抢救产妇生命。

九、预防

加强对妊娠期高血压疾病、慢性高血压、肾脏疾病孕妇的管理，即使发现及早治疗；妊娠晚期避免长时间仰卧位与外伤；行外转胎位术纠正胎位时操作必须轻柔，不能强行倒转；对羊水过多与多胎妊娠分娩时，避免宫内压骤减；行羊膜腔穿刺前做胎盘定位，穿刺时避开胎盘；人工破膜时，应选宫缩间歇期高位穿刺，缓慢放出羊水。

⊱ 临床病案分析 ⊰

某女，孕 2 产 1，37 岁，2 年前曾因重度子痫前期行剖宫产，现孕 36 周，近日感头昏眼花，今晨突起腹痛，持续性，伴少量阴道流血。查体：面色苍白，出冷汗，脉细弱 130 次/分，血压 90/40 mmHg，尿蛋白（＋＋＋），Hg 50 g/L，浮肿（＋＋），子宫呈板状，宫底达剑突下，明显压痛，胎心未闻及，胎位不清。阴道检查：宫颈坚韧、宫口未开，先露−3。

问题

写出拟行诊断、鉴别诊断及处理。

思考

解析　该患者的诊断及诊断依据是什么？为该孕妇制订处理方案。

解析：

（1）诊断：孕2产1，孕36周，重度子痫前期，胎盘早剥、死胎、失血性休克。

（2）鉴别诊断：患者有重度子痫前期，发病时腹痛难忍，阴道出血量与休克症状不相符。宫底升高，子宫板状，胎位不清，未及胎儿。为胎盘早剥Ⅲ度。贫血貌、血压降低、心率加快、Hg 50 g/L 提示休克。尿蛋白+++佐证了重度子痫前期。

（3）处理：立即建立静脉通道，补液输血，维持血容量。Ⅲ度胎盘早剥，产妇病情恶化，胎儿已死。阴道检查，宫颈条件差，考虑不能立即分娩，应剖宫产终止妊娠。充足备血、血小板、凝血因子。胎儿娩出后立即用缩宫素等子宫收缩药，人工剥离胎盘并持续按摩子宫，预防产后出血。纠正凝血功能障碍，如仍难以控制出血，须及时行子宫次全切除术。

第三节　胎膜早破

重点	胎膜早破的处理原则，治疗和预防方法
难点	诊断胎膜早破的各种方法及对母儿的影响
考点	胎膜早破的定义、病因及临床表现

速览导引图

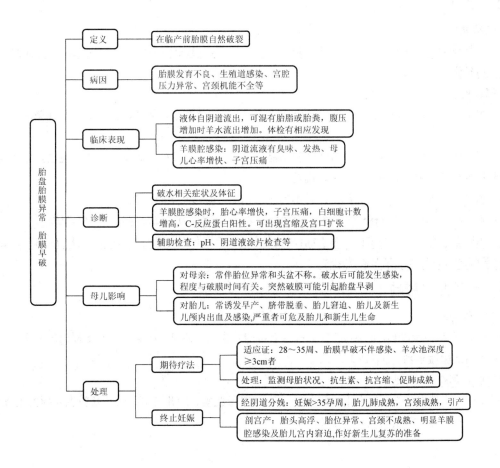

一、定义

在临产前胎膜自然破裂者，称为胎膜早破。

二、病因

导致胎膜早破的因素很多，往往是多种因素相互作用的结果。

（1）胎膜发育不良。

（2）生殖道感染。

（3）宫腔压力异常。

（4）宫颈功能不全、宫颈过短（<25 mm）或宫颈锥形切除术后。

（5）细胞因子升高，破坏羊膜组织。

（6）其他：羊水穿刺不当，妊娠晚期性生活频繁，反复阴道检查。

三、临床表现

1. 症状

患者突然感觉有液体自阴道流出，可混有胎脂或胎粪，腹压增加时羊水流出增加。

2. 体征

可见有液体从阴道口流出，或上推胎先露部时阴道流液增加。窥器检查见阴道后穹窿有羊水积聚或流出。伴羊膜腔感染时，阴道流液有臭味，并有发热、母儿心率增快和子宫压痛。隐匿性羊膜腔感染时，无明显发热但常出现胎心率增快，流液后，常很快出现宫缩及宫口扩张。

四、诊断

1. 临床表现

上述症状体征。羊膜腔感染时，胎心率增快，子宫压痛，白细胞计数增高，C-反应蛋白阳性。可出现宫缩及宫口扩张。

2. 辅助检查

（1）阴道液 pH 试纸法测定　≥6.5 提示胎膜早破。　需注意血液、尿液、宫颈黏液及细菌污染可出现假阳性。

（2）阴道液涂片检查　可见羊齿植物叶状结晶为羊水。0.5%硫酸尼罗蓝染色于镜下见橘黄色胎儿上皮细胞，用苏丹Ⅲ染色见黄色脂肪小粒，均可确定为羊水。

（3）羊膜镜检查　可直视胎先露部，看不到前羊膜囊，即诊断胎膜早破。

（4）胎儿纤维结合蛋白（fFN）测定　>0.05 mg 时，胎膜张力下降，易发生胎膜早破。

（5）胎膜早破合并羊膜腔感染　羊水细菌培养或涂片革兰染色检查细菌阳性、羊水 IL－6≥17 μg/L、血 C－反应蛋白>8 mg/L 均提示羊膜腔感染。

五、对母儿的影响

1. 对母体影响

胎膜早破者常伴胎位异常和头盆不称。破水后可能发生上行感染，感染程度与破膜时间有关。若突然破膜，有时可引起胎盘早剥。

2. 对胎儿影响

胎膜早破时常诱发早产，发生相关并发症。　如：脐带脱垂、胎儿窘迫、胎儿及新生儿颅内出血及感染，严重者可导致败血症，危及胎儿和新生儿生命。

六、治疗

1. 期待疗法

28～35 周、胎膜早破不伴感染、羊水池深度≥3 cm 者。

（1）一般处理　卧床休息，避免不必要的肛诊与阴道检查，密切观察体温、心率、宫缩及血白细胞计数。

（2）预防性使用抗生素　破膜 12 小时以上者应预防性应用抗生素。

（3）子宫收缩抑制剂　常用沙丁胺醇、利托君等抑制宫缩。

（4）促进胎肺成熟　妊娠<35 孕周，给予地塞米松。

（5）纠正羊水过少　羊水池深度≤2 cm，<35 孕周，可行经腹羊膜腔输液，减轻脐带受压。

2. 终止妊娠

（1）经阴道分娩　妊娠>35 孕周，胎儿肺成熟，宫颈成熟，引产。

（2）剖宫产　胎头高浮、胎位异常、宫颈不成熟、明显羊膜腔感染及胎儿宫内窘迫等情况时，剖宫产术终止妊娠，做好新生儿复苏的准备。

七、预防

　　加强围生期卫生宣教与指导，妊娠后期减少性生活次数，积极治疗与预防下生殖道感染；避免突然腹压增加；补充足量的维生素、钙、锌及铜等营养素；宫颈功能不良者于妊娠 14～16 周行宫颈环扎术并卧床休息；破膜 12 小时以上，可考虑预防性应用抗生素。

> **临床病案分析**
>
> 　　初产妇，停经 32 周+5 天，阴道流液 2 小时入院。入院时体温 36.3℃、脉搏 78 次/分、呼吸 17 次/分、血压 110/75 mmHg，一般情况良好，胎动良好。腹部膨隆如孕月，未扣及宫缩，胎心 145 次/分，LOA。阴道检查：宫颈管长 2 cm，宫口未开，pH 试纸蓝色。超声提示胎儿大小如孕月，羊水池深度 5 cm。
>
> **思考**
>
> 　　该患者的诊断及诊断依据是什么？为该孕妇制订处理方案。
>
> **解析**
>
> 　　该患者的初步诊断为孕 1 产 0，32 周+5 天，先兆早产，胎膜早破。
>
> 　　诊断依据：①孕 32 周+5 天，阴道流水。②pH 试纸蓝色。
>
> 　　处理方案：患者未足月，胎膜早破。可行期待疗法。适用于妊娠 28～35 周、胎膜早破不伴感染、羊水池深度≥3 cm 者。进一步还需行超声了解胎儿大小，羊水量，血常规、CRP。患者暂时卧床休息，避免不必要的肛诊与阴道检查，密切观察体温、心率、宫缩及血白细胞计数。破膜 12 小时以上者应预防性应用抗生素。必要时使用宫缩抑制剂。使用地塞米松促肺成熟。期待过程中如出现明显羊膜腔感染、持续羊水过少及胎儿宫内窘迫等情况，则需终止妊娠。

（赵　茵）

第十一章 羊水量与脐带异常

<table>
<tr><td>重点</td><td>羊水过多和羊水过少的概念、病因、临床表现、诊断、对母儿的影响及处理；脐带先露、脐带脱垂的病因、诊断、对母儿的影响、治疗原则、预防</td></tr>
<tr><td>难点</td><td>羊水过多的鉴别诊断</td></tr>
<tr><td>考点</td><td>羊水过多和过少的概念、脐带异常的分类和概念</td></tr>
</table>

第一节 羊水量异常

速览导引图

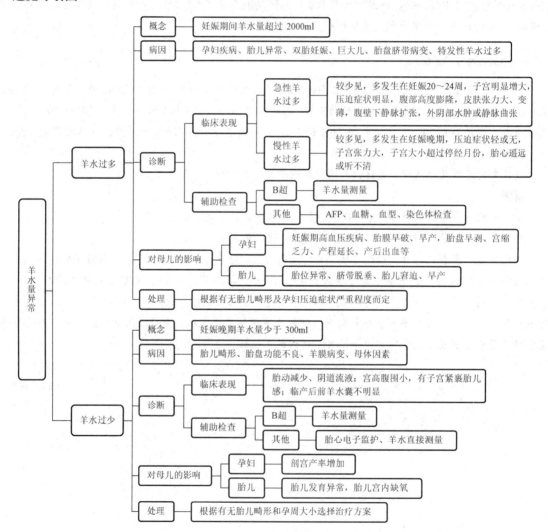

- 羊水量异常
  - 羊水过多
    - 概念：妊娠期间羊水量超过 2000ml
    - 病因：孕妇疾病、胎儿异常、双胎妊娠、巨大儿、胎盘脐带病变、特发性羊水过多
    - 诊断
      - 临床表现
        - 急性羊水过多：较少见，多发生在妊娠20～24周，子宫明显增大，压迫症状明显，腹部高度膨隆，皮肤张力大、变薄，腹壁下静脉扩张，外阴部水肿或静脉曲张
        - 慢性羊水过多：较多见，多发生在妊娠晚期，压迫症状轻或无，子宫张力大，子宫大小超过停经月份，胎心遥远或听不清
      - 辅助检查
        - B超：羊水量测量
        - 其他：AFP、血糖、血型、染色体检查
    - 对母儿的影响
      - 孕妇：妊娠期高血压疾病、胎膜早破、早产，胎盘早剥、宫缩乏力、产程延长、产后出血等
      - 胎儿：胎位异常、脐带脱垂、胎儿窘迫、早产
    - 处理：根据有无胎儿畸形及孕妇压迫症状严重程度而定
  - 羊水过少
    - 概念：妊娠晚期羊水量少于 300ml
    - 病因：胎儿畸形、胎盘功能不良、羊膜病变、母体因素
    - 诊断
      - 临床表现：胎动减少、阴道流液；宫高腹围小，有子宫紧裹胎儿感；临产后前羊水囊不明显
      - 辅助检查
        - B超：羊水量测量
        - 其他：胎心电子监护、羊水直接测量
    - 对母儿的影响
      - 孕妇：剖宫产率增加
      - 胎儿：胎儿发育异常，胎儿宫内缺氧
    - 处理：根据有无胎儿畸形和孕周大小选择治疗方案

一、羊水过多

妊娠期间，羊水量超过 2000 ml 者称羊水过多（polyhydramnios）。羊水量增加缓慢，数周内形成羊水过多者，称慢性羊水过多；若羊水在数日内急剧增加，压迫症状严重，称为急性羊水过多。

（一）病因

（1）孕妇疾病　各种影响羊水平衡的妊娠并发症、合并症，如妊娠期糖尿病或糖尿病合并妊娠、妊娠期高血压疾病、母儿 Rh 血型不合等。母体高血糖致胎儿血糖增高，产生渗透性利尿以及胎盘胎膜渗出增加，均可导致羊水产生过多。

（2）胎儿疾病　包括胎儿结构畸形，胎儿肿瘤，神经、肌肉发育不良，代谢性疾病，染色体或遗传基因异常等。羊水过多孕妇中 18%～40% 合并胎儿畸形，以中枢神经系统和消化系统畸形最为常见。

（3）多胎妊娠及巨大儿　约 10% 的双胎妊娠合并羊水过多，是单胎妊娠的 10 倍以上，以单卵双胎居多。巨大儿也容易合并羊水过多。

（4）胎盘脐带病变　如胎盘绒毛血管瘤、巨大胎盘、脐带帆状附着等也可导致羊水过多。

（5）特发性羊水过多　羊水过多的孕妇中，约 1/3 的患者病因不明。

（二）诊断

1. 临床表现

（1）急性羊水过多　较少见，多在妊娠 20～24 周发病，羊水骤然增多，数日内子宫明显增大。患者感腹部胀痛、腰酸、行动不便，因横膈抬高引起呼吸困难、甚至发绀，不能平卧。检查可见腹部高度膨隆、皮肤张力大、变薄，腹壁下静脉扩张、可伴外阴部静脉曲张及水肿；子宫大于妊娠月份、张力大，胎位检查不清、胎心音遥远或听不清。

（2）慢性羊水过多　较多见，多发生在妊娠晚期，羊水在数周内缓慢增多，出现较轻微的压迫症状或无症状，仅腹部增大较快。检查见子宫大小超过停经月份，子宫张力大、液体震颤感明显，胎位尚不清、胎心音较遥远或听不清，部分有浮沉胎动感。

2. 辅助检查

（1）B 型超声检查　是重要的检查方法。诊断标准：①羊水最暗区垂直深度大池深度（amniotic fluid volume，AFV），≥8 cm 诊断为羊水过多。②羊水指数（amniotic fluid index，AFI），羊水指数 ≥25 cm 诊断为羊水过多。B 型超声检查还可了解胎儿结构畸形如无脑儿、显性脊柱裂、胎儿水肿及双胎等。

（2）其他辅助检查　①羊水甲胎蛋白测定（AFP）：羊水中 AFP 超过同期正常妊娠平均值加 3 个标准差以上，母血清 AFP 超过同期正常妊娠平均值加 2 个标准差以上有助于诊断开放性神经管缺陷；②孕妇血糖检查；③孕妇血型检查：如胎儿水肿者应检查孕妇 Rh、ABO 血型，排除母儿血型不合溶血引起的胎儿水肿；④胎儿染色体检查；⑤羊膜囊造影了解有无胎儿消化道畸形，对胎儿有一定损害，慎用。

（三）对母儿的影响

1. 对孕妇的影响

羊水过多引子宫高张，妊娠期高血压疾病、胎膜早破、早产的发病风险明显增加。突然破膜宫腔内压力骤然降低，可导致胎盘早剥等。由于子宫肌纤维伸展过度，可致宫缩乏力、产程延长及产后出血增加。

2. 对胎儿的影响

常并发胎位异常、脐带脱垂、胎儿窘迫及因早产引起的新生儿发育不成熟。加之常合并胎儿畸形，故羊水过多者围生儿病死率明显增高。

（四）治疗

主要根据胎儿有无畸形、孕周大小及孕妇自觉症状的严重程度而定。

1. 羊水过多合并胎儿畸形

一旦确诊胎儿畸形、染色体异常，应及时终止妊娠，通常采用人工破膜引产。破膜时需注意：①高位破膜，让羊水缓慢流出，避免胎盘早剥；②羊水流出后腹部放置沙袋维持腹压，以防休克；③手术操作过程中，需严密监测孕妇血压、心率变化；④注意阴道流血及宫高变化，以及早发现胎盘早剥。宫腔内压力降低后，可考虑缩宫素静脉滴注引产。孕妇无明显心肺压迫症状，也可经腹羊膜腔穿刺放出适量羊水后，行依沙吖啶引产。

2. 羊水过多合并正常胎儿

对孕周不足 37 周，胎肺不成熟者，应尽可能延长孕周。

（1）一般治疗　注意休息，取左侧卧位以改善子宫胎盘循环，预防早产。每周复查羊水指数及胎儿生长情况。

（2）病因治疗　若为妊娠期糖尿病或糖尿病合并妊娠，需控制孕妇过高的血糖；母儿血型不合溶血，胎儿尚未成熟，而 B 型超声检查发现胎儿水肿或脐血显示 Hb＜60 g/L，应考虑胎儿宫内输血。

（3）羊膜穿刺减压　对压迫症状严重，孕周小、胎肺不成熟者，可考虑经腹羊膜穿刺放液，以缓解症状，延长孕周。放液时注意：①避开胎盘部位穿刺；②放液速度应缓慢，每小时不超过 500 ml，一次放液不超过 1500 ml，以孕妇症状缓解为度；③密切注意孕妇血压、心率、呼吸变化；④严格消毒，防止感染，酌情用镇静药预防早产；⑤放液后 3～4 周如压迫症状重，可重复放液以减低宫腔内压力。

（4）前列腺素合成酶抑制剂治疗　常用吲哚美辛，有抗利尿作用，能抑制胎儿排尿减少羊水量。应用过程中应密切随访羊水量、胎儿超声心动图，发现羊水量明显减少或动脉导管狭窄，立即停药。32 周后不宜使用。

（5）分娩期处理　自然临产后，应尽早人工破膜，除前述注意事项外，还应注意防止脐带脱垂。若破膜后宫缩仍乏力，可给予低浓度缩宫素静脉滴注，增强宫缩，密切观察产程进展。胎儿娩出后应及时应用宫缩剂，预防产后出血。

二、羊水过少

妊娠晚期羊水量少于 300 ml 者称羊水过少（oligohydramnios）。羊水过少约 1/3 有胎儿畸形。

（一）病因

（1）胎儿畸形　以泌尿系统畸形为主，先天性肾缺如或尿路梗阻，因胎儿无尿液生成或生成的尿液不能排入羊膜腔致妊娠中期后严重羊水过少。染色体异常、甲状腺功能减退症等也可以引起羊水过少。

（2）胎盘功能不良　如过期妊娠、胎儿生长受限、妊娠期高血压疾病等，由于胎盘功能不良、慢性胎儿宫内缺氧、血液重新分布，肾血管收缩，胎儿尿形成减少，致羊水过少。

（3）羊膜病变　一些原因不明的羊水过少可能与羊膜本身病变有关。胎膜破裂，羊水外漏速度大于再产生速度，常出现继发性羊水过少。

（4）母体因素　孕妇脱水、血容量不足时，血浆渗透压增高等，可使胎儿血浆渗透压相应增高，胎盘吸收羊水增加，同时胎尿形成减少。此外孕妇应用某些药物（如吲哚美辛、利尿剂等）亦可引起羊水过少。

（二）临床表现

（1）胎盘功能不良者常有胎动减少，胎膜早破者有阴道流液。部分孕妇子宫敏感性高，轻微刺激即可引发宫缩，胎动时感腹痛。腹部检查：宫高、腹围较小，尤以胎儿宫内生长受限者明显，有子宫紧裹胎儿感。临产后阴道检查时发现前羊水囊不明显，胎膜与胎儿先露部紧贴。宫缩多不协调，宫口扩张缓慢。

（2）妊娠早期重度羊水过少的胎儿畸形率很高，胎膜可与胎体粘连，胎儿畸形甚至肢体短缺。妊娠中晚期重度羊水过少，容易引起胎儿肌肉骨骼畸形如斜颈、曲背、手足畸形等。羊水过少还可引起胎肺发育不良、胎儿窘迫、新生儿窒息等。

（三）诊断

1. 症状和体征

根据孕妇的症状及宫高、腹围增长情况可初步判断是否有羊水过少。

2. 辅助检查

（1）超声检查　是最重要的检查方法。妊娠晚期最大羊水池深度（AFV）≤2 cm 为羊水过少，≤1 cm 为严重羊水过少。羊水指数（AFI）≤5 cm 诊断羊水过少，≤8 cm 为羊水偏少。妊娠中期发现羊水过少时，应排除胎儿畸形。超声检查对先天性肾缺如、尿路梗阻、胎儿宫内生长受限有较高的诊断价值。

（2）羊水直接测量　破膜后，直接测量羊水，总羊水量＜300 ml，可诊断为羊水过少。

（3）胎心电子监护　宫缩时出现晚期减速，可协助诊断。

（四）治疗

1. 终止妊娠

（1）对确诊胎儿畸形，或胎儿已成熟、胎盘功能严重不良者，应立即终止妊娠。对胎儿畸形者，常采用依沙吖啶羊膜腔内注射的方法引产。

（2）若为正常胎儿，妊娠足月合并严重胎盘功能不良或胎儿窘迫，估计短时间内不能经阴道分娩者，应行剖宫产术；对胎儿贮备力尚好，宫颈成熟者，可在密切监护下破膜后行缩宫素引产。产程中连续监测胎心变化，观察羊水性状。

2. 补充羊水期待治疗

若胎肺不成熟，无明显胎儿畸形者，可行增加羊水量保守期待治疗，尽量延长孕周。可采用羊膜腔灌注液体法，可降低胎心变异减速发生率、羊水粪染率及剖宫产率、同时应注意预防早产。

临床病案分析

女，27 岁，已婚，G1P0，因停经 35 周，宫高腹围明显大于孕周，与 2018 年 4 月 25 日入院。患者末次月经 2017 年 8 月 23 日。停经 40 天出现早孕反应，3 个月左右消失，妊娠 4 个月感觉胎动至今，妊娠 6 个月首次产前检查，测血压 90/65 mmHg。近一个月感腹部较同期其他孕妇明显增大，体重明显增加，不能平卧，气促。

体格检查：体温 37℃，P 100 次/分，R 20 次/分，BP 120/80 mmHg，心率 100 次/分，律齐，有 2 级收缩期吹风样杂音，双下肢及腹壁凹陷性水肿。产科情况：腹部膨隆大于妊娠月份，子宫底剑下 1 横指。腹壁皮肤发亮，变薄，触诊感皮肤张力大，有液体震荡感。胎方位扪不清；胎心音遥远，隐约可听见 149 次/分。

实验室检查：Hb 98 g/L，WBC 9.5 × 10⁹/L，N 0.75%，L 0.25%，PLT 126 × 10⁹/L，尿蛋白（-）。

问题

（1）试述该患者的入院诊断和诊断依据。

（2）该患者如何进一步检查及处理？

解析

（1）诊断：①宫内妊娠 35 周，活胎；②羊水过多；③贫血。诊断依据：①停经 35 周，近 1 个月感腹部较同期怀孕的其他妇女明显增大，体重急剧增加，不能平卧，气促。②体格检查示 T 37℃，R 20 次/分，P 100 次/分，BP 120/80 mmHg，心率 100 次/分，律齐，有 2 级收缩期吹风样杂音，双下肢及腹壁凹陷性水肿。③产科情况示腹部膨隆大于妊娠月份，子宫底剑下 1 横指。腹壁皮肤发亮，变薄，触诊感皮肤张力大，有液体震荡感。胎方位扪不清；胎心音遥远，隐约可听见 149 次/分。宫高腹围明显大于同孕龄孕妇。④实验室检查示 Hb 98 g/L。

（2）进一步检查：B 超检查、AFP 测定。处理：①若 B 超检查排除胎儿畸形，可考虑在 B 超监测下穿刺放羊水，以 500 ml/h 速度，一次放羊水量不超过 1500 ml，以患者症状缓解为度。注意胎盘早剥症状与脐带脱垂发生，预防产后出血和感染。穿刺后酌情使用保胎药。妊娠达 37 周后，胎儿已成熟，可考虑人工破膜终止妊娠。②若 B 超检查有胎儿畸形，则及时终止妊娠。

第二节　脐带异常

速览导引图

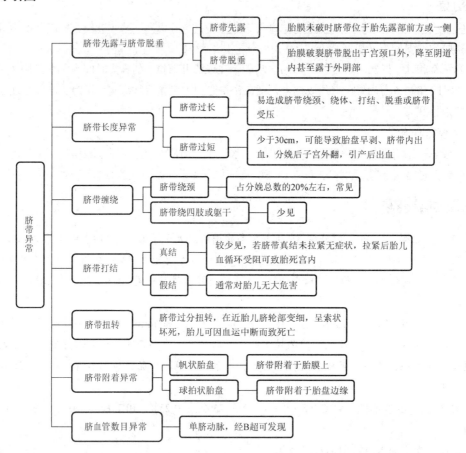

一、脐带先露与脐带脱垂

脐带先露（presentation of umbilical cord）又称隐性脐带脱垂，指胎膜未破时脐带位于胎先露部前方或一侧，亦称脐带前置。当胎膜破裂，脐带进一步脱出于宫颈口外，降至阴道内甚至显露于外阴部，称脐带脱垂（prolapse of umbilical cord）。

（一）病因

易发生在胎先露部不能衔接时：①胎头入盆困难如骨盆狭窄、头盆不称等；②胎位异常如臀先露、肩先露、枕后位等；③脐带过长；④羊水过多或胎儿过小；⑤脐带附着异常及低置胎盘等。

（二）对母儿的影响

脐带先露或脱垂对胎儿危害甚大。脐带先露或脱垂胎先露部尚未入盆，胎膜未破者，可仅在宫缩时胎先露部被迫下降，脐带可因一时性受压致使胎心率异常。若胎先露部已入盆胎膜已破者，脐带受压于胎者先露部与骨盆之间，引起胎儿缺氧胎心率改变，甚至完全消失，以头先露最严重肩先露最轻。若脐带血循环阻断超过 7～8 分钟，则胎死宫内。

（三）临床表现及诊断

宫缩时胎心减慢，间歇时恢复缓慢或不规则，改变体位或上推先露部，胎心率明显好转，应可疑脐带先露。可行超声检查，如在胎头旁侧或先露部找到脐血流声像图，诊断可确定。破膜后胎心率突然减慢，脐带脱垂的可能性较大。应立即肛诊或阴道检查，如发现宫口有搏动感，其速率与胎心相近的条索状物即为脐带先露。如脐带脱出于宫颈口外，即可确诊。

（四）治疗

早发现，早处理，是围生儿能否存活的关键。

1. 脐带先露

经产妇、胎膜未破、宫缩良好者，取头低臀高位，密切观察胎心率，等待胎头衔接，宫口逐渐扩张者，可经阴道分娩。初产妇或足先露、肩先露者，应行剖宫产术。

2. 脐带脱垂

胎心尚好，胎儿存活者，应争取尽快娩出胎儿。

（1）宫口开全　胎头已入盆，行产钳术；臀先露行臀牵引术。

（2）宫颈未开全　产妇立即取头低臀高位，将胎先露部上推，应用抑制子宫收缩的药物，以缓解或减轻脐带受压；严密监测胎心同时，尽快行剖宫产术。

（五）预防

临产后胎先露迟迟不入盆者，尽量少做肛查或阴道检查。检查时动作轻柔。一旦胎膜破裂，应立即听胎心，有异常者，需行阴道检查。

二、脐带长度异常

正常脐带长度 30～100 cm 之间，小于 30 cm 为脐带过短。脐带过长可能会导致绕颈，打结，脱垂，脐带受压等，脐带过短，临产后可导致胎心异常，严重时可致胎盘早剥，分娩后子宫外翻。

三、脐带缠绕

脐带围绕胎儿颈部、四肢或躯体者，称脐带缠绕（cord entanglement）。以缠绕胎儿颈部最为多见，发生率为 20%～25%，其中脐绕颈 1 周发生率为 89%，脐带绕颈 3 周及以上者很少见。脐带缠绕躯干、肢体也比较少见。脐带缠绕对胎儿的影响与缠绕的松紧和周数有关。脐带缠绕使脐带相对变短，影响先露下降，产程延长、停滞。缠绕周数过多、过紧，可导致胎儿血循环受阻，宫内缺氧。

四、脐带打结

脐带打结可分为真结和假结两种。脐带真结较为少见，为妊娠早期因脐带过长，脐带在宫腔内形成环套，胎儿活动穿越环套所致。真结形成后如结未拉紧尚无症状，拉紧后胎儿血循环受阻而致胎儿发育不全或胎死宫内。三维超声显像可正确判断脐带在宫腔内的走向及其与胎儿的关系，对脐带打结有一定准确的诊断率。脐带假结通常危害不大。

五、脐带扭转

为脐带异常的一种，较少见。胎儿活动可以使正常的脐带呈螺旋状，即脐带顺其纵轴扭转，生理性扭转可达 6～11 周。脐带过分扭转在近胎儿脐轮部变细，呈索状坏死，引起血管闭塞或伴血栓存在，胎儿可因血液运输中断而死亡。

六、脐带附着异常

<u>球拍状胎盘</u>：脐带附着于胎盘边缘，状似球拍。对母儿影响不大。

<u>脐带帆状附着</u>。前者是指脐带附着于胎膜上，脐带血管通过羊膜与绒毛膜间进入胎盘，后者系指脐带附着于胎盘边缘。当胎盘血管穿过子宫下段或胎膜跨过子宫颈内口时则称为<u>前置血管</u>。临产后，胎儿先露部压迫前置血管会影响胎儿血供，导致胎儿窘迫。前置血管破裂导致胎儿失血，胎儿死亡率极高。阴道出血多发生在胎膜破裂时，色鲜红，出血量往往不大。超声检查是诊断前置血管的主要手段。

产前发现前置血管，妊娠达 34～36 周，促胎肺成熟后剖宫产终止妊娠。若产时发现前置血管，并发送血管破裂，若胎儿尚存活，立即剖宫产；若胎儿已死亡，则继续阴道分娩。

七、脐血管数目异常

脐带只有一条动脉时，为单脐动脉（single umbilical artery）。产前 B 超可以发现。应注意筛查是否合并其他胎儿异常。

临床病案分析

女，29 岁，G1P0，因停经 38 周，阴道中量流液入院。孕 37 周行 B 型超声检查提示：妊娠 37 周左右，单活胎，臀位。

体格检查：体温 37℃，P 100 次/分，R 20 次/分，BP 120/80 mmHg，律齐。产科情况：腹部膨隆。胎心 149 次/分，频发胎心减速。偶有宫缩，中量阴道流液，无阴道流血。内诊：宫颈半消，宫口开 2 cm，阴道内可触及脐带。

问题

1. 初步诊断？

2. 应如何处理？

解析

1. 初步诊断考虑为脐带脱垂，胎膜早破，妊娠 38 周，孕 1 产 0，臀位。

2. 处理：一旦发现脐带先露或脱垂胎心尚存在，或虽有变异而未完全消失，或刚突然消失者表示胎儿尚存活，应在数分钟内娩出胎儿，应立即行剖宫产术。在准备期间，产妇应采取头低臀高位，必要时用手将胎先露部推向骨盆入口以上以减轻脐带受压，术者的手保持在阴道内，使胎先露部不能再下降以消除脐带受压。

（孙敬霞）

第十二章 产前检查与孕期保健

重点	产前检查的时间、方法及内容，电子胎心监护的判读及意义
难点	电子胎心监护的判读
考点	推算预产期及四步触诊法；电子胎心监护的判读及意义

第一节 产前检查

速览导引图

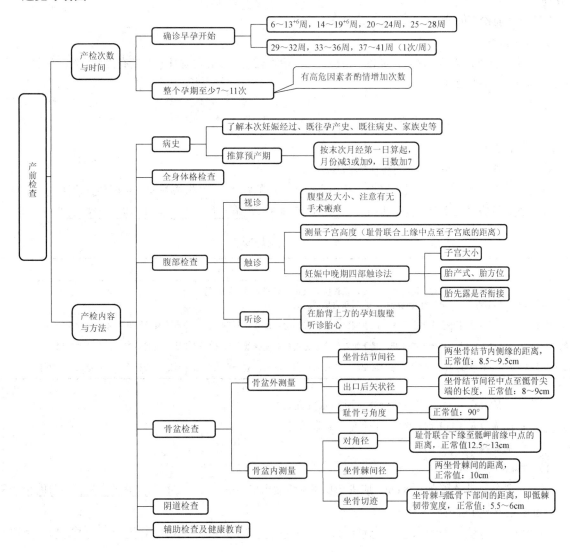

一、产前检查的次数与时间

产前检查的时间应从<u>确诊早孕</u>是开始，主要目的是：①确定孕妇和胎儿的健康情况；②估计和核对孕期或胎龄；③制订产前检查计划。目前推荐的产检孕周分别是：6～13⁺⁶周，14～19⁺⁶周，20～24 周，25～28 周，29～32 周，33～36 周，37～41 周（每周 1 次）。整个孕期至少 7～11 次，有高危因素者，酌情增加次数。

二、产前检查的内容

包括询问病史、全面体格检查、产科检查、必要的辅助检查及健康教育指导。

（一）病史

详细询问病史，包括年龄、职业、本次妊娠的经过、是否合并有内外科疾病、既往孕产史、手术史（尤其是生殖道手术史）、孕妇及其配偶的家族史与遗传病史等。了解月经情况，<u>推算预产期（expected date of confinement，EDC）。</u>

<u>考点</u>：推算及核对预产期，<u>按末次月经第 1 日算起，月份减 3 或加 9，日数加 7。</u>若孕妇仅记住农历日期，应由医师为其换算成公历，再推算预产期。<u>若末次月经不确定或不正常，在妊娠早期采用超声核对和校正 EDC。</u>

（二）产前检查的方法

1. 全身检查

包括检查孕妇的发育、营养、步态、精神状态；检查乳房、心肺、脊柱及下肢有无畸形等；测量血压、身高、体重，计算体重指数。

2. 产科检查

包括腹部检查、骨盆测量、阴道检查、肛门指诊。

（1）腹部检查

①视诊：腹形及大小，注意有无手术瘢痕。

②触诊：测量子宫高度（耻骨联合上缘中点至子宫底的距离）。妊娠中晚期采用四部触诊法检查子宫大小、胎产式、胎方位以及胎先露是否衔接。<u>四部触诊前 3 步面向孕妇头侧，第 4 步面向孕妇足端。</u>

表 12-1 四部触诊法

手法	检查方法
第一步手法	两手置于宫底部，测得宫底高度，估计胎儿大小与妊娠周数是否相符 然后两手指指相对交替轻推，判断在宫底部的胎儿部分
第二步手法	两手分别置于腹部左右侧，一手固定，另手轻轻深按检查，两手交替，确定胎背及胎儿肢体
第三步手法	右手拇指与其余 4 指分开，置于耻骨联合上方握住胎先露部，进一步查清是胎头或胎臀，左右推动以确定是否衔接
第四步手法	左右手分别置于胎先露部的两侧，延骨盆入口向下深按，进一步核对胎先露部是否正确，并确定入盆的程度

③听诊：胎心在胎背上方的孕妇腹壁听得最清楚。

<u>考点</u>：胎方位是 LOA 时，胎心在脐左下方最清楚。

（2）骨盆测量

1）骨盆外测量

<u>考点</u>：骨盆出口横径小于 8 cm，应进一步测量骨盆出口后矢状径，出口后矢状径与坐骨结节间径之和 ≤15 cm 时，表明骨盆出口狭窄。

<u>易混淆点</u>：已有充分的证据表明髂棘间径、髂嵴间径与骶耻外径并不能预测产时头盆不称，因此孕期可

以不常规测量，但怀疑骨盆出口狭窄时，需要测量坐骨结节间径和耻骨弓角度。

表 12-2　骨盆外测量

径线	测量体位	测量方法	正常值
髂棘间径	伸腿仰卧位	两髂前上棘外缘的距离	23～26 cm
髂嵴间径	伸腿仰卧位	两髂嵴外缘最宽的距离	25～28 cm
骶耻外径	左侧卧位，右腿伸直，左腿屈曲	第5腰椎棘突下至耻骨联合上缘中点的距离	18～20 cm
坐骨结节间径（出口横径）	仰卧位，两腿向腹部弯曲，双手抱双膝	两坐骨结节内侧缘的距离	8.5～9.5 cm
出口后矢状径	仰卧位，两腿弯曲外展	坐骨结节间径中点至骶骨尖端的长度	8～9 cm
耻骨弓角度	仰卧位，两腿弯曲外展	两手拇指指尖斜着对拢，放置在耻骨联合下缘，左右两拇指平放在耻骨降支上，测量两拇指间角度	90°

2）内测量

①对角径：耻骨联合下缘至骶岬前缘中点的距离，正常值 12.5～13 cm，减去 1.5～2 cm 为骨盆入口前后径长度，又称真结合径。

②坐骨棘间径：两坐骨棘间的距离，为中骨盆最短径线，正常值 10 cm。

③坐骨切迹：坐骨棘与骶骨下部间的距离，即骶棘韧带宽度，正常能容纳 3 横指（5.5～6 cm），否则为中骨盆狭窄。

（3）阴道检查　妊娠早期初诊时可行双合诊，了解生殖道情况；妊娠期有阴道流血或阴道分泌物异常时，需要行阴道检查；分娩前阴道检查则可协助了解宫颈容受和宫口开大程度，并再次确定产道有无异常。

3. 辅助检查及健康教育

根据孕周开展相应的辅助检查，并进行健康教育指导。

◣ 临床病案分析 ◢

患者女性，28 岁，孕 1 产 0，因"停经 9 个月，腹痛 1 天，宫口开全 2 小时无进展"于 2018 年 7 月 4 日急诊入院，患者末次月经 2017 年 10 月 7 日，孕期未定期产检，仅于停经 50 天左右行 B 超确定宫内妊娠，2018 年 7 月 3 日凌晨出现阵发性腹痛，无阴道流血水，请医生检查，告之未临产，亦未作处理。9PM 腹痛加密变强，于次日 2AM 感肛门坠胀，要向下用力，阴道流出清亮液体，再请医生来，告之宫口开全，准备接生，等待 2 小时产程无进展而急诊入院。体查：T 36.3℃，P 90 次/分，R18 次/分，BP100/65 mmHg。心肺（－），宫高如足月妊娠，头先露，已入盆。ROT，胎心 150 次/分，宫缩（20～30）秒/（2～3）分，中等强度，阴道检查：宫口开全，胎膜已破，头部产瘤大，S＝0，矢状缝位于骨盆斜径上，小囟门在母体右后方，骶岬不突，坐骨切迹＜2 指，坐骨棘突出。

思考

1. 根据以上病案信息，该患者的初步诊断及诊断依据是什么？

2. 针对该患者目前情况，下一步应如何治疗？

解析

1. 患者的初步诊断是：①宫内孕 38^{+4} 周，LOT，单活胎，临产；②第二产程延长；③中骨盆狭窄。诊断依据是：根据患者末次月经算得孕周为 38^{+4} 周，宫口开全 2 小时无进展，可诊断为第二产程延长，根据检查结果，患者胎方位为 LOT，坐骨棘突出和坐骨切迹＜2 指支持中骨盆狭窄。

2. 下一步治疗：立即剖宫产终止妊娠。

第二节　胎儿健康状况评估

速览导引图

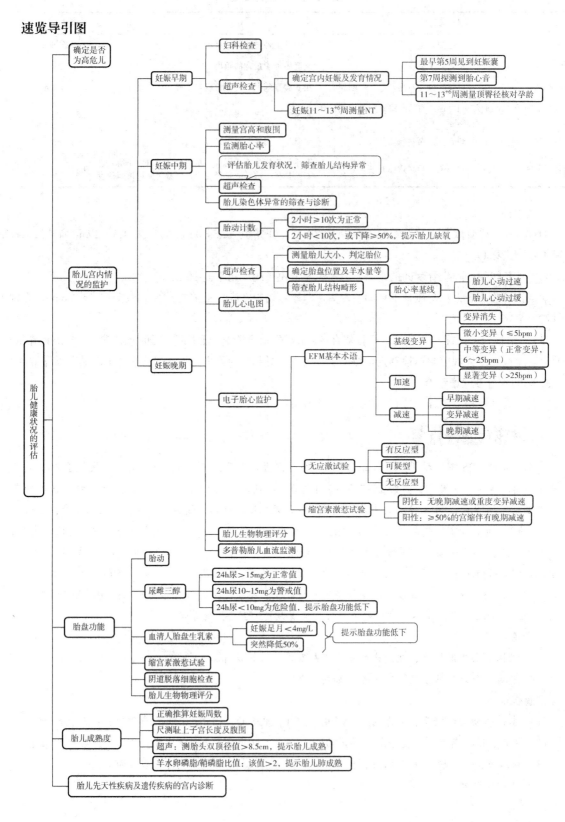

一、胎儿宫内情况的监护

（一）确定是否为高危儿

高危儿（考点）：①孕龄＜37周或≥42周；②出生体重＜2500 g；③巨大儿（≥4000 g）；④生后1分钟内 Apgar 评分＜4分；⑤产时感染；⑥高危产妇的新生儿；⑦手术产儿；⑧新生儿的兄姐有新生儿期死亡；⑨双胎或多胎儿。

（二）胎儿宫内情况的监护

1. 妊娠早期

①妇科检查了解子宫大小及是否与孕周相符；②超声检查于妊娠第5周可见到宫内妊娠囊，第7周能探测到胎心音；③妊娠11～13^{+6}周测量胎儿颈项透明层厚度并了解胎儿发育情况。

2. 妊娠中期

测量宫高和腹围，判断胎儿大小是否与孕周相符；监测胎心率；超声监测胎儿发育状况、筛查胎儿结构异常；胎儿染色体异常的筛查与诊断。

3.妊娠晚期

（1）每次产检测量宫高和腹围，检测胎心率。

（2）胎动计数：

①正常：2小时≥10次。

②胎儿缺氧可能：2小时＜10次或下降≥50%。

（3）超声检查：测量胎儿大小、判定胎位，确定胎盘位置及羊水量等，继续进行胎儿畸形筛查。

（4）胎儿心电图。

（5）电子胎心监护（electronic fetal monitoring，EFM）

1）胎心率基线（fetal heart rate base line）：指在无胎动、无宫缩影响时，10分钟以上的胎心率的平均值。正常在110～160次/分之间。

①每分钟心搏次数（次/分）

②心动过速：胎心率＞160次/分，持续10分钟以上。

③心动过缓：胎心率＜110次/分，持续10分钟以上。

④基线变异：指胎心率基线的周期性波动。包括波动幅度（正常为6～25次/分）和频率（正常为1分钟内波动的次数≥6次）。基线变平即变异消失提示胎儿储备能力丧失。

考点：基线变异根据波动幅度分为：变异消失、微小变异（波动幅度≤5次/分）、中等变异（正常变异，6～25次/分）、显著变异（波动幅度＞25次/分）

2）加速（acceleration）：指基线胎心率突然加快，开始到高峰时间＜30秒。是胎儿良好的表现。

①32周后加速的标准：胎心加速≥15次/分，持续时间＞15秒，＜2分钟。

②32周前加速的标准：胎心加速≥10次/分，持续时间＞10秒，＜2分钟。

3）减速（deceleration）：指随宫缩时出现的暂时性心率减慢。

4）无应激试验（non－stress test，NST）：指在无宫缩、无外界负荷刺激情况下，对胎儿进行宫缩图的观察和记录。20分钟至少2次以上胎动伴胎心率加速＞15次/分，持续时间＞15秒为正常，称为有反应型（正常NST）；超过40分钟没有足够胎心率加速，称为无反应型（异常NST）；介于两者之间为可疑型（不典型NST）。NST是临床上应用最广泛的胎儿监护技术，用于评估胎儿宫内储备能力。

5）缩宫素激惹试验（oxytocin challenge test，OCT）：又称宫缩应激试验（contraction stress test，CST），即缩宫素诱导宫缩并用胎儿监护仪记录胎心率的变化，以检测胎儿宫内储备能力。有阴道分娩禁忌证是OCT

的相对禁忌证，NST 严重异常者也不宜行 OCT 检查，避免加重胎儿宫内缺氧。

考点：10 分钟内少于 3 次持续时间 40 秒以上的宫缩时，需要诱发宫缩。①OCT 阴性：无晚期减速或重度变异减速，提示胎盘功能良好。②OCT 可疑：间断出现晚期减速或重度变异减速；宫缩过频（>5 次/10 分钟）；宫缩伴胎心减速，时间>90 秒；监护图形无法解释。③OCT 阳性：≥50%的宫缩伴有晚期减速（表 12－3）。

表 12－3　三种类型减速比较

减速类型	特点	表现	减速开始至波谷的时间	原因
早期减速	胎心率曲线下降与宫缩曲线上升同时发生	胎心率波谷与宫缩波峰相一致	≥30 s	胎头受压
变异减速	胎心率减速与宫缩无恒定关系	胎心率下降≥15 次/分，15 秒≤持续时间<2 分钟	<30 s	脐带受压
晚期减速	胎心率下降起点落后于宫缩曲线上升的起点	胎心率波谷延后于宫缩波峰	≥30 s	胎盘功能不良胎儿缺氧

6）胎儿生物物理评分：包括无应激试验 NST、胎儿呼吸运动、胎动、胎儿张力和羊水深度。每项指标 2 分，总分 10 分，8～10 分正常，4 分及以下异常，中间为可疑。

考点总结：妊娠晚期可以通过 NST、OCT 及生物物理评分进行胎儿宫内状况评估。低危孕妇 NST 一般从妊娠 34 周开始，高危孕妇酌情提前，监测频率根据具体风险决定。

7）多普勒胎儿血流监测：常用指标包括：①脐动脉和胎儿大脑中动脉的 S/D 比值、RI 值（阻力指数）、PI 值（搏动指数）；②脐静脉和静脉导管的血流波形。脐动脉多普勒血流检测结果反映了胎儿－胎盘血管阻力，不同孕周参考值不同。脐动脉多普勒血流指数超过孕周平均值 2 个标准差或舒张期血流缺失，判断为异常血流，提示存在胎儿缺氧。

二、胎盘功能检查

（1）胎动　2 小时≥10 次为正常。

（2）测定孕妇尿中雌三醇值　24 h 尿>15 mg 为正常值，10～15 mg 为警戒值，<10 mg 为危险值，提示胎盘功能低下。

（3）测定孕妇血清人胎盘生乳素（human placental lactogen，hPL）值　妊娠足月 hPL 值 4～11 mg/L，该值于妊娠足月<4 mg/L 或突然降低 50%，提示胎盘功能低下。

（4）缩宫素激惹试验（OCT）　NST 无反应型需做 OCT，阳性提示胎盘功能减退。

（5）阴道脱落细胞检查　舟状细胞少或消失，有外底层细胞出现，嗜伊红细胞指数>10%，致密核多者，提示胎盘功能减退。

（6）超声检查　生物物理评分。

三、胎儿成熟度检查

（1）正确推算妊娠周数。

（2）尺测耻上子宫长度及腹围　胎儿体重 = 子宫长度（cm）×腹围（cm）+200。

（3）超声检查　测胎头双顶径值>8.5 cm，提示胎儿成熟。

（4）检查羊水卵磷脂/鞘磷脂（L/S）比值　该值>2，提示胎儿肺成熟。羊水泡沫试验有完整泡沫环，也提示胎儿肺成熟。

四、胎儿先天畸形及遗传性疾病的宫内诊断

（1）染色体核型分析　绒毛穿刺（妊娠早期）或羊水穿刺（妊娠中期）进行核型分析。

（2）超声检查 筛查胎儿结构畸形如无脑儿、脊柱裂及脑积水等。

（3）孕妇外周血 获取胎儿细胞行染色体检查。

（4）羊水检测 检测其中酶和代谢产物诊断先天性代谢疾病,检测羊水中甲胎蛋白辅助诊断胎儿开放性神经管缺陷。

（5）羊膜腔内胎儿造影 诊断胎儿体表畸形及泌尿系统、消化系统畸形。

临床病案分析

患者女性,28 岁,孕 1 产 0,因"停经 8 个月,胎动减少 1 天"于 2018 年 7 月 10 日急诊入院,患者末次月经 2017 年 10 月 12 日,孕期规律产检,自诉各项检查均正常。2018 年 7 月 9 日无诱因出现胎动减少,12 小时胎动约为 8 次,无腹痛、腹胀,无阴道流血、流液及其他不适。查体：T 36.4℃,P 80 次/分,R 18 次/分,BP 110/70 mmHg。心肺（－）,宫高 32 cm,腹围 95 cm,腹部未扣及宫缩,头先露,未入盆,胎心 120 次/分,律齐,双下肢无水肿。

思考

1. 根据以上病案信息,该患者的初步诊断及诊断依据是什么?

2. 针对该患者目前情况,下一步应完善哪些检查,如何处理?

解析

1. 患者的初步诊断是：①宫内孕 38^{+2} 周,LOT,单活胎；②胎儿窘迫。诊断依据是：根据患者末次月经算得孕周为 38^{+2} 周,患者有胎动减少的症状,胎心监护：NST 无反应型,故诊断为胎儿窘迫。

2. 下一步检查：完善术前准备及产科超声检查。

3. 处理：积极改善胎儿宫内环境,同时进行生物物理评分,如≤6 分,且复查胎心监护仍为无反应型或超声提示有羊水减少,立即行剖宫产终止妊娠。NST 异常者,通常应进行 OCT 或生物物理评分进一步评估,处理方案根据孕周、监测结果及孕妇是否存在妊娠并发症、合并症来综合判断。胎儿生长受限和子痫前期的患者还可行脐动脉多普勒血流测定。

第三节 孕期保健

速览导引图

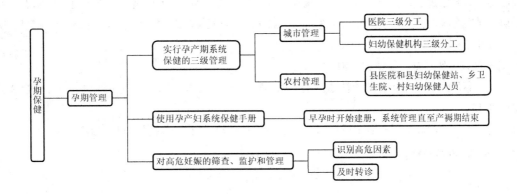

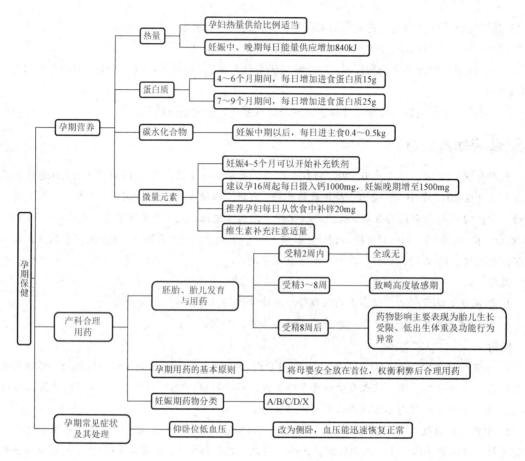

一、孕妇管理

1. 实行孕产期系统保健的三级管理

（1）城市管理

①医院三级分工：市、区、街道；

②妇幼保健机构三级分工：市、区、基层卫生院。

（2）农村管理　县医院和县妇幼保健站、乡卫生院、村妇幼保健人员。

2. 使用孕产妇系统保健手册

确诊早孕时开始建册，系统管理直至产褥期结束（产后满6周）。手册是孕产期全过程的病例摘要，包括产后访视（共3次，第1次于产妇出院3日内，第2次于产后14日，第3次于产后28天）记录，所有数据将进行统计分析。

3. 对高危妊娠的筛查、监护和管理

（1）识别高危因素　包括孕妇的基本情况（如年龄、身高、体质等）、不良孕产史、内外科合并症和产科并发症等4方面。

（2）及时转诊　对高危因素复杂或病情严重孕妇，及早转送至上一级医疗单位诊治。

二、孕期营养管理

（一）热量

热量供给应有适当比例，蛋白质占15%、脂肪占20%、碳水化合物占65%。妊娠中、晚期需要增加能量供应，在原基础上每日增加840 kJ。孕期体重增加管理见表12-4。

表 12-4 孕期体重增加管理

孕前体重分类	BMI（kg/m²）	孕期体重增长推荐（kg）
低体重	<18.5	12.5～18
正常体重	18.5～24.9	11.5～16
超重	25～29.9	7～11.5
肥胖	≥30	5～9

（二）蛋白质

（1）妊娠 4～6 个月期间，每日增加进食蛋白质 15 g。

（2）妊娠 7～9 个月期间，每日增加进食蛋白质 25 g。

（三）碳水化合物

提供机体能量的主要食物。妊娠中期以后，每日进主食 0.4～0.5 kg 可以满足需求。

（四）微量元素

1. 铁

妊娠中后期对铁需要增加，妊娠 4～5 个月可以开始补充铁剂，无贫血者补充铁元素 60 mg/d，有缺铁性贫血者应补充铁元素 100～200 mg/d。

2. 钙

妊娠 16 周起每日摄入钙 1000 mg，妊娠晚期增至 1500 mg。

3. 锌

推荐孕妇每日从饮食中补锌 20 mg，若孕妇血锌低于 7.7 μmol/L，是胎儿宫内缺锌的危险指标。

4. 碘

推荐每日膳食中供给碘 175 μg，提倡整个孕期食用含碘食盐。

5. 维生素

（1）维生素 A 推荐每日膳食中维生素 A 的供给量，孕妇为视黄醇当量 1000 μg，供给不足或过量都可能增加胎儿畸形的风险。

（2）维生素 D 推荐每日膳食中维生素 D 的供给量为 10 μg。

（3）维生素 B 推荐每日膳食中维生素 B_1、B_2、叶酸的供给量分别为 1.8 mg、1.8 mg、0.8 mg。妊娠前 3 个月口服叶酸 0.4 mg，每日一次。

（4）维生素 C 推荐每日膳食中维生素 C 的供给量 80 mg；建议口服维生素 C 200 mg，每日 3 次。

三、产科合理用药

（一）胚胎、胎儿发育与用药

（1）受精 2 周内 受精卵或胚胎对外源性损伤很敏感，轻度损伤可自行修复，重度损伤则胚胎死亡或流产，一般不致畸，即"全或无现象"。

（2）受精 3～8 周 胚胎器官分化发育阶段，是致畸高度敏感期。

（3）受精 8 周后 胎儿生长发育、器官功能完善阶段，期间受到药物影响，主要表现为胎儿生长受限、低出生体重及功能行为异常，但此阶段胎儿神经系统、生殖系统仍在继续分化，尤其是神经系统，受到药物损害可能影响智力发育。

（二）孕期用药的基本原则

孕期用药要将母婴安全放在首位，权衡利弊后合理用药。

（1）用药必须有明确的指征。

（2）根据病情在医生的指导下选用有效且对胎儿相对安全的药物。

（3）尽量避免联合用药。

（4）尽量避免选用较新的、尚未肯定是否对胎儿有不良影响的药物。

（5）严格掌握剂量和疗程，及时停药。

（6）妊娠早期若病情允许，尽量延迟到妊娠中期以后再用药。

（二）妊娠期药物分类（表12-5）

表12-5　美国食品和药物管理局（FDA）妊娠期药物分类

分类	对胎儿的影响	药物
A	临床对照研究未发现对胚胎及胎儿有损害，危险性小	仅维生素属于此类药物，还需适量
B	动物实验未发现对胎儿有危害，临床对照研究中药物对胚胎及胎儿的危害证据不足	青霉素族及大多数头孢菌素、红霉素、克林霉素、呋喃妥因等，抗结核药乙胺丁醇以及胰岛素、吲哚美辛（32周以后不宜使用）、泼尼松龙等
C	仅在动物实验研究证明可致胎儿畸形或死亡，但无临床对照研究，孕妇用药需权衡利弊，谨慎使用	此类药物较多，包括大多数抗病毒药物，所有常用的血管扩张剂，部分抗癫痫药和镇静剂等，倍他米松与地塞米松均属此类
D	对胎儿危害有确切证据，仅在临床非常需要又无替代药物时应用	几乎所有抗肿瘤药、大部分抗癫痫药、香豆素衍生物如华法林以及硫酸链霉素、氢氯噻嗪等。小剂量阿司匹林属C类药，大剂量长期服用成为D类药
X	动物实验和临床资料均证实对胎儿有明显致畸作用或其他危害，妊娠期禁止使用	如甲氨蝶呤、环磷酰胺、卡马西平、苯妥英钠、丙戊酸钠、丹那唑、异维A酸放射碘、己烯雌酚、ACEI类药物等

注：该分类法虽然在药典中广泛应用，但对临床指导有限，目前FDA正逐步改为更详细的知情告知。

四、孕期常见症状及其处理

1. 消化系统症状

（1）孕吐反应，维生素B₆ 10～20 mg，每日3次口服；若发展成为妊娠剧吐，则按该疾病处理。

（2）消化不良，维生素B₁ 20 mg、干酵母3片、胃蛋白酶0.3 g，饭时与稀盐酸1 ml同服，每日3次。

2. 贫血

妊娠中后期孕妇可口服富马酸亚铁0.2 g或硫酸亚铁0.3 g，每日1次，预防贫血。缺铁性贫血的孕妇应每日给予富马酸亚铁0.4 g或硫酸亚铁0.6 g治疗。

3. 腰背痛

妊娠期孕妇可出现轻微腰背痛，必要时卧床休息、局部热敷及药物治疗。严重者应查找病因。

4. 下肢及外阴静脉曲张

妊娠末期尽量避免长时间站立，可穿有压力梯度的弹力袜，晚间睡眠时适当垫高下肢。

5. 下肢肌肉痉挛

可能是孕妇缺钙的表现，应补充钙剂，如乳酸钙1 g、维生素AD丸1丸，每日3次；维生素E 100 mg，每日1～2次。

6. 下肢水肿

注意休息，左侧卧位，下肢垫高15°，使下肢血液回流改善。休息会消退，一般属于正常现象；若水肿明显，休息后不消退，应该考虑到妊娠高血压疾病、妊娠合并肾脏疾病等可能。

7. 痔疮

妊娠期增大的子宫压迫及腹压增高所致。多吃蔬菜，少吃辛辣食物，必要时服缓泻剂软化大便。痔脱出可手法还纳。

8. 便秘

每日晨饮一杯水，养成每日排便的习惯，多吃蔬菜水果。必要时口服缓泻剂。

9. 仰卧位低血压

妊娠期增大的子宫压迫下腔静脉，长时间仰卧，使回心血量及心排血量减少，出现低血压。改为侧卧，使下腔静脉血流通畅，血压能迅速恢复正常。

临床病案分析

孕妇，30岁，停经34^{+5}周，双胎，于门诊行胎心电子监护，检查开始时孕妇取侧卧位，过程中发生体位改变，转为仰卧位约7分钟后感头晕、恶心、胸闷、出冷汗。

思考

1. 该孕妇发生了什么？

2. 该如何处理？

解析

1. 该孕妇发生了仰卧位低血压综合征。仰卧位低血压综合征主要发生于妊娠晚期，由于子宫增大，仰卧位时压迫下腔静脉，使下腔及盆腔内静脉回流受影响，回心血量减少，右心房压下降、心排血量随之减少，从而引起血压下降，出现休克的一系列临床表现。剖宫产手术麻醉后最常见，尤其是硬膜外麻醉。多胎妊娠、羊水过多、巨大胎儿等子宫异常增大者更易出现。重度仰卧位低血压综合征可导致胎儿窘迫、胎盘早剥、孕妇心脏停搏等，危及母儿生命。

2. 医务人员发现该孕妇面色苍白，脉搏加快，立即将其改为左侧卧位，吸氧，孕妇血压迅速恢复，症状缓解。行NST检查时一定要注意孕妇体位，目前推荐采取120°角的半坐位，以避免意外的发生。

（丁依玲　喻玲）

第十三章 遗传咨询、产前筛查、产前诊断与胎儿干预

重点	人类遗传病的分类，产前筛查、产前诊断的常用方法
难点	人类遗传病子代患病风险率的推算
考点	产前筛查的方法，产前诊断的对象和方法

第一节 遗传咨询

速览导引图

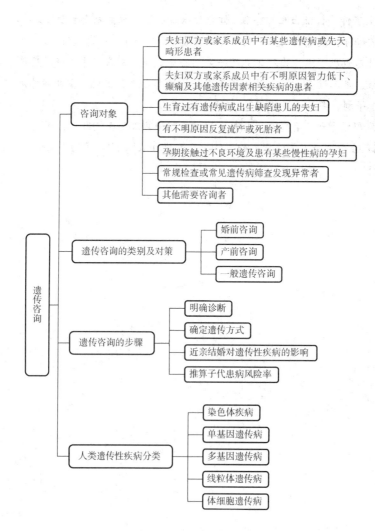

遗传咨询（genetic counselling）是指从事医学遗传的专业人员或咨询医师应用遗传学和临床医学的基本原理，对咨询者提出的家庭中遗传性疾病的<u>发病原因</u>、<u>遗传方式</u>、<u>疾病诊断</u>、<u>预后</u>、<u>复发风险率</u>和<u>防治</u>等问题予以解答，并就咨询者提出的婚育问题提出建议和具体指导。

一、遗传咨询的目的

及时确定遗传性疾病患者或携带者，并预测其后代患病风险率，商讨应该采取的预防措施，以达到减少遗传病患儿出生，降低遗传病发生率，提高人群遗传素质和人口质量的目的。

二、遗传咨询的对象

（1）夫妇双方或家系成员中有某些遗传病或先天畸形患者，或者有不明原因智力低下、癫痫及其他遗传因素相关疾病的患者。

（2）生育过有遗传病、先天畸形患儿，或不明原因智力低下患儿的夫妇。

（3）有不明原因反复流产或死胎者。

（4）孕期接触过不良环境及患有某些慢性病的孕妇。

（5）常规检查或常见遗传病筛查发现异常者。

（6）其他需要咨询者如近亲婚配、高龄孕妇等。

三、遗传咨询的步骤

（一）明确诊断

1. 正确认识遗传性疾病与先天性疾病、家族性疾病的区别和联系

（1）<u>遗传性疾病</u>　个体生殖细胞或受精卵的遗传物质发生突变引起的疾病，具有<u>垂直传递和终生性特征</u>。

（2）<u>先天性疾病</u>　个体出生后即表现出来的疾病，包括身体结构、功能或代谢异常。有形态结构异常者又称先天畸形。

（3）<u>家族性疾病</u>　表现出家族聚集现象的疾病。

2. 收集详细的病史资料

3. 根据临床表现进行系统的体格检查和实验室检查

（二）确定遗传方式

（1）根据遗传性疾病类型和遗传方式做出评估，预测患者子代再发风险率。

（2）根据致畸因子的毒性、剂量、持续时间、接触方式及接触时胎龄等因素，综合分析其对胚胎或胎儿的影响。

（三）近亲结婚对遗传性疾病的影响

近亲结婚增加父母双方相同的有害性基因传给下一代的概率，当一方是某种致病基因的携带者时，另一方很可能也是携带者，婚后所生子女常染色体隐性遗传病的发生率明显升高。

（四）推算子代患病风险率

1. 单基因遗传病预期风险率的推算

（1）常染色体显性遗传病　夫妻一方患病，子女预期风险率为 1/2，未发病的子女，其后代通常不发病。

（2）常染色体隐性遗传病　①夫妻为表型正常的携带者，生育过一个患儿，再生育子女预期风险率均为 1/4；②一方患病，另一方正常，非近亲结婚，其子女均为致病基因型携带者；③一方患病，另一方为携带者，其子女 1/2 携带者，1/2 患者；④一方患病，且为近亲结婚，子女的发病风险明显增高。

（3）X 连锁显性遗传病　①夫为患者，妻正常，其女儿均发病，儿子均正常；②妻为患者，夫正常，通常其子女各有 1/2 发病。

（4）X连锁隐性遗传病　①妻是携带者，夫正常，其儿子患病风险率为 1/2，女儿 1/2 为携带者；②夫为患者，妻正常，其儿子通常不发病，女儿为携带者；③夫为患者，妻为携带者，儿子患病风险率为 1/2，女儿 1/2 为携带者，1/2 为患者；④妻为患者，夫正常，儿子均发病，女儿均为携带者。

2. 多基因遗传病发生风险率的推算

家庭中患多基因遗传病的患者越多，病情越严重，其子代再发风险越高。一般根据该病的群体发病率、遗传度、亲缘关系、亲属中已发患者数及病变严重程度估算再发风险度。

3. 染色体病预期风险率的推算

染色体病大多由亲代的生殖细胞染色体畸变引起，少数由于父母一方是染色体平衡易位携带者而引起，因此需要根据患者及其父母的核型分析来判断预期风险。

考点：人类遗传性疾病分为 5 类，包括染色体疾病、单基因遗传病、多基因遗传病、线粒体遗传病、体细胞遗传病（也有分为 6 类，增加了一个基因组疾病）。

四、遗传咨询类别及对策

1. 婚前咨询

发现影响婚育的先天畸形或遗传性疾病时，按暂缓结婚、可以结婚但禁止生育、限制生育、不能生育等4 类情况掌握标准。

考点 1：不能结婚的标准：①直系血亲或三代以内旁系血亲；②男女双方本人或家系中患有相同的遗传性疾病；③严重智力低下者，有各种畸形，生活不能自理者。

考点 2：不能生育的标准：①男女一方患有严重的常染色显性遗传病；②男女双方均患有严重的相同的常染色隐性遗传病；③男女一方患有严重的多基因遗传病。

2. 产前咨询

主要的遗传咨询问题为：

（1）夫妻一方或家属曾育有遗传病患儿或先天畸形儿，生育下一代患病概率多大？能否预测？

（2）已生育患儿的夫妻再生育同病患儿的概率是多少？

（3）妊娠期间，尤其妊娠前 3 个月接触过放射线、化学物质或服用过药物，会不会导致胎儿畸形？

3. 一般遗传咨询

主要的遗传咨询问题为：

（1）有遗传病家族史，咨询该病是否累及本人及子女。

（2）夫妻生育的畸形儿，是否属于遗传性疾病？

（3）多年不孕或习惯性流产，希望获得生育指导。

（4）夫妻一方接受放射线、化学物质或有害生物因素，是否会影响下一代？

五、遗传咨询的注意事项

（1）要坚守"亲切、畅言、守密"的咨询原则。

（2）要充分尊重患者。

（3）尊重科学的原则。

（4）尽可能完善病历资料。

第二节　产前筛查

速览导引图

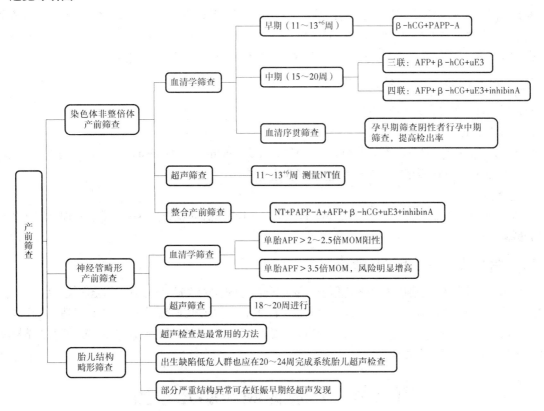

遗传筛查，包括对成年人、胎儿及新生儿遗传性疾病筛查三个部分，对胎儿的遗传筛查又称为产前筛查。产前遗传筛查的目标是检出其子代患遗传性疾病风险高的个体或夫妇，对发病率高、严重遗传性疾病和先天畸形等采用简便、可行、无创检查方法进行产前筛查，筛查出可疑者再进一步行产前诊断，是预防遗传性疾病发生的重要步骤。

一、遗传筛查应符合以下标准

（1）所筛查疾病在被筛查人群中发病率高，严重影响健康，筛查出来后有治疗或预防的方法。

（2）筛查方法应是非创伤性、容易实施且经济实用。

（3）筛查方法应统一，易于推广，易于被筛查者接受。

二、胎儿非整倍体染色体异常的产前筛查

以唐氏综合征（21-三体）为代表，包括18-三体及13-三体综合征的非整倍体染色体异常是产前筛查的重点。

1. 妊娠早期筛查

通常在妊娠 11～13^{+6} 周进行，方法包括孕妇血清学检查、超声测定胎儿颈项透明层厚度（NT）或者两者联合。常用的血清学检查指标有β-绒毛膜促性腺激素（β-hCG）和妊娠相关血浆蛋白A（PAPP-A）。

考点：超声测量 NT 在妊娠 11～13^{+6} 周进行，即胎儿头臀长为 45～84 mm 时。

2. 妊娠中期筛查

通常在妊娠 15～20 周采用血清学标志物联合筛查，包括甲胎蛋白（AFP）、β-绒毛膜促性腺激素（β-hCG）和游离雌三醇（uE$_3$）三联筛查，或增加抑制素 A（inhibin A）形成四联筛查。该方法还可以作为开放性神经管缺陷的筛查方式。

难点：①妊娠早期联合筛查，联合血清学和 NT，唐氏综合征检出率 85%，假阳性率 5%；②血清序贯筛查，孕早期筛查阴性者行孕中期筛查，即 PAPP-A+四联筛查，唐氏综合征检出率与妊娠早期联合筛查相当；③整合产前筛查，NT 联合早、中期血清学筛查，能提高检出率，降低假阳性率。

三、胎儿神经管畸形的产前筛查

包括脊柱裂、脑脊膜膨出和无脑畸形等。

1. 血清学筛查

妊娠中期 15～20 周筛查母体血清 AFP，以中位数倍数（multiple of the median，MOM）为单位，单胎血清 AFP>2～2.5 倍 MOM 为阳性，3.5 倍 MOM 风险明显增高。

2. 超声筛查

母体血清 AFP 升高可能受其他因素影响，因此应尽快行胎儿超声检查，18～20 周超声即可筛查出胎儿神经管缺陷。

四、胎儿结构畸形的产前筛查

超声是最常用的方法。即使出生缺陷低危人群，也应在妊娠 20～24 周间进行一次系统的胎儿超声检查，包括胎儿头面、颈、胸、腹及脊柱、四肢以及胎盘、脐带等，均有规定的检查内容。妊娠中期超声筛查胎儿结构畸形的检出率为 50%～70%。胎儿体蒂异常、无脑儿、无叶型前脑无裂畸形、腹裂等胎儿严重结构畸形可在妊娠早期经超声筛查和诊断。

第三节　产前诊断与胎儿干预

速览导引图

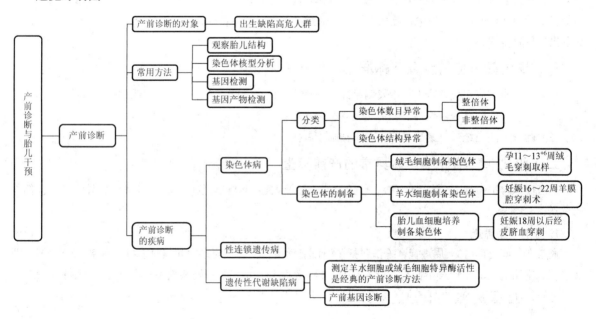

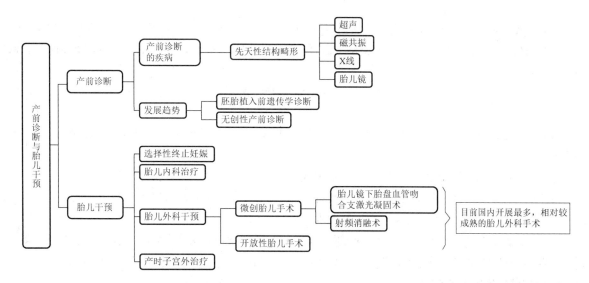

产前诊断，又称宫内诊断或出生前诊断，是指对可疑出生缺陷的胎儿在其出生前应用各种先进的检测手段，如影像学、生物化学、细胞遗传学及分子生物学等技术，评估胎儿在宫内的发育情况，对先天性和遗传性疾病做出诊断，为胎儿宫内治疗（手术、药物、基因治疗等）及选择性流产提供依据。

一、产前诊断

1. 产前诊断的对象

出生缺陷的高危人群。

（1）年龄大于 35 岁的高龄产妇。

（2）生育过染色体异常儿的孕妇。

（3）生育过无脑儿、脑积水、脊柱裂、唇腭裂、先天性心脏病等多基因遗传病患儿者。

（4）夫妇一方有染色体平衡易位者。

（5）X 连锁隐性遗传病基因携带者。

（6）夫妇一方有先天性代谢疾病或已生育过患儿的孕妇。

（7）在妊娠早期接受过较大剂量化学毒物、辐射或严重病毒感染的孕妇。

（8）有遗传性疾病家族史或近亲婚配的孕妇。

（9）原因不明的流产、死胎、畸形和有新生儿死亡史的孕妇。

（10）产前筛查发现染色体核型异常的高危人群以及胎儿发育异常、羊水量异常和可疑结构畸形者。

2. 产前诊断常用方法

（1）观察胎儿结构　利用超声、X 线、磁共振、胎儿镜等方法观察胎儿解剖结构。

（2）染色体核型分析　利用绒毛、羊水和胎儿血细胞等，获得胎儿染色体并进行核型分析，进行染色体疾病的诊断。常用的实验室诊断技术包括荧光原位杂交技术（fluorescence in situ hybridization，FISH）、染色体微阵列分析（chromosomal microarray analysis，CMA）等。

（3）基因检测　利用基因芯片、DNA 分子杂交、限制性内切酶谱分析、聚合酶链反应（PCR）、靶向基因测序等技术，诊断胎儿基因疾病。

（4）检测基因产物　利用羊水、羊水细胞、绒毛细胞或胎儿血液进行蛋白质、酶和代谢产物检测，诊断胎儿神经管缺陷、先天性代谢疾病等。

3. 产前诊断的疾病

（1）染色体病　包括染色体数目异常和结构异常导致的疾病，染色体数目异常包括整倍体和非整倍体。

（2）性连锁遗传病　以 X 连锁隐性遗传病居多，如红绿色盲、血友病、进行性肌营养不良（DMD）等。

（3）遗传性代谢缺陷病　多为常染色体隐性遗传病。其基因突变导致某种酶缺失、引起代谢抑制、代谢中间产物累积而出现一系列临床症状。

（4）先天性结构畸形　特点是有明显的结构改变，如神经管畸形、先天性心脏病、唇腭裂等。

4. 染色体病的产前诊断

（1）羊水细胞制备染色体　孕 16 周后羊膜腔穿刺抽出羊水，获得其中的胎儿细胞或胎儿 DNA，培养后进行染色体核型分析。

（2）绒毛细胞制备染色体　孕 11～13^{+6} 周通过绒毛穿刺取样，需 7～14 日获得结果。

（3）胎儿血细胞培养制备染色体　经腹穿刺脐带获得脐血，培养胎儿血细胞 48～72 小时后制片，结果准确可靠，但引起胎儿丢失的风险较羊膜腔穿刺术高。

考点：胎儿染色体和基因疾病产前诊断获得获取胎儿细胞的常用方法（有创产前诊断）：①绒毛穿刺取样，妊娠 11～13^{+6} 周进行；②羊膜腔穿刺，妊娠 16～22 周进行；③经皮脐血穿刺，妊娠 18 周以后进行。

5. 性连锁遗传病的产前诊断

对于能进行产前诊断的性连锁遗传性疾病，可以直接进行产前诊断，而不必进行性别鉴定。中孕期超声检查也可协助诊断，但具有一定的误诊率。

6. 遗传性代谢缺陷病的产前诊断

多为常染色体隐性遗传病，测定培养的羊水细胞或绒毛细胞特异酶活性是产前诊断的经典方法。有些遗传代谢病的酶缺陷并不在羊水细胞和绒毛细胞中表达，需进行基因诊断。

7. 结构畸形的产前诊断

可通过影像学获得诊断：X 线、超声、MRI、胎儿镜等。孕 20～24 周中孕期系统胎儿超声检查是目前排查胎儿结构畸形最常用的方法，但具体不同的结构畸形进行产前超声诊断的时间有所不同，如妊娠 14 周后可以诊断无脑儿，脊柱裂妊娠早期可诊断，最佳检查时间是 18～20 周，多囊肾则可能到妊娠晚期才能确诊。

8. 遗传性疾病产前诊断的发展趋势

（1）胚胎植入前遗传学诊断（preimplantation genetic diagnosis，PGD）　指在胚胎植入前对配子或胚胎进行遗传学检测，将诊断为无遗传性疾病表型的胚胎移植入子宫，从而防止遗传病患儿的妊娠和出生。

（2）无创性产前诊断（non-invasive prenatal diagnosis，NIPD）　是从孕妇外周血中提取游离的胎儿 DNA，筛查常见的非整倍体染色体异常的方法。多采用二代测序和信息生物学技术，对最常见的 21-三体、18-三体、13-三体筛查准确性高。尽管唐氏综合征的检出率达到 99%，但目前仍然只是作为胎儿染色体非整倍体高危人群的次级筛查方法，尚不能取代传统侵入性产前诊断技术，因此更多称之为无创产前检测（non-invasive prenatal testing，NIPT）。

二、胎儿干预

胎儿干预主要有以下几种方法。

（1）选择性终止妊娠　对于诊断明确的致死性畸形、染色体非整倍体畸形、预后严重不良的遗传性疾病等，建议选择性流产或引产。

（2）胎儿内科治疗　如胎儿严重贫血、室上性心动过速等疾病，如果及时处理，经胎儿输血、药物治疗等可以明显改善围生儿预后。

（3）胎儿外科干预　胎儿外科手术指征包括：①诊断明确；②对母体的损害和危险性小；③如果不及时干预，胎儿缺陷会继续加重，甚至危及生命。胎儿手术分为微创胎儿手术和开放性胎儿手术，子宫开放性手术对孕妇和胎儿均有很大风险，需谨慎使用。目前国内开展最多的相对较成熟的胎儿外科手术，是对单绒毛膜双羊膜囊双胎妊娠中双胎输血综合征、选择性胎儿生长受限等进行的胎儿镜下胎盘血管吻合支激光凝固术或射频消融术，属于微创胎儿手术。

（4）产时子宫外治疗　对于一些主要影响胎儿通气功能的先天畸形，可在剖宫产过程中暂时保持胎儿胎盘循环的同时，进行胎儿手术以解除气道阻塞。产时子宫外治疗关键是进行胎儿治疗的同时保持子宫低张状态和子宫–胎盘循环。

临床病案分析

一对夫妇带一个 3 岁重度 β–地中海贫血的孩子前来进行遗传咨询，父母想知道将来能否再生育一个健康小孩。

思考

1. 针对先证者需询问的一般资料，病史，家族史和查看及检查的体征有哪些？

2. β–地中海贫血分子诊断流程？

3. 此对夫妇欲再生一胎健康的孩子，你在遗传咨询中应讲些什么？

解析

1. 需要了解的资料

（1）一般资料：性别、年龄、身高、籍贯、民族、智力情况、居住环境及有无特殊情况。

（2）病史：什么时候发现异常症状或在医院诊断为贫血？是否输过血？具体输血时间？已输血次数、频率，有无其他并发症？

（3）家族史：父母既往生育史，家族中有无类似患者，尽可能问清亲属情况并绘系谱图。

（4）体征：是否有面色苍白、β–地中海贫血面容？身体骨骼发育情况如何，触诊肝、脾是否肿大。

2. β–地中海贫血分子诊断流程

（1）抽外周血，提取基因 DNA。

（2）PCR 扩增 β–珠蛋白基因，琼脂糖凝胶电泳（鉴定 PCR 扩增是否成功）。

（3）反向点杂交检测常见 β–地中海贫血基因。

（4）审核，发基因诊断报告单。

3. 遗传咨询

（1）告知先证者所患的病：重型 β–地中海贫血。

（2）遗传方式：常染色体隐性遗传病。

（3）复发风险：一对 β–地中海贫血携带者的风险夫妇所怀胎儿有 1/4 的风险生重型患儿；有 1/2 的概率生携带者；有 1/4 的机会生完全健康的小孩。

（4）如何预防重型患儿出生：在父母致病突变已知情况下，再次妊娠的第 16～20 周抽羊水来进行胎儿的 β–地中海贫血产前基因诊断。

（丁依玲　喻　玲）

第十四章　正常分娩

速览导引图

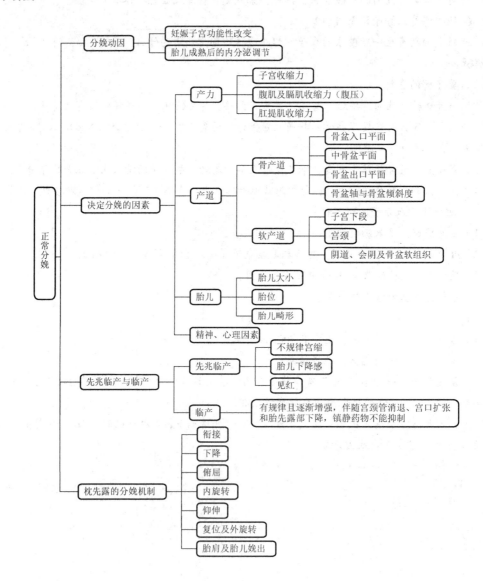

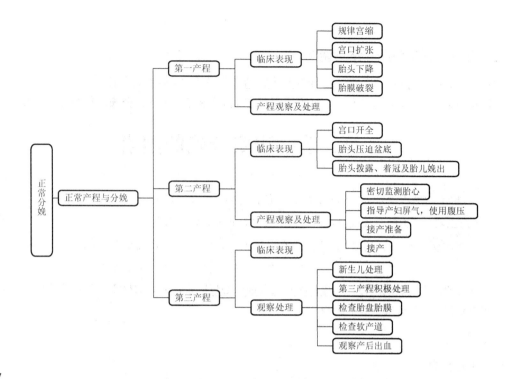

定义

分娩: 妊娠满 28 周及以后的胎儿及附属物,从母体全部娩出的过程。

早产: 妊娠满 28 周至不满 37 足周(196~258 日)期间分娩。

足月产: 妊娠满 37 周至不满 42 足周(259~293 日)期间分娩。

过期产: 妊娠满 42 周及其后(294 日及 294 日以上)期间分娩。

第一节　分娩动因

重点	分娩、早产、足月产、过期产的定义
难点	妊娠子宫功能性改变、胎儿成熟后的内分泌物调节
考点	名词定义及分娩动因

妊娠子宫功能性改变和胎儿成熟是分娩启动的必要条件,子宫静息稳态失衡、缩宫素诱导、胎儿成熟或其他应激激活下丘脑–垂体–肾上腺(HPA)轴可能是分娩启动的重要环节。

一、妊娠子宫功能性改变

临产前子宫特点:①子宫肌层缩宫素受体剧增;②子宫肌细胞间隙连接增加;③子宫肌细胞内钙离子浓度增加;④子宫肌层白细胞募集;⑤宫颈软化成熟及子宫下段形成良好。

(1)前列腺素　增加子宫敏感性,诱发宫缩,促进宫颈成熟,对分娩发动起主导作用,但其合成与调节步骤尚不清楚。

(2)雌激素　增强子宫敏感性,促进宫颈成熟,兴奋子宫肌层,产生宫缩。

(3)孕激素　妊娠末期血浆孕酮下降,"孕酮阻滞"消失,促使子宫收缩。

(4)缩宫素　促进蜕膜和羊膜合成释放前列腺素、子宫肌细胞间隙连接蛋白及缩宫素受体合成,增强子宫敏感性。

二、胎儿成熟后的内分泌调节

胎儿成熟后，胎儿 hPA 轴及胎盘、羊膜和蜕膜的内分泌活动与分娩发动有关。

分娩发动是一个复杂的综合体系，妊娠子宫功能性改变和胎儿成熟是分娩启动的必要条件。

第二节　决定分娩的因素

重点	掌握决定分娩的四大因素，包括产力、产道、胎儿及精神心理因素
难点	产力的分类及特点，产道的分类及正常值，胎头径线
考点	决定分娩的四大因素，产力的特点，骨产道、胎头径线及其临床意义、正常值

决定分娩的四大因素是产力、产道、胎儿及精神、心理因素。分娩的核心是头盆适应性及产力适应性，尚不可忽视精神心理因素对分娩的影响。

一、产力

1. 子宫收缩力

临产后的主要产力，贯穿于分娩全过程。临产后的宫缩能使宫颈管消退、宫口扩张、胎先露下降和胎盘娩出。其特点如下。

（1）节律性　宫缩具有节律性是临产和宫缩协调性的重要标志。

（2）对称性和极性　左右对称，子宫收缩强度依次为宫底→宫体→下段。

（3）缩复作用　子宫体部平滑肌为收缩段，能使宫腔内容积逐渐缩小，迫使胎先露部下降，宫颈管逐渐消退及宫口扩张。

2. 腹肌及膈肌收缩力（腹压）

是第二产程时娩出胎儿的重要辅助力量。

3. 肛提肌收缩力

协助胎先露部在骨盆腔进行内旋转的作用。

二、产道

（一）骨产道（表14-1）

表14-1　骨产道

骨产道	径线名称	界限/定义	正常范围及临床意义
骨盆入口平面	入口前后径（真结合径）	耻骨联合上缘中点至骶岬上缘正中间的距离	11 cm
	入口横径	两侧髂耻间距	13 cm
	入口斜径	左右各一。左侧骶髂关节至右侧髂耻隆突间的距离为左斜径，另一侧反之。	12.75 cm
中骨盆平面	中骨盆前后径	耻骨联合下缘中点通过两侧坐骨棘中点至骶骨下端间距	11.5 cm
	中骨盆横径	两侧坐骨棘间距	10 cm，胎先露通过中骨盆的重要径线

续表

骨产道	径线名称	界限/定义	正常范围及临床意义
骨盆出口平面	出口前后径	耻骨联合下缘至骶尾关节间	11.5 cm
	出口横径（坐骨结节间径）	两侧坐骨结节内缘的距离	9 cm，是胎先露部通过骨盆出口的重要径线
	出口后矢状径	骶尾关节至坐骨结节间径中点间距	8.5 cm。若出口横径短，但与出口后矢状径之和>15 cm，中等大小胎儿可通过慎重试产后经后三角娩出
骨盆轴与倾斜度	骨盆轴	连接骨盆各平面中点的假想曲线	上段向下稍向后，中段向下，下段向下向前
	骨盆倾斜度	站立时，骨盆入口平面与地平面形成的角度	60°。若过大，影响胎头衔接和娩出

（二）软产道

（1）**子宫下段形成**　由非孕期长约 1 cm 伸展至临产后达 7～10 cm。由于子宫上下段的肌壁厚薄不同，在子宫内面两者间形成一环状隆起，称为生理缩复环。

（2）**宫颈变化**　宫颈软化成熟、宫颈管消退（临产前 2～3 cm）、宫口扩张。

（3）阴道、会阴及骨盆底软组织伸展扩张。

三、胎儿

（一）胎儿大小

1. 胎头颅骨

由两块顶骨、额骨、颞骨及一块枕骨构成。位于两顶骨与额骨之间、胎头前方呈菱形为前囟（大囟门），位于两顶骨与枕骨之间、胎头后方呈三角形为后囟（小囟门）。

2. 胎头径线

（1）**双顶径**　两侧顶骨隆突间的距离，是胎头最大横径，平均值约 9.3 cm。

（2）**枕额径**　鼻根上至枕骨隆突间。以此径线入盆衔接，平均值约 11.3 cm。

（3）**枕下前囟径**　又称小斜径，为前囟中央至枕骨隆突下之间的距离，俯屈后以此径通过产道，平均值约 9.5 cm。

（4）**枕颏径**　又称大斜径，为颏骨下缘中央至后囟顶部间的距离，平均值约 13.3 cm。

3. 胎位

产道为一纵行通道，若胎体纵轴与母体骨盆轴相一致，即为纵产式（头先露或臀先露），容易通过产道。

（二）胎儿畸形

如脑积水、联体双胎等。

四、精神、心理因素

通过产前教育向孕妇传递正确的妊娠分娩保健知识和分娩时必要的呼吸技术和躯体放松技术。让产妇保持良好的精神体力状态，顺利度过分娩全过程。

第三节　先兆临产与临产

重点	先兆临产及临产的定义及表现，宫颈 Bishop 评分
难点	宫颈 Bishop 评分，临产及先兆临产的鉴别
考点	临产及先兆临产的定义，临产的标志

一、先兆临产

分娩发动前出现的一系列预示不久即将临产的症状称为先兆临产，包括以下表现。

（1）不规律宫缩　又称假临产。宫缩频率不一致且无规律，持续时间短（不超过 30 秒）、间歇时间长且无规律，强度不增加，不伴有宫颈管消退和宫口扩张。给予镇静药物能抑制。

（2）胎儿下降感　由于先露部下降入盆使宫底位置降低，孕妇感上腹部较前轻松。

（3）见红　出现于分娩发动前 24～48 小时内，是即将临产的比较可靠征象。若阴道流血量较多，超过月经量，应考虑到妊娠晚期出血如前置胎盘等。

二、临产

临产的标志为有规律且逐渐增强的子宫收缩，持续 30 秒以上，间歇 5～6 分钟，同时伴随进行性宫颈管消退、宫口扩张和胎先露部下降，用镇静药物不能抑制临产。目前采用 Bishop 评分（表 14-2）判断宫颈成熟度。

表 14-2　宫颈 Bishop 评分

指标	分数			
	0	1	2	3
宫口开大（cm）	0	1～2	3～4	≥5
宫颈管消退（%）（未消退为 2～3 cm）	0～30	40～50	60～70	≥80
先露位置（坐骨棘水平＝0）	−3	−2	−1～0	+1～+2
宫颈硬度	硬	中	软	
宫口位置	朝后	居中	朝前	

预测引产或试产成功率：>9 分，均成功；7～9 分，成功率 80%；4～6 分，成功率 50%；≤3 分，均失败。

三、临产与先兆临产的宫缩鉴别（表 14-3）

表 14-3　临产与先兆临产的宫缩鉴别

临产的宫缩	不规律宫缩（假临产）
有规律的宫缩	宫缩频率不规则
宫缩间隔逐渐缩短	宫缩间隔长
宫缩强度逐渐增加	宫缩强度无变化
背部和腹部不适	不适主要在下腹部
宫颈扩张	宫颈不扩张
用镇静剂后，不适仍存在	用镇静剂后不适通常可以缓解

第四节　枕先露的分娩机制

重点	分娩机制的定义
难点	枕先露的分娩机制
考点	分娩机制，衔接的定义

分娩机制是指胎儿先露部随骨盆各平面的不同形态与径线，被动进行一连串适应性转动，以其最小径线通过产道的全过程。以枕左前位最多见。

一、衔接

胎头入盆，双顶径进入骨盆入口平面，胎头颅骨的最低点接近或达到坐骨棘平面，称为衔接。

二、下降

胎头沿骨盆轴前进通过骨盆各平面的动作称为下降，是胎儿娩出的首要条件。

三、俯屈

胎头下降过程中遇到产道阻力，使胎头由入盆时枕额径（11.3 cm），逐步俯屈，下降至骨盆底时，最终变为枕下前囟径（9.5 cm），以适应产道骨盆平面径线变化，利于胎头进一步下降。

四、内旋转

下降过程中，为适应中骨盆及骨盆出口前后径大于横径的特点，胎头枕部围绕骨盆纵轴向母体中线方向旋转45°达耻骨联合后方，使胎头矢状缝与骨盆前后径相一致。

五、仰伸

当胎头枕骨下部出耻骨联合下缘时，以耻骨弓为支点，合力推进胎头逐渐仰伸，胎头的顶、额、鼻、口、颏由会阴前缘相继娩出骨盆出口。

六、复位及外旋转

胎头娩出后，为使胎头与胎肩恢复正常关系，胎头向左旋转45°自动复位，恢复与胎肩正常解剖关系。胎头继续向外旋转45°，使前肩向前中线旋转45°，胎儿双肩径转成与中骨盆及骨盆出口前后径相一致的方向，这一过程称为胎头外旋转。

七、胎肩及胎儿娩出

胎头完成外旋转后，胎儿前（右）肩在耻骨弓下先娩出，随即后（左）肩从会阴体前缘娩出，顺势娩出胎儿。

第五节　正常产程和分娩

重点	总产程的定义及阶段，各个产程的临床表现，产程观察及处理
难点	第一产程的临床表现及产程观察与处理，第二产程的产程观察及处理，第三产程的定义，新生儿 Apgar 评分
考点	第一产程的临床表现，胎头拨露与胎头着冠的定义，胎盘剥离征象，新生儿 Apgar 评分

总产程是指从规律宫缩开始至胎儿胎盘娩出为止的分娩全过程。包括以下 3 个阶段。

一、第一产程

又称宫颈扩张期，从规律宫缩开始到子宫颈口开全。分为潜伏期和活跃期。

（一）临床表现

1. 规律宫缩

临产后出现伴有疼痛的子宫收缩，常用"阵痛"一词描述。

2. 宫口扩张

表现为宫颈管软化、消退、展平和宫颈口逐渐扩张，可通过肛诊或阴道检查判断。

3. 胎头下降

是决定能否经阴道分娩的重要指标。

4. 胎膜破裂

简称破膜。胎儿先露部衔接后，将羊膜囊阻断为前后两部，胎先露部前面的羊水约 100 ml 称为前羊水。

（二）产程观察及处理

1. 子宫收缩

常用子宫收缩观察方法包括手感法及仪器监测。外监护在临床上最为常用，将宫缩压力探头固定在产妇腹壁宫体近宫底部，连续描记 40 分钟。内监护可用于胎膜已破、宫口至少扩张 1 cm 的产妇。

2. 宫口扩张及胎头下降

（1）**潜伏期**　指从规律宫缩开始，至宫口扩张 6 cm。

（2）**活跃期**　指宫口扩张 6 cm 至开全。宫口扩张及胎头下降是产程进展指标，可于宫缩时通过阴道检查或肛门检查观察，阴道检查需消毒后进行。

3. 胎膜破裂

胎膜多在宫口近开全时自然破裂，前羊水流出。

4. 胎心

（1）**听胎心**　宫缩后即听胎心，每次听诊 1 分钟。潜伏期每隔 1～2 小时听胎心 1 次，活跃期每 15～30 分钟听胎心 1 次。

（2）**电子胎儿监护**　多用外监护，每次监护时间 20～40 分钟。

5. 母体情况观察处理

（1）对孕产妇进行持续的精神及体力支持。

（2）生命体征。

（3）饮食　保证充沛的精力和体力。

（4）活动与休息　在宫缩时指导做深呼吸，双手轻揉腰骶部。

（5）排尿与排便　鼓励每2～4小时排尿一次，以免膀胱充盈影响宫缩及胎头下降。

二、第二产程

又称胎儿娩出期，从宫口开全到始儿娩出。

（一）临床表现

1. 宫口开全

胎膜多已自然破裂。若仍未破膜，影响胎头下降，应行人工破膜。

2. 胎头压迫盆底

当胎头于第二产程后期降至骨盆出口压迫骨盆底组织时，产妇有排便感，不自主地向下屏气。随着产程进展胎先露下降，会阴渐膨隆和变薄，肛门括约肌松弛。

3. 胎头拨露、着冠及胎儿娩出：

胎头拨露：随着产程进展胎先露下降，于宫缩时胎头露出于阴道口，在宫缩间歇期胎头又缩回阴道内，

胎头着冠：直至胎头双顶径通过骨盆出口坐骨结节，宫缩间歇时胎头也不再回缩。

（二）产程观察及处理

1. 密切监测胎心

每5～10分钟听胎心1次，最好进行持续电子胎儿监护。

2. 指导产妇屏气，使用腹压

于宫缩间歇期，产妇自由呼吸并使全身肌肉放松。宫缩时再做屏气动作，以加速产程进展。

3. 接产准备

初产妇宫口开全、经产妇宫口扩张6 cm且宫缩规律有力时，应将产妇送至分娩室，做好接产准备。

4. 接产

（1）接产要领　在会阴后联合紧张变薄时，保护会阴并协助胎头俯屈，使胎头以最小径线（枕下前囟径）在宫缩间歇期缓慢通过阴道口，是预防会阴撕裂的关键。产妇必须与接产者合作才能做到。胎肩娩出时也要注意保护好会阴。

（2）接产步骤　站在产妇右侧，当胎头拨露使阴唇后联合紧张时，开始保护会阴。

（3）会阴撕裂的诱因　会阴水肿、会阴过紧缺乏弹力、耻骨弓过低、胎儿过大、胎儿娩出过快等均易造成会阴撕裂，接产者在接产前应做出正确判断。

（4）会阴切开术　不常规行会阴切开术。

①指征：会阴过紧或胎儿过大估计分娩时会阴撕裂不可避免者，或母儿有病理情况急需结束分娩者，或阴道助产。

②时机：会阴高度扩张变薄后于宫缩时切开，估计经1～2次宫缩胎头即娩出；阴道助产时。

③会阴切开缝合术：包括会阴后侧切开术和会阴正中切开术。会阴切开后用纱布压迫止血，胎儿胎盘娩出后缝合，注意彻底止血，恢复解剖结构。

三、第三产程

又称胎盘娩出期。从胎儿娩出开始到胎盘胎膜娩出，需5～15分钟，不超过30分钟。

（一）临床表现

1. 胎盘剥离征象

①宫体变硬呈球形，胎盘剥离后降至子宫下段，下段被扩张，宫体呈狭长形被推向上，宫底升高达脐上；②阴道口外露脐带自行延长；③阴道少量流血；④用手掌尺侧在产妇耻骨联合上方轻压子宫下段时，宫体上

升，而外露的脐带不再回缩。

2. 胎盘剥离及排出方式

（1）胎儿面娩出式　胎盘胎儿面先排出。特点：胎盘先排出，随后少量阴道流血，<u>多见</u>。

（2）母体面娩出式　胎盘母体面先排出。特点：先有较多阴道流血，胎盘后排出，少见。

（二）观察处理

1. 新生儿处理

（1）清理呼吸道　胎儿娩出后继续清除呼吸道黏液和羊水，断脐后将新生儿置于新生儿辐射台上擦干、保暖，用吸球或新生儿吸痰导管轻轻吸除鼻腔及口咽黏液和羊水。

（2）<u>新生儿 Apgar 评分（表 14-4）</u>　判断有无新生儿窒息及窒息严重程度，并指导新生儿复苏。

表 14-4　新生儿 Apgar 评分

体征	生后 1 分钟内应得的分数		
	0 分	1 分	2 分
每分钟心率	0	<100 次	≥100 次
呼吸	0	浅慢而不规则	佳
肌张力	松弛	四肢稍屈曲	四肢活动好
对刺激反应（弹足底或导管插鼻）	无反应	有些动作如皱眉	**哭、咳嗽、恶心、喷嚏**
皮肤颜色	全身苍白	躯干红，四肢青紫	全身红润

（3）结扎脐带　新生儿复苏后即可处理脐带。

新生儿复苏、结扎脐带后，初步体格检查；记录出生体重及时间等信息，进行早接触、首次吸吮；新生儿详细体格检查及洗浴，注射疫苗。

2. 积极处理第三产程

胎儿娩出后，必须积极处理第三产程，预防产后出血。

（1）及时使用宫缩剂　胎儿前肩娩出时肌内注射缩宫素 10 U 或静脉滴注（20～40 U/1000 ml 生理盐水）。

（2）控制性牵拉脐带　于宫缩时以左手握住宫底并按压，同时右手轻拉期待，协助娩出胎盘。避免粗暴，以免引起出血、拉断脐带，甚至造成子宫内翻。

（3）胎盘娩出后按摩宫底协助子宫缩复并排出宫腔积血。

3. 检查胎盘胎膜

将胎盘铺平，先检查胎盘母体面胎盘小叶有无缺损，及时发现副胎盘。

4. 检查软产道

胎盘娩出后，应仔细检查会阴、小阴唇内侧、尿道口周围、阴道及宫颈有无裂伤。

5. 观察产后出血

产后 2 小时是产后出血高危期。应在待产室观察，一旦发现异常情况及时处理。产后 2 小时，产妇排空膀胱后和新生儿返回病房，母婴同室。

临床病案分析

患者，女性，29 岁，孕 2 产 0，因"停经 39⁺³ 周，规律腹痛 9 小时。"于 2018 年 7 月 6 日入院。平素月经规律，预产期 2018 年 7 月 10 日，孕期规律产检，未见异常。于 9 小时前规律下腹坠痛，伴

少许阴道流血，无阴道流液。既往 2015 年人流一次。否认慢性病史，否认药物过敏史。查体：血压
120/80 mmHg，脉搏 72 次/分，呼吸 16 次/分，体温 36.0℃。一般情况好，心肺听诊正常，双下肢无水
肿。产科检查：宫高 32 cm，腹围 105 cm，腹软，可扪及宫缩，30 秒/（3～4）分，强度可。胎儿左枕
横位，胎头入盆，固定。胎心 140 次/分，估计胎儿体重 3300 克。骨盆各径线正常，宫颈软，宫口开大
3 cm，先露 S-2，可见少许血性阴道分泌物。

思考

1. 根据以上病案信息，该患者的初步诊断及诊断依据是什么？

2. 针对该患者目前情况，应进行的主要治疗建议如何？

解析

1. 患者的初步诊断是孕 2 产 0，孕 39^{+3} 周，单活胎，临产。诊断依据是：患者有停经史，孕期规
律产检，现停经 39^{+3} 周，有规律宫缩 9 小时，30 秒/（3～4）分钟，强度可，胎心正常，产科检查宫口
开 3 cm。

2. 应进行的主要治疗建议是继续密切监测胎心及观察产程进展。

（陈敦金）

第十五章　异常分娩

速览导引图

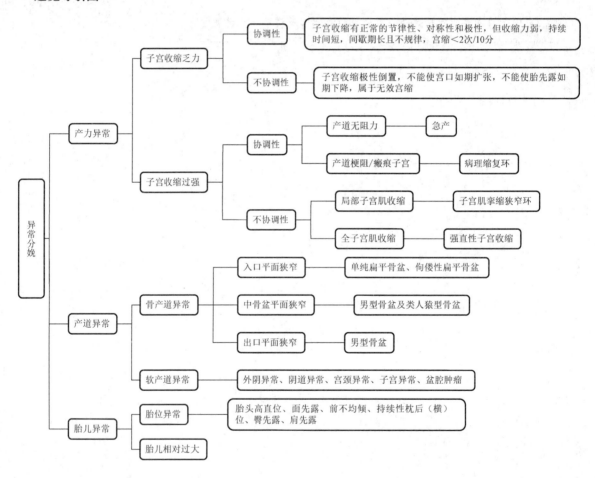

第一节 概 论

> **重点** 产程异常的临床表现和处理原则
>
> **难点** 产程异常的临床表现和处理原则
>
> **考点** 产程异常的临床表现

一、原因

分娩取决于产力，产道，胎儿和精神、心理四大要素及其相互动态适应性。

（1）产力异常 子宫收缩力异常又分为子宫收缩乏力（协调性子宫收缩乏力、不协调性子宫收缩乏力）及子宫收缩过强（协调性子宫收缩过强、不协调性子宫收缩过强）。子宫收缩乏力可导致产程延长或停滞；子宫收缩过强可引起急产、产后出血、软产道裂伤等严重并发症。

（2）产道异常 有骨产道异常及软产道异常，临床以骨产道狭窄多见。

（3）胎儿异常 包括胎位异常（头先露异常、臀先露及肩先露等）及胎儿相对过大。

二、临床表现及诊断

1. 产力异常

包括子宫收缩乏力和过强。

2. 产程异常

（1）潜伏期延长 初产妇＞20 h，经产妇＞14 h。

（2）活跃期停滞 破膜后，宫口扩张≥6 cm，宫缩良好但宫口停止扩张≥4 h；如宫缩乏力，宫口停止扩张≥6 h。

（3）胎头下降延缓 第二产程胎头下降初产妇＜1.0 cm/h，经产妇＜2.0 cm/h。

（4）胎头下降停滞 第二产程胎头下降停止＞1 h。

（5）第二产程延缓 初产妇≥3 h（硬膜外阻滞≥4 h），经产妇≥2 h（硬膜外阻滞≥3 h） 产程进展缓慢（胎头下降、旋转）。

（6）滞产 总产程≥24 h。

3. 头盆不称

（1）骨盆入口平面的头盆不称 常可能表现为悬垂腹、胎头浮动、胎膜早破、胎头跨耻征阳性、胎头位置异常、潜伏期延长，最终表现为胎头衔接受阻。若胎头高于耻骨联合前表面，表示头盆明显不称，称胎头跨耻征阳性。

（2）中骨盆平面头盆不称 常表现为活跃期停滞、胎头下降延缓甚至停滞、第二产程延缓。

三、治疗

（1）骨盆入口平面 在排除胎儿窘迫及明显头盆不称基础上，必要时给予如下处理：镇静治疗性休息，人工破膜，缩宫素催产。单纯潜伏期延长不应作为剖宫产指征。

（2）中骨盆及骨盆出口平面 活跃期停滞宜积极行剖宫产结束分娩。胎头下降延缓甚至停滞、第二产程延缓，若双顶径阻于坐骨棘以上（骨先露 S＜+3）不下降或下降不明显，出现头盆不称、胎头下降梗阻表现，积极行剖宫产结束分娩；宫口开全，双顶径已通过坐骨棘（骨先露 S≥+3），无明显头盆不称及胎头下降梗阻表现，可静脉点滴缩宫素加强产力，积极进行阴道助产。

（3）剖宫产 产程中发现面先露、前不均倾、高直后位等严重异常胎位，应积极行剖宫产结束分娩。产力异常出现病理缩复环、胎儿窘迫，应积极抑制宫缩行剖宫产。

第二节 产力异常

重点	产力异常的临床表现和处理原则
难点	继发性宫缩乏力、持续性子宫收缩过强的处理原则
考点	继发性宫缩乏力、持续性子宫收缩过强的临床表现及处理原则

一、子宫收缩乏力

1. 原因

包括头盆不称或胎位异常（继发性子宫收缩乏力最常见的原因）、精神源性因素、子宫肌源性因素、内分泌失调等。

2. 临床表现及诊断

（1）协调性宫缩乏力 即低张性宫缩乏力，收缩力弱，对胎儿影响不大，常导致产程延缓甚至停滞。可为原发性或继发性协调性宫缩乏力。

（2）不协调性宫缩乏力 即高张性宫缩乏力，属无效宫缩，并且宫缩间歇期子宫壁也不完全松弛。多为骨盆入口平面头盆不称导致的原发性不协调性宫缩乏力。

3. 处理

（1）原发性宫缩乏力 在排除胎儿窘迫及明显头盆不称基础上，必要时给予镇静治疗性休息或人工破膜、缩宫素催产。试产失败、胎膜早破、胎头高浮者，经4~6小时规律宫缩产程无进展宜以剖宫产结束分娩。

（2）继发性宫缩乏力

①在胎头通过骨盆入口平面过程中及宫口开全双顶径通过坐骨棘平面后，无头盆不称及胎头下降梗阻表现，若出现继发宫缩乏力，可静脉点滴缩宫素加强产力。

②出现活跃期停滞积极以剖宫产结束分娩。胎头下降延缓甚至停滞、第二产程延缓，双顶径阻于坐骨棘以上（骨先露S<+3）不下降或下降不明显，出现头盆不称、胎头下降梗阻表现，积极以剖宫产结束分娩。

二、子宫收缩过强

1. 临床表现及诊断

（1）协调性子宫收缩过强 若无头盆不称，可导致产程缩短，甚至出现急产（总产程<3 小时）；若伴头盆不称、胎位异常或瘢痕子宫，可发生病理缩复环、血尿，甚至发生子宫破裂。

（2）不协调性子宫收缩过强

①子宫痉挛性狭窄：子宫壁局部肌肉呈痉挛性不协调性收缩形成环状狭窄，持续不放松，称为子宫痉挛性狭窄环。子宫痉挛性狭窄环不随宫缩上升。

②强直性子宫收缩：子宫持续性强直性收缩，宫缩间歇期短或无间歇。可出现病理缩复环、血尿等先兆子宫破裂征象。

2. 处理

（1）有急产史的孕妇，分娩前产前检查应注意胎头入盆情况，提前住院待产；临产后提前做好接产及新生儿复苏准备。

（2）临产后慎用宫缩药物及其他促进宫缩的产科处理，避免不必要的阴道操作，产后仔细检查宫颈、阴道、外阴，若有撕裂应及时缝合。

（3）一旦发生持续性子宫收缩过强，给予宫缩抑制剂。①若无胎儿窘迫征象，给予镇静剂，异常宫缩缓解，可等待自然分娩或适时行阴道助产；②若持续性子宫收缩过强不缓解，宫口未开全、胎先露高或梗阻性分娩，或伴有胎儿窘迫征象，均应立即行剖宫产术。

第三节　产道异常

产道包括骨产道及软产道，临床上以骨产道异常多见。

重点	骨盆异常的分类、临床表现及诊断
难点	狭窄骨盆对母儿的影响及处理原则
考点	骨盆异常的分类

一、骨产道异常

1. 分类

（1）骨盆入口平面狭窄　扁平骨盆最常见，表现为入口平面前后径过短，内骨盆检查常表现为骶岬前突，也可表现为骶骨平直。根据形态变异将扁平骨盆分为单纯扁平骨盆和佝偻病性扁平骨盆两种。

（2）中骨盆平面狭窄　中骨盆平面狭窄常延续至骨盆出口平面，与骨盆出口平面狭窄相伴行，常表现为漏斗骨盆。主要见于男型骨盆及类人猿型骨盆，以坐骨棘间径及中骨盆后矢状径狭窄为主。

（3）骨盆出口平面狭窄　常与中骨盆平面狭窄相伴行，多见于男型骨盆，其入口呈前窄后宽的鸡心形，骨盆入口各径线值正常。

（4）骨盆三个平面狭窄　骨盆外形属女型骨盆，但骨盆入口、中骨盆及骨盆出口平面均狭窄，每个平面径线均小于正常值 2 cm 或更多，称为均小骨盆。多见于身材矮小、体型匀称的妇女。孕妇身高＜145 cm 应警惕均小骨盆。

（5）畸形骨盆　骨盆失去正常形态及对称性称畸形骨盆，如骨软化症骨盆、偏斜骨盆、骨盆损伤等。

2. 临床表现及诊断

（1）骨盆入口平面狭窄　骨盆入口平面狭窄临床表现常为悬垂腹、胎先露异常、胎头浮动、胎膜早破甚至脐带脱垂、胎头跨耻征阳性。头位试产可能出现头位胎位异常、宫缩乏力、潜伏期延长，最终表现为胎头衔接受阻。

（2）中骨盆平面狭窄　中骨盆平面狭窄，胎头下降至中骨盆，胎头下降、内旋转受阻，形成持续性枕横位或枕后位，双顶径可能被阻于坐骨棘平面。常出现继发性宫缩乏力。

（3）骨盆出口平面狭窄　骨盆出口平面狭窄常与中骨盆平面狭窄并存。

3. 狭窄骨盆分娩时处理

入口平面头盆适应性允许通过充分头位试产进行评价，中骨盆及出口平面头盆适应性可通过慎重试产进行评价，中骨盆及骨盆出口平面狭窄以剖宫产较为安全。

二、软产道异常

软产道是由子宫下段、宫颈、阴道、外阴及骨盆底软组织构成的弯曲管道。

（1）外阴异常　包括会阴坚韧、外阴水肿、外阴阴道瘢痕、外阴阴道严重静脉曲张等。

（2）阴道异常　包括阴道横隔、阴道纵隔、外阴阴道尖锐湿疣、阴道包块。

（3）宫颈异常　包括宫颈粘连及瘢痕、宫颈坚韧、宫颈水肿、宫颈肌瘤、宫颈癌。

（4）子宫异常

①子宫畸形：包括纵隔子宫、双子宫、双角子宫、单角子宫等。

②瘢痕子宫：瘢痕子宫行剖宫产后试产的条件如下。最多两次剖宫产史；胎儿纵产式；子宫没有其他瘢痕；无子宫破裂病史；骨盆正常和医疗单位具有紧急剖宫产术条件。

③子宫肌瘤：妊娠合并子宫肌瘤多能经阴道分娩，但要预防产后出血。过大的子宫下段或宫颈肌瘤可能导致产道梗阻，阻碍胎儿下降，宜以剖宫产终止妊娠。

（5）卵巢肿瘤　卵巢肿瘤若阻碍胎先露衔接下降，应行剖宫产终止妊娠。

第四节　胎位异常

重点	异常分娩的临床表现及处理原则
难点	分析异常分娩中的主要问题
考点	持续性枕后（横）位、臀先露的临床表现及处理原则

一、胎头高直位

胎头呈不屈不仰姿势，以枕额径下降进入骨盆入口平面，其矢状缝与骨盆入口前后径相一致，称为胎头高直位。包括枕耻位、枕骶位。

1. 临床表现及诊断

胎头下降延缓或胎头浮动不能入盆，宫口扩张延缓，潜伏期延长甚至活跃期停滞，胎头衔接困难，耻骨联合部位疼痛。腹部查体不易触及胎儿肢体，高直前位胎心位于腹中线位置稍高，高直后位胎心遥远。阴道检查胎头位置高，骨盆腔空虚。超声检查胎头双顶径与骨盆入口横径一致，胎头矢状缝与骨盆入口前后径一致；胎儿脊柱位于母亲腹腔中间。

2. 分娩处理

胎头高直前位，若骨盆正常、胎儿不大，应给予骨盆入口平面充分试产机会。若试产失败积极行剖宫产结束分娩。高直后位很难经阴道分娩，经确诊应行剖宫产术。

二、面先露

胎头呈极度仰伸，枕骨与背部接触，以面部为先露时称为面先露，以颏骨为指示点，多见于经产妇。

1. 临床表现及诊断

宫缩乏力，导致梗阻性难产、软产道裂伤、子宫破裂、胎儿窘迫、颅内出血和新生儿窒息。阴道检查宫口开大后可触及高低不平、软硬不均的胎儿颜面部特征，如口、鼻、颧骨及眼眶。超声检查可探及过度仰伸的胎头，明确胎头枕部及眼眶位置。

2. 分娩处理

颏前位有可能经阴道分娩。颏后位一经确诊应行剖宫产术，胎儿畸形应行穿颅术。

三、前不均倾位

胎头矢状缝位于骨盆入口横径，以枕横位进入骨盆口，胎头侧屈使其两顶骨先后依次入盆，呈不均倾势嵌入骨盆入口，称为胎头不均倾。包括前不均倾及后不均倾。

1. 临床表现及诊断

可表现为悬垂腹、胎膜早破、潜伏期延长或活跃期停滞、尿潴留、血尿、宫颈前唇水肿、胎头前顶水肿及胎儿窘迫。腹部查体耻骨联合上方可触及胎头顶部，胎头取枕横位并侧屈入盆，于耻骨联合上方可触及一侧胎肩。阴道检查盆腔后半部空虚。超声检查提示枕横位。

2. 分娩处理

应尽快以剖宫产结束分娩。

四、持续性枕后（横）位

若分娩结束时胎头枕部仍位于母体骨盆后方或侧方，称持续性枕后位或持续性枕横位。

1. 临床表现及诊断

持续性枕后（横）位常致活跃期晚期产程停滞及第二产程胎头下降延缓或停滞，继发性宫缩乏力。腹部查体胎背偏向母体后方或侧方，前腹壁能触及胎儿肢体，胎心在胎儿肢体侧也容易听到。阴道检查盆腔后部空虚，胎头矢状缝常位于骨盆斜径上。

2. 分娩处理

中骨盆平面慎重试产。试产过程中若出现活跃期停滞，第二产程胎头下降停滞、胎头双顶径被阻于坐骨棘平面以上 S＜＋3，头盆不称，胎儿窘迫等，宜积极以剖宫产结束分娩。

五、臀先露

臀先露是最常见的异常胎位。臀先露以骶骨为指示点有骶左前、骶左横、骶左后、骶右前、骶右横、骶右后 6 种胎位。孕妇常感肋下有圆而硬的胎头。容易发生胎膜早破，常导致宫缩乏力，宫口扩张缓慢致使产程延长。发生脐带脱垂是头先露的 10 倍。

1. 临床表现及诊断

臀先露根据胎儿双下肢所取的姿势分为以下 3 类。

（1）完全臀先露　胎儿双髋关节及双膝关节均屈曲有如盘膝打坐，以臀部和双足为先露。又称混合臀先露，较多见。

（2）单臀先露　胎儿双髋关节屈曲，双膝关节直伸，以臀部为先露。

（3）不完全臀先露　胎儿以一足或双足、一膝或双膝或足-膝为先露。

2. 处理

若妊娠 32 周后仍为臀先露，有经阴道分娩条件者应予矫正。臀先露较小且软的臀部先娩出，最大的胎头却最后娩出，且胎头俯屈有限，为适应产道条件，胎臀、胎肩、胎头需按一定机制适应产道条件方能娩出，故需要掌握胎臀、胎肩及胎头 3 部分的臀位助产分娩机制。

六、肩先露

胎体横卧于骨盆入口之上，先露部为肩，称为肩先露。以肩胛骨为指示点，根据胎头在母体左或右侧和胎儿肩胛朝向母体前或后方，有肩左前、肩左后、肩右前、肩右后 4 种胎位。

1. 临床表现及诊断

胎体横卧于骨盆入口之上，肩先露不能紧贴子宫下段及宫颈内口。易发生胎膜早破、忽略性（嵌顿性）肩先露、产程停滞，病理性缩复环，甚至子宫破裂。腹部查体宫底部及耻骨联合上方较空虚，子宫横径宽，在母体腹部一侧触及胎头，另一侧触及胎臀。阴道检查不易触及胎先露部。超声检查根据胎头、脊柱、胎臀、胎心等探测，能准确诊断肩先露。

2. 处理

妊娠晚期发现横产式应及时矫正。若纠正胎位术失败，应提前住院待产决定分娩方式。横产式时，除死胎及早产儿胎体可折叠娩出外，足月活胎不可能经阴道娩出。原则上应行择期剖宫产终止妊娠。

临床病案分析

患者，女性，34岁，孕2产1，因"停经40周，规律腹痛6小时加重1小时。"于2018年7月3日急诊入院。平素月经规律。孕期定期在我院产检，无明显异常。6小时前出现规律下腹坠痛，无阴道流液。

既往：G1P0，体健。否认慢性病史，否认药物过敏史。

查体：血压110/70 mmHg，脉搏88次/分，呼吸18次/分，体温37.0℃。神清，心肺未闻明显异常。

患者宫口开大5 cm，宫缩20秒/（8~10）分，给予静脉滴注缩宫素，速度偏快，宫缩强，50秒/1分，胎心宫缩时90~100次/分，变异尚可。先露：头，+1。

思考：

1. 根据以上病案信息，该患者的初步诊断是什么？

2. 针对该患者目前情况，应进行的下一步的治疗建议如何？

解析

1. 患者的初步诊断是孕1产0，孕40周，单胎头位，临产，宫缩乏力继发宫缩过强，胎儿窘迫？

2. 应进行的下一步治疗，即刻给予停用缩宫素，吸氧，予以硫酸镁缓解过强宫缩。如宫缩过频得以缓解，胎心恢复，继续严密监护下分娩；如胎心仍无法恢复，则需手术终止妊娠。

（陈敦金）

第十六章　分娩期并发症

第一节　产后出血

重点	产后出血的分类及临床表现；正常估计失血量
难点	产后出血的并发症及预防措施
考点	产后出血的病因、临床表现、治疗、抢救原则及各种预防措施

速览导引图

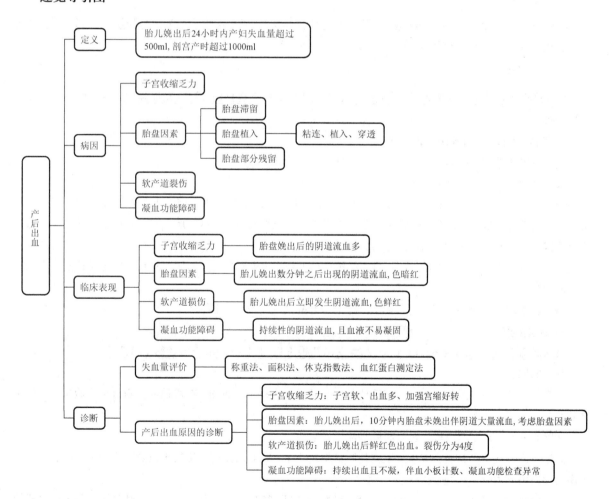

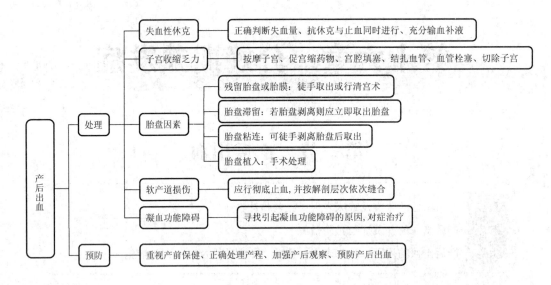

一、定义

产后出血（postpartum hemorrhage，PPH）是指胎儿娩出后 24 小时内产妇失血量超过 500 ml，剖宫产时超过 1000 ml。PPH 是分娩期严重并发症，位居我国孕产妇死亡原因之首。

二、病因

引起产后出血的主要原因为子宫收缩乏力、胎盘因素、软产道损伤及凝血功能障碍。这些原因可共存和相互影响。

1. 子宫收缩乏力（uterine atony）

是产后出血最常见的原因。子宫收缩乏力性的常见因素如下。

（1）全身因素　如精神因素引起宫缩不协调或宫缩乏力。

（2）产科因素　产程过长、产程过快、羊水过多、巨大儿及多胎妊娠使子宫肌纤维过度伸展，产后子宫肌纤维缩复能力降低；多次分娩而致子宫肌纤维受损；妊娠期高血压疾病、胎盘早剥、严重贫血、宫腔感染等使子宫肌纤维水肿而引起子宫收缩乏力。

（3）子宫因素　子宫肌纤维发育不良，如子宫畸形或子宫肌瘤等；子宫肌壁损伤，如既往有剖宫产或子宫肌瘤剔除手术史。

（4）药物因素　分娩过程中过多使用镇静剂、麻醉剂或子宫收缩抑制剂。

2. 胎盘因素

（1）胎盘滞留（retained placenta）　胎盘在胎儿娩出后 30 分钟尚未排出者称胎盘滞留。

常见的原因：

①宫缩剂使用不当或粗暴按摩子宫等使子宫肌纤维产生痉挛性收缩，在宫颈内口附近形成收缩环，将剥离的胎盘嵌闭于宫腔内。

②膀胱充盈压迫子宫下段，已剥离胎盘滞留于宫腔。

③第三产程过早牵拉脐带或按摩子宫使胎盘剥离不全，胎盘已剥离部位的出血聚于宫腔内，进而引起宫腔增大致宫缩乏力

（2）胎盘植入（placenta increta）　指胎盘绒毛在其附着部位侵入子宫肌层，并根据其侵入子宫肌层的深度分为 3 种类型。

①胎盘粘连：胎盘绒毛紧密黏附于子宫肌层表面。

②胎盘植入：胎盘绒毛深入子宫肌壁间。

③穿透性胎盘植入：胎盘绒毛穿过子宫肌层达到或超过子浆膜层，甚至侵及膀胱或直肠。

根据胎盘绒毛侵入子宫肌层的面积分为部分性或完全性胎盘植入。部分性胎盘植入表现为胎盘部分性剥离，子宫收缩不良，剥离面血窦开放发生持续性出血；完全性胎盘植入因胎盘未剥离而出血不多。

（3）胎盘部分残留（retained placenta fragment）　指部分胎盘小叶、副胎盘或胎膜残留于宫腔，影响子宫收缩而出血。

3. 软产道裂伤

指会阴、阴道、宫颈，甚至子宫下段的裂伤。

常见因素：外阴组织弹性差；外阴、阴道炎症改变；急产、产力过强；巨大儿；阴道手术助产。

4. 凝血功能障碍（coagulation defects）

任何原发或继发的凝血功能异常都可能引起出血。常见原因有胎盘早剥、羊水栓塞、死胎、妊娠期急性脂肪肝等引起的凝血功能障碍，少数由原发性血液疾病如血小板减少症、再生障碍性贫血或重症病毒性肝炎等引起。

三、临床表现

主要临床表现：阴道流血及血容量不足所引起的贫血、休克等相应临床症状和体征。

胎儿娩出后立即发生阴道流血，色鲜红，应考虑软产道损伤。

胎儿娩出数分钟之后出现的阴道流血，色暗红，常与胎盘因素相关。

胎盘娩出后的阴道流血多为子宫收缩乏力或胎盘胎膜残留所致。

持续性的阴道流血，且血液不易凝固，应考虑凝血功能障碍。

阴道流血虽然不多，但产妇失血表现明显，伴阴道疼痛，应考虑隐匿性软产道损伤，如阴道血肿。

四、诊断

1. 失血量评估

临床上多采用下列方法估计失血量。

（1）称重法　分娩后敷料重（湿重）－分娩前敷料重（干重）＝相当于失血量（血液比重 1.05 g/ml）。

（2）容积法　用专用产后接血容器收集血液后用量杯测量失血量。

（3）面积法　血湿面积按 10 cm × 10 cm = 10 ml，即每 1 cm^2 为 1 ml 计算失血量。

（4）休克指数（shock index，SI）法　休克指数 = 脉率/收缩压（mmHg），SI = 0.5，为血容量正常；SI = 1，失血量约为 500～1500 ml；SI = 1.5，失血量约为 1500～2500 ml；SI = 2.0，则失血量约为 2500～3500 ml。动态测量 SI 可协助失血量的估计。应注意高血压孕妇在产后出血时血压可能正常，此时休克指数不能真实反映失血程度。

（5）血红蛋白测定法　每下降 10 g/L，失血量约为 400～500 ml。但是在产后出血早期由于血液浓缩，血红蛋白值不能准确反映实际失血量。

2. 产后出血原因的诊断

根据阴道流血发生时间，失血量与胎儿、胎盘娩出之关系可初步判断引起产后出血的主要原因，有时产后出血的原因可互为因果。

（1）子宫收缩乏力　产后宫底升高，质软，呈袋状，阴道流血多。按摩子宫及用缩宫剂后子宫变硬，阴道流血停止或减少，可确定为子宫收缩乏力。

（2）胎盘因素　当胎儿娩出后 10 分钟内胎盘未娩出伴阴道大量流血，应考虑胎盘部分剥离、粘连和嵌顿。其他还需排查胎盘残留、副胎盘残留等。

（3）软产道损伤　阴道及会阴裂伤按裂伤程度分为4度。

Ⅰ度裂伤：仅会阴部皮肤及阴道入口黏膜撕裂。

Ⅱ度裂伤：指裂伤已达会阴体筋膜及肌层，累及阴道后壁黏膜，可延阴道后壁两侧沟向上撕裂，出血较多，解剖结构不易辨认。

Ⅲ度裂伤：指裂伤向会阴部扩展，肛门外括约肌已撕裂，直肠黏膜尚完整。

Ⅳ度裂伤：指阴道、肛门、直肠贯通，直肠肠腔暴露，为最严重的阴道会阴裂伤，但出血量可不多。

（4）凝血功能障碍　有相关病史、出血特点为持续阴道流血，血液不凝，止血困难，全身多部位出血。辅助检查血小板计数、纤维蛋白原、凝血酶原时间等凝血功能检测可做出诊断。

五、治疗

处理原则：针对出血原因，迅速止血；补充血容量，纠正失血性休克；防治感染及其他并发症。

1. 子宫收缩乏力

<u>加强子宫收缩能迅速有效止血。</u>导尿排空膀胱后可以采用以下方法。

（1）按摩子宫　为常用的有效方法，可采用经腹按摩或经腹及阴道联合按压，按摩时间以子宫恢复正常收缩并能保持收缩状态为止。

（2）应用促宫缩药物　①缩宫素；②麦角新碱；③前列腺素药物，如卡前列素氨丁三醇、米索前列醇、卡前列甲酯栓。注意药物副作用及禁忌证。

（3）宫腔填塞　①纱条宫腔填塞：可用大纱条紧密填塞于宫腔，勿留空隙将造成隐性出血，压迫止血。②Bakri球囊宫腔填塞：产后宫腔内放置球囊，球囊内给予生理盐水压迫止血。24小时取出纱条或球囊，注意促宫缩药物的使用，预防性应用广谱抗生素。

（4）结扎子宫动脉或髂内动脉　经上述处理无效，出血不止，可行子宫动脉上行支或髂内动脉结扎。结扎后血流暂时终止，出血减少，以利于争取时间纠正休克。

（5）髂内动脉或子宫动脉栓塞　适用于产妇生命体征稳定时进行。经股动脉穿刺插入导管至髂内动脉或子宫动脉，注入明胶海绵等栓塞剂。

（6）切除子宫　经各种保守治疗无效，可进行子宫切除术。

2. 胎盘因素

（1）残留胎盘或胎膜徒手取出或行清宫术。

（2）胎盘滞留若胎盘剥离则应立即取出胎盘。

（3）胎盘粘连可徒手剥离胎盘后取出。

（4）胎盘植入可行介入治疗或胎盘原位保留；剖宫产术中发现胎盘植入可结扎子宫动脉上行支血管或髂内动脉，局部缝合胎盘剥离出血面或楔形切除植入部位的胎盘及子宫组织后行子宫整形术，胎盘大面积穿透性植入可考虑行子宫切除术。

3. 软产道损伤

应行彻底止血，并按解剖层次依次缝合。宫颈裂伤有活动性出血或裂伤大于1 cm则应缝合。若裂伤累及子宫下段，缝合时应避免损伤膀胱和输尿管，必要时可经腹修补。对软产道血肿，可切开后清除积血，闭合死腔，加压止血。

4. 凝血功能障碍

首先应排查常见原因引起的出血，寻找引起凝血功能障碍的原因，对症治疗。尽快输新鲜全血，补充血小板、纤维蛋白原或凝血酶原复合物、凝血因子等。

5. 失血性休克

①正确估计失血量，判断休克程度；②止血与抗休克治疗同时进行；③建立有效静脉通路，监测中心静脉压，充分输血、补液；④给氧，纠正酸中毒，血压低时可以应用升压药物及肾上腺皮质激素，同时警惕缺血再灌注损伤；⑤应用有效抗生素防治感染；⑥预防并治疗 DIC。

6. 产科合理输血建议

早期大量输注红细胞的同时补充血浆、血小板及凝血因子纠正凝血功能障碍，使红细胞、血浆、血小板治疗量尽量符合血液系统比例，适当补充纤维蛋白原，在抢救休克的过程中应注意限制液体过量输入。

六、预防

1. 重视产前保健

（1）加强孕前及孕期保健，有凝血功能障碍相关疾病者应积极治疗后再孕，必要时应在早孕时终止妊娠。做好计划生育宣传工作，减少人工流产。

（2）重视对高危孕妇的早期识别，及时转诊到有抢救条件的医院。

2. 正确处理产程

（1）第一产程 注意产妇休息、饮食，防止疲劳和产程延长，合理使用镇静剂。

（2）第二产程 规范会阴后、侧切的指征和时机；规范使用阴道助产技术；避免胎儿过快娩出，造成软产道损伤。

（3）第三产程 早期发现胎盘剥离后滞留、嵌顿，并及时处理；胎盘娩出后仔细检查查胎盘胎膜有无缺损，检查软产道有无损伤及血肿。

3. 加强产后观察

产后 2 小时内是产后出血的高发阶段，产妇应在产房留观 2 小时。观察产妇生命体征、子宫收缩及阴道流血情况，发现异常及时处理；鼓励产妇尽早排空膀胱；新生儿早接触、早吸吮，促进子宫收缩。

临床病案分析

某孕妇，孕 5 产 1，孕 38 周宫内妊娠单活胎，经阴道分娩一足月活婴后 30 分钟，胎盘未娩出，阴道大量流血约 700 ml，色鲜红，有凝血块，血压 100/70 mmHg，脉搏 112 次/分。

问题

1. 根据上述资料，该患者的初步诊断及诊断依据是什么？

2. 针对该患者目前情况，应进行哪些检查及处理？

解析

1. 初步诊断：孕 5 产 1，孕 38 周分娩后，产后出血，胎盘滞留。

诊断依据：阴道流血发生在胎儿娩出后 30 分钟，胎盘尚未娩出，判断出血原因为胎盘滞留。因出血鲜红，有凝血块，还应进一步检查软产道，排查软产道裂伤。目前出血量已超过 500 ml，可以诊断为产后出血。

2. 处理原则：针对出血原因，迅速止血；补充血容量，防治失血性休克；防治感染及其他并发症。建立静脉通道，补液，备血。急查血常规、凝血功能。给氧。同时立即进行宫腔探查，若胎盘剥离则应立即取出胎盘；若发现胎盘粘连，可徒手剥离胎盘后取出；若发现为胎盘植入；可行介入治疗或胎盘原位保留，再行清宫；应用有效抗生素防治感染；预防进一步的出血和 DIC 发生。

第二节　羊水栓塞

重点	羊水栓塞的临床表现、抢救治疗方案
难点	羊水栓塞的病理生理
考点	羊水栓塞的临床表现、抢救处理原则

速览导引图

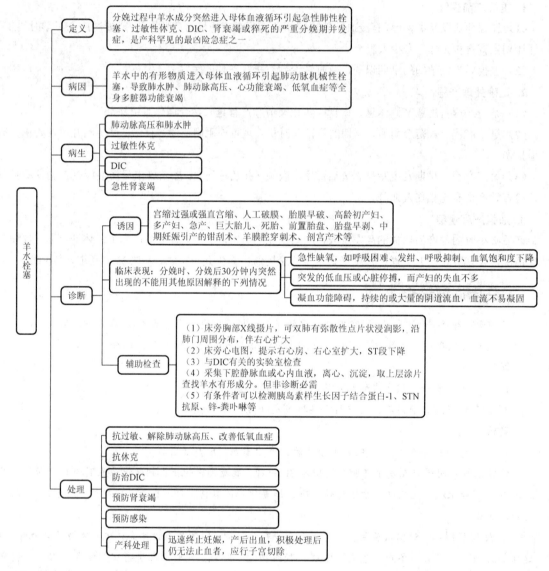

一、定义

羊水栓塞（amniotic fluid embolism，AFE）是指在分娩过程中羊水成分突然进入母体血液循环引起急性肺栓塞、过敏性休克、弥散性血管内凝血（DIC）、肾衰竭或猝死的严重分娩期并发症，是产科罕见的最凶险的急症之一，发病率约为（4~6）/10万。

二、病因

AFE 是羊水中的一些物质进入母体血液循环后，引起母体对胎儿抗原产生的一系列过敏反应。过敏样反应过程中，异体物质引起肥大细胞脱颗粒，产生的异常花生四烯酸代谢物（如白三烯、血栓素、前列腺素等）进入母体血液循环引起一系列严重的病理生理反应。

常见的高危因素包括宫缩过强或强直宫缩、人工破膜、胎膜早破、高龄初产妇、多产妇、急产、巨大胎儿、死胎、前置胎盘、胎盘早剥、中期妊娠引产的钳刮术、羊膜腔穿刺术和剖宫产术等。羊水中的有形物质进入母休血液循环引起肺动脉机械性栓塞，导致肺水肿、肺动脉高压心功能衰竭、低氧血症等全身多脏器功能衰竭。

三、病理生理

1. 肺动脉高压和肺水肿

（1）直接阻塞羊水内有形物质直接形成栓子，经肺动脉进入肺循环阻塞小血管引起肺动脉高压。

（2）继发血栓阻塞羊水内含有大量激活凝血系统的物质，启动凝血过程，形成广泛凝血栓阻塞肺小血管，反射性引起迷走神经兴奋，加重肺小血管痉挛。

（3）血管痉挛羊水内抗原成分引起过敏反应，反射性地引起肺内小血管痉挛。

肺动脉高压直接引起急性充血性右心衰竭，继而发生左心功能衰竭。过敏反应和血管活性物质的释放使得肺血管和肺泡上皮细胞损伤，支气管黏膜分泌功能强化，引起肺水肿。

2. 过敏性休克

羊水中胎儿有形成分作为致敏原作用于母体引起过敏反应，所导致的过敏性休克多在羊水栓塞后立即出现，血压骤降甚至消失。

3. 弥散性血管内凝血（DIC）

妊娠时于母血呈高凝状态，羊水中含有大量促凝物质可激活外源性凝血系统，血管内大量的微血栓形成，消耗大量凝血因子及纤维蛋白原，致使 DIC 发生。当纤维蛋白原下降时可激活纤溶系统，产后血液系统由高凝状态迅速转变为低凝状态，发生严重产后出血及失血性休克。

4. 急性肾衰竭

由于休克和 DIC，肾急性缺血导致肾功能障碍和衰竭。

四、临床表现

羊水栓塞起病急骤，多发生于分娩过程中，临床可表现为如下情况。

（1）孕产妇在第一产程末或第二产程，也可在胎儿娩出后短时间内，出现烦躁不安、寒战、恶心、呕吐、气急等前驱症状；继而出现呛咳、呼吸困难、发绀、抽搐或昏迷，面色苍白、四肢厥冷、肺底部湿啰音、血压急剧下降；也可发病急骤，没有前驱症状，产妇仅惊叫声后数分钟内死亡。

（2）难以控制的全身广泛性出血，大量阴道流血、切口渗血、全身皮肤黏膜出血、血尿甚至出现消化道大出血。

（3）少尿或无尿。

（4）有些病情发展缓慢，无典型的呼吸、循环系统症状，几小时后才出现阴道持续流血，无血凝块，伤口渗血、血尿，并出现休克症状。患者血压下降的程度往往与失血量不成比例。

五、诊断

1. 临床表现及病史

羊水栓塞的诊断主要依靠诱发因素、临床症状及体征。在分娩时、分娩后 30 分钟内突然出现的不能用其他原因解释的下列情况应首先考虑羊水栓塞。肺血管内找到羊水成分不作诊断依据。

（1）急性缺氧　如呼吸困难、发绀、呼吸抑制、血氧饱和度下降。

（2）突发的低血压或心脏停搏　产妇的失血不多。

（3）凝血功能障碍　持续或大量的阴道流血，血液不易凝固。

2. 辅助检查

尚缺乏特异性的实验室检查指标，立即抢救的同时可做如下检查明确病情进展。

（1）床旁胸部 X 线摄片，可双肺有弥散性点片状浸润影，沿肺门周围分布，伴右心扩大。

（2）床旁心电图，提示右心房、右心室扩大，ST 段下降。

（3）与 DIC 有关的实验室检查。

（4）采集下腔静脉血或心内血液，离心、沉淀，取上层涂片查找羊水有形成分。但非诊断必须。

（5）有条件者可以检测胰岛素样生长因子结合蛋白 – 1、STN 抗原、锌 – 粪卟啉等。

六、治疗

考虑羊水栓塞，应立即进行抢救。重点是针对过敏和急性肺动脉高压所致的低氧血症及呼吸、循环功能衰竭，抗休克，预防 DIC 及肾衰竭。

1. 抗过敏、解除肺动脉高压、改善低氧血症

（1）抗过敏　一旦考虑羊水栓塞时，立即给予大剂量肾上腺皮质激素，抗过敏、解痉、稳定溶酶体、保护细胞。

（2）供氧　保持呼吸道通畅，面罩给氧或气管插管正压给氧，必要时行气管切开。保证氧气供给，改善心、肺、脑、肾等重要脏器的缺氧状况，预防及减轻肺水肿。

（3）缓解肺动脉高压　应用解痉药物改善肺血流灌注，预防右心衰竭所致的呼吸循环衰竭。

2. 抗休克

初期多因过敏反应引起肺动脉高压，导致急性心功能衰竭，出现休克；后期则多因凝血功能障碍导致大量子宫出血而发生休克。

（1）补充血容量。

（2）适当应用升压药物。

（3）纠正酸中毒。

（4）纠正心衰。

3. 防治 DIC

DIC 早期阶段使用抗凝剂仍有争议，继发纤溶亢进时以补充凝血因子，改善微循环，纠正休克及抗纤溶治疗为主。

（1）羊水栓塞早期血液高凝状态　肝素。

（2）抗血小板凝集　双嘧达莫。

（3）补充凝血因子　应及时输新鲜血、血浆、纤维蛋白原等。

（4）抗纤溶药物　氨基己酸、氨甲苯酸、氨甲环酸。补充纤维蛋白原 2～4 g/次，使血浆纤维蛋白原浓度达到 1.5 g/L 以上。

4. 预防肾衰竭

当血容量补足后若仍有少尿，呋塞米或 20%甘露醇 250 ml 快速静脉滴注（有心衰时慎用），若无效则提示急性肾衰竭，应尽早进行血液透析治疗。

5. 预防感染

选用肾毒性小的广谱抗生素预防感染。

6. 产科处理

羊水栓塞若发生在第一产程或短时间内不能经阴道分娩者，应尽快行剖宫产终止妊娠；若发生在第二产程，估计短时间内能经阴道助产分娩者，在积极抢救的同时迅速结束分娩；若发生产后出血，积极处理后仍无法止血者，应行子宫切除，减少胎盘剥离面开放的血窦出血，争取抢救时机。

> ### ▶ 临床病案分析 ◀
>
> 足月妊娠孕妇，瘢痕子宫，剖宫产术中取出胎儿时，患者突然说："医生，我喘不过气来。"检查发现患者面色苍白，血压突然从 120/80 mmHg 降至 40/0 mmHg，子宫涌出大量不凝血。
>
> **思考：**
>
> 根据上述资料，该患者的初步诊断及诊断依据是什么？
>
> **解析：**
>
> 诊断：羊水栓塞。
>
> 诊断依据：患者具有诱发因素：瘢痕子宫剖宫产术中。在分娩时突然出现的不能用其他原因解释的①急性缺氧，呼吸困难；②突发的低血压：从 120/80 mmhg 降至 40/0 mmhg；随后出现子宫大量不凝血，提示凝血功能障碍。可诊断为羊水栓塞。

第三节 子宫破裂

重点	子宫破裂的定义和先兆子宫破裂的诊断
难点	子宫破裂的分类和预防
考点	子宫破裂的病因、临床表现、诊断

速览导引图

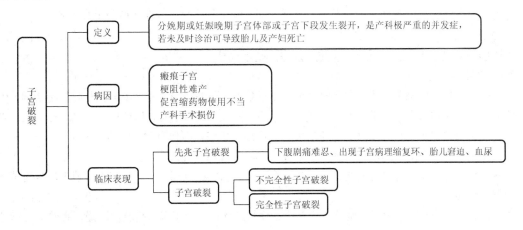

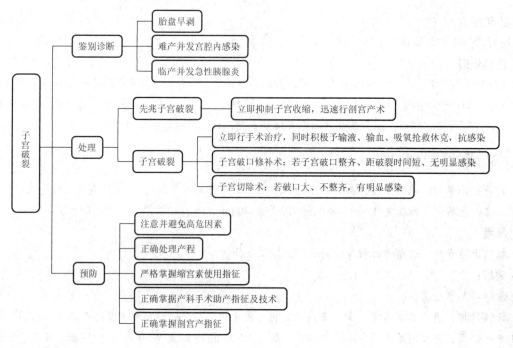

一、定义

子宫破裂（rupture of uterus）是指在分娩期或妊娠晚期子宫体部或子宫下段发生裂开，是产科极严重的并发症，若未及时诊治可导致胎儿及产妇死亡。

二、病因

（1）瘢痕子宫是导致子宫破裂的常见原因。尤其前次于术后子宫切口感染、愈合不良者，再次妊娠或分娩时子宫破裂的危险性增高。

（2）梗阻性难产也是引起子宫破裂的常见原因。

（3）促宫缩药物使用不当。

（4）产科手术损伤多因阴道助产手术施术不当或过于粗暴所致。

三、临床表现

子宫破裂多发生于分娩期，少数发生于妊娠晚期，多由先兆子宫破裂进展为子宫破裂。

1. 先兆子宫破裂四大主要临床表现

下腹剧痛难忍、出现子宫病理缩复环、胎儿窘迫、血尿。

2. 子宫破裂

（1）不完全性子宫破裂　子宫肌层仅部分或全层裂开，但浆膜层完整，子宫腔与腹腔不相通，胎儿及其附属物仍在子宫腔内。多见于子宫下段剖宫产切口瘢痕破裂，症状潜隐，体征也不明显。若子裂口累及子宫血管导致阔韧带内血肿，可扪及子旁逐渐增大且有压痛的包块，多伴有胎儿窘迫征象。

（2）完全性子宫破裂　指子宫肌壁全层裂开，宫腔与腹腔相通。

症状：产妇继出现先兆子宫破裂症状后突感下腹一阵撕裂样剧痛，子宫收缩骤然消失。腹痛稍缓解后又出全腹持续性疼痛。

体征：面色苍白、呼吸急促、血压下降等休克症状及体征。全腹有压痛及反跳痛，腹壁下可清楚扪及胎体，子宫位于侧方，胎心、胎动可于短时内消失。阴道检查可见鲜血流出，胎先露部升高，已扩张的宫颈口缩小，部分产妇可扪及宫颈及子宫下段裂口。

瘢痕子宫破裂前往往无明显临床症状。另外当有胎盘大面积穿透性植入时，若孕妇出现不明原因的持续性腹痛，应警惕子宫破裂的可能。

四、诊断

典型子宫破裂根据病史、症状、体征。

B 型超声：确定子宫破口部位及胎儿与子宫关系。

五、鉴别诊断

（1）胎盘早剥 常伴有妊娠期高血压疾病史或外伤史，腹痛多呈持续性，宫缩间歇不明显，子宫硬如板状，胎位不清，无病理缩复环，B 型超声检查可见胎盘后血肿或胎盘明显增厚。

（2）难产并发宫腔感染 多见于产程延长、阴道检查次数过多、无菌操作不严等所致宫腔及腹腔感染，继之出现腹痛及腹膜炎体征。患者常伴有发热，血象明显升高。阴道检查和超声科协助诊断。

（3）临产并发急性胰腺炎 持续性上腹部疼痛，阵发性加剧，可放射至腰背部。重症者多有上腹部压痛、反跳痛和腹肌紧张。血清淀粉酶或脂肪酶明显升高，大于正常上限 3 倍。B 型超声检查可胰腺体积弥漫性增大，实质结构不均匀。

六、治疗

（1）先兆子宫破裂 立即抑制子宫收缩（如肌内注射哌替啶 100 mg），静脉全身麻醉，迅速行剖宫产术。

（2）子宫破裂 无论胎儿是否存活均应立即行手术治疗，同时积极予输液、输血、吸氧抢救休克。子宫破裂者应尽可能就地、就近抢救，若必须转运，应输血、输液、包扎腹部后方可转送。

子宫破口修补术：若子宫破口整齐、距破裂时间短、无明显感染。

子宫切除术：若破口大、不整齐，有明显感染。

术后给予广谱抗生素预防感染。

七、预防

子宫破裂一旦发生，严重危及母胎生命安全，应积极预防，避免子宫破裂的发生。

（1）减少多产、多次人工流产等高危因素。有剖宫产史、产道异常及胎位异常的孕妇应提前住院。

（2）正确处理产程，严密观察产程进展，尽早发现先兆子宫破裂征象并及时处理。

（3）严格掌握缩宫素使用指征，严防子宫发生过强收缩。应用前列腺素制剂引产时亦应有相同监护条件。

（4）正确掌握产科手术助产指征及技术，避免手术操作不当造成损伤。

（5）正确掌握剖宫产指征，降低首次剖宫产率。瘢痕子宫高危情况需行剖宫产终止妊娠。

◄ 临床病案分析 ►

某女，孕 1 产 0，32 岁，孕 39 周，腹部剧痛入院。患者烦躁不安，呼吸 20 次/分，心率 110 次/分。腹部膨隆，宫缩时脐下 2 横指，持续宫缩 55 秒，间歇 1 分 30 秒，肉眼血尿。

思考

写出拟行诊断及处理。

解析

诊断：孕 1 产 0，临产，先兆子宫破裂。

处理：立即抑制子宫收缩，如肌内注射哌替啶 100 mg，给氧，静脉全身麻醉，迅速行剖宫产术。避免继续试产和阴道试产，防止发展为子宫破裂。

（赵 茵）

第十七章 正常产褥

重点	产褥期概念、产褥期生殖系统及乳房的变化；产褥期的临床表现
难点	产褥期母体其他系统的变化（循环及血液系统）
考点	产褥期的母体变化及临床表现

速览导引图

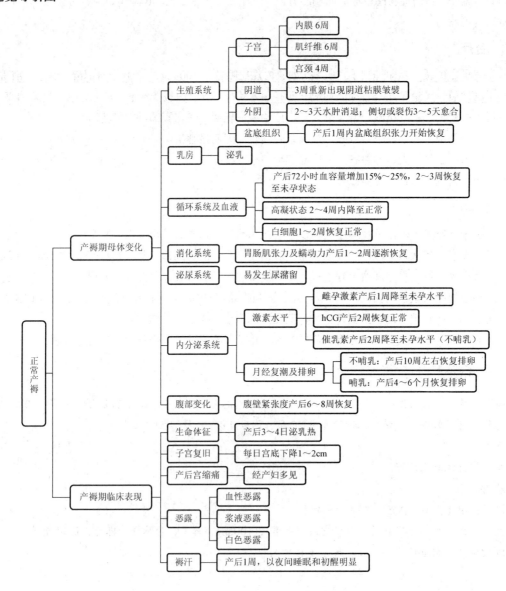

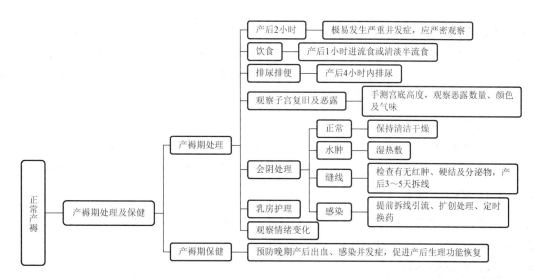

产褥期的概念：从胎盘娩出至产妇全身各器官（除乳腺外）恢复或接近正常未孕状态所需的一段时期，称产褥期，一般规定为 6 周。

第一节　产褥期母体变化

一、生殖系统的变化

（一）子宫

子宫复旧：产褥期变化最大的是子宫。胎盘娩出后，子宫逐渐恢复至未孕状态的过程称子宫复旧，通常需要 6 周时间。

（1）子宫体肌纤维缩复　随着宫体肌纤维不断缩复，产后 1 周子宫缩小至约妊娠 12 周大小，产后 10 日降至骨盆腔内，产后 6 周恢复到正常非孕期大小。子宫重量也逐渐下降，分娩结束时约为 1000 g，产后 1 周约 500 g，产后 2 周约 300 g，产后 6 周恢复至 50～70 g。

（2）子宫内膜再生　胎盘、胎膜娩出后，遗留的蜕膜分为 2 层，表层变性、坏死、脱落，成为恶露的一部分自阴道排出。基底层逐渐再生新的功能层，产后 3 周，除胎盘附着部位外，其余宫腔表面均由新生内膜修复，胎盘附着部位则需至产后 6 周。

（3）子宫血管变化　胎盘娩出后，子宫收缩，胎盘附着面缩小至原来的一半，导致开放的子宫螺旋动脉和静脉窦压缩变窄，数小时后血管内血栓形成，出血量逐渐减少直至停止。

考点：若内膜修复期间子宫复旧不良，胎盘附着部位血栓脱落，可引起晚期产后出血。

（4）宫颈及子宫下段变化　胎盘娩出后，宫颈外口如袖口状，产后 2～3 日宫口仍可容 2 指。产后 1 周宫颈内口关闭，宫颈管恢复；产后 4 周宫颈恢复至正常形态，初产妇宫颈外口变为"一"字形横裂（已产型）。产后子宫下段肌纤维缩复，逐渐恢复为未孕时的子宫峡部。

（二）阴道

产后阴道壁肌张力逐渐恢复，阴道黏膜皱襞约在产后 3 周重新出现，但至产褥期结束仍不能完全恢复到未孕时的紧张度。

（三）外阴

产后 2～3 天外阴水肿消退。会阴部若有轻度裂伤或切开缝合，一般在 3～5 日内愈合。

（四）盆底组织

因分娩时盆底肌及筋膜过度伸展，使其弹性减弱且常伴有部分肌纤维断裂，产褥期应避免过早进行重体力劳动。产后1周内盆底组织张力开始恢复，若能坚持产后康复锻炼，有可能恢复至接近未孕状态。如果盆底组织损伤严重，则难以完全恢复，盆底松弛是盆腔器官脱垂发病的重要原因。

二、乳房的变化

主要变化是泌乳，包括乳汁的产生及射乳。哺乳有利于母体生殖器官及其他相关组织器官的恢复。乳汁分为初乳、过渡乳和成熟乳。产后7日内分泌的乳汁为初乳，含有多种抗体，尤其是分泌型IgA。

三、循环系统的变化

胎盘娩出后，子宫胎盘血液循环终止，大量血液回到体循环，加之组织间液的回吸收，产后72小时内血容量增加15%~25%，产后2~3周恢复至未孕状态。

四、血液系统的变化

产褥早期血液系统仍为高凝状态，有利于创面修复，减少产后出血量。纤维蛋白原、凝血酶原、凝血酶于产后2~4周内降至正常。血红蛋白水平于产后1周左右回升；红细胞沉降率于产后3~4周降至正常；产褥早期白细胞仍较高，一般1~2周恢复正常。

五、消化系统的变化

产后1~2日内常感口渴，喜进流食或半流食。妊娠期胃肠肌张力及蠕动力减弱，产后1~2周才逐渐恢复。而产褥期活动少，加之腹肌和盆底肌松弛，容易便秘。

六、泌尿系统的变化

妊娠期体内潴留的多量水分主要经肾脏排出，因此产后1周内尿量增多。妊娠期发生的肾盂及输尿管扩张，产后需2~8周恢复。产后由于膀胱张力降低，对膀胱内压的敏感性降低，加之会阴部伤口疼痛、器械助产、区域阻滞麻醉等原因，容易发生尿潴留，尤其产后12小时内。

七、内分泌系统的变化

分娩后雌、孕激素水平急剧下降，产后1周已降至未孕水平；胎盘生乳素产后6小时已不能测出。催乳素因是否哺乳而不同，哺乳产妇虽于产后下降，但仍高于非孕水平，吸吮乳汁时催乳激素明显增高；不哺乳产妇则产后2周降至非孕水平。hCG产后2周恢复正常。

月经复潮及排卵亦受哺乳影响。不哺乳产妇通常在产后6~10周月经复潮；产后10周左右恢复排卵。哺乳产妇的月经复潮延迟或者在哺乳期一直不来潮，平均在产后4~6个月恢复排卵。

易混淆点：产后月经恢复较晚者，首次月经来潮前多有排卵，因此哺乳产妇未见月经来潮却有受孕的可能。

八、腹壁的变化

妊娠期出现的下腹正中线色素沉着，产褥期逐渐消退。初产妇腹壁紫红色妊娠纹变成银白色陈旧妊娠纹。腹壁紧张度需在产后6~8周恢复。

第二节　产褥期临床表现

1. 体温、脉搏、呼吸、血压

体温多数正常，部分可在产后 24 小时内略升高，一般不超过 38℃。乳汁开始产生的最初 24 小时可有 37.8～39℃ 的发热，称为泌乳热。一般在产后 3～4 日出现，持续 4～16 小时即下降。产后脉搏在正常范围内，60～70 次/分，略缓慢，产后 1 周左右恢复。妊娠期的胸式呼吸产后变为胸腹式呼吸，使得产后呼吸深慢，14～16 次/分。正常产妇产褥期血压变化不大。

2. 子宫复旧

胎盘娩出后，子宫圆而硬，宫底在脐下一指。产后第 1 日宫底略上升至平脐，此后每日下降 1～2 cm，产后 10 日子宫降至骨盆腔内，腹部检查于耻骨联合上方不能触及宫底。

3. 产后宫缩痛

指在产褥早期因子宫收缩引起下腹部阵发性剧烈疼痛。产后 1～2 日出现，持续 2～3 日自然消失，多见于经产妇。哺乳时哺乳时反射性缩宫素分泌增多，使疼痛加重。

4. 恶露

产后随子宫蜕膜的脱落，含有血液、坏死蜕膜等组织经阴道排除，称为恶露（lochia）。正常恶露有血腥味，无臭味，持续 4～6 周，总量 250～500 ml，个体差异较大。若子宫复旧不全，或宫腔内残留胎盘、多量胎膜以及合并感染时，恶露增多，血性恶露持续时间延长，并有臭味。

表 17-1　三种恶露的特点

	血性恶露	浆液恶露	白色恶露
持续时间	持续 3～4 日	持续 10 日左右	持续 3 周左右
颜色	鲜红色	淡红色	白色黏稠
内容物	含大量血液、坏死蜕膜组织及少量胎膜	含多量浆液、少量血液、坏死蜕膜组织、宫颈黏液及细菌等	含大量白细胞、坏死蜕膜组织、表皮细胞及细菌等

5. 褥汗

产褥早期，皮肤排泄功能旺盛，排出大量汗液，以夜间睡眠和初醒时更明显，产后 1 周内自行好转。

第三节　产褥期处理和保健

一、产褥期处理

1. 产后 2 小时内的处理

产后 2 小时内极易发生严重并发症，如产后出血、子痫、产后心力衰竭等，应严密观察产妇血压、脉搏、阴道出血量、子宫收缩情况，注意宫底高度、膀胱是否充盈等。发现子宫收缩乏力，按摩子宫并使用子宫收缩剂。若产妇自觉肛门坠胀，提示有阴道后壁血肿可能，行肛查确诊后及时处理。此期间内还需协助产妇首次哺乳。

2. 饮食

产后 1 小时可让产妇进流食或清淡半流食。哺乳的产妇应多进蛋白质丰富、汤汁多的食物，适当补充维生素和铁剂。

3. 排尿排便

产后 4 小时内应让产妇排尿，若排尿困难，鼓励产妇起床排尿，必要时留置导尿并预防感染。产褥期易发生便秘，应鼓励产妇多吃蔬菜并尽早下床活动。若已经发生便秘，可口服缓泻剂或外用开塞露治疗。

4. 观察子宫复旧情况与恶露

每日同一时间手测宫底高度，了解子宫复旧情况。每日观察恶露量、颜色及气味。若子宫复旧不良，红色恶露增多且持续时间延长，应尽早给予子宫收缩剂。若恶露有臭味且子宫有压痛，应及时给予抗生素控制感染。

5. 会阴处理

尽量保持会阴部清洁干燥。会阴水肿者，可局部湿热敷，产后 24 小时后红外线照射。会阴部有缝线者，应每日检查伤口有无红肿、硬结及分泌物。一般产后 3～5 日内拆线，感染者提前拆线引流、扩创，定时换药。

6. 观察情绪变化

产褥期不适，对婴儿的担心等均可造成产妇情绪不稳定，甚至表现出轻度抑郁。应帮助产妇减轻身体不适，并给予精神关怀、鼓励、安慰，使其恢复自信。抑郁严重者，须尽早诊断和干预。

7. 母乳喂养，按需哺乳

于产后 1 小时内开始哺乳，新生儿吸吮可刺激泌乳。产褥期若出现乳胀，可在哺乳前湿热敷 3～5 分钟并按摩，使乳汁分泌通畅；若泌乳不足，指导产妇按需哺乳，调节饮食，必要时辅以针灸、药物治疗；若出现乳头皲裂，轻者可继续哺乳，哺乳后挤出少许乳汁涂在乳头和乳晕上。重者应该停止哺乳。不能哺乳者应尽早退乳，最简单的方法是停止哺乳，不排空乳房，少进汤汁。

二、产褥期保健

目的：预防晚期产后出血、感染等并发症，促进产后生理功能恢复。

1. 饮食起居

合理饮食，保持身体清洁，注意休息。

2. 适当活动

产后健身操：经阴道分娩的产妇，产后 6～12 小时即可起床轻微活动；产后第 2 日起，可在室内随意活动，按时做产后健身操。

3. 计划生育指导

产后 42 日起应采取避孕措施。哺乳者以工具避孕为宜，不哺乳者可选用药物避孕。

4. 产后检查

包括产后访视和产后健康检查两部分。产妇出院后，社区保健医疗保健人员分别在出院后 3 日内、产后 14 日、产后 28 日共做 3 次产后访视。

临床病案分析

30 岁初产妇，足月妊娠，临产 16 小时，肛查宫口开大 6 cm，先露头，羊膜囊突。宫缩 30 秒/（4～5）分。行人工破膜，羊水清。因继发性宫缩乏力给予缩宫素静脉滴注后，产程进展良好，宫口开全 1 小时，发现胎心 110 次/分。阴道检查羊水 Ⅱ，胎头 S+3，LOP，即给予吸氧并行阴道助产，会阴侧切下低位产钳娩出胎儿。新生儿 4000 克，Apgar 评分 9 分，胎盘胎膜完整娩出。检查宫颈裂伤 2 cm。会阴伤口向上延伸 1 cm。缝合宫颈及会阴伤口。产时阴道流血 500 ml。产后给予广谱抗生素治疗。产后 3 天体温 36.8℃，检查宫底脐下 3 指无压痛，恶露暗红不多，无异味。

思考：

（1）该产妇恶露是否正常，恶露的常见性状有哪些？

（2）产褥期应做好哪些护理？

解析：

1. 该产妇恶露正常。正常恶露有血腥味，但无臭味，一般持续4～6周，总量个体差异较大。根据其性状分为血性恶露、浆液恶露及白色恶露。

2. 产褥期处理：合理饮食；指导患者排尿排便；观察子宫复旧情况与恶露；每日检查伤口有无红肿、硬结及分泌物；该患者产钳助产分娩，需注意产妇情绪；做好乳房护理，指导产妇哺乳。

（孙敬霞）

第十八章　产褥期并发症

重点	产褥感染、晚期产后出血的定义、临床表现、诊断与治疗
难点	产褥感染的诊断及防治，晚期产后出血的治疗要点
考点	产褥感染的定义及诊治

第一节　产褥感染

速览导引图

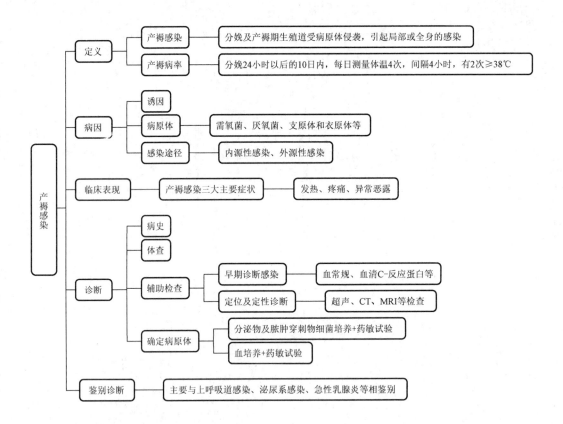

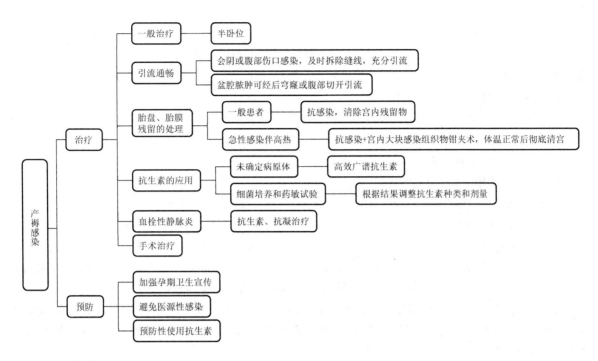

一、定义

1. 产褥感染（puerperal infection）

指分娩及产褥期<u>生殖道受病原体侵袭</u>，引起局部或全身的感染，发生率约 6%。

2. 产褥病率（（puerperal morbidity）

指分娩 24 小时以后的 10 日内，每日测量体温 4 次，间隔时间 4 小时，有 2 次≥38℃。<u>造成产褥病率的原因以产褥感染为主，但也包括生殖道以外的感染如急性乳腺炎、呼吸道感染等。</u>

二、病因

（1）诱因　产妇体质虚弱、营养不良、孕期贫血、妊娠晚期性生活、胎膜早破、羊膜腔感染、慢性疾病；产科手术操作、产程延长、孕产期卫生不良、多次宫颈检查以及产前产后出血过多等。

（2）病原体种类　需氧菌、厌氧菌、支原体和衣原体等。

（3）感染途径　内源性感染、外源性感染。

考点：<u>产褥感染多为混合感染。β－溶血性链球菌是最常见的病原体</u>，致病性强，能产生致热外毒素与溶组织酶，使病变迅速扩散导致严重感染。

三、病理及临床表现

<u>发热、疼痛、异常恶露是产褥感染三大主要症状</u>。

1. 急性外阴、阴道、宫颈炎

分娩时由于会阴部损伤导致感染，<u>以葡萄球菌和大肠埃希菌感染为主</u>。表现为局部灼热、低热、坐位困难、疼痛等，阴道与宫颈黏膜充血，溃疡，脓性分泌物增多，刺激尿道口出现尿痛、尿频。局部伤口红肿、触痛、硬结，有脓性分泌物。宫颈裂伤感染向深部蔓延，可达宫旁组织，引起盆腔结缔组织炎。

2. 剖宫产后腹壁伤口感染

常发生于手术后的 4～7 天，抗生素治疗无显效，体温持续不退，伤口疼痛。局部红肿或有硬结、触痛、伤口有渗出物或脓性分泌物。严重感染者伤口可全层裂开。

3. 子宫感染

子宫内膜炎和子宫肌炎或黏膜上行感染所致。产后发热、恶露增多呈脓性，有臭味，子宫复旧不良，下腹压痛。严重者高热、寒战、头痛、白细胞增多等全身感染症状。

4. 急性盆腔结缔组织炎、急性附件炎

<u>血行感染和淋巴感染</u>。感染达宫旁组织，出现急性炎症反应而形成炎性包块，同时波及输卵管系膜、管壁。若侵及整个盆腔，可<u>形成"冰冻骨盆"</u>。临床表现为下腹痛、肛门坠胀，下腹部压痛反跳痛，宫旁组织增厚、压痛，可触及炎性包块。严重者伴有全身症状。

5. 急性盆腔腹膜炎及弥漫性腹膜炎

炎症扩散至子宫浆膜，形成盆腔腹膜炎，继而发展成弥漫性腹膜炎，出现全身中毒症状，如高热、恶心、呕吐、腹胀，检查时下腹部有明显压痛、反跳痛。可在子宫直肠陷凹形成局限性脓肿。

6. 血栓性静脉炎

盆腔血栓性静脉炎多由厌氧性链球菌引起，可累及子宫静脉、卵巢静脉、髂内静脉、髂总静脉及阴道静脉。常见于产后1~2周，病变单侧居多，表现为寒战、高热，症状可持续数周或反复发作。

考点：<u>下肢血栓性静脉炎，通常继发于盆腔血栓性静脉炎</u>，病变多发于股静脉、腘静脉及大隐静脉，表现为弛张热，下肢持续性疼痛，局部静脉压痛或触及硬索状，使血液回流受阻，引起下肢水肿，皮肤发白，习称<u>"股白肿"</u>。

7. 脓毒血症及败血症

感染血栓脱落进入血循环可导致脓毒血症和迁徙性脓肿。若细菌大量进入血循环并繁殖则形成败血症，表现为持续高热、寒战、全身中毒症状，可危及生命。

四、诊断

（1）病史　产后发热患者首先考虑产褥感染的存在，同时排除引起产褥病率的其他疾病。详细询问病史及分娩过程，注意有无引起感染的诱因。

（2）全身及局部检查　仔细检查腹部、会阴伤口、阴道、子宫颈、子宫和盆腔，确定感染部位和严重程度。

（3）辅助检查　超声、CT、MRI等检查手段能对产褥感染形成的炎性包块、脓肿及静脉血栓做出定位及定性诊断。检测血常规、血清C-反应蛋白等有助于早期诊断感染。

（4）确定病原体　①取分泌物、脓肿穿刺物等作病原体培养及药敏试验，注意同时做厌氧菌培养。②必要时做血培养及药敏试验。③病原体抗原和特异抗体检测可作为快速确定病原体的方法。

五、鉴别诊断

主要与上呼吸道感染、泌尿系感染、急性乳腺炎等相鉴别。

六、治疗

（1）一般治疗　半卧位，纠正贫血与电解质紊乱，增强全身抵抗力。

考点：<u>半卧位有利于炎症局限</u>。

（2）引流通畅　会阴或腹部伤口感染，及时拆除缝线，充分引流；盆腔脓肿可经后穹窿或腹部切开引流。

（3）胎盘胎膜残留的处理　<u>在有效抗感染的同时，清除宫腔内残留物。急性感染伴高热患者，抗感染同时先钳夹出大块感染组织，待感染控制后再彻底清宫。</u>

（4）抗生素的应用　根据临床表现及临床经验，<u>选用高效广谱抗生素，若考虑合并厌氧菌感染，可加用抗厌氧菌药物联合治疗。然后根据细菌培养和药敏试验调整抗生素种类和剂量</u>。抗生素使用过程中应注意保持有效血药浓度。

（5）血栓性静脉炎的治疗　在应用大量抗生素的同时，加用抗凝治疗。

（6）手术治疗　严重的子宫感染经积极的抗感染治疗无效，病情继续扩展恶化者，尤其出现败血症、脓毒血症者，应果断及时地行子宫全切术或子宫次全切除术，清除感染源，拯救患者生命。

七、预防

加强孕期卫生宣传，保持全身及外阴清洁，妊娠晚期避免性生活，加强营养，增强体质。避免医源性感染。临产前避免胎膜早破，产程异常者要及早处理，避免反复阴道检查、滞产、产道损伤、产后出血等引起感染的诱因。接产时严格无菌操作，掌握好会阴切开的指征及缝合技术。对有可能发生产褥感染者预防性使用抗生素。

临床病案分析

患者，女，28岁，$G_3P_1A_1$，因产后9天，高热2天，伴血压下降1天急诊由外院转入。患者足月临产在当地医院住院分娩。孕期未定期产检，入院后查血常规 Hb 50 g/L。分娩过程顺利，胎儿娩出后发现胎盘粘连，徒手剥离胎盘。产后予输血纠正贫血及抗感染治疗，阴道流血不多，体温波动在37.5～38℃之间，复查血常规：Hb 72 g/L，WBC 12.9×10^9/L，N 0.80，PLT 175×10^9/L，产后第4天出院，体温37.6℃。产后第8天高热达41℃，再次入院，抗感染治疗后行清宫术治疗，当地医院记录清宫过程中出血不多。清宫术后3小时测血压 70/40 mmHg，立即予点滴多巴胺维持并转上级转上级医院。转院后入院时查体：T 35.5℃，P 90次/分，BP 76/33 mmHg，患者神志清楚，心肺未闻及异常。膨隆，软，宫底脐平，有压痛，无反跳痛，移动性浊音阴性。恶露少，色暗红，无臭味。入院后继续多巴胺维持血压，行血培养、阴道分泌物培养等。复查血常规：60 g/L，WBC 18.3×10^9/L，N 0.90%，L 0.10%，PLT 205×10^9/L，凝血功能正常，肝功能示低蛋白血症。超声检查提示："胎盘大部分滞留宫腔内"。给予亚胺培南抗感染、输血纠正贫血及输液、吸氧等对症支持治疗。治疗12小时后停用多巴胺，血压维持在90/60 mmHg以上。入院治疗第3天，患者 T 37.8℃，生命体征平稳，复查血常规85 g/L。备血，在手术室行钳夹术，卵圆钳夹出大块腐烂胎盘组织送病理组织学检查和培养，静脉滴注缩宫素，促子宫收缩，阴道流血不多，返回病房并继续抗感染、促子宫收缩及支持治疗，患者恢复良好，1周后再次清宫。出院复查血常规：Hb 105 g/L，WBC 10.8×10^9/L，N 0.74，PLT 185×10^9/L，宫底耻骨联合上一横指，无压痛无反跳痛。培养结果：大肠埃希菌。

思考

试分析该患者可能的诊断、诊断依据及处理。

解析

1. 诊断①产褥感染：感染性休克；②胎盘残留；③重度贫血。

2. 诊断依据

（1）产褥感染　有明显诱因，产妇重度贫血，机体抵抗力差，有宫腔操作史。发热、白细胞总数和中性粒细胞增高，子宫复旧不良，有压痛。

（2）感染性休克　清宫术后血压下降需多巴胺维持，术中无大出血。

（3）胎盘残留　超声检查提示："胎盘大部分滞留宫腔内"，后钳夹出腐烂的胎盘组织。

（4）重度贫血　血常规结果提示。

3. 处理　该产妇有明显的产褥感染危险因素，贫血、宫腔操作史、宫腔内组织残留，产后未得到积极有效的治疗，出院时尚有发热，贫血也未能及时纠正。有胎盘胎膜残留患者，应该在有效抗感染的同时清除宫腔内残留物，但需避免刮宫引起感染扩散。可在抗感染的同时，先钳夹出大块感染组织，待感染完全控制、体温正常后，再彻底清宫。

第二节　晚期产后出血

速览导引图

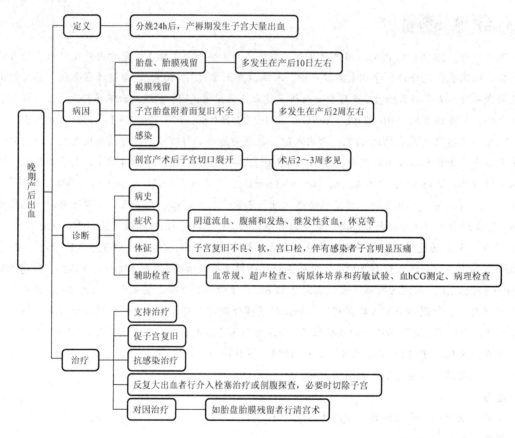

一、定义

(1) 分娩 24 小时后，在产褥期内发生的子宫大量出血。

(2) 以产后 1~2 周发病最常见，也有延迟至产后 2 月余发病者。

(3) 多为少量或中量，持续或间断阴道流血，也可为急骤大量出血。产妇可有寒战、低热以及失血过多导致的严重贫血或失血性休克。

二、病因与临床表现

1. 胎盘、胎膜残留

(1) 阴道分娩晚期产后出血最常见的原因。

(2) 多发生在产后 10 日左右。

（3）黏附在宫腔内的残留胎盘组织发生变形、坏死、机化，当坏死组织脱落时，暴露基底部血管，引起大量出血。

（4）临床表现为血性恶露持续时间延长，以后反复出血或突然大量流血；检查发现子宫复旧不良，宫口松弛。

2. 蜕膜残留

蜕膜多在产后 1 周内脱落，若蜕膜剥离不全而长时间残留，影响子宫复旧，并继发子宫内膜炎，可引起晚期产后出血。临床表现与胎盘胎膜残留相似，宫腔刮出物病理检查可鉴别。

3. 子宫胎盘附着面复旧不全

子宫胎盘附着面复旧不全，胎盘附着部血栓脱落，血窦重新开放导致子宫出血。多发生在产后 2 周左右，表现为突然大量阴道出血，检查发现子宫大而软，宫口松弛，阴道及宫口有血块堵塞。

4. 感染

以子宫内膜炎多见。感染引起胎盘附着面复旧不良，子宫收缩欠佳，血窦关闭不全，从而导致子宫出血。

5. 剖宫产术后子宫切口裂开

（1）剖宫产术后子宫切口愈合不良的原因　①切口过低或过高；②缝合技术不当；③切口感染；④术中操作不当，如术中损伤子宫动脉向下斜行分支，造成子宫切口局部供血不足、术中止血不良形成切口血肿、切口延伸撕裂等；⑤多次剖宫产，子宫下段切口处菲薄，瘢痕组织多，影响愈合。

（2）临床表现　剖宫产术后子宫切口裂开多发生在术后 2～3 周，缝线溶解脱落后血窦重新开放，出现大量阴道流血。

6. 其他

胎盘部位滋养细胞肿瘤、子宫黏膜下肌瘤、子宫颈癌等均可引起晚期产后出血。

三、诊断

1. 病史

仔细询问分娩史或剖宫产围术期情况，以及产后情况。

2. 症状与体征

（1）阴道流血　注意阴道流血发生的时间及出血量。

（2）腹痛和发热　常合并感染，伴发恶露增多、有臭味。

（3）全身症状　继发性贫血，严重者可导致失血性休克。

（4）体征　子宫复旧不佳，可扪及子宫增大、变软，宫口松弛，有时可触及残留组织和血块，伴有感染者子宫明显压痛。

3. 辅助检查

（1）血常规　了解贫血和感染情况。

（2）超声检查　了解子宫大小，有无宫腔内残留、子宫切口周围血肿等。

（3）病原体和药敏试验　取宫腔分泌物做病原体培养和药敏试验，发热时行血培养。

（4）血 hCG 测定　排除胎盘残留及绒毛膜癌。

（5）病理检查　子宫刮出物或子宫切除标本要送病理检查。

四、治疗

少量或中等量阴道流血，给予足量抗生素、子宫收缩剂及支持治疗。反复大量阴道流血可行髂内动脉或子宫动脉栓塞术，必要时行次全子宫切除术或全子宫切除术。

疑有胎盘、胎膜、蜕膜残留或胎盘附着部位复旧不全者，在充分术前准备、备血的情况下行清宫术，刮出物送病理检查。围术期给予抗生素及子宫收缩剂。

疑剖宫产子宫切口裂开，仅少量阴道流血可住院观察，给予抗炎、促子宫收缩及支持治疗；若阴道流血多，则剖宫探查。

肿瘤引起的阴道出血，则按肿瘤性质、部位做相应处理。

五、预防

产后仔细检查胎盘、胎膜的完整性，有残缺及时处理；严格控制无指征剖宫产手术，术中合理选择切口，加强手术技能培训；严格无菌操作，根据情况合理应该抗生素预防感染。

▶ 临床病案分析 ◀

患者，35岁，G2P1，因剖宫产术后23天、阴道大量流血4次，于2017年3月1日1AM急诊入院。家属代述：23天前，因阴道流水3天入当地县医院，行剖宫产分娩一活婴，术后3天阴道流血多于月经量，治疗后好转。术后第5天出院。出院后恶露一直较多，术后第9天突感流血增加持续2个多小时后好转，分别于术后16天、22天又出现类似流血，再次入院抗感染、促宫缩治疗后出血无明显减少。因家属拒绝切除子宫，转来我院。患者一直感头晕、乏力。查体：T 37.3℃，R 23次/分，P 100次/分，BP 100/60 mmHg。神清，面色稍苍白。心肺检查未见异常。产科情况：子宫底耻骨联合上可扪及，腹部无明显压痛。外阴可见暗红色血迹，无明显臭味。阴道内有血凝块。子宫颈光滑，宫口活动性出血，量不多；子宫体前位，如妊娠3个月大小，无明显压痛。双附件无增厚及压痛。实验室检查：Hb 80 g/L，WBC $14.9×10^9$/L，N 0.90%，L 0.10%，PLT $195×10^9$/L，CO_2CP 20.2 mmol/L。$\beta-hCG<0.01$ mIU/ml。超声检查：剖宫产子宫切口处 35 mm × 29 mm × 12 mm 混合性包块，周边及内部未见明显血流信号。

思考

1. 试分析该患者可能的诊断及诊断依据。

2. 制订治疗方案。

解析

1. 诊断：①晚期产后出血；②剖宫产子宫切口愈合不良；③中度贫血。

2. 诊断依据

（1）患者有胎膜早破病史，在当地医院行剖宫产。

（2）剖宫产术后24小时后至23天阴道出血4次，子宫复旧不良。

（3）体格检查 T 37.3℃，子宫底耻骨联合上可扪及。

（4）实验室检查 Hb 80 g/L，WBC $14.9×10^9$/L，N 0.90%，L 0.10%，PLT $195×10^9$/L，CO_2CP 20.2 mmol/L。

（5）超声检查 剖宫产子宫切口处 35 mm × 29 mm × 12 mm 混合性包块，周边及内部未见明显血流信号。

3. 治疗方案

剖宫产术后晚期产后出血最常见的原因是子宫切口愈合不良，切口感染是导致子宫切口愈合不良的重要原因。剖宫产后子宫切口愈合不良目前有保守治疗、手术治疗和髂内动脉造影栓塞三种方法。保守治疗主要包括控制感染、宫缩剂促进子宫复旧和营养支持治疗。反复大量阴道出血或一次出血超过 500 ml，应给予手术治疗或介入动脉栓塞治疗。介入治疗剖宫产术后晚期产后大出血的优点主要在于无须再次开腹手术，能保留子宫，故易为大多数育龄期年轻女性所接受。该患者行子宫动脉栓塞术止血，同时加强抗感染、促子宫复旧及支持治疗，痊愈出院。

第三节　产褥期抑郁症

速览导引图

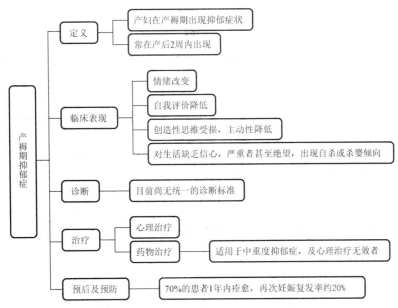

一、概述

（1）产妇在产褥期出现抑郁症状。

（2）常在产后 2 周内出现。

（3）是产褥期精神综合征中最常见的一种。

二、临床表现

（1）情绪改变。

（2）自我评价降低。

（3）创造性思维受损，主动性降低。

（4）对生活缺乏信心，严重者甚至绝望，出现自杀或杀婴倾向。

考点：多在产后 2 周内出现症状，产后 4～6 周症状明显。

三、诊断

产褥期抑郁症的诊断尚无统一的诊断标准。目前应用较多的是 2013 年美国精神疾病学会发布的《精神疾病的诊断与统计手册（第五版）》中的标准，如表 18－1 所示。

表 18－1　产褥期抑郁症的诊断标准

A. 至少持续 2 周每天或几乎每天出现下列 5 条或 5 条以上症状（必须具备第 1 一项或第二项症状之一）

　1. 情绪抑郁

　2. 对全部或多数活动明显缺乏兴趣或愉悦感

　3. 体重显著下降或增加

　4. 精神运动性兴奋或阻滞

　5. 失眠或睡眠过度

　6. 疲劳或乏力

7. 思维能力减退或注意力涣散

8. 遇事皆感毫无意义或有自罪感

9. 反复出现死亡想法

B. 症状不符合其他精神疾病的标准

C. 患者的症状严重影响日常各项活动

D. 症状与药物或其他物质无关

四、治疗

对产后抑郁的治疗原则包括减轻抑郁症状、改善社会适应能力、减少对后代的影响。

（1）心理治疗　产褥期抑郁症以心理治疗为主。

（2）药物治疗　适用于中重度抑郁，心理治疗无效者。应在专科医生指导下用药，尽量选用不进入乳汁的抗抑郁药。目前多选用 5−羟色胺再吸收抑制剂与三环类抗抑郁药。

五、预防

加强对孕妇的精神关怀，减轻孕妇对妊娠、分娩的紧张、恐惧心情，完善自我保健。运用医学心理学、社会知识，对在分娩过程中的孕妇多关心和爱护。

六、预后

一般预后良好，约 70% 患者于 1 年内痊愈，但再次妊娠复发率达 20% 左右。

临床病案分析

　　患者，女，22 岁，因产后 18 天，情绪低落 10 天来门诊就诊。患者足月自然分娩，分娩过程顺利，新生儿健康。近 10 天产妇情绪低落，晚上失眠，白天精神萎靡，易怒，常无缘由哭泣，对周边事物提不起兴趣，无食欲，泌乳明显减少。总怀疑孩子会生病，甚至想抱着孩子去跳楼。既往本人及家族无精神病病史。体格检查：生命体征平稳，患者意识清楚，智力发育正常，表情淡漠，反应迟钝，眼球运动正常。心肺听诊无异常，子宫复旧良好，无压痛，恶露正常。

思考

1. 试分析该患者可能的诊断及鉴别诊断。

2. 为进一步明确诊断，还应该进行哪些辅助检查？

3. 下一步应该如何处理？

解析

1. 患者的初步诊断是产褥期抑郁症。需要排除躯体疾病有关的精神障碍、非成瘾物质所致抑郁等。

2. 应该完善的辅助检查：血常规、肝肾功能、甲状腺功能、性激素全套、产后抑郁心理量表评分等。产后妇女体内激素波动程度大，也可导致情绪改变。

3. 下一步治疗：产后抑郁的治疗原则包括减轻抑郁症状、改善社会适应能力、减少对后代的影响。该患者在产褥期，有哺乳要求，以心理治疗为主，必要时给予对婴儿影响小的抗抑郁药物。心理治疗包括以下内容：①调整生活方式；②开展人际心理治疗；③帮助产妇建立良好的母婴关系；④指导育婴技巧和知识，减轻产妇的焦虑；⑤对丈夫进行宣教，使其自觉分担婴儿护理工作和其他家务；⑥引导丈夫和其他家属给予产妇积极的评价，增加正性情绪，增加产妇的自信心等。

（丁依玲　喻　玲）

第十九章 妇科病史及检查

重点	妇科病史的书写方法和特点，妇科检查方法
难点	妇科检查方法，妇科常见症状的鉴别
考点	妇科检查方法

速览导引图

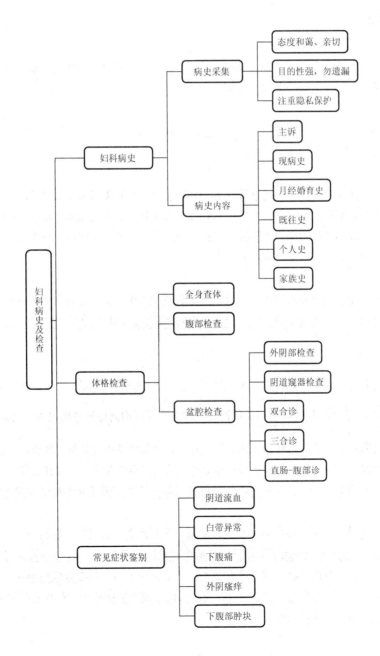

第一节　妇科病史

采集病史是医师诊治患者的第一步，也是医患沟通、建立良好医患关系的重要时机。

一、病史采集方法

采集病史时应做到态度和蔼、语言亲切、细致询问病情和耐心聆听陈述。询问病史应有目的性，切勿遗漏关键性的病史内容，以免造成漏诊或误诊。采用启发式提问，避免暗示和主观臆测。对危重患者在初步了解病情后，应立即抢救，以免贻误抢救时机。外院转诊患者，应索阅病情介绍作为重要参考资料。对不能亲自口述的危重患者，应询问最了解病情的亲属或亲友。妇科病史采集要在注重保护患者隐私的前提下做到病史完整、准确。

二、病史内容

1. 一般项目

患者姓名、年龄、性别、籍贯、职业、民族、婚姻、住址、入院日期、病史记录日期、病史陈述者、可靠程度。非患者本人陈述，应注明陈述者与患者的关系。

2. 主诉

指促使患者就诊的主要症状（或体征）与持续时间。要求通过主诉初步估计疾病的大致范围。主诉要简明扼要，通常不超过 20 个字。

3. 现病史

是指患者本次疾病的发生、演变、诊疗等方面的详细情况，为病史的主要组成部分。现病史应以主诉为核心，按时间顺序书写。包括起病时间、主要症状特点、有无诱因、伴随症状、发病后诊疗情况及结果、睡眠、饮食等一般变化以及与鉴别诊断有关的阳性或阴性资料等。与本次疾病虽无密切关系，但仍需治疗的其他疾病以及用药情况，可在现病史后另起一段记录。

4. 既往史

是指患者过去的健康和疾病情况。内容包括以往健康状况、疾病史、传染病史、预防接种史、手术外伤史、输血史、药物过敏史。若患过某种疾病，应记录疾病名称、患病时间及诊疗转归，为防止遗漏，可按全身各系统依次询问。

5. 月经史

包括初潮年龄、月经周期及经期持续时间、月经量多少和经期伴随症状。如 12 岁初潮，月经周期 28～30 天，每次持续 6 天，可简写为 $12\dfrac{6}{28\sim30}$。每次月经量多少（可询问每日更换卫生巾次数），有无血块、经期有无不适（如乳房胀痛、水肿、精神抑郁或易激动等）有无痛经及疼痛部位、性质、程度以及痛经起始和消失时间。常规询问末次月经日期及其经量和持续时间，若其流血情况不同于以往正常月经时，还应问明再前次月经日期。绝经后患者应询问绝经年龄，绝经后有无阴道流血、阴道分泌物增多或其他不适。

6. 婚育史

婚次及每次结婚年龄，是否近亲结婚（直系血亲及三代旁系血亲），男方健康状况，有无冶游史、性病史以及双方同居情况等。生育史包括足月产、早产及流产次数以及现存子女数，以 4 个阿拉伯数字顺序表示。如足月产 1 次，早产 1 次，流产 2 次，现存子女 2 人，可记录为 1-1-2-2 或仅用孕 4 产 2（G4P2）表示。记录分娩方式、有无难产史、新生儿出生情况、有无产后出血或产褥感染史、自然流产或人工流产情况、末次分娩或流产日期、采用何种避孕措施及其效果。

7. 个人史

生活和居住情况，出生地和曾居住地区，有无烟、酒嗜好。是否在疫区生活过，是否有疫水、疫物接触史。有无毒品使用史。

8. 家族史

父母、兄弟、姐妹及子女健康状况。家族成员中有无遗传性疾病、可能与遗传有关的疾病以及传染病。

临床病案分析

女性患者，32 岁，2018 年 8 月 20 日来医院就诊，自述 8 月 1 日来月经至今，比平常月经量少，下腹痛 6 小时。平素月经规律，周期 28 天，持续 3 天，没有痛经。前次月经时间为 2018 年 6 月 28 日，经期、经量正常。既往身体健康，人流 2 次，有一个儿子，是 2016 年足月自然产，儿子身体健康。

思考

1. 该患者的病史主诉应该如何书写？

2. 现病史还需要了解哪些内容？

3. 患者月经初潮年龄为 12 岁，月经史如何记录，生育史如何记录？

解析

1. 该患者的主诉应写为"停经 52 天，阴道流血 20 天，下腹痛 6 小时"。主诉应按临床症状发生时间的顺序由远及近描述。患者虽然自述 8 月 1 日末次月经，但 8 月 1 日阴道出血持续 20 天，且阴道出血量少于平素月经量，为异常阴道出血，故末次月经时间应为最后一次正常月经时间，即前次月经时间。

2. 现病史应以主诉为核心，按时间顺序描写。要完善现病史还需要了解患者 6 月 28 日月经后是否进行妊娠相关检查，是否有早孕反应，阴道流血前是否有诱因，进一步了解阴道流血的具体情况（色、量、是否有血块、是否有组织物排出），是否就诊，腹痛有无诱因，腹痛的性质、部位、程度、是否有放射痛等，此外还需要了解患者的发病后的睡眠、饮食、大小便及体重等一般情况。

3. 患者月经初潮年龄 12 岁，平素月经规律，周期 28 天，持续 3 天，没有痛经。月经史记录为 $12\dfrac{3}{28}$。

生育史包括足月产、早产、流产次数以及现存子女数，以 4 个阿拉伯数字顺序表示，患者足月产 1 次，人流 2 次，有 1 个儿子，生育可以记录为 1-0-2-1，也可以用孕 3 产 1（G3P1）表示。

第二节　体格检查

体格检查应在采集病史后进行。检查范围包括全身检查、腹部检查、和盆腔检查。除病情危急外，应按照下列先后顺序规范进行。体格检查完成后，应及时告知患者或家属检查结果。盆腔检查为妇科所特有，又称为妇科检查。

一、全身检查

常规测量体温、脉搏、呼吸及血压，必要时测量体重和身高。其他检查项目包括患者神志、精神状态、面容、体态、全身发育及毛发分布情况、皮肤、浅表淋巴结（特别是左侧锁骨上和腹股沟淋巴结）、头部器官、颈、乳房、心、肺、脊柱及四肢。

二、腹部检查

是妇科检查的重要组成部分，应在盆腔检查前进行。视诊观察腹部是否隆起或呈蛙腹状，腹壁有无瘢痕、静脉曲张、妊娠纹、腹壁疝、腹直肌分离等。扪诊腹壁厚度，肝、脾、肾有无增大及压痛，腹部是否有压痛、反跳痛或肌紧张，能否触及包块。有包块时应描述包块部位、大小、形状、质地、活动度、表面是否光滑或有高低不平隆起以及有无压痛等。叩诊时注意鼓音和浊音分布范围，有无移动性浊音。必要时听诊了解肠鸣音情况。若合并妊娠，应检查宫底高度、子宫长度、胎位、胎心及胎儿大小等。

三、盆腔检查

盆腔检查又称妇科检查，是女性生殖器疾病诊疗的重要手段，包括外阴、阴道、宫颈、宫体、及双侧附件检查。

（一）基本要求

（1）检查者应关心体贴被检查的患者，做到态度严肃、语言亲切、检查仔细、动作轻柔。检查前告知患者盆腔检查可能引起不适，不必紧张。

（2）除尿失禁患者外，检查前应排空膀胱，必要时导尿。大便充盈者应于排便或灌肠后检查。

（3）为避免交叉感染，置于臀下的垫单或纸单应一人一换，一次性使用。

（4）患者取膀胱截石位。患者臀部置于台缘，头部略抬高，两手平放于身旁，放松腹肌。检查者面向患者，立于患者两腿之间。不宜搬动的危重患者可在病床上检查。

（5）应避免于经期做盆腔检查。若为阴道异常流血则必须检查。检查前消毒外阴，使用无菌手套及器械，以防发生感染。

（6）对无性生活者禁止做双合诊及阴道窥器检查，应行直肠–腹部诊。确有检查必要时，应先征得患者及其家属同意后，方可做阴道窥器检查或双合诊检查。

（7）男性医生对患者进行检查时，需要有女性医务人员在场，以减轻患者紧张心理和避免发生不必要的误会。

（8）可疑有盆腔内病变的腹壁肥厚、高度紧张不合作或无性生活患者，盆腔检查不满意时可在麻醉下进行盆腔检查或改用超声检查。

（二）检查方法及步骤

1. 外阴部检查

观察项目：①外阴发育；②阴毛多少和分布情况；③有无皮炎、溃疡、赘生物或肿物；④皮肤和黏膜色泽及质地变化，分开小阴唇，暴露阴道前庭及尿道口和阴道口；⑤观察尿道口周围黏膜色泽；⑥有无赘生物；⑦阴道口处女膜情况判断是否婚产。检查时，还应让患者用力向下屏气，观察；⑧有无阴道前后壁脱垂、子宫脱垂或尿失禁等。

2. 阴道窥器检查

无性生活史患者未经本人同意，禁用阴道窥器检查。

（1）放置和取出

①根据阴道宽窄选择大小合适的阴道窥器。

②放置窥器时，将其前后叶两端合并，表面涂抹润滑剂以利插入，避免损伤。若拟行宫颈细胞学检查或取阴道分泌物做涂片检查时，改用生理盐水润滑以免影响涂片质量。

③放置窥器时，检查者左手分开阴唇，右手持窥器斜行沿着阴道后侧壁缓慢插入阴道，插入后逐渐旋转至正前方，张开前后叶，暴露宫颈、阴道壁及穹窿部，然后旋转窥器，充分暴露阴道各壁。

④取出窥器时，先将前后叶合拢再沿阴道侧后壁缓慢取出。

（2）视诊

阴道观察项目　①阴道壁黏膜颜色、皱襞；②是否通畅，有无畸形；③有无溃疡、赘生物、囊肿；④阴道分泌物的量、色、性状、有无臭味。

宫颈观察项目　①宫颈大小；②颜色；③外口形状；④有无出血、糜烂、撕裂、外翻、腺囊肿、息肉、赘生物；⑤宫颈管内有无出血或分泌物；⑥可在宫颈外口鳞-柱交界部采集脱落细胞行宫颈细胞学检查和HPV检测。

3. 双合诊

是盆腔检查中最重要的项目。<u>检查者一手的两指或一指放入阴道，另一手在腹部配合检查，称双合诊。</u>目的在于检查女性内生殖器官、宫旁结缔组织以及骨盆腔内壁有无异常。

步骤：

（1）检查者戴无菌手套，右手（或左手）示、中两指蘸润滑剂，顺阴道后壁插入。

检查项目：①阴道是否通畅；②有无畸形、瘢痕；③深度；④弹性；⑤肿物；⑥阴道穹窿；⑦宫颈大小；⑧形状；⑨宫颈硬度；⑩有无接触性出血。

（2）将阴道内两指置于宫颈后方，另一手掌心朝下，手指平放在患者腹部平脐处，当阴道内手指向上向前方抬举宫颈时，腹部手指向下向后按压腹壁，并逐渐向耻骨联合部移动。

（3）检查目的　扪清子宫的位置、大小、形状、质地、活动度、有无压痛。

（4）扪清子宫情况后，将阴道内两指移至一侧穹窿部，尽可能向上向骨盆深部扪触，另一手从同侧下腹壁髂嵴水平开始由上向下按压腹壁，与阴道内手指相互对合。

（5）检查目的　触摸该侧子宫附件区有无肿块、增厚、或压痛。若扪及肿块，查清其位置、大小、形状、质地、活动度、与子宫的关系、有无压痛等。<u>正常卵巢偶可扪及，正常输卵管不能扪及。</u>

4. 三合诊

<u>经直肠、阴道、腹部联合检查称三合诊。</u>

三合诊在生殖器官肿瘤、结核、子宫内膜异位症、炎症的检查时尤为重要。

方法：双合诊结束后，一手示指放入阴道，中指插入直肠以替代双合诊时的两指，其余步骤与双合诊相同。

目的：更清楚地了解位于骨盆后部、子宫直肠陷凹部位肿瘤与子宫或直肠的关系，也可查清极度后屈的子宫、阴道直肠隔、宫颈旁、宫骶韧带的病变。

5. 直肠-腹部诊

<u>一手示指伸入直肠，另手在腹部配合检查，称直肠-腹部诊。</u>适用于无性生活史、阴道闭锁或因其他原因不宜行双合诊的患者。

6. 盆腔检查建议

（1）双合诊时，当两手指放入阴道后，患者感觉疼痛不适时，可单用示指替代双指进行检查。

（2）三合诊时，将中指伸入肛门时，嘱患者同时用力向下屏气使肛门括约肌自动放松，可减轻患者的疼痛和不适感。

（3）患者腹肌紧张时，可边检查边与患者交流，使其张口呼吸而放松腹肌。

（4）无法查明患者盆腔内解剖关系时应停止检查不要强行扪诊，建议选择腹部超声等其他检查方法。

（三）记录

<u>盆腔检查结束，检查结果按解剖部位先后顺序记录。</u>

<u>（1）外阴</u>　发育、婚产式、异常发现应详细描述。

<u>（2）阴道</u>　是否通畅、黏膜情况、分泌物情况（量、色、性状、气味）。

<u>（3）宫颈</u>　大小、质地、有无糜烂、裂伤、赘生物、囊肿、接触性出血、举痛。

<u>（4）宫体</u>　位置、大小、质地、活动度、有无压痛。

（5）**附件**　有无肿物、增厚或压痛。若扪及肿物，描述位置、大小、质地、活动度、有无压痛、表面光滑与否以及与子宫及盆壁的关系。左右两侧分别记录。

临床病案分析

女性患者，32岁，2018年8月20日来医院就诊，自述8月1日来月经至今，比平常月经量少，下腹痛6小时。平素月经规律，周期28天，持续3天，没有痛经。前次月经时间为2018年6月28日，经期、经量正常。既往身体健康，人流2次，有一个儿子，是2016年足月自然产，儿子身体健康。

思考：

1. 完善患者病史后需要进行那些体格检查？

2. 患者进行盆腔检查时有哪些注意事项？

解析：

1. 完善患者病史后应进行体格检查，包括全身检查、腹部检查和盆腔检查。患者阴道流血时间长，全身查体时重点注意体温、贫血体征及淋巴结检查。腹部检查注意患者有无腹部压痛、反跳痛和肌紧张，能否扪及包块，叩诊有无移动性浊音。盆腔检查了解盆腔内器官的异常情况。

2. 检查者应关心体贴患者，做到态度严肃、语言亲切、检查仔细、动作轻柔。检查前告知患者盆腔检查可能引起不适，不必紧张。检查前应排空膀胱。臀下垫一次性垫单。患者异常阴道流血时间长。检查前应消毒外阴，使用无菌手套及器械，以防发生感染。男性医生对患者进行检查时，需要有女性医务人员在场。

第三节　妇科疾病常见症状的鉴别要点

妇科疾病的常见症状有阴道流血、白带异常、下腹痛、外阴瘙痒及下腹部肿块等，相同形式的症状可由不同的妇科疾病所引起，掌握各种疾病的症状特征有助于疾病的诊断与鉴别诊断。

一、阴道流血

为患者在妇科就诊时最常见的主诉。女性生殖道任何部位均可发生出血，不论其源自何处，除正常月经外，均称为"阴道流血"。

1. 常见原因

（1）卵巢内分泌功能失调。

（2）与妊娠有关的子宫出血。

（3）生殖器炎症。

（4）生殖器肿瘤。

（5）损伤、异物和外源性性激素。

（6）与全身疾病有关的阴道流血。

2. 临床表现

（1）经量增多　月经量多（＞80 ml）或经期延长，月经周期基本正常—子宫肌瘤的典型症状，其他疾病还有子宫腺肌病、排卵性月经失调、放置宫内节育器等。

（2）不规则阴道流血　无排卵性功能失调性子宫出血、早期子宫内膜癌、性激素或避孕药物等。

（3）无周期性的长期持续阴道流血　生殖道恶性肿瘤：子宫颈癌、子宫内膜癌等。

（4）停经后阴道流血　育龄女性——与妊娠相关的疾病；围绝经期女性——无排卵性功能失调性子宫出

血、生殖道恶性肿瘤。

（5）阴道流血伴白带增多　晚期子宫颈癌、子宫内膜癌、黏膜下子宫肌瘤伴感染。

（6）性交后出血　早期宫颈癌、宫颈息肉、黏膜下子宫肌瘤。

（7）经间期出血　排卵期出血。

（8）经前或经后点滴流血　排卵性月经失调、宫内节育器、子宫内膜异位症。

（9）绝经多年后阴道流血　子宫内膜炎、萎缩性阴道炎、子宫内膜癌。

（10）间歇性阴道排出血性液体　输卵管癌。

（11）外伤后阴道流血

（12）其他　除上述各种不同形式的阴道流血外，年龄对诊断有重要参考价值：新生女婴生后数日——离开母体，体内雌激素水平骤降，子宫内膜脱落。幼女——性早熟或生殖道恶性肿瘤。青春期少女——无排卵性功能失调性子宫出血。育龄妇女——可能与妊娠相关。绝经过渡期——无排卵性功能失调性子宫出血、生殖道恶性肿瘤。

二、白带异常

白带是由阴道黏膜渗出液、宫颈管及子宫内膜腺体分泌物等混合而成，其形成与雌激素的作用有关。正常白带呈白色稀糊状或蛋清样，高度黏稠，无腥臭味，量少，对妇女健康无不良影响，称生理性白带。生殖道出现炎症，特别是阴道炎和宫颈炎或有生殖道恶性肿瘤时，白带数量显著增多且性状改变，称病理性白带。

（1）透明黏性白带　慢性宫颈炎、卵巢功能失调、阴道腺病或宫颈高分化腺癌。

（2）灰黄色或黄白色泡沫状稀薄白带　滴虫性阴道炎。

（3）凝乳块状或豆渣样白带　外阴阴道假丝酵母菌病。

（4）灰白色匀质鱼腥味白带　细菌性阴道病。

（5）脓样白带　急性阴道炎、宫颈炎、宫颈管炎、宫腔积脓、宫颈癌、阴道癌或阴道内异物残留。

（6）血性白带　宫颈癌、子宫内膜癌、宫颈息肉、重度宫颈柱状上皮异位或黏膜下子宫肌瘤、放置宫内节育器。

（7）水样白带　晚期宫颈癌、阴道癌、黏膜下肌瘤伴感染、输卵管癌。

三、下腹痛

下腹痛是妇女常见症状，应根据下腹痛的性质和特点考虑各种不同情况。

1. 起病缓急

起病缓慢而逐渐加剧——内生殖器炎症、恶性肿瘤。

急骤发病——卵巢囊肿蒂扭转或破裂、子宫浆膜下肌瘤蒂扭转。

反复隐痛后突发撕裂样剧痛——输卵管妊娠破裂型或流产型。

2. 疼痛部位

下腹正中——子宫病变。

一侧下腹痛——该侧子宫附件病变，右侧下腹痛要除外急性阑尾炎。

双侧下腹痛——输卵管卵巢炎性病变。

全下腹甚至全腹痛——卵巢囊肿破裂、输卵管妊娠破裂、盆腔腹膜炎。

3. 疼痛性质

持续性钝痛——炎症、腹腔内积液。

顽固性疼痛难忍——生殖道恶性肿瘤晚期。

阵发性绞痛——子宫收缩、输卵管收缩。

撕裂样锐痛——输卵管妊娠破裂、卵巢肿瘤破裂。

下腹坠痛——宫腔积血、宫腔积脓。

4. 疼痛时间

经间期一侧下腹隐痛——排卵性疼痛。

经期——原发性痛经、子宫内膜异位症。

周期性下腹痛且无月经来潮——生殖道畸形、术后宫腔或宫颈管粘连。

5. 疼痛放射部位

放射至肩——腹腔内出血。

放射至腰骶——宫颈、子宫病变。

放射至腹股沟、大腿内侧——该侧子宫附件病变。

6. 伴随症状

停经：妊娠合并症。

恶心、呕吐：卵巢囊肿蒂扭转。

畏寒、发热、血象升高：盆腔炎症。

休克：腹腔内出血。

肛门坠胀：子宫直肠陷凹有积液。

恶病质：生殖器恶性肿瘤晚期。

四、外阴瘙痒

1. 原因

（1）局部原因　阴道炎症、阴虱、疥疮、疱疹、湿疣、外阴鳞状上皮增生、药物过敏或化学品刺激、卫生习惯不良。

（2）全身原因　糖尿病、黄疸、维生素缺乏、贫血、白血病、妊娠期肝内胆汁淤积症。

2. 临床表现

（1）瘙痒部位　多位于阴蒂、小阴唇、也可波及大阴唇、会阴甚至肛周。

（2）症状及特点　外阴瘙痒常为阵发性发作，也可为持续性，一般夜间加重。

（3）鉴别诊断

①阴道炎症：同时伴白带增多。

②外阴鳞状上皮增生：奇痒难耐，同时伴外阴皮肤发白。

③蛲虫病：瘙痒夜间最重。

④糖尿病：瘙痒严重。

⑤全身疾病：外阴瘙痒常为全身瘙痒的一部分。

五、下腹部肿块

下腹部肿块是妇科患者就诊时的常见主诉。通过检查，根据肿块质地不同可分为：①囊性。多为良性病变。②实性。妊娠子宫、子宫肌瘤、卵巢纤维瘤、附件炎性包块、恶性肿瘤。

下腹部肿物可来自于生殖道、肠道、泌尿道、腹壁、腹腔或生殖道，但源自生殖道最多见。

1. 子宫增大

（1）妊娠子宫　育龄妇女有停经史。

（2）子宫肌瘤　子宫均匀增大或表面单个或多个隆起，典型症状为月经增多。

（3）子宫腺肌病　子宫均匀增大，患者多伴有逐年加剧的痛经、经量增多及经期延长。

（4）子宫畸形　双角子宫、残角子宫包块与子宫相连，两者质地相似。

（5）子宫阴道积血或子宫积脓　处女膜闭锁、阴道无孔横隔或斜隔，患者青春期无月经来潮伴周期性下腹痛。

（6）子宫恶性肿瘤　老年女性子宫增大伴不规则阴道流血。

2. 附件肿块

（1）输卵管妊娠 <u>停经后阴道流血伴腹痛。</u>

（2）附件炎症包块 双侧性，位于宫旁，与子宫有粘连，压痛明显，急性者伴发热，慢行者有不育及下腹隐痛，甚至出现反复急性发作。

（3）卵巢子宫内膜异位囊肿 多与子宫有粘连，活动受限，有压痛，有继发性痛经、性交痛、不孕。

（4）卵巢非赘生性囊肿 单侧、可活动的囊性包块。

（5）卵巢赘生性囊肿 肿块表面光滑、囊性可活动——良性囊肿；<u>实性，表面不规则，活动受限——恶性肿瘤。</u>

3. 肠道肿块

（1）粪块嵌顿 灌肠排便后肿物消失。

（2）阑尾脓肿 肿物位于右下腹，边界不清，有明显压痛伴发热，血象升高。

（3）腹部手术或感染后继发肠管、大网膜粘连 既往有手术史或盆腔感染史，肿物边界不清，叩诊部分区域呈鼓音。

（4）肠系膜肿块 部位高，表面光滑，上下移动受限但左右移动度大。

（5）结肠癌 位于一侧下腹部呈条块状，有压痛，略能推动，晚期恶病质。

4. 泌尿系肿块

（1）充盈膀胱 下腹正中、耻骨联合上方，囊性、表面光滑，不活动，导尿后消失。

（2）盆腔肾 可位于髂窝或盆腔，无自觉症状。

5. 腹壁或腹部肿块

（1）腹壁血肿或脓肿 位于腹壁内，腹肌紧张时更明显。

（2）腹膜后肿瘤或脓肿 与后腹壁固定，不活动，实性，输尿管移位。

（3）腹腔积液 腹部两侧为浊音，脐周鼓音。

（4）盆腔结核包裹性积液 囊性肿块，表面光滑，界限不清，固定不活动，病情好转则囊肿缩小。

（5）子宫直肠陷凹脓肿 肿物囊性，向后穹窿突出，压痛明显伴发热，后穹窿穿刺可抽出脓液。

临床病案分析

女性患者，32 岁，2018 年 8 月 20 日来医院就诊，自述 8 月 1 日来月经至今，比平常月经量少，下腹痛 6 小时。平素月经规律，周期 28 天，持续 3 天，没有痛经。前次月经时间为 2018 年 6 月 28 日，经期、经量正常。既往身体健康，人流 2 次，有一子，是 2016 年足月自然产，儿子身体健康。

思考

1. 患者有阴道出血需要与哪些疾病鉴别？

2. 患者下腹痛症状需要与哪些疾病鉴别？

解析：

1. 患者为育龄期女性，有停经后阴道流血，应首先考虑与妊娠有关的疾病，如流产、异位妊娠、葡萄胎等。也要考虑卵巢内分泌功能失调引起的异常出血。同时除外外源性补充性激素或服用避孕药引起的"突破性出血"。

2. 患者下腹痛时间短，起病急，应与卵巢囊肿蒂扭转、卵巢囊肿破裂、流产的子宫收缩、泌尿系结石等疾病鉴别，如腹痛位于右下腹还要与急性阑尾炎鉴别。

（孙晓燕 王世军）

第二十章　外阴上皮非瘤样病变

速览导引图

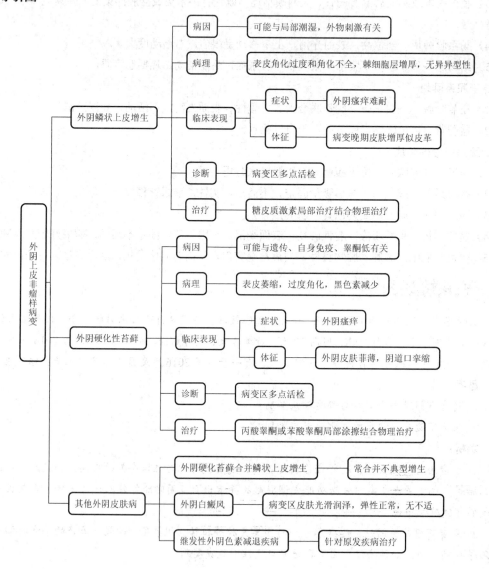

第一节　外阴鳞状上皮增生

一、概述

外阴鳞状上皮增生是以外阴瘙痒为主要症状的鳞状上皮细胞良性增生为主的外阴疾病，是最常见的外阴上皮非瘤样病变。多见于 40～50 岁妇女，恶变率 2%～5%。

二、病因

病因不明，可能与外阴局部潮湿、阴道排出物或外来刺激物刺激有关。

三、病理

病理变化为病变区表皮层角化过度和角化不全，棘细胞层不规则增厚，但上皮细胞排列整齐，无异型性。

四、临床表现

1. 症状

外阴瘙痒难耐，表现为反复搔抓与瘙痒的恶性循环。

2. 体征

病变累及大阴唇、阴唇间沟、阴蒂包皮、阴唇后联合等处，病变呈局灶性、多发性、对称性。病变早期皮肤暗红或粉红，角化过度部位呈白色。病变晚期皮肤增厚似皮革，色素增加，皮肤纹理明显，出现苔藓样变。

五、诊断

主要依靠组织病理学检查确诊。活检应在色素减退区、皲裂、溃疡、隆起、硬结或粗糙处多点取材。为取材适当，活检前先以 1%甲苯胺蓝涂抹病变区皮肤，干燥后用 1%醋酸液擦洗脱色，在不脱色区活检，有助于提高不典型增生或早期癌变的检出率。

六、鉴别诊断

1. 白癜风

外阴皮肤出现界限分明的发白区，表面光滑润泽，质地正常，且无任何自觉症状。

2. 外阴阴道炎

外阴瘙痒伴阴道分泌物增多，分泌物中可查见病原体，外阴皮肤增厚、发白或发红，炎症治愈后白色区逐渐消失。

3. 糖尿病性外阴炎

外阴严重瘙痒无阴道分泌物增多，外阴皮肤对称性发红增厚。

七、治疗

1. 一般治疗

保持外阴皮肤清洁干燥，禁用刺激性药物擦洗。忌食辛辣刺激性食物。衣物宽松透气。精神紧张，瘙痒症状明显着可使用镇静、安眠和抗过敏药物。

2. 局部药物治疗

目的在于控制局部瘙痒。一般主张采用皮质激素局部治疗。

3. 物理治疗

对缓解症状、改善病变有一定效果。常用方法有：①聚焦超声治疗；②CO_2激光或氦氖激光、液氮冷冻、波姆光等，但远期复发率与手术切除相近。

4. 手术治疗

外阴鳞状上皮增生恶变率低，术后复发率高，故手术仅适用于：①已恶变或恶变可能者；②长期药物或物理治疗无效者。

临床病案分析

女性患者，48岁，外阴瘙痒6个月，近2个月加重，坐卧不安，常反复搔抓外阴，夜间难以入睡。既往：身体健康。G2P2。末次月经2018-08-01。专科查体：外阴可见明显抓痕，局部有皲裂，大阴唇、阴唇间沟及阴蒂处皮肤明显增厚似皮革样，质地粗糙，颜色深。阴道通畅，黏膜粉红，阴道分泌物正常，宫颈光滑，子宫双附件检查无异常。

思考

1. 该患者最可能的诊断及诊断依据是什么？如何确诊？
2. 需要与哪些疾病鉴别？
3. 治疗方案是什么？

解析

1. 患者最可能的诊断是外阴鳞状上皮增生。诊断依据是患者外阴瘙痒严重，反复搔抓。查体：外阴抓痕明显，皮肤呈皮革样增厚，粗糙，阴道分泌物正常。可依靠在病变区多点活检后组织病理学检查确诊。

2. 应该与外阴白癜风、阴道炎症、外阴癌鉴别。外阴白癜风皮肤表面光滑，质地正常，患者无任何自觉症状。阴道炎症除外阴瘙痒外有阴道分泌物增多，分泌物检查可找到病原体。外阴癌有外阴出现形态各异的肿物可伴有溃疡，组织活检可明确诊断。

3. 治疗方案：保持外阴清洁干燥，患者瘙痒严重可使用镇静、安眠药物。局部可使用糖皮质激素控制瘙痒。也可行物理治疗缓解症状。

第二节　外阴硬化性苔藓

一、概述

外阴硬化性苔藓是一种以外阴及肛周皮肤萎缩变薄、色素减退呈白色病变为主要特征的疾病。

二、病因

病因不清。可能与下列因素有关：①基因遗传；②自身免疫病；③血中睾酮水平低下。

三、病理

典型病理特征为表皮层角化和毛囊角质栓塞，表皮棘层变薄伴基底细胞液化变性，黑素细胞减少，上皮脚变钝或消失，在真皮浅层出现均质化，真皮中层有淋巴细胞和浆细胞浸润带。

四、临床表现

此病可发生于任何年龄妇女，以绝经后妇女最多见。

1. 症状

主要表现为外阴病损区瘙痒及外阴灼烧感,程度比外阴鳞状上皮增生患者轻,甚至个别患者无瘙痒不适。严重者有性交痛,甚至性交困难。幼女患者瘙痒症状多不明显。

2. 体征

病损区常位于大阴唇、小阴唇、阴蒂包皮、阴唇后联合及肛周,多呈对称性。早期病变较轻时,皮肤发红肿胀,出现粉红、象牙白或有光泽的多角形平顶小丘疹,中心有角质栓,丘疹融合成片后呈紫癜状,但其边缘仍可见散在丘疹。进一步发展则出现外阴萎缩,小阴唇变小甚至消失,大阴唇变薄,皮肤颜色变白、发亮、皱缩、弹性差,干燥易皲裂,晚期皮肤菲薄皱缩呈"雪茄纸"或羊皮纸样改变,阴道口挛缩狭窄,性交困难,但患者仍有受孕可能。幼女病变程度轻,检查时在外阴及肛周区可见锁孔状珠黄色花斑样或白色病损环,多数患者青春期病变自行消退。硬化性苔癣极少发展为外阴癌。

五、诊断及鉴别诊断

1. 诊断

确诊依靠组织病理学检查。病理检查方法同外阴鳞状上皮增生。

2. 鉴别诊断

(1)老年生理性萎缩　仅见于老年妇女,外阴皮肤萎缩情况与身体其他部位皮肤相同,但患者无任何自觉症状。

(2)白癜风　外阴皮肤出现界限分明的发白区,表面光滑润泽,质地正常,且无任何自觉症状。

(3)白化病　可表现全身性,也可能仅在外阴局部出现白色病变,呈乳白或粉红色,阴毛呈淡白或淡黄色,患者无任何自觉症状

六、治疗

以局部药物配合物理治疗为主,多数有效但不能治愈,需反复治疗。

1. 一般治疗

与外阴鳞状上皮增生相同。

2. 局部药物治疗

丙酸睾酮局部涂擦是治疗硬化性苔癣的主要方法,但疗效因人而异。

3. 手术治疗

此病恶变机会极少,故很少采用。

七、外阴鳞状上皮增生与外阴硬化性苔癣的鉴别(表20-1)

表20-1　外阴鳞状上皮增生与外阴硬化性苔癣的鉴别

	外阴鳞状上皮增生	外阴硬化性苔癣
病因	不明。可能与外阴局部潮湿、阴道排出物或外来刺激物刺激有关	不清。可能与下列因素有关:①基因遗传;②自身免疫病;③血中睾酮水平低下
好发年龄	40~50岁妇女	任何年龄妇女,以绝经后妇女最多见
恶变率	2%~5%	极少
病理特点	病变区表皮层角化过度和角化不全,棘细胞层不规则增厚,但上皮细胞排列整齐、无异型性	表皮层角化和毛囊角质栓塞,表皮棘层变薄伴基底细胞液化变性,黑素细胞减少
临床症状	外阴瘙痒难耐,表现为反复搔抓与瘙痒的恶性循环	外阴病损区瘙痒及外阴灼烧感,程度比外阴鳞状上皮增生患者轻

	外阴鳞状上皮增生	外阴硬化性苔癣
体征	病变累及大阴唇、阴唇间沟、阴蒂包皮、阴唇后联合等处，病变呈局灶性、多发性、对称性。病变晚期皮肤增厚似皮革，色素增加，皮肤纹理明显，出现苔藓样变	病损区常位于大阴唇、小阴唇、阴蒂包皮、阴唇后联合及肛周，多呈对称性。晚期皮肤菲薄皱缩呈"雪茄纸"或羊皮纸样改变。幼女病变程度轻，多数患者青春期病变自行消退
诊断	病变区域多点活检病理检查	病变区域多点活检病理检查
局部药物治疗	采用糖皮质激素局部治疗	使用丙酸睾酮油膏或软膏

临床病案分析

女性患者，58 岁，绝经 10 年，外阴瘙痒 1 年，有灼烧感，既往：身体健康，G2P1。专科查体：外阴萎缩，色素减退，发白，大阴唇皮肤菲薄，弹性差，小阴唇消失，阴道口挛缩仅容 1 指，双合诊较困难，阴道通畅，分泌物正常，宫颈光滑，子宫双附件未扪及异常。

思考：

1. 该患者最可能的诊断及诊断依据是什么？如何确诊？

2. 需要与哪些疾病鉴别？

3. 治疗方案是什么？

解析

1. 患者最可能的诊断是外阴硬化性苔癣。诊断依据是患者有外阴瘙痒伴烧灼感。查体：外阴萎缩，色素减退，发白，大阴唇皮肤菲薄，弹性差，小阴唇消失，阴道口挛缩仅容 1 指，双合诊较困难，阴道通畅，分泌物正常。可依靠在病变区多点活检后组织病理学检查确诊。

2. 应该与外阴白癜风，阴道炎症，外阴癌鉴别。外阴白癜风皮肤表面光滑，质地正常，患者无任何自觉症状。阴道炎症除外阴瘙痒外有阴道分泌物增多，分泌物检查可找到病原体。外阴癌有外阴出现形态各异的肿物可伴有溃疡，组织活检可明确诊断。

3. 治疗方案：保持外阴清洁、干燥。口服补充多种维生素。局部可使用 2%丙酸睾酮或苯酸睾酮油膏或水剂涂擦。

第三节　其他外阴皮肤病

一、外阴硬化性苔癣合并鳞状上皮增生

1. 概述

外阴硬化性苔癣合并鳞状上皮增生指两种病变同时存在，约占外阴上皮非瘤样病变的 20%。常合并不典型增生。

2. 临床表现

（1）症状　外阴瘙痒、灼烧感及性交痛。

（2）体征　外阴皮肤萎缩、变薄伴局部隆起。

3. 诊断

多点活检后组织病理学检查确诊。

4. 治疗

氟轻松软膏＋2%丙酸睾酮软膏局部涂擦，必要时长期使用。

二、外阴白癜风

外阴白癜风是黑色素细胞被破坏所引起的疾病，以青春期多见。病因不明，与自身免疫有关。表现为外阴大小不等、形态不一、单发或多发的白色斑片区，外阴白色区周围皮肤有色素沉着，界限分明。病变区皮肤光滑润泽，弹性正常，除外阴外，身体其他部位也可伴发白癜风。患者无不适，一般无须治疗。

三、继发性外阴色素减退疾病

各种慢性外阴病变，如糖尿病外阴炎、外阴阴道假丝酵母菌病、外阴擦伤、湿疣等长期刺激外阴所致。患者多有局部瘙痒、灼热甚至疼痛等自觉症状。检查可见外因表皮过度角化，角化表皮常脱屑而呈白色，临床上常误诊为外阴鳞状上皮增生。原发病治愈后白色区随之消失。若在表皮区涂以油脂，白色也可消退。治疗应针对原发疾病。

临床病案分析

女性患者，20岁，发现外阴皮肤色素减退6个月。半年前劳累后出现全身皮肤由大小不等的斑片状色素减退，伴外阴皮肤色素减退。无不适。查体：生命体征平稳，全身皮肤可见多个大小不等、形态不一的皮肤色素减退区，病变区皮肤光滑，润泽，弹性正常。心、肺、腹查体正常。专科查体：外阴可见片状白色斑片区，斑片区周围皮肤色泽正常，斑片区皮肤光滑，湿度正常，弹性正常，无触痛。

思考

1. 患者最可能的诊断是什么？诊断依据是什么？

2. 治疗方案是什么？

解析

1. 患者最可能的诊断是外阴白癜风。诊断依据是外阴皮肤色素减退与全身出现斑片状色素减退同时发生，无自觉症状。查体可见外阴部白色斑片区周围皮肤色泽正常，斑片区皮肤光滑，湿度、弹性正常，无触痛。

2. 治疗方案：患者无自觉症状，外阴皮肤色素减退无须治疗。

（孙晓燕　王世军）

第二十一章 外阴及阴道炎症

重点	外阴阴道炎症的病因、临床表现、诊断及治疗
难点	阴道炎症的病原体及诱发原因
考点	外阴阴道炎症的临床表现、诊断及治疗

第一节 外阴炎症

速览导引图

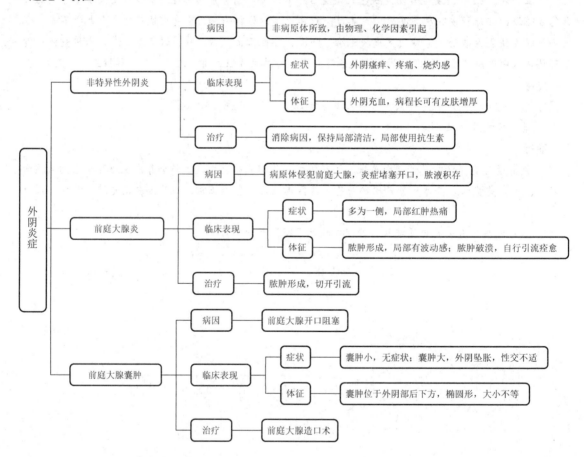

一、非特异性外阴炎

1. 定义

<u>非病原体所致，而是由物理、化学因素引起</u>外阴皮肤或黏膜的炎症。

2. 病因

外阴经常受到经血、阴道分泌物、尿液、粪便、卫生巾等非病原体刺激。

3. 临床表现

（1）症状　外阴皮肤黏膜瘙痒、疼痛、烧灼感，活动、性交、排尿及排便时加重。

（2）体征　外阴充血、肿胀、糜烂、常有抓痕，严重时形成溃疡或湿疹。病程长可使皮肤增厚、粗糙、皲裂、苔藓样变。

4. 治疗原则

保持局部清洁、干燥，局部使用抗生素；消除病因。

（1）局部治疗

①0.1%聚维酮碘或1∶5000高锰酸钾液坐浴。

②中药水煎熏洗外阴部。

③急性期可选用微波治疗。

④坐浴后涂抗生素或紫草油。

（2）病因治疗　积极寻找病因，消除病因。

二、前庭大腺炎

1. 定义

前庭大腺位于两侧大阴唇后1/3深部，腺管开口于处女膜和小阴唇之间，性交、分娩污染外阴时易发生炎症。

（1）病原体侵入前庭大腺引起炎症。

（2）育龄妇女多见，幼女及绝经后妇女少见。

2. 病原体

（1）主要病原体：葡萄球菌、大肠埃希菌、链球菌、肠球菌、淋病奈瑟菌、沙眼衣原体。

（2）急性炎症发作时，病原体侵犯腺管→前庭大腺导管炎→炎症肿胀或渗出物凝聚堵塞腺管开口→脓液积存→前庭大腺脓肿。

3. 临床表现

（1）症状　炎症多为一侧，初起时，局部肿胀、疼痛、灼热感、行走不便，有时致大小便困难。脓肿形成时，疼痛加剧。随炎症发展，部分患者出现发热等全身症状。

（2）体征　初起时，局部皮肤红、肿、热、痛，患侧前庭大腺开口处有时可见白色小点。脓肿形成时，直径可达3～6 cm，局部有波动感，腹股沟淋巴结可呈不同程度增大。脓肿压力增大时，表面皮肤变薄，脓肿破溃，破孔大者可自行引流，炎症消退痊愈；破孔小者，引流不畅，炎症持续不消退且反复急性发作。

4. 治疗

炎症急性发作时：休息，保持外阴清洁，取前庭大腺开口处分泌物行细菌培养，确定病原体，根据病原体选用抗生素口服或肌内注射。中药局部热敷或坐浴。

脓肿形成后：行脓肿切开引流及造口术并放置引流条。

三、前庭大腺囊肿

1. 定义

前庭大腺腺管开口阻塞，分泌物积聚于腺腔而形成。前庭大腺囊肿可继发感染，形成脓肿并反复发作。

2. 病因

（1）前庭大腺脓肿消退，腺管阻塞，脓液吸收后由黏液分泌物替代。

（2）先天性腺管狭窄或腺腔内黏液浓稠→分泌物排出不畅→囊肿形成。

（3）前庭大腺管损伤，如分娩时会阴阴道裂伤后瘢痕形成阻塞腺管口或会阴切开术损伤腺管。

3. 临床表现

（1）症状　前庭大腺囊肿多由小逐渐增大，多为单侧，也可为双侧。囊肿小且无感染者无自觉症状。囊肿大者，患者有外阴坠胀感或性交不适。

（2）体征　囊肿位于外阴部后下方，可向大阴唇外侧突起，呈椭圆形，大小不等。

4. 治疗

前庭大腺囊肿造口术。

临床病案分析

　　女性患，者41岁，左侧大阴唇下方包块逐渐增大半年，性交不适2个月，无发热，无疼痛。既往身体健康，4年前曾在当地医院行"左侧巴氏腺囊肿切除术"。专科查体：外阴已婚经产型，左侧大阴唇后下方可触及6×5cm大小囊性肿块，质地软，无触痛，表面皮肤黏膜正常无红肿。阴道通畅，分泌物正常，宫颈轻度糜烂，子宫双附件未及异常。

思考

1. 患者的诊断及诊断依据是什么？

2. 治疗方案？

解析

　　1. 患者的诊断是左侧前庭大腺囊肿。诊断依据：①患者左侧大阴唇下方包块逐渐增大伴性交不适。②既往曾行左侧巴氏腺囊肿切除术。③查体：左侧大阴唇后下方可触及6×5cm大小囊性肿块，质地软，无触痛，表面皮肤黏膜正常无红肿。

　　2. 治疗方案：可行左侧前庭大腺造口术。

第二节　阴道炎症

一、正常女性外阴阴道防御系统

速览导引图

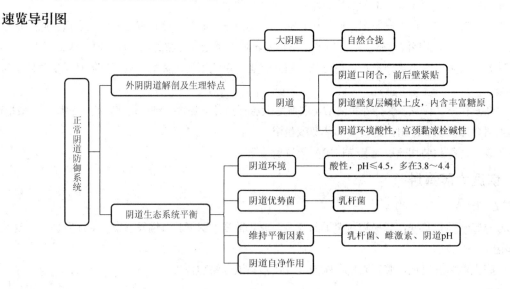

（一）外阴阴道解剖及生理特点

（1）大阴唇自然合拢，遮掩阴道口、尿道口。

（2）阴道口闭合，阴道前后壁紧贴。

（3）阴道壁由复层鳞状上皮覆盖，内含丰富糖原。鳞状上皮周期性脱落。阴道内无分泌性腺体。

（4）阴道环境酸性，宫颈黏液栓碱性，阻止了阴道内嗜酸菌上行感染。

（二）阴道生态系统及影响阴道生态平衡因素

（1）正常阴道环境　酸性，pH≤4.5，多在3.8～4.4。

（2）正常阴道微生物群优势菌　乳杆菌。

（3）维持阴道生态平衡的重要因素　乳杆菌、雌激素、阴道pH。

（4）正常阴道分泌物的性状　清亮、透明、无味，不引起外阴刺激症状。

（5）阴道自净作用　生理状况下，雌激素使阴道上皮增生变厚并增加细胞内糖原含量，阴道上皮细胞分解糖原为单糖，阴道乳杆菌将单糖转化为乳酸，维持阴道正常的酸性环境，抑制其他病原体生长，称为阴道自净作用。

（6）阴道微生态平衡　正常阴道微生物群中，以产生过氧化氢的乳杆菌为优势菌，乳杆菌除维持阴道的酸性环境外，其产生的过氧化氢、细菌素等抗微生物因子可抑制致病微生物生长，同时通过竞争排斥机制阻止致病微生物黏附于阴道上皮细胞，维持阴道微生态平衡。阴道生态平衡一旦被打破或外源病原体侵入，即可导致炎症发生。

二、滴虫性阴道炎

速览导引图

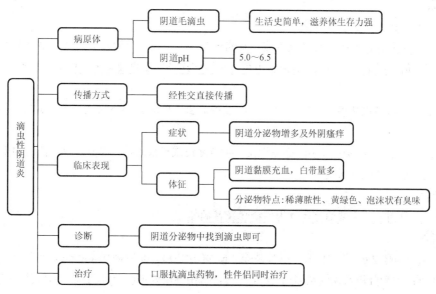

（一）定义

由阴道毛滴虫引起的常见阴道炎症，也是常见的性传播疾病。

（二）病原体

（1）阴道毛滴虫。

（2）适宜生存环境　潮湿环境，温度25～40℃、pH 5.2～6.6。pH<5或pH>7.5环境不生长。

（3）生存力　滴虫生活史简单，只有滋养体无包囊期，滋养体生存力较强，3～5℃可以生存21日，在46℃生存20～60分钟，在半干燥环境中生存约10小时；在普通肥皂水中能生存45～120分钟。

（4）致病原理　月经前后阴道 pH 改变，接近中性，隐藏在腺体及阴道皱褶中的滴虫繁殖，引起炎症发作。滴虫能消耗或吞噬阴道上皮细胞内的糖原，阻碍乳酸生成，使阴道 pH 升高。滴虫能消耗氧，使阴道成为厌氧环境，易致厌氧菌繁殖。滴虫性阴道炎患者阴道 pH 为 5.0～6.5。60%患者合并细菌性阴道病。

（5）寄生部位：女性的阴道、尿道、尿道旁腺、膀胱、肾盂；男性的包皮皱褶、尿道、前列腺。

（三）传播方式

（1）经性交直接传播　是主要传播方式。男性感染滴虫后无症状，易成为感染源。

（2）间接传播　经公共浴池、浴盆、浴巾、游泳池、坐便器、衣物、污染的器械及敷料等传播。

（四）临床表现

潜伏期为 4～28 日。

1. 症状

25%～50%患者感染初期无症状。主要症状是阴道分泌物增多、外阴瘙痒或有灼热、疼痛、性交痛等。瘙痒部位主要为阴道口及外阴。合并尿道感染，可有尿频、尿痛，有时可见血尿。阴道毛滴虫能吞噬精子，阻碍乳酸形成，影响精子在阴道内存活导致不孕。

2. 体征

（1）查体　阴道黏膜充血，严重者见散在出血点，甚至宫颈有出血斑点，形成"草莓样"宫颈，后穹窿有多量白带，呈灰黄色、黄白色稀薄液体或黄绿色脓性分泌物，常呈泡沫状。带虫者阴道黏膜无异常改变。

（2）分泌物特点　典型特点为稀薄脓性、黄绿色、泡沫状、有臭味。分泌物呈脓性是因为分泌物中含有白细胞，合并其他感染则呈黄绿色；滴虫无氧酵解碳水化合物，产生腐臭气体，分泌物呈泡沫状，有臭味。

（五）诊断

在阴道分泌物中找到滴虫即可确诊。

（1）湿片法　最简便，0.9%氯化钠温溶液一滴滴于玻片上，在阴道侧壁取典型分泌物混于 0.9%氯化钠溶液中，立即在低倍光镜下寻找滴虫。显微镜下可见呈波状运动的滴虫及增多的白细胞被推移。此方法敏感度 60%～70%。

（2）培养法　可以滴虫感染，多次湿片法未能发现滴虫，可取分泌物后送培养。此方法准确率达 98%左右。

注意事项：取分泌物前 24～48 小时避免性交、阴道灌洗或局部用药；取分泌物时阴道窥器不涂润滑剂；分泌物取出后及时送检并注意保暖。

（六）治疗

治疗原则：全身用药，主要治疗药物为甲硝唑及替硝唑。

1. 全身用药

1）方案：①甲硝唑 2 g，单次口服；或替硝唑 2 g，单次口服。②甲硝唑 400 mg，每日 2 次，连服 7 天。

2）注意事项：甲硝唑用药期间及停药 24 小时内，替硝唑用药期间及停药 72 小时内禁止饮酒；哺乳期用药不宜哺乳；为避免重复感染，内裤及洗涤用毛巾应煮沸 5～10 分钟。

2. 性伴侣治疗

性伴侣同时进行治疗，并告知患者及性伴侣治愈前避免无保护性交。

3. 随访及治疗失败的处理

滴虫性阴道炎患者再感染率高，应对患有滴虫性阴道炎的性活跃女性在最初感染 3 个月后重新筛查。

4. 妊娠合并滴虫性阴道炎

妊娠期滴虫性阴道炎可导致胎膜早破、早产及低出生体重儿。注意用药前应取得患者及其家属同意。

三、外阴阴道假丝酵母菌病

速览导引图

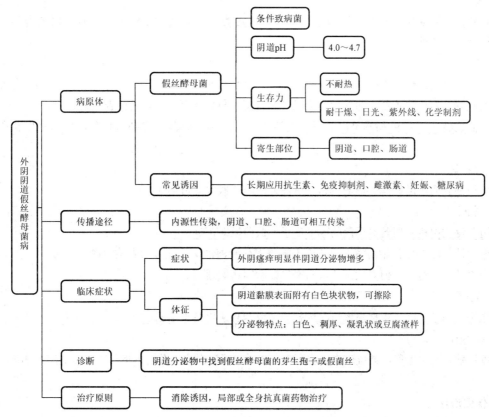

（一）定义

是由<u>假丝酵母菌引起</u>的常见外阴阴道炎症。

（二）病原体

（1）<u>80%～90%病原体为白假丝酵母菌</u>，10%～20%为光滑假丝酵母菌、近平滑假丝酵母菌、热带假丝酵母菌等。

（2）<u>适宜生存环境：酸性环境，阴道 pH 多在 4.0～4.7</u>，通常＜4.5。

（3）生存力：白假丝酵母菌为双相菌，有酵母相和菌丝相。酵母相为芽生孢子，在无症状寄居及传播中起作用；菌丝相是芽生孢子伸长成假菌丝，侵袭组织能力加强。<u>假丝酵母菌对热的抵抗力不强</u>，加热至 60℃ 1 小时即死亡；<u>对干燥、日光、紫外线及化学制剂等抵抗力较强</u>。

（4）致病条件：<u>白假丝酵母菌为机会致病菌</u>，10%～20%非孕妇女及 30%孕妇阴道中有此菌寄生。正常情况下，菌量少，呈酵母相，不引起症状。只有在全身及阴道局部细胞免疫能力下降、假丝酵母菌大量繁殖并转化为菌丝相才会引起症状。

（5）<u>常见发病诱因：长期应用广谱抗生素；妊娠；糖尿病；大量应用免疫抑制剂；大量应用雌激素治疗</u>。

（6）寄生部位：阴道、口腔、肠道。

（三）传播途径

（1）<u>主要为内源性传染</u>，假丝酵母菌是条件致病菌，条件适宜即可引起感染，阴道、口腔、肠道 3 个部位的假丝酵母菌可互相传染。

（2）少部分可通过性交直接传染。

（3）极少通过接触感染的衣物间接传染。

（四）临床表现

1. 症状

主要症状为外阴瘙痒、灼痛、性交痛以及尿痛，部分患者阴道分泌物增多。尿痛是因为排尿时尿液刺激水肿的外阴及前庭所致

2. 体征

（1）查体　外阴红斑、水肿、常伴有抓痕，严重者可见皮肤皲裂、表皮脱落。阴道黏膜红肿、小阴唇内侧及阴道黏膜附有白色块状物，擦除后可见红肿黏膜面，急性期可见糜烂及浅表溃疡。

（2）分泌物特点　白色稠厚呈凝乳或豆腐渣样。分泌物由脱落上皮细胞和菌丝体、酵母菌和假菌丝组成。

3. 临床分类

分为单纯性外阴阴道假丝酵母菌病和复杂性外阴阴道假丝酵母菌病，

（五）诊断

在阴道分泌物中找到假丝酵母菌的芽生孢子或假菌丝即可确诊。

（1）湿片法　0.9%氯化钠溶液湿片法或10%氢氧化钾溶液湿片法，后者检出率高于前者。

（2）培养法　有症状，但多次湿片法阴性，或顽固病例适用。

（六）治疗

治疗原则：消除诱因，根据患者情况选择局部或全身应用抗真菌药物。

1. 消除诱因

治疗糖尿病；及时停用广谱抗生素、雌激素、皮质类固醇激素。勤换内裤，开水烫洗用过的内裤及洗浴用品。

2. 性伴侣治疗

无须治疗性伴侣，对有症状的男性进行假丝酵母菌检查及治疗，预防女性重复感染。

3. 单纯性 VVC 治疗

可局部用药，也可全身用药，两者疗效相似，主要以局部短疗程抗真菌药物为主。唑类药物疗效高于制霉菌素。

（1）常用局部用药　阴道栓剂：①咪康唑栓剂②克霉唑栓剂③制霉菌素栓剂。

（2）全身用药适应证　不能耐受局部用药者；未婚妇女；不愿采用局部用药者。

常用药物：氟康唑。

4. 复杂性 VVC 治疗

（1）严重 VVC　局部用药及口服用药均延长用药时间。症状严重者，局部加用低浓度糖皮质激素软膏或唑类霜剂。

（2）复发性外阴阴道假丝酵母菌病（RVVC）

①定义：一年内有症状并经真菌学证实的 VVC 发作 4 次或以上。发病率 5%。多数患者病因不明。

②治疗：初始治疗＋巩固治疗。治疗前应行真菌培养，治疗期间监测疗效及药物副作用。

③随访：治疗后 7～14 日、1 个月、3 个月、6 个月各随访一次，3 个月及 6 个月应同时行真菌培养。

（3）妊娠合并外阴阴道假丝酵母菌病　局部治疗为主，禁用口服唑类药物。

四、细菌性阴道病

速览导引图

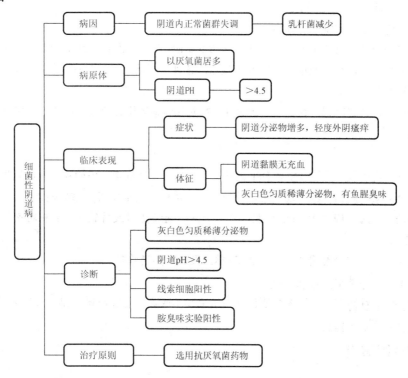

（一）定义

是阴道内正常菌群失调所致的一种混合感染，但临床及病理特征无炎症改变。

（二）病原体

主要有加德纳菌、厌氧菌（动弯杆菌、普雷沃菌、紫单胞菌、杆类菌、消化链球菌等）以及人型支原体，其中以厌氧菌居多。

（1）致病原理　正常阴道内以乳杆菌占优势，乳杆菌除维持阴道的酸性环境外，其产生的过氧化氢、细菌素等抗微生物因子可抑制致病微生物生长，同时通过竞争排斥机制阻止致病微生物黏附于阴道上皮细胞，维持阴道微生态平衡。细菌性阴道病时，阴道内能产生过氧化氢的乳杆菌减少，导致其他微生物大量繁殖。

（2）病因　使阴道内菌群发生变化的原因仍不清楚，推测可能与频繁性交；多个性伴侣；阴道灌洗使阴道碱化有关。

（三）临床表现

1. 症状

主要表现为阴道分泌物增多，有鱼腥臭味，性交后加重，可伴有轻度外阴瘙痒或烧灼感。10%～40%患者无临床症状。

2. 体征

（1）查体　阴道黏膜无充血的临床表现。

（2）分泌物特点　灰白色，均匀一致，稀薄，常黏附于阴道壁，但容易将分泌物从阴道壁拭去。分泌物呈鱼腥臭味是由于厌氧菌繁殖的同时可产生胺类物质所致。

（四）诊断

细菌性阴道病为正常菌群失调所致，细菌定性培养在诊断中无意义。主要采用 Amsel 临床诊断标准，下列 4 项中有 3 项阳性，即可临床诊断。

（1）匀质、稀薄、白色阴道分泌物，常黏附于阴道壁。

（2）阴道 pH＞4.5。

（3）线索细胞阳性　线索细胞＞20%。

方法：取少许阴道分泌物置于玻片上，加一滴 0.9%氯化钠溶液混合，高倍镜下寻找线索细胞。线索细胞是阴道脱落的表层细胞，在细胞边缘贴附颗粒状物即各种厌氧菌，尤其是加德纳菌，细胞边缘不清。

（4）胺臭味试验阳性

方法：取少许阴道分泌物置于玻片上，加入 1～2 滴 10%氢氧化钾溶液，产生烂鱼肉样腥臭气味，系胺遇碱释放氨所致。

（五）治疗

治疗原则：选用抗厌氧菌药物，主要有甲硝唑、替硝唑、克林霉素。甲硝唑抑制厌氧生长，不影响乳杆菌生长，对支原体效果差。口服药与局部用药疗效相近。治疗后无症状者不常规随访。

（1）全身用药　首选甲硝唑 400 mg 口服，每日 2 次，连续 7 日或替硝唑、克林霉素替代连续口服，不推荐甲硝唑 2 g 顿服。

（2）局部用药　甲硝唑栓剂阴道放置或 2%克林霉素软膏阴道涂抹。

（3）性伴侣治疗　性伴侣不常规治疗。

（4）妊娠合并细菌性阴道病　细菌性阴道病与绒毛膜羊膜炎、胎膜早破、早产及产后子宫内膜炎有关，对有症状的孕妇均需筛查及治疗。

五、萎缩性阴道炎

速览导引图

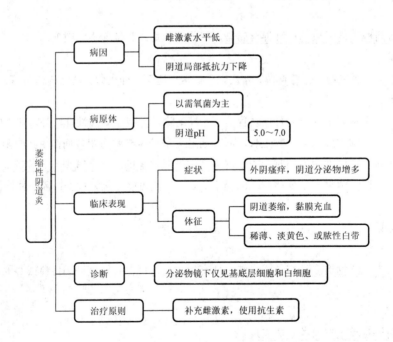

（一）定义

是雌激素水平低，阴道局部抵抗力下降引起的以需氧菌感染为主的炎症。常见于自然绝经或人工绝经后妇女，也可见于产后闭经或药物假绝经治疗妇女。

（二）病原体

以需氧菌为主。

（1）致病原理　阴道内占优势的乳杆菌减少，局部抵抗力降低，其他致病菌过度繁殖或入侵引起炎症。

（2）病因　绝经后妇女卵巢功能衰退，雌激素水平低，阴道壁萎缩，黏膜变薄，上皮细胞内糖原减少，阴道 pH 增高，多为 5.0～7.0。

（三）临床表现

1. 症状

主要症状为外阴瘙痒、灼热及阴道分泌物增多，可伴有性交痛。

2. 体征

（1）查体　阴道呈萎缩性改变，上皮皱襞消失，萎缩，菲薄。阴道黏膜充血，有散在小出血点或点状出血斑，有时可见浅表溃疡。严重时，溃疡面与对侧粘连造成狭窄甚至闭锁，炎性分泌物积聚形成阴道积脓或宫腔积脓。

（2）分泌物特点　稀薄、淡黄色，感染严重时呈脓性白带。

（四）诊断

根据绝经或接受影响卵巢功能治疗病史及临床表现，排除其他疾病可诊断。

（1）方法　取阴道分泌物镜检，镜下见大量基底层细胞及白细胞而无滴虫及假丝酵母菌。

（2）鉴别诊断　主要与子宫及阴道恶性肿瘤鉴别。

血性白带：①子宫颈癌；②子宫内膜癌。

阴道肉芽组织及溃疡：阴道癌。

（五）治疗

治疗原则：补充雌激素增加阴道抵抗力；抗生素抑制细菌生长。

（1）增加阴道抵抗力　针对病因，补充雌激素是萎缩性阴道炎的主要治疗方法。雌激素制剂阴道局部用药或全身用药。

（2）抑制细菌生长　抗生素阴道局部用药或中药栓剂。

六、婴幼儿外阴阴道炎

速览导引图

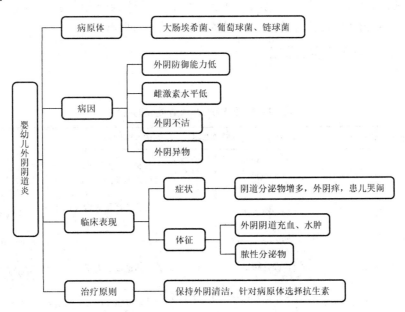

（一）定义

常见于 5 岁以下幼女的阴道炎症，多与外阴炎并存。

（二）病原体

常见病原体有大肠埃希菌及葡萄球菌、链球菌、淋病奈瑟菌、阴道毛滴虫和白假丝酵母菌。病原体常通过患病母亲或保育员的手、衣物、毛巾、浴盆等间接传播。

致病原因：

（1）婴幼儿外阴发育差，不能遮盖尿道口及阴道前庭，细菌容易侵入。

（2）婴幼儿雌激素水平低，阴道上皮薄，糖原少，pH 为 6～8，乳杆菌为非优势菌，抵抗力低，易受其他细菌感染。

（3）婴幼儿卫生习惯不良，外阴不洁、大便污染、外阴损伤或蛲虫感染，引起炎症。

（4）婴幼儿好奇，在阴道内放置橡皮、铅笔头、纽扣等异物，造成继发感染。

（三）临床表现

1. 症状

主要症状为阴道分泌物增多。分泌物刺激引起外阴痛痒，患儿哭闹、烦躁或用手抓外阴。伴有尿路感染时，出现尿急、尿频、尿痛。有小阴唇粘连时，尿流变细、分道或尿不成线。

2. 体征

（1）查体　外阴、阴蒂、尿道口、阴道口黏膜充血、水肿，有时可见阴道口流出脓性分泌物。病情严重者，外阴可见溃疡，小阴唇发生粘连，粘连的小阴唇可覆盖阴道口及尿道口，粘连处上下方有裂隙，尿液自裂隙排出。检查时行肛诊排除阴道异物或肿瘤。

（2）分泌物特点　脓性。

（四）诊断

根据病史（通过患儿母亲采集）及查体做出初步诊断。用棉拭子或吸管取阴道分泌物查找病原体，必要时可行细菌培养。

（五）治疗

主要治疗措施：①保持外阴清洁、干燥。小阴唇粘连者局部用药或分离粘连。②针对病原体使用相应抗生素治疗。③针对病因治疗：蛲虫者予驱虫治疗，阴道异物者及时取出异物。

七、四种成人阴道炎症的鉴别

见表 21-1。

表 21-1　四种成人阴道炎症的鉴别

	滴虫性阴道炎	外阴阴道假丝酵母菌病	细菌性阴道炎	萎缩性阴道炎
好发人群	性活跃女性	妊娠、糖尿病患者、长期应用广谱抗生素、大剂量雌激素和免疫抑制治疗患者	性较频繁、多个性伴侣女性、使用阴道灌洗者	绝经后妇女或药物假绝经、产后闭经妇女
病原体	阴道毛滴虫	假丝酵母菌	阴道正常菌群失调，以厌氧菌居多	以需氧菌为主
阴道 pH	5.0～6.5	4.0～4.7，通常<4.5	>4.5	5.0～7.0
主要传播途径	性交直接传播	内源性传染	自身阴道菌群失调	阴道局部抵抗力下降，致病菌繁殖
临床症状	轻度瘙痒，分泌物增多	重度瘙痒，烧灼感，分泌物增多	无或轻度瘙痒，分泌物增多	轻度瘙痒，分泌物增多

续表

	滴虫性阴道炎	外阴阴道假丝酵母菌病	细菌性阴道炎	萎缩性阴道炎
分泌物特点	稀薄脓性、黄绿色、泡沫状、有臭味	白色稠厚呈凝乳状或豆渣样	均质、稀薄、白色，鱼腥臭味、常黏附于阴道壁，易于擦拭	稀薄、淡黄色或脓血性
阴道黏膜	充血，散在出血点	水肿、红斑	正常	充血，有散在小出血点或点状出血斑
胺臭味试验	可为阳性	阴性	阳性	阴性
显微镜检查	阴道毛滴虫，多量白细胞	芽生孢子及假菌丝，少量白细胞	线索细胞，极少量白细胞	大量基底层细胞及白细胞
治疗用药	抗滴虫药物	抗真菌药物	抗厌氧菌药物	雌激素＋抗生素
性伴侣治疗	同时治疗	无需	无需	无需

临床病案分析

女性患者，48 岁，因胆管感染住院治疗，应用广谱抗生素 2 周，近 3 天来感觉外阴瘙痒明显，有灼热感，阴道分泌物增多，呈白色豆渣样。专科查体：外阴充血，可见抓痕，小阴唇内侧表面有白色膜状物附着。阴道黏膜充血明显，表面有白色块状物附着，擦除后可见红肿黏膜，阴道内可见多量豆腐渣样分泌物，无异味。

思考：

1. 该患者最可能的诊断是什么？可能的发病诱因是什么？

2. 如何确诊？

3. 鉴别诊断及诊断依据是什么？

4. 治疗方案如何制订？

解析：

1. 患者最可能的诊断是外阴阴道假丝酵母菌病。患者因为胆管感染使用广谱抗生素 2 周是本病的可能发病诱因。

2. 在阴道分泌物中找到假丝酵母菌的芽生孢子或假菌丝即可确诊。可用 0.9% 氯化钠溶液湿片法或 10% 氢氧化钾溶液湿片法或革兰染色检查分泌物中的芽生孢子和假菌丝，若多次湿片法为阴性，可采用培养法。

3. 鉴别诊断　①滴虫性阴道炎：也可有阴道分泌物增多伴瘙痒，但瘙痒程度轻于外阴阴道假丝酵母菌病，分泌物的特点为稀薄脓性、黄绿色、泡沫状有臭味，分泌物镜检可见滴虫。②萎缩性阴道炎：临床表现为外阴瘙痒及阴道分泌物增多，但分泌物稀薄，呈淡黄色，感染严重者呈脓性白带，查体阴道呈萎缩性改变，分泌物镜下仅可见大量基底细胞和白细胞。③细菌性阴道病：有阴道分泌物增多可伴有外阴瘙痒，但程度轻，分泌物为均质、稀薄、灰白色，有鱼腥臭味，查体阴道黏膜无充血，分泌物镜下可见线索细胞。

4. 治疗方案　①消除诱因，可根据患者病情决定是否停用广谱抗生素。②可加用口服抗真菌药物。③可阴道局部放置抗真菌药物栓剂。

（孙晓燕　王世军）

第二十二章　子宫颈炎症

第一节　急性子宫颈炎

重点	急性子宫颈炎的定义、临床表现、诊断及治疗原则
难点	急性子宫颈炎的治疗原则
考点	急性子宫颈炎的临床表现、诊断及治疗原则

速览导引图

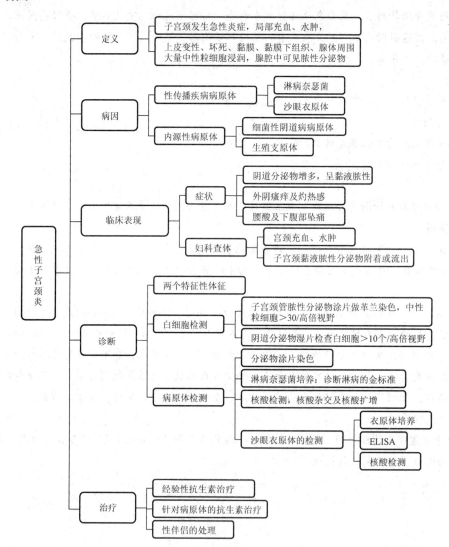

一、定义

急性子宫颈炎（acute cervicitis），指子宫颈发生急性炎症，局部充血、水肿，上皮变性、坏死、黏膜、黏膜下组织、腺体周围大量中性粒细胞浸润，腺腔中可见脓性分泌物。

二、病因

（1）性传播疾病病原体　淋病奈瑟菌及沙眼衣原体。
（2）内源性病原体　与细菌性阴道病病原体及生殖道支原体有关。

三、临床表现

可以没有症状，有症状者以阴道分泌物增多，呈黏液脓性，阴道分泌物的刺激可引起外阴瘙痒及灼热感，伴有腰酸及下腹部坠痛。妇科检查可见宫颈充血、水肿，黏液脓性分泌物附着或从子宫颈管流出。

四、诊断

1. 同时具备两个特征性体征或具备两者之一
（1）于子宫颈管棉拭子标本上，肉眼可见脓性或黏液脓性分泌物。
（2）用棉拭子擦拭子宫颈管时，容易诱发子宫颈管内出血。

2. 白细胞检测
（1）子宫颈管脓性分泌物涂片做革兰染色，中性粒细胞 > 30 个/高倍视野。
（2）阴道分泌物湿片检查白细胞 > 10 个/高倍视野。

3. 病原体检测
（1）分泌物涂片染色。
（2）淋病奈瑟菌培养：诊断淋病的金标准方法。
（3）核酸检测：核酸杂交及核酸扩增。
（4）沙眼衣原体的检测：①衣原体培养；②酶联免疫吸附试验；③核酸检测。

五、治疗

主要为抗生素药物治疗。

1. 针对病原体的抗生素治疗。
（1）急性淋病奈瑟菌性子宫颈炎：大剂量、单次给药，头孢曲松钠 250 mg，肌内注射，单次；头孢克肟 400 mg，口服，单次；头孢唑肟 500 mg，肌内注射，单次。
（2）沙眼衣原体感染
四环素类，多西环素 100 mg，Q12 h × 7 d，口服。
红霉素 500 mg，Q6 h × 7 d，口服。
（3）合并细菌性阴道病：同时治疗细菌性阴道病，否则可导致子宫颈炎的持续。

2. 经验性抗生素治疗
未获得病原体检测前，针对衣原体的经验性抗生素治疗，阿奇霉素 1 g 单次顿服；或多西环素 100 mg，Q12 h × 7 d，口服。

━━━◤ 临床病案分析 ◢━━━

　　患者女性，22 岁，自述阴道分泌物增多，伴外阴瘙痒灼热，追问病史有不洁性生活史，体格检查：阴道内分泌物多，宫颈充血，表面有黏液脓性分泌物，宫体大小正常，无压痛，附件区无压痛。

思考

（1）该病例诊断首先考虑什么？

（2）建议进一步完善哪些检查？

（3）该疾病病原体主要有哪些？

解析

（1）急性子宫颈炎。

（2）子宫颈管脓性分泌物涂片，做革兰染色，中性粒细胞＞30个/高倍视野；阴道分泌物湿片检查白细胞＞10个/高倍视野；病原体检测。

（3）①性传播疾病病原体：淋病奈瑟菌及沙眼衣原体；②内源性病原体：与细菌性阴道病病原体及生殖道支原体有关。

第二节　慢性子宫颈炎

重点	慢性子宫颈炎的类型、临床表现、诊断及治疗原则
难点	慢性子宫颈炎的治疗原则
考点	慢性子宫颈炎的临床表现、诊断及治疗原则

速览导引图

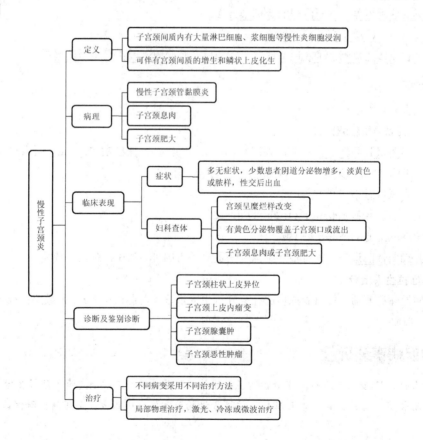

一、定义

慢性子宫颈炎（chronic cervicitis），指子宫颈间质内有大量淋巴细胞、浆细胞等慢性炎细胞浸润，可伴有宫颈间质的增生和鳞状上皮化生。病原体与急性宫颈炎相似，可由急性宫颈炎迁延而来。

二、病理

1. 慢性子宫颈管黏膜炎

持续性子宫颈黏膜炎，表现为宫颈管黏液或脓性分泌物，反复发作。

2. 子宫颈息肉（cervical polyp）

子宫颈管腺体和间质的局限性增生，并向宫颈外口突出形成息肉。

3. 子宫颈肥大

慢性炎症长期刺激导致腺体或间质增生，有不同程度的肥大，硬度增加。

三、临床表现

多无症状，少数患者阴道分泌物增多，淡黄色或脓样，性交后出血。妇科检查子宫颈呈糜烂样改变或有黄色分泌物覆盖子宫颈口或流出，可为息肉或子宫颈肥大。

四、诊断及鉴别诊断

部分患者无临床症状，患者阴道分泌物增多，淡黄色或脓样，性交后出血。妇科检查子宫颈呈糜烂样改变或有黄色分泌物覆盖子宫颈口或流出，可为息肉或子宫颈肥大，诊断多无困难。但需与下列疾病进行鉴别。

1. 子宫颈柱状上皮异位和子宫颈上皮内瘤变

子宫颈上皮生理性异位、子宫颈上皮内瘤变，甚至早期子宫颈癌的糜烂型均可表现为子宫颈糜烂样改变。需要进行 HPV 检测及宫颈细胞学检查，必要时行阴道镜及宫颈活组织检查进行鉴别。

2. 子宫颈腺囊肿

子宫颈局部损伤或子宫颈慢性炎症使腺管开口狭窄，导致子宫颈腺囊肿形成。

3. 子宫颈恶性肿瘤

子宫颈息肉应与子宫颈恶性肿瘤以及子宫体的恶性肿瘤相鉴别，因后两者也可呈息肉状，从子宫颈口脱出，可行息肉切除组织学检查明确。

五、治疗

生理性柱状上皮异位无须处理。糜烂样改变伴分泌物增多、乳头样增生或接触性出血，局部物理治疗，激光、冷冻或微波治疗。子宫颈息肉可行摘除。治疗前需除外子宫颈上皮内瘤变和子宫颈癌。

> ◤ **临床病案分析** ◢
>
> 患者女性，30 岁，G2 P1，诉近日阴道分泌物较前增多，为淡黄色，偶有同房后少量阴道流血，体格检查：阴道内分泌物多，宫颈肥大，呈糜烂样改变，表面见黄色分泌物。子宫、附件区无异常。
>
> **思考**
>
> （1）该病例诊断首先考虑什么？
>
> （2）结合该病例，需与哪些疾病鉴别？
>
> **解析**
>
> （1）慢性子宫颈炎。
>
> （2）①子宫颈上皮内瘤变；②子宫颈恶性肿瘤；③子宫颈上皮生理性异位；④子宫颈腺囊肿。

（龚　芫　李东林）

第二十三章 盆腔炎性疾病及生殖器结核

第一节 盆腔炎性疾病

重点 | 盆腔炎性疾病的类型、临床表现、诊断及治疗原则
难点 | 盆腔炎性疾病的治疗原则
考点 | 盆腔炎性疾病的临床表现、诊断及治疗原则

速览导引图

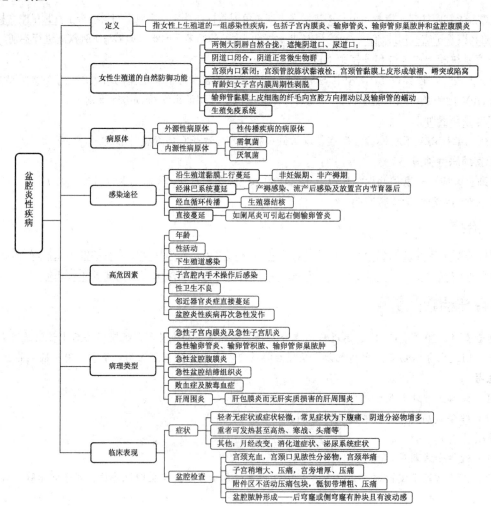

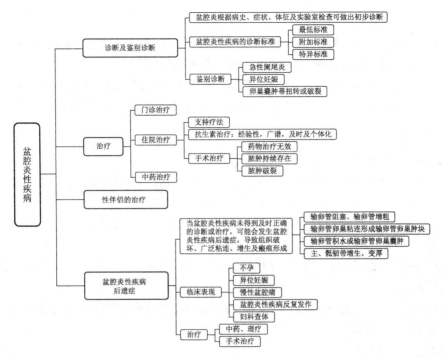

一、定义

盆腔炎症性疾病（pelvic inflammatory disease，PID）指<u>女性上生殖道的一组感染性疾病，包括子宫内膜炎、输卵管炎、输卵管卵巢脓肿和盆腔腹膜炎。</u>

二、女性生殖道的自然防御功能

（1）<u>两侧大阴唇自然合拢，遮掩阴道口、尿道口。</u>

（2）<u>阴道口闭合，阴道前后壁紧贴以防止污染。</u>阴道正常微生物群可抑制其他细菌生长。

（3）<u>宫颈内口紧闭；宫颈管分泌大量黏液形成胶胨状黏液栓；宫颈管黏膜上皮形成皱褶、嵴突或陷窝，</u>从而增加黏膜表面积，成为上生殖道感染的机械屏障。

（4）<u>育龄妇女子宫内膜周期性剥脱，也是消除宫腔感染的有利条件。</u>

（5）<u>输卵管黏膜上皮细胞的纤毛向宫腔方向摆动以及输卵管的蠕动，均有利于阻止病原体侵入。</u>

（6）<u>生殖道免疫系统</u>：生殖道黏膜如宫颈和子宫聚集有不同数量淋巴组织及散在淋巴细胞，在局部有重要的免疫功能，发挥抗感染作用。

三、病原体及其致病特点

盆腔炎性疾病的病原体有<u>外源性及内源性</u>两个来源，通常为混合感染。

（1）<u>外源性病原体</u>　主要为性传播疾病的病原体，如沙眼衣原体、淋病奈瑟菌。其他支原体有<u>人型支原体、生殖支原体以及解脲支原体。</u>

（2）<u>内源性病原体</u>　来自于寄居阴道内的微生物群，包括需氧菌及厌氧菌，以需氧菌及厌氧菌混合感染多见。主要的需氧菌及兼性厌氧菌有金黄色葡萄球菌、溶血性链球菌、大肠埃希菌；厌氧菌有脆弱类杆菌、消化球菌，消化链球菌。<u>厌氧菌感染的特点是容易形成盆腔脓肿、感染性血栓静脉炎，脓液有粪臭并有气泡。</u>

四、感染途径

（1）<u>沿生殖道黏膜上行蔓延</u>　病原体侵入阴道或阴道内的病原体沿宫颈黏膜、子宫内膜、输卵管黏膜，蔓延至卵巢及腹腔，是非妊娠期、非产褥期盆腔炎性疾病的主要感染途径。淋病奈瑟菌、沙眼衣原体及葡萄球菌等，常沿此途径扩散。

（2）经淋巴系统蔓延　病原体经外阴、阴道、宫颈及宫体创伤处的淋巴管侵入盆腔结缔组织及内生殖器，是产褥感染、流产后感染及放置宫内节育器后感染的主要感染途径。

（3）经血循环传播　感染人体其他系统的病原体，经血循环感染生殖器，如生殖器结核。

（4）直接蔓延　腹腔脏器感染后，直接蔓延到内生殖器，如阑尾炎可引起右侧输卵管炎。

五、高危因素

了解高危因素利于盆腔炎性疾病的正确诊断及预防。

（1）年龄　年轻妇女容易发生盆腔炎性疾病可能与频繁性活动、宫颈柱状上皮异位、宫颈黏液机械防御功能较差有关。

（2）性活动　盆腔炎性疾病多见于性活跃期，初次性交年龄小、多个性伴侣、性交过频和性伴侣有性传播疾病的情况。

（3）下生殖道感染　盆腔炎性疾病与下生殖道感染如淋病奈瑟菌性子宫颈炎、衣原体性子宫颈炎以及细菌性阴道病密切相关。

（4）子宫腔内手术操作后感染　如刮宫术、输卵管通液术、子宫输卵管造影术、宫腔镜检查等，导致下生殖道内源性病原体上行感染。

（5）性卫生不良　经期性交，使用不洁月经垫等。

（6）邻近器官炎症直接蔓延　如阑尾炎、腹膜炎等，病原体以大肠埃希菌为主。

（7）盆腔炎性疾病再次急性发作　盆腔炎性疾病所致的盆腔广泛粘连、输卵管损伤、输卵管防御能力下降，容易造成再次感染，导致急性发作。

六、病理及发病机制

（1）急性子宫内膜炎及急性子宫肌炎　子宫内膜充血水肿，甚至内膜坏死、脱落形成溃疡，镜下见大量白细胞浸润。炎症累及子宫肌层形成子宫肌炎。

（2）急性输卵管炎、输卵管积脓、输卵管卵巢脓肿　急性输卵管炎症因病原体传播途径不同而有不同的病变特点。

（3）急性盆腔腹膜炎　盆腔内器官发生严重感染时，往往蔓延到盆腔腹膜，发炎的腹膜充血、水肿，并有少量含纤维素的渗出液，形成盆腔脏器粘连。当大量脓性渗出液积聚于粘连的间隙内，可形成脓肿；脓肿破入腹腔引起弥漫性腹膜炎。

（4）急性盆腔结缔组织炎　病原体经淋巴管进入盆腔结缔组织而引起结缔组织充血、水肿及中性粒细胞浸润。以宫旁结缔组织炎最常见，开始局部增厚，质地较软，边界不清以后向两侧盆壁呈扇形浸润，若组织化脓形成盆腔腹膜外脓肿，可自发破入直肠或阴道。

（5）败血症及脓毒血症　当病原体毒性强、数量多、患者抵抗力降低时，常发生败血症。发生盆腔炎性疾病后，若身体其他部位发现多处炎症病灶或脓肿者，应考虑有脓毒血症存在，但需经血培养证实。

（6）肝周围炎（fitz-hugh-curtis综合征）是指肝包膜炎而无肝实质损害的肝周围炎。淋病奈瑟菌及衣原体感染均可引起。

七、临床表现

盆腔炎可因炎症轻重及范围大小而有不同的临床表现。轻者无症状或症状轻微。常见症状为下腹痛、阴道分泌物增多；持续性腹痛，活动或性交后加重；重者可发热甚至高热、寒战、头痛等。

盆腔检查：宫颈充血、水肿，拭净宫颈表面分泌物，见脓性分泌物从宫颈口流出。宫颈举痛；宫体稍大，有压痛，活动受限；子宫两侧压痛明显，若为<u>单纯输卵管炎，输卵管增粗有压痛</u>；若为<u>输卵管积脓或输卵管卵巢脓肿，触及不活动压痛的包块</u>；宫旁结缔组织炎时，可扪及宫旁一侧或两侧片状增厚或两侧宫骶韧带高度水肿、增粗、压痛明显；若有<u>盆腔脓肿形成且位置较低时，</u>可扪及<u>后穹窿或侧穹窿有肿块且有波动感</u>，三合诊常能协助进一步了解盆腔情况。

八、诊断

盆腔炎根据病史、症状、体征及实验室检查可做出初步诊断。由于盆腔炎性疾病的临床表现差异较大，临床诊断准确性不高（与腹腔镜相比，阳性预测值为65%～90%）。

最低诊断标准提示在性活跃的年轻女性或者具有性传播疾病的高危人群，若出现下腹痛，并可排除其他引起下腹痛的原因，妇科检查符合最低诊断标准，即可给予经验性抗生素治疗。

附加标准可增加诊断的特异性，多数盆腔炎性疾病患者有宫颈黏液脓性分泌物或阴道分泌物，0.9%氯化钠溶液湿片中见到大量白细胞。

腹腔镜诊断盆腔炎性疾病标准包括：

（1）输卵管表面明显充血。

（2）输卵管壁水肿。

（3）输卵管伞端或浆膜面有脓性渗出物。腹腔镜诊断输卵管炎准确率高，并能直接采取感染部位的分泌物做细菌培养，但临床应用有一定局限性，如对轻度输卵管炎的诊断准确性较低，对单独存在的子宫内膜炎无诊断价值，因此并非所有怀疑盆腔炎性疾病的患者均需腹腔镜检查。

九、鉴别诊断

应与<u>急性阑尾炎</u>、<u>输卵管妊娠流产或破裂</u>、<u>卵巢囊肿蒂扭转或破裂</u>等急症鉴别。

十、治疗

由于盆腔炎性疾病的<u>病原体多为淋病奈瑟菌、衣原体以及需氧菌、厌氧菌的混合感染</u>，需氧菌及厌氧菌又有革兰阴性及革兰阳性之分，在盆腔炎性疾病诊断48小时内及时用药可明显降低后遗症的发生。

盆腔炎主要为抗生素药物治疗，必要时手术治疗。抗生素的治疗原则：<u>经验性、广谱、及时及个体化</u>。抗生素治疗可清除病原体，改善症状及体征，减少后遗症。<u>根据药敏试验选用抗生素较合理</u>，但通常需在获得实验室结果前即给予抗生素治疗，初始治疗往往根据经验选择抗生素，应选择广谱抗生素联合应用。用药方案应根据医院的条件、患者的接受程度，药物有效性及性价比等综合考虑。

1. 门诊治疗

适用于一般状况好，症状轻，能耐受口服抗生素，并有随访条件的患者。常用方案：①头孢曲松钠250 mg，肌内注射；或头孢西丁钠2 g，肌内注射，同时丙磺舒1 g，口服；然后改为多西环素100 mg，bid × 14 d，口服，可同时甲硝唑400 mg，bid × 14 d，口服；或选用其他第三代头孢菌素与多西环素、甲硝唑合用。②氧氟沙星400 mg，bid，口服，或左氧氟沙星500 mg，qd，口服，同时加服甲硝唑400 mg，bid/tid × 14 d，口服；或莫西沙星400 mg，qd × 14 d，口服。

2. 住院治疗

对一般情况差，病情严重，伴有发热、恶心、呕吐；或有盆腔腹膜炎；或输卵管卵巢脓肿；或门诊治疗无效；或不能耐受口服抗生素；或诊断不清的患者，均应住院给予以抗生素药物治疗为主的综合治疗。

（1）<u>支持疗法</u>　卧床休息，半卧位有利于脓液积聚于直肠子宫陷凹而使炎症局限。给予高热量、高蛋白、高维生素流食或半流食，注意纠正电解质紊乱及酸碱失衡。尽量避免不必要的妇科检查以免引起炎症扩散，有腹胀应行胃肠减压。

（2）<u>抗生素治疗</u>　<u>以静脉滴注的方式较好</u>。常用的配伍方案如下。

①<u>头霉素类或头孢菌素类药物</u>：头霉素类，如头孢西丁钠 2 g，q6 h，静脉滴注；或头孢替坦二钠 2 g，q12 h，静脉滴注，加多西环素 100 mg，q12 h，静脉滴注。头孢菌素类，如头孢呋辛钠、头孢唑肟钠，头孢曲松钠，头孢噻肟钠也可选用。临床症状改善至少 24 小时后转为口服药物治疗，多西环素 100 mg，q12 h×14 d，静脉滴注。对不能耐受多西环素者，可用阿奇霉素替代，每次 500 mg，qd×3 d，静脉滴注。对输卵管卵巢脓肿的患者，可加用克林霉素或甲硝唑，从而更有效地对抗厌氧菌。

②<u>克林霉素与氨基糖苷类药物联合方案</u>：克林霉素 900 mg，q8 h，静脉滴注；庆大霉素先给予负荷量（2 mg/kg），然后给予维持量（1.5 mg/kg），q8 h，静脉滴注。临床症状、体征改善后继续静脉应用 24～48 小时，克林霉素每次 450 mg，q6 h×14 d，口服；或多西环素 100 mg，q12 h×14 d，口服。

③<u>青霉素类与四环素类药物联合方案</u>：氨苄西林/舒巴坦 3 g，q6 h×14 d，静脉滴注，加多西环素 100 mg，q12 h×14 d，口服。

④<u>喹诺酮类药物与甲硝唑联合方案</u>：氧氟沙星 400 mg，q12 h，静脉滴注；或左氧氟沙星 100 mg，qd，静脉滴注，加甲硝唑 500 mg，q8 h，静脉滴注。可选方案：莫西沙星 400 mg，qd，静脉滴注。喹诺酮类药物仅在淋病奈瑟菌地区流行和个人危险因素低，头孢菌素不能应用（对头孢菌素类药物过敏）等情况下可以考虑应用，但在开始治疗前，必须进行淋病奈瑟菌的检测。

（3）手术治疗　主要用于治疗<u>抗生素控制不满意的输卵管卵巢脓肿或盆腔脓肿。</u>

手术指征有：

①<u>药物治疗无效</u>：<u>输卵管卵巢脓肿或盆腔脓肿经药物治疗 48～72 小时，体温持续不降，中毒症状加重或包块增大者。</u>

②<u>脓肿持续存在</u>：药物治疗后症状缓解，继续控制炎症数日（2～3 周），包块局限未消退。

③<u>脓肿破裂</u>：突然腹痛加剧，寒战、高热、恶心、呕吐、腹胀，检查腹部拒按或有中毒性休克表现。

手术可根据情况选择经腹手术或腹腔镜手术。手术范围应根据病变范围、患者年龄、一般状态等全面考虑。原则以切除病灶为主。<u>年轻妇女应尽量保留卵巢功能，以采用保守性手术为主；年龄大、双侧附件受累或附件脓肿屡次发作者，可行全子宫及双附件切除术；对极度衰弱危重患者的手术范围须按具体情况决定。若盆腔脓肿位置低，突向阴道后穹窿时，可经阴道切开排脓，同时注入抗生素。</u>

3. 中药治疗

主要为活血化瘀、清热解毒的药物，例如银翘解毒汤、安宫牛黄丸等。

十一、性伴侣的治疗

<u>对于盆腔炎性疾病患者出现症状前 60 日内接触过的性伴进行检查和治疗。</u>如果最近一次性交发生在 6 个月前，则应对最后的性伴侣进行检查、治疗。在女性盆腔炎性疾病患者治疗期间应避免无保护性性交。

十二、盆腔炎性疾病后遗症

<u>当盆腔炎性疾病未得到及时正确的诊断或治疗时，可能会发生盆腔炎性疾病后遗症（sequelae of PID），导致组织破坏、广泛粘连、增生及瘢痕形成</u>：①输卵管阻塞、输卵管增粗；②输卵管卵巢粘连形成输卵管卵巢肿块；③若输卵管伞端闭锁，浆液性渗出物聚集形成输卵管积水，或输卵管积脓，或输卵管卵巢脓肿的脓液吸收，被浆液性渗出物代替，形成输卵管积水或输卵管卵巢囊肿；④盆腔结缔组织表现为主、骶韧带增生、变厚，若病变广泛，可使子宫固定。

1. 临床表现

（1）<u>不孕</u>　输卵管粘连阻塞导致不孕。发生率为 20%～30%。

（2）<u>异位妊娠</u>　发生率是正常妇女的 8～10 倍。

（3）**慢性盆腔痛** 炎症形成的粘连、瘢痕以及盆腔充血，常引起下腹部坠胀、疼痛及腰骶部酸痛，劳累、性交后及月经前后加重。

（4）**盆腔炎性疾病反复发作** 由于输卵管组织结构的破坏，局部防御功能减退，造成再次感染而盆腔炎性疾病反复发作。

2. 妇科检查

在子宫一侧或两侧触到呈索条状增粗输卵管，并有轻度压痛；或在盆腔一侧或两侧触及囊性肿物，活动受限；或常伴有子宫后倾后屈，活动受限或粘连固定；子宫一侧或两侧有片状增厚、压痛，宫骶韧带常增粗、变硬，有触痛的盆腔结缔组织病变表现。

3. 诊断与治疗

具有上述临床表现者诊断多无困难，盆腔炎性疾病后遗症需根据不同情况选择治疗方案。慢性盆腔痛可予中药、理疗等对症治疗；盆腔炎性疾病反复发作者，抗生素药物治疗的基础上可根据情况选择手术治疗；输卵管积水者需行手术治疗；治疗前需排除子宫内膜异位症等其他引起盆腔痛的疾病。

临床病案分析

患者女性，25岁，有多个性伴侣，1周前有经期同房史，高热3日，伴右下腹疼痛、恶心、呕吐，为胃内容物。未避孕。查体：体温39.1℃，腹肌紧张，下腹压痛、反跳痛。妇科检查：外阴（－），阴道内见少量脓性分泌物，子宫颈口有脓性分泌物流出，子宫压痛，右附件区压痛、反跳痛，增厚。辅助检查：血hCG阴性。B超提示右侧附件区长条形混合性包块。

思考

（1）该患者诊断首先考虑什么？

（2）建议进一步完善哪些检查？

（3）需与哪些疾病鉴别（至少5个）？

（4）该患者目前治疗方案首选什么？

（5）该患者什么情况下需考虑行手术治疗？

解析

（1）盆腔炎性疾病：子宫内膜炎、输卵管积脓。

（2）血常规、C-反应蛋白、血沉、阴道分泌物涂片、阴道分泌物培养。

（3）①畸形阑尾炎；②异位妊娠；③卵巢黄体破裂；④急性胃肠道穿孔；⑤卵巢囊肿蒂扭转。

（4）经验性广谱抗生素治疗。

（5）具有下述情况之一可考虑行手术治疗。

①药物治疗无效：输卵管卵巢脓肿或盆腔脓肿经药物治疗48～72小时，体温持续不降，患者中毒症状加重或包块增大者；②脓肿持续存在：经药物治疗病情有好转，继续控制炎症2～3周，包块仍未消失但已局限化；③脓肿破裂：突然腹痛加剧，寒战、高热、恶心、呕吐、腹胀，检查腹部拒按或有中毒性休克表现，一旦怀疑脓肿破裂，需立即在抗生素治疗的同时行手术探查。

第二节　生殖器结核

重点	盆腔结核的类型、临床表现、诊断及治疗原则
难点	盆腔结核的临床表现
考点	盆腔结核病理特征、临床表现、诊断及治疗原则

速览导引图

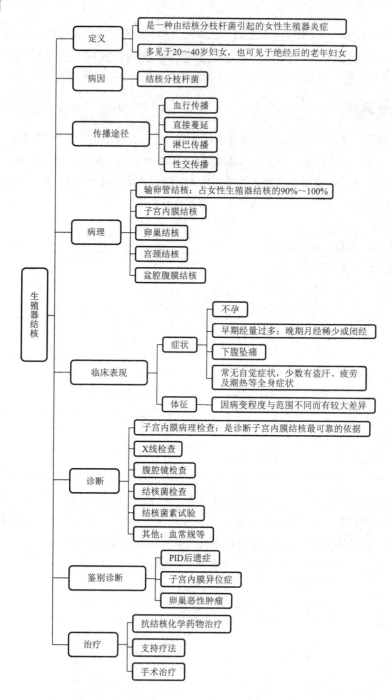

一、定义

生殖器结核（genital tuberculosis）是一种由结核分枝杆菌引起的女性生殖器炎症。多见于 20～40 岁妇女，也可见于绝经后的老年妇女。

二、病因

结核分枝杆菌感染所致。

三、传播途径

（1）血行传播　最主要的传播途径。结核分枝杆菌感染肺部后，大约 1 年内引起内生殖器感染，输卵管结核较常见，其次是子宫内膜、卵巢，再次宫颈、阴道和外阴感染。

（2）直接蔓延　由腹膜结核、肠结核蔓延而来。

（3）淋巴传播　较少见。

（4）性交传播　极罕见。见于男性患泌尿系结核。

四、病理

1. 输卵管结核

占女性生殖器结核的 90%～100%，几乎所有的生殖器结核均累及输卵管，双侧性居多。输卵管增粗肥大，管腔内充满干酪样物质，有的管壁内有结核结节，有的输卵管僵直变粗，峡部有多个结节隆起。输卵管浆膜面可见粟粒样结节。

2. 子宫内膜结核

占生殖器结核的 50%～80%，常由输卵管结核蔓延而来。子宫内膜受结核病灶破坏，形成瘢痕组织，宫腔粘连、缩小变形。

3. 卵巢结核

占生殖器结核的 20%～30%，由输卵管结核蔓延而来。

4. 宫颈结核

较少见，占生殖器结核的 5%～15%。易与宫颈癌混淆。

5. 盆腔腹膜结核

渗出型以渗出为主，腹膜及盆腔脏器浆膜面布满无数大小不等的散在灰黄色结节，伴盆腔浆液性草黄色澄清液体，可形成多个包裹性囊肿；粘连型以粘连为主，腹膜增厚与邻近脏器紧密粘连。

五、临床表现

（一）症状

（1）不孕　由于输卵管阻塞，或子宫内膜结核妨碍孕卵着床，故绝大多数患者均不能受孕。

（2）早期因子宫内膜充血及溃疡，经量过多；晚期因子宫内膜破坏而月经稀少或闭经。

3. 部分患者可有下腹坠痛

发病多缓慢，常无自觉症状，少数有盗汗、疲劳及潮热等全身症状。

（二）体征

全身检查及妇科检查因病变程度与范围不同而有较大差异，相当多的患者是因不孕行诊断性刮宫、子宫输卵管碘油造影及腹腔镜检查发现患有盆腔结核，而无明显体征和其他自觉症状。妇科检查：子宫一般发育较差，活动受限。双侧输卵管增粗、变硬如条索状。较严重病例，在子宫两侧可触及肿物，质地较硬，不规则。宫颈结核可见乳头状增生及小溃疡。

六、诊断

多数患者缺乏明显症状，阳性体征不多，故诊断时易被忽略。为提高确诊率，询问有无结核病史，尤其在具有原发不孕、月经稀少或闭经时；未婚女性有低热、盗汗、盆腔炎或腹腔积液时；既往有结核病接触史或本人曾有结核病史时，均应考虑有生殖器结核的可能。如怀疑生殖器结核时需进一步完成下列检查明确诊断。

1. 子宫内膜病理检查

是诊断子宫内膜结核最可靠的依据。在经前1周或月经来潮6小时内诊刮，在病理切片上找到典型结核结节，诊断即可成立，应注意刮取子宫角部内膜，但阴性结果并不能排除结核的可能。术前3日及术后4日应使用抗结核药物。

2. X线检查

（1）胸部X线平片。

（2）盆腔X线平片：发现孤立钙化点，提示曾有盆腔淋巴结结核病灶。

（3）子宫输卵管造影征象：宫腔狭窄或变形，边缘呈锯齿状；输卵管腔多个狭窄、串珠状或管腔细小而僵直；盆腔淋巴结、输卵管、卵巢部位有钙化灶；造影剂进入子宫静脉丛。

3. 腹腔镜检查

观察子宫、输卵管浆膜面有无粟粒结节，并可取腹腔液行结核分枝杆菌检查或在病变处做活组织检查。

4. 结核菌检查

取月经血或宫腔刮出物或腹腔液做结核分枝杆菌检查，常用方法：①涂片抗酸染色查找结核菌；②结核菌培养，此法准确；③分子生物学方法，如PCR技术，方法快速、简便，但可能出现假阳性；④动物接种。

5. 结核菌素试验

结核菌素试验阳性说明体内曾有结核分枝杆菌感染；若为强阳性说明目前仍有活动性病灶存在；若为阴性一般未有过结核感染。

6. 其他

血常规中淋巴细胞增多。

七、鉴别诊断

结核性盆腔炎性疾病应与PID后遗症、子宫内膜异位症、卵巢恶性肿瘤，尤其是卵巢上皮性癌鉴别，诊断困难时，可做腹腔镜检查或剖腹探查确诊。

八、治疗

采用抗结核药物治疗为主，休息营养为辅的治疗原则。

1. 抗结核化学药物治疗

抗结核药物治疗对90%女性生殖器结核有效。药物治疗应遵循早期、联合、规律、适量、全程的原则。采用异烟肼（H）、利福平（R）、乙胺丁醇（E）及吡嗪酰胺（Z）等抗结核药物联合治疗6~9个月。推荐两阶段短疗程药物治疗方案，前2~3个月为强化期，后4~6个月为巩固期或继续期。

2. 支持疗法

急性患者至少应休息3个月，慢性患者可以从事部分工作和学习，但要注意劳逸结合，加强营养，适当参加体育锻炼，增强体质。

3. 手术治疗

出现以下情况应考虑手术治疗。

（1）盆腔结核包块经药物治疗后缩小，但不能完全消退。

（2）盆腔结核包块治疗无效或治疗后又反复发作者或难以与盆腹腔恶性肿瘤鉴别者。

（3）盆腔结核形成较大的包块或包裹性积液者。

（4）子宫内膜结核严重，内膜破坏广泛，药物治疗无效者。

手术以全子宫及双侧附件切除术为宜。对年轻妇女应尽量保留卵巢功能；对病变局限于输卵管，而又迫切希望生育者，可行双侧输卵管切除术，保留卵巢及子宫。为避免手术时感染扩散，提高手术后治疗效果，手术前后需应用抗结核药物治疗。

临床病案分析

女性，28 岁，因婚后 5 年未避孕未孕就诊。丈夫精液检查无异常。既往史：平素身体健康，偶有午后低热，曾于 7 年前行"阑尾切除术"，术前常规检查未见异常。月经初潮 15 岁，近 5 年月经减少，无痛经史。G0 P0。妇科检查：外阴（－）；阴道通畅；子宫正常大小，活动欠佳；双侧附件区增厚明显。基础体温呈双相型。子宫输卵管碘油造影：子宫腔狭小，双侧输卵管僵硬，呈串珠状改变，盆腔内有散在的钙化点。

思考

1. 该患者诊断是什么？

2. 进一步对诊断有最有意义的检查是什么？

3. 其检查注意事项是什么？

4. 该患者的治疗原则是什么？

解析

（1）诊断

原发性不孕。

生殖器结核：输卵管结核，子宫内膜结核，盆腔腹膜结核。

（2）子宫内膜病理检查。

（3）①应于经前 1 周或月经来潮 6 小时内行刮宫术；②术前 3 天及术后 4 天每日肌内注射链霉素 0.75 g 或口服异烟肼 0.3 g，以预防刮宫引起结核病灶扩散；③应注意刮取子宫角部内膜，并将刮出物送病理；④病理切片找不到典型结核结节，仍不能排除结核的可能。

（4）治疗原则：抗结核药物治疗为主，休息营养为辅。

（龚　芫　李东林）

第二十四章 子宫内膜异位症与子宫腺肌病

第一节 子宫内膜异位症

重点	子宫内膜异位症的类型、临床表现、诊断及治疗原则
难点	子宫内膜异位症的病理学特点
考点	子宫内膜异位症的临床表现、诊断及治疗原则

速览导引图

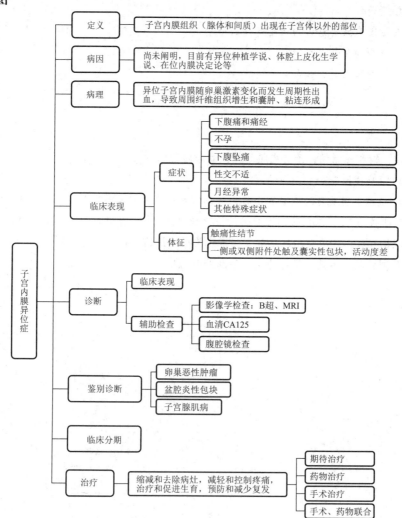

一、定义

子宫内膜组织（腺体和间质）出现在子宫体以外的部位时，称为子宫内膜异位症（endometriosis，EMT），简称内异症。

二、病因

目前主要学说及发病因素如下。

（1）异位种植学说　1921 年 Sampson 首先提出经期时子宫内膜腺上皮和间质细胞可随经血沿输卵管逆流进入盆腔，种植于卵巢和盆腔腹膜，在该处生长、蔓延，形成盆腔内异症，也称为经血逆流学说。子宫内膜也可以沿淋巴及静脉途径播散，发生异位种植。

（2）体腔上皮化生学说　Mayer 提出体腔上皮分化来的组织在受到持续卵巢激素或经血及慢性炎症的刺激后，激活转化为子宫内膜样组织。

（3）诱导学说　未分化的腹膜组织可发展成为子宫内膜组织，种植的内膜可以释放化学物质诱导未分化的间充质形成子宫内膜异位组织。

（4）遗传因素　内异症具有一定的家族聚集性，某些患者的发病可能与遗传有关，患者一级亲属的发病风险是无家族史者的 7 倍，人群研究发现单卵双胎姐妹中一方患有内异症时，另一方发生率可达 75%。

（5）免疫与炎症因素　越来越多的证据表明免疫调节异常在内异症的发生、发展各环节起重要作用，表现为免疫监视功能、免疫杀伤细胞的细胞毒作用减弱而不能有效清除异位内膜。

（6）其他因素　国内学者提出"在位内膜决定论"，认为在位子宫内膜的生物学特性是内异症发生的决定因素，局部微环境是影响因素。

三、病理

子宫内膜异位症的基本病理变化为异位子宫内膜随卵巢激素变化而发生周期性出血，导致周围纤维组织增生和囊肿、粘连形成，在病变区出现紫褐色斑点或小泡，最终发展为大小不等的紫褐色实质性结节或包块。

1. 大体病理

（1）卵巢　最易被异位内膜侵犯，约 80%病变累及一侧，累及双侧占 50%，异位病灶分为微小病灶型和典型病灶型两种。微小病灶型属早期，位于卵巢浅表皮层并在其内生长、反复周期性出血，形成单个或多个囊肿型的典型病变，称卵巢子宫内膜异位囊肿。囊肿大小不一，直径多在 5 cm 左右，大至 10～20 cm，内含巧克力样糊状陈旧血性液体，故又称卵巢巧克力囊肿。

（2）子宫后壁下段、宫骶韧带和直肠子宫陷凹　该处位置较低，与经血中的内膜碎屑接触最多，故为内异症的好发部位。病变早期、轻者局部有散在紫褐色出血点或颗粒状结节，宫骶韧带增粗或结节样改变。

（3）盆腔腹膜　盆腔腹膜内异症分为色素沉着型和无色素沉着型两种，腹腔镜下前者呈蓝紫色或黑色结节，为典型病灶，含有内膜腺体和间质细胞、纤维素、血管成分，并有出血；后者为无色素的早期病灶，但较前者更具活性，并有红色火焰样、息肉样、白色透明变、卵巢周围粘连、黄棕色腹膜斑等。

（4）输卵管及宫颈　异位内膜累及输卵管和宫颈少见。

（5）其他部位　阑尾、膀胱、直肠异位病灶呈紫蓝色或红棕色点、片状病损，很少穿透脏器黏膜层。会阴及腹壁瘢痕处异位病灶因反复出血致局部纤维增生而形成圆形结节，病程长者结节可大至数厘米，偶见典型的紫蓝色或陈旧出血灶。

2. 镜下检查

典型的异位内膜组织在镜下可见子宫内膜上皮、腺体、内膜间质、纤维素及出血等成分。无色素型早期异位病灶一般可见到典型的内膜组织，反复出血后这些组织结构可被破坏而难以发现，出现临床表现典型而组织学特征极少的不一致现象，约占 24%，镜下找到少量内膜间质细胞即可确诊内异症。

异位内膜极少发生恶变，恶变率低于 1%。内异症恶变的细胞类型为透明细胞癌和子宫内膜样癌。

四、临床表现

子宫内膜异位症的临床表现因人和病变部位的不同而多种多样，症状特征与月经周期密切相关。有 25% 患者无任何症状。

1. 症状

（1）下腹痛和痛经　继发性痛经、进行性加重是内异症的主要症状。疼痛多位于下腹、腰骶及盆腔中部，有时可放射至会阴部、肛门及大腿，常于月经来潮时出现，并持续至整个经期。疼痛严重程度与病灶大小不一定呈正比。

（2）不孕　内异症患者不孕率高达 40%。不孕的原因复杂。

（3）性交不适　多见于子宫直肠陷凹有异位病灶或因局部粘连使子宫后倾固定者。性交时碰撞或子宫收缩上提而引起疼痛，一般表现为深部性交痛，月经来潮前性交痛最明显。

（4）月经异常　15%～30% 的患者有经量增多、经期延长或月经淋漓不尽或经前期点滴出血。

（5）其他特殊症状　盆腔外任何部位有异位内膜种植生长时，可出现局部周期性疼痛、出血和肿块。

2. 体征

妇科检查子宫后倾固定，直肠子宫陷凹、宫骶韧带或子宫后壁下方可触及触痛性结节，一侧或双侧附件触及囊实性包块，活动度差，与子宫粘连。病变累及直肠阴道间隙时，可在阴道后穹窿看到局部隆起的小结节或紫蓝色斑点，触痛明显。囊肿破裂时腹膜刺激征阳性。

五、诊断

生育年龄子宫内膜异位症患者有继发性痛经且进行性加重、不孕或慢性盆腔痛。盆腔检查触及与子宫相连的囊性包块或盆腔内有触痛性结节，即可初步诊断为子宫内膜异位症。腹腔镜检查时盆腔可见病灶和病灶的活组织病理检查是确诊依据，但病理学检查结果阴性并不能排除内异症的诊断，常需借助下列辅助检查。

（1）影像学检查　B 型超声检查是诊断卵巢异位囊肿和膀胱、直肠内异症的重要方法，可确定异位囊肿位置、大小和形状，其诊断敏感性和特异性均在 96% 以上。囊肿呈圆形或椭圆形，与周围器官及子宫粘连，囊壁厚而粗糙，囊内有细小的絮状光点。盆腔 CT 及 MRI 对盆腔内异症也有一定的诊断价值。

（2）血清 CA125 测定　血清 CA125 水平可能升高，重症患者更为明显，但变化范围很大。在诊断早期内异症时，腹腔液 CA125 值较血清值更有意义，动态检测 CA125 有助于评估疗效和预测复发。

（3）腹腔镜检查　是目前国际公认的诊断内异症的最佳方法，除了阴道或其他部位的直视可见的病变之外，腹腔镜检查是确诊盆腔内异症的标准方法。下列情况应首选腹腔镜检查：疑为内异症的不孕症患者，妇科检查及 B 型超声检查无阳性发现的慢性腹痛及痛经进行性加重者，有症状特别是血清 CA125 水平升高者。

六、鉴别诊断

子宫内膜异位症应与下列疾病鉴别。

（1）卵巢恶性肿瘤　早期无症状，有症状时多呈持续性腹痛、腹胀，病情进展快，一般情况差。B 型超声图像显示肿块为混合性或实性，血清 CA125 值多显著升高，常大于 100 IU/ml。

（2）盆腔炎性包块　多有急性或反复发作的盆腔感染史，疼痛无周期性，平时亦有下腹部隐痛，可伴发热和白细胞增高等。

（3）子宫腺肌病　痛经症状与内异症相似，但多位于下腹正中较剧烈痛经，子宫多呈均匀性增大，质硬。经期检查时，子宫触痛明显。

七、临床分期

子宫内膜异位症的分期方法很多，目前我国多采用美国生育学会（AFS）提出的"修正子宫内膜异位症分期法"。该分期法于 1985 年提出，1997 年再次修正。内异症分期需在腹腔镜下或剖腹探查手术时进行，要求详细观察并对异位内膜的部位、数目、大小、粘连程度等进行记录，最后进行评分。该分期法有利于评估疾病严重程度、正确选择治疗方案、准确比较和评价各种治疗方法的疗效，并有助于判断患者的预后。

八、治疗

子宫内膜异位症治疗的根本目的是"缩减和去除病灶，减轻和控制疼痛，治疗和促进生育，预防和减少复发"。根据患者年龄、症状、病变部位和范围以及对生育要求的不同选择不同治疗方法，强调治疗个体化。

1. 期待治疗

适用于轻度内异症患者，采用定期随访，并对症处理病变引起的痛经，可给予前列腺素合成酶抑制剂（吲哚美辛、萘普生、布洛芬）等；希望生育者一般不用期待治疗，应尽早妊娠，一旦妊娠，异位内膜病灶坏死萎缩，分娩后症状缓解并有望治愈。

2. 药物治疗

包括抑制疼痛的对症治疗、抑制雌激素合成使异位内膜萎缩、阻断下丘脑－垂体－卵巢轴的刺激和出血周期为目的的性激素治疗，适用于有慢性盆腔痛、经期痛经症状明显、有生育要求及无卵巢囊肿形成患者，采用假孕或假绝经性激素疗法，已成为临床治疗的常用方法。

（1）口服避孕药　是最早用于治疗内异症的激素类药物，其目的是降低垂体促性腺激素水平，并直接作用于子宫内膜和异位内膜，导致内膜萎缩和经量减少。长期连续服用避孕药造成类似妊娠的人工闭经，称假孕疗法。目前临床上常用低剂量高效孕激素和炔雌醇复合制剂，用法为每日 1 片，连续用 6～9 个月，此法适用于轻度内异症患者。除恶心、呕吐副作用外，需警惕血栓形成。

（2）孕激素　单用人工合成高效孕激素，通过抑制垂体促性腺激素分泌，造成无周期性的低雌激素状态，并与内源性雌激素共同作用，造成高孕激素性闭经和内膜蜕膜化形成假孕。各种制剂疗效相近，且费用较低。所用剂量为避孕剂量 3～4 倍，连续应用 6 个月，如甲羟孕酮 30 mg/d。

（3）孕激素受体拮抗剂　米非司酮与子宫孕酮受体的亲和力是孕酮的 5 倍，具有强抗孕激素作用，每日口服 25～100 mg，造成闭经使病灶萎缩。长期疗效有待证实。

（4）孕三烯酮　为 19－去甲睾酮甾体类药物，也是一种假绝经疗法。

（5）达那唑　为合成的 17α－乙炔睾酮衍生物。适用于轻度及中度内异症痛经明显的患者。

（6）促性腺激素释放激素激动剂　为人工合成的十肽类化合物，其作用与体内 GnRH 相同，促进垂体 LH 和 FSH 释放，但其对 GnRH 受体的亲和力较天然 GnRH 高百倍，且半衰期长、稳定性好，抑制垂体分泌促性腺激素，导致卵巢激素水平明显下降，出现暂时性闭经，此疗法又称药物性卵巢切除。目前常用的 GnRH－α类药物有：亮丙瑞林 3.75 mg，月经第 1 日皮下注射后，每隔 28 日注射 1 次，共 3～6 次；戈舍瑞林 3.6 mg，用法同前。用药后一般第 2 个月开始闭经，可使痛经缓解，停药后在短期内月经可恢复。副作用主要有潮热、阴道干燥、性欲减退和骨质丢失等绝经症状，停药后多可消失。

3. 手术治疗

适用于药物治疗后症状不缓解，局部病变加剧或生育功能未恢复者，较大的卵巢内膜异位囊肿者。腹腔镜手术是首选的手术方法。手术方式如下。

（1）保留生育功能手术　切净或破坏所有可见的异位内膜病灶、分离粘连、恢复正常的解剖结构，需保留子宫、一侧或双侧卵巢，至少保留部分卵巢组织。适用于药物治疗无效、年轻和有生育要求的患者。术后复发率约 40%，应尽早妊娠或使用药物以减少复发。

（2）保留卵巢功能手术　切除盆腔内病灶及子宫，保留至少一侧或部分卵巢。适用于Ⅲ、Ⅳ期患者、45岁以下症状明显且无生育要求患者。术后复发率约 5%。

（3）根治性手术　将子宫、双附件及盆腔内所有异位内膜病灶予以切除和清除，适用于 45 岁以上重症患者。几乎不复发。

4. 手术联合药物治疗

手术治疗前给予 3～6 个月的药物治疗，使异位病灶缩小、软化，有利于缩小手术范围和手术操作。对保守性手术、手术不彻底或术后疼痛不缓解者，术后给予 6 个月的药物治疗，推迟复发。

临床病案分析

女性，30 岁，婚后 3 年未孕，月经规则，近 2 年出现进行性痛经，曾行输卵管通液检查显示通畅，查体：子宫正常大小，后位，不活动，后壁有触痛性小结节，左附件区可扪及 4 cm × 4 cm × 3 cm 包块，不活动，有压痛。

思考

1. 以下处理正确的是

A. B 型超声检查

B. 腹腔镜检查

C. 试用假孕疗法

D. 试用妇康片治疗

E. 行宫腔镜检查

2. 为进一步确诊，应首选的检查为

A. 子宫内膜病理检查

B. 基础体温测定

C. 腹腔镜检查

D. 子宫输卵管碘油造影

E. 剖腹探查

解析

1. 答案：ABCD

解析：根据病情介绍诊断考虑子宫内膜异位症可能性大，可进一步行 B 超及腹腔镜检查，患者症状不重，可试用假孕疗法减轻疼痛，也可试用妇康片治疗排除盆腔炎性包块。

2. 答案：C

解析：腹腔镜手术是首选的手术方法，目前认为腹腔镜确诊、手术＋药物为内异症的金标准治疗。

第二节　子宫腺肌病

重点	子宫腺肌病的定义、病理、临床表现、诊断及治疗原则
难点	子宫腺肌病的病理学特点
考点	子宫腺肌病的临床表现、诊断及治疗原则

速览导引图

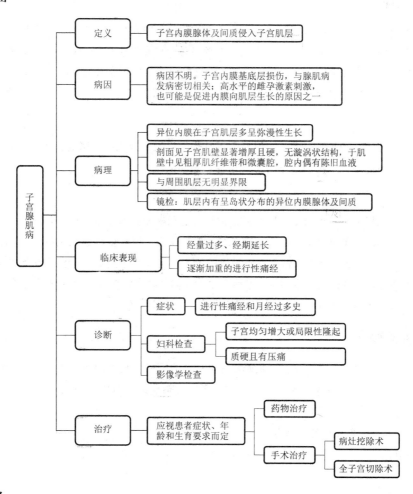

一、定义

（1）当子宫内膜腺体及间质侵入子宫肌层时，称子宫腺肌病。

（2）多发生于 30～50 岁经产妇，约 15%同时合并内异症，约半数合并子宫肌瘤。虽对尸检和因病切除的子宫做连续切片，发现 10%～47%子宫肌层中有子宫内膜组织，但其中 35%无临床症状。

二、病因

具体病因尚不清楚。

三、病理

异位内膜在子宫肌层多呈弥漫性生长，累及后壁居多，故子宫呈均匀性增大，前后径增大明显，呈球形，一般不超过 12 周妊娠子宫大小。剖面见子宫肌壁显著增厚且硬，无漩涡状结构，于肌壁中见粗厚肌纤维带和微囊腔，腔内偶有陈旧血液。少数腺肌病病灶呈局限性生长形成结节或团块，似肌壁间肌瘤，称为子宫腺肌瘤，因局部反复出血导致病灶周围纤维组织增生所致，故与周围肌层无明显界限，手术时难以剥出。镜检特征为肌层内有呈岛状分布的异位内膜腺体及间质，特征性的异位内膜小岛由典型的子宫内膜腺体与间质组成，且为不成熟的内膜，对雌激素有反应性改变，但对孕激素无反应或不敏感，故异位腺体常呈增生期改变，偶尔见到局部区域有分泌期改变。

四、临床表现

主要症状是经量过多、经期延长和逐渐加重的进行性痛经，疼痛位于下腹正中，常于经前 1 周开始，直至月经结束。有 35%患者无典型症状，子宫腺肌病患者中月经过多发生率为 40%～50%，表现为连续数个月经周期中月经期出血量多，并影响女性身体、心理、社会和经济等方面的生活质量。妇科检查子宫呈均匀增大或有局限性结节隆起，质硬且有压痛，经期压痛更甚。无症状者有时与子宫肌瘤不易鉴别。

五、诊断

具有典型的进行性痛经和月经过多，妇科检查子宫均匀性增大或局限性隆起，质硬且有压痛。影像学检查有一定帮助，可酌情选择，术后病理学检查是确诊依据。

六、治疗

依患者症状、年龄和生育要求而定。目前无根治性的有效药物，对于症状较轻、有生育要求及近绝经期患者可试用达那唑、孕三烯酮或 GnRH－α治疗，均可缓解症状，但需要注意药物的副作用，并且停药后症状可复现，在 GnRH－α治疗时应注意患者骨质丢失的风险，可以给予反添加治疗和钙剂补充。年轻或希望生育的子宫腺肌瘤患者，可试行病灶挖除术，术后有复发风险；对症状严重、无生育要求或药物治疗无效者，应行全子宫切除术。是否保留卵巢，取决于卵巢有无病变和患者年龄。

> ### ▶ 临床病案分析 ◀
>
> 女性，44 岁，G1 P1，下腹疼痛，经期加重 5 年，经期延长，经量增多，药物治疗无效。查体：宫颈光滑，子宫后位、活动、如孕 2 月大小，右侧宫角结节状突起、质硬、轻压痛。
>
> **思考**
>
> 1. 下列疾病中，首先考虑的诊断是
>
> A. 子宫腺肌病
>
> B. 子宫肌瘤
>
> C. 子宫内膜异位症
>
> D. 慢性盆腔炎
>
> E. 以上都不是
>
> 2. 首先采用的治疗措施是
>
> A. 药物对症治疗
>
> B. 假孕疗法
>
> C. 达那唑
>
> D. 保留生育功能的保守性手术
>
> E. 保留卵巢功能手术
>
> **解析**
>
> 1. 答案：A
>
> 根据患者症状及妇科检查，考虑子宫腺肌病可能性最大。
>
> 2. 答案：E
>
> 患者病程长，且药物治疗无效，现患者无生育要求，故建议行保留卵巢功能手术。

（王　珺　李东林）

第二十五章 女性生殖器发育异常

重点 常见的女性生殖器发育异常临床表现及治疗原则
难点 女性生殖器的发生
考点 常见的女性生殖器发育异常临床表现及治疗原则

速览导引图

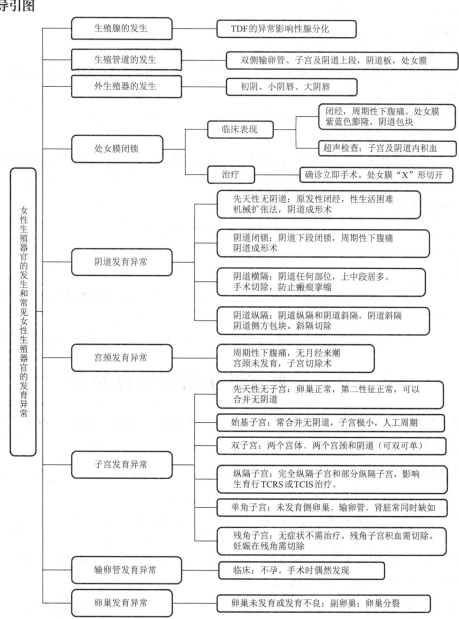

第一节　女性生殖器的发生

一、生殖腺的发生

（1）胚胎是否有 Y 染色体短臂上的性别决定因子（TDF）决定其原始性腺的分化。

女性胚胎缺少 TDF，第 8 周，原始性腺分化为卵巢。

（2）男性胚胎缺少或者 TDF 突变，可以表现为女性。

考点总结：无论男性胚胎还是女性胚胎，胚胎早期同时存在中肾管和副中肾管；TDF 决定胚胎性别；胚胎第 8 周，女性胚胎原始生殖腺分化为卵巢。

二、生殖管道的发生

（1）中肾管　男性生殖管道的始基。

（2）副中肾管　女性生殖管道的始基。

（3）男性（睾丸存在）　附睾、输精管和精囊（中肾管分化，副中肾管退化）。

（4）女性（卵巢存在）　两侧副中肾管头段→双侧输卵管，两侧副中肾管中段和尾端→构成子宫及阴道上段。胎儿 3～5 个月有中隔的两个腔融合成单腔。

（5）阴道板　副中肾管最尾端与泌尿生殖窦相连形成，贯通形成阴道腔。

（6）处女膜　末段有一层薄膜，青春期发育。

考点总结：女性生殖道是由副中肾管和泌尿生殖窦共同参与形成，副中肾管参与形成双侧输卵管、子宫及阴道的上段。

三、外生殖器的发生

（1）初阴　生殖结节形成（泌尿生殖褶腹侧左右相会合形成的隆起）。

（2）小阴唇　泌尿生殖褶不合并形成。

（3）大阴唇　左右泌尿生殖褶外侧隆起。

（4）外生殖器发育　向雌性分化是胚胎发育的自然规律，向雄性分化需要雄激素和外阴局部组织中 5α-还原酶的作用。

考点总结：生殖结节参与初阴的形成，泌尿生殖褶参与大、小阴唇的形成，向雌性分化是胚胎的自然规律。

第二节　常见女性生殖器发育异常

常见女性生殖器发育异常包括：正常通道形成受阻；副中肾管衍生物发育不良；副中肾管衍生物融合障碍。

一、处女膜闭锁

（1）临床表现　青春期进行性加剧的周期性下腹痛，无月经来潮。

（2）妇检　见处女膜紫蓝色膨隆，无阴道口，肛腹诊可触及阴道包块。

（3）超声检查　子宫及阴道内积血。

（4）治疗　确诊立即手术。粗针穿刺处女膜正中膨隆处，证实诊断，做处女膜"X"形切开，检查宫颈是否异常，切除多余的处女膜瓣，确切止血。

考点总结：原发性闭经伴有青春期后周期性下腹痛，腹痛时（月经期）见处女膜蓝紫色膨隆，做"X"

形切开，引流通畅，防止粘连。

二、阴道发育异常

（1）先天性无阴道　子宫：无子宫或始基子宫或幼稚子宫或正常子宫（少见），卵巢正常。

临床表现：原发性闭经，性生活困难。15%合并泌尿系统畸形，还可以合并心脏或者骨骼发育异常。

妇检：无阴道口或阴道外口浅凹陷。

治疗：短浅阴道选用机械扩张法；性生活前阴道成形术；子宫正常保留，无法保留可以切除，术后扩张阴道防止瘢痕挛缩。

（2）阴道闭锁　阴道下段闭锁。

临床表现：周期性下腹痛。妇检：无阴道开口，阴道黏膜正常，阴道包块。

治疗：确诊后手术。术后扩张阴道防止瘢痕形成。

（3）阴道横隔　阴道任何部位，上中段居多。分为部分性和完全性横隔。

临床表现：性生活不满意。

治疗：手术切除，防止瘢痕挛缩。

（4）阴道纵隔　分为阴道完全纵隔和部分性阴道纵隔，阴道斜隔。

临床表现（阴道斜隔）：不规则阴道流血或异常分泌物。

妇检（阴道斜隔）：阴道侧方包块。

治疗：斜隔阻碍经血或影响性交时切除。

考点：先天性无阴道可以合并多种子宫发育异常，可合并泌尿系统、心血管、骨骼等畸形。阴道发育异常患者影响性生活和分娩，需要手术治疗，术后需要防止瘢痕形成。

三、宫颈发育异常

（1）临床表现　青春期进行性加剧的周期性下腹痛，无月经来潮。

（2）治疗　穿通宫颈，使子宫和阴道相通，宫颈未发育。子宫切除术。

四、子宫发育异常

（1）先天性无子宫　卵巢正常，第二性征正常，可以合并无阴道。妇检：不能扪及子宫。超声未发现子宫影像。

（2）始基子宫　常合并无阴道，子宫极小，1～3 cm，无宫腔。

（3）子宫发育不良　宫体:宫颈 = 1:1 或 2:3；经量较少，不生育。治疗：人工周期。

（4）双子宫　两个宫体、两个宫颈和阴道（可双可单），输卵管和卵巢正常。妊娠时胎位异常率增加，剖宫产率增加。

（5）双角子宫　一般无症状。妊娠易胎位异常，易引起不良妊娠结局。

（6）中隔子宫　分为完全中隔和不全中隔（完全性和部分性子宫纵隔）。子宫外形正常，不良妊娠史行TCRS 或 TCIS，术后宫腔放节育环，术后 2～3 个月取出。

（7）单角子宫　未发育侧卵巢、输卵管、肾脏常同时缺如。流产、早产多见。

（8）残角子宫　症状取决于残角子宫有无内膜及是否与对侧正常宫腔相通。治疗：无症状不需治疗。残角子宫积血需切除。妊娠在残角需切除。

考点：子宫发育异常可引起不孕、不良妊娠、胎位不正、剖宫产率上升。中隔子宫影响妊娠需要手术治疗，术后宫腔放置节育环，术后 2～3 个月取出，残角妊娠根据不同类型采取不同的处理，如果残角妊娠需急诊处理，应切除残角子宫。单角或者双子宫引起不良妊娠结局时需要手术治疗。

五、输卵管发育异常

单侧输卵管缺失，双侧输卵管缺失，单侧或双侧副输卵管，输卵管发育不全、闭塞或中段缺失。临床：不孕的原因之一。手术时偶然发现。

六、卵巢发育异常

卵巢未发育或发育不良；副卵巢；卵巢分裂。

◢◣ 临床病案分析 ◢◣

患者女性，23 岁，因"时有阴道不规则异常分泌物 3 年余"就诊。患者既往月经正常，（7～8）天/（28～30）天，经量中等，无痛经。0-0-0-0，有性生活。近 3 年出现月经干净后阴道异常分泌物，时多时少。妇科检查：外阴（－），阴道：右侧壁膨隆，上 2/3 处见一小孔，有脓性分泌物流出，宫颈光滑，子宫正常大小。实验室检查：WBC 5.0×10^9/L，Hb 115 g/L，PLT 183×10^9/L。超声提示：双子宫，右侧阴道见积血，右侧宫腔积血，右侧肾脏缺如，左侧肾脏代偿性增大。

思考

1. 根据以上病案信息，该患者的初步诊断及诊断依据是什么？

2. 针对该患者目前情况，应进行的主要辅助检查是什么？下一步的治疗建议如何？

解析

1. 患者的初步诊断是阴道斜隔，双子宫（阴道斜隔综合征）。诊断依据是：患者月经规则，时有阴道不规则分泌物 3 年，妇科检查提示右侧阴道壁膨隆，见一小孔，有异常脓性分泌物流出。超声检查：双子宫，右侧阴道及宫腔积血，右侧肾脏缺如。阴道斜隔综合征一般为双子宫或者其他类型的子宫发育异常，伴有阴道斜隔侧的肾脏缺如。阴道斜隔综合征分为三型，其中一种为阴道壁有小孔与健侧阴道相通，如果不相通，患者会有周期性下腹痛的症状。

2. 应进行的主要辅助检查是 MRI，准确率为 98%，了解子宫及阴道、泌尿系统发育情况。下一步的治疗建议是建议经阴道手术，可考虑阴道斜隔切除术（经阴道或者宫腔镜下阴道斜隔切除术）。

第三节　两性畸形

重点	两性畸形的临床表现及治疗原则
难点	两性畸形的实验室指标
考点	两性畸形的临床表现及治疗原则

速览导引图

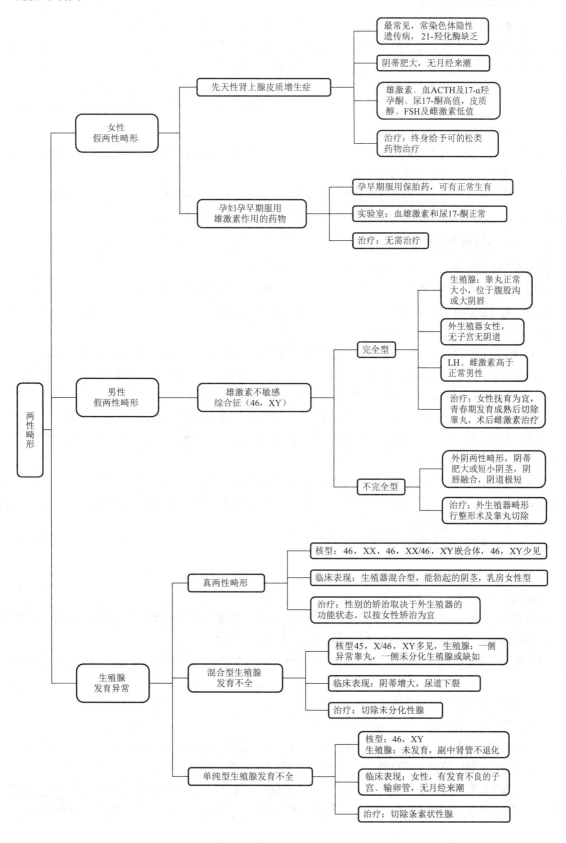

一、女性假两性畸形

核型：46，XX，生殖腺：卵巢；内生殖器：子宫、卵巢和阴道存在。外生殖器男性化。

（1）先天性肾上腺皮质增生症（CAH）　最常见，常染色体隐性遗传病。21-羟化酶缺乏→皮质醇合成减少→ACTH增加→肾上腺增生→网状带产生大量雄激素。临床表现：阴蒂肥大，大阴唇肥厚似阴囊，阴毛和腋毛出现早，乳房不发育，内生殖器存在受抑制，无月经来潮。实验室检查：雄激素增高、血ACTH及17-α羟孕酮升高、尿17-酮高值、皮质醇偏低、FSH及雌激素低值。治疗：终身给予可的松类药物治疗。外阴发育异常给予手术矫治。

（2）孕妇孕早期服用雄激素作用的药物　孕早期服用保胎药，出生后男性化不再加剧，月经来潮，可有正常生育。实验室：血雄激素和尿17-酮正常。

考点总结：女性假两性畸形患者核型为46，XX，生殖腺为卵巢，系胚胎和胎儿暴露于过高的雄激素刺激所致。CAH患者需要终身补充皮质醇激素治疗，外阴发育异常给予手术矫治。

二、男性假两性畸形

雄激素不敏感综合征，X连锁隐性遗传，分为完全型和不完全型。

核型：46，XY；生殖腺：睾丸，无子宫无阴道，阴茎小，生精功能异常，无生育能力。

原因：男性胚胎或胎儿缺少雄激素。促进生物合成睾酮的酶缺乏或异常；外周组织5α-还原酶缺乏；外周组织和靶器官缺少雄激素受体或异常。

（1）完全型　外生殖器女性。缺少雄激素受体，雄激素转换为雌激素，乳房发育，乳头小，阴毛、腋毛缺如，阴道盲端，无子宫。睾丸正常大小，位于腹腔、腹股沟或偶在大阴唇。血睾酮、FSH、尿17-酮正常男性水平，LH高于正常男性，雌激素高于正常男性。

（2）不完全型　外阴两性畸形，阴蒂肥大或短小阴茎，阴唇融合，阴道极短。

治疗：女性抚育为宜。完全型青春期发育成熟后切除睾丸，术后雌激素治疗。不完全型外生殖器畸形行整形术及睾丸切除。影响性生活行阴道成形术。

考点：男性假两性畸形患者核型为46，XY，生殖腺为睾丸，系胚胎和胎儿暴露于缺少雄激素刺激的环境下所致。分为完全型和不完全型。治疗以女性抚育为宜，完全型需青春成熟后切除睾丸，不完全型外生殖器畸形的行整形术，影响性生活的行阴道成形术。

三、生殖腺发育异常

（1）真两性畸形　核型：46，XX，46，XX/46，XY嵌合体，46，XY少见。

生殖腺：睾丸和卵巢，或者卵睾。

临床表现：生殖器混合型，能勃起的阴茎，乳房女性型。通过腹腔镜检查或剖腹探查生殖腺活检确诊。

治疗：性别的矫治取决于外生殖器的功能状态。以按女性矫治为宜。

（2）混合型生殖腺发育不全　核型45，X/46，XY多见。生殖腺：一侧异常睾丸，一侧未分化生殖腺或缺如。

临床表现：阴蒂增大，尿道下裂。

治疗：切除未分化性腺。

（3）单纯型生殖腺发育不全　核型：46，XY，生殖腺：未发育，副中肾管不退化。

临床表现：女性，有发育不良的子宫、输卵管，无月经来潮。

考点：真两性畸形患者少见，核型复杂，46，XY少见，生殖腺为睾丸和卵巢或卵睾，治疗上以女性矫治为宜。混合型生殖腺发育不全生殖腺异常为未分化生殖腺，需要切除。单纯型生殖腺发育不全核型：46，

XY。生殖腺：未发育，副中肾管不退化，女性生殖器存在，无月经来潮。

临床病案分析

患者女性，18岁，因"月经从未来潮"就诊。患者既往从未月经来潮，无性生活。PE：身材高大，乳房发育丰满，乳头小。腹股沟未触及包块。妇科检查：阴毛缺如，阴道：盲端，短浅，无子宫。实验室检查：血睾酮、FSH高于正常男性。超声提示：未见子宫及卵巢，腹腔探及睾丸影。

思考

1. 根据以上病案信息，该患者的初步诊断及诊断依据是什么？

2. 针对该患者目前情况，应进行的主要辅助检查是什么？下一步的治疗建议如何？

解析

1. 患者的初步诊断是男性假两性畸形（雄激素不敏感综合征）。诊断依据是：患者原发性闭经，第二性征存在，阴毛缺乏。妇科检查提示阴道短浅。实验室指标异常，高于正常男性。超声检查：未见子宫及卵巢，腹腔探及睾丸影。

2. 应进行的主要辅助检查是染色体检查，了解患者核型，明确诊断。下一步的治疗建议是建议切除双侧睾丸，术后激素替代。

（刘开江）

第二十六章 盆底功能障碍性及生殖器官损伤疾病

重点	阴道前、后壁膨出的病因、临床表现及治疗原则
难点	阴道前、后壁膨出的分度，诊断及鉴别诊断
考点	阴道前、后壁膨出的临床表现、分度及治疗原则

速览导引图

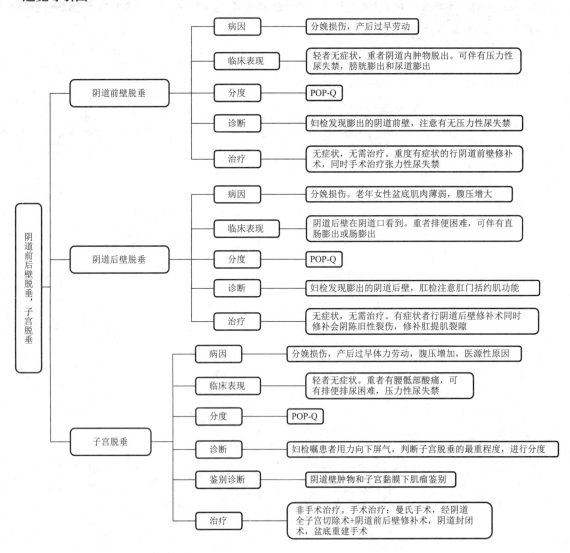

第一节　阴道前壁膨出

阴道前壁膨出多因膀胱和尿道膨出导致，可伴有子宫脱垂。

一、病因

（1）阴道前壁由耻骨宫颈韧带、膀胱宫颈筋膜和泌尿生殖膈的深筋膜支持。

（2）分娩时筋膜韧带损伤，产后过早体力劳动，与膀胱紧连的阴道前壁膨出称为膀胱膨出。尿道紧连的阴道前壁膨出称为尿道膨出。

二、临床表现

（1）症状　轻者无症状。重者阴道内肿物脱出，休息时变小，伴有尿道膨出时常有压力性尿失禁症状。

（2）体征　阴道前壁呈球状膨出，长期摩擦可发生溃疡。

三、分度

（1）临床上传统分为3度，屏气下膨出最大程度来判断。

Ⅰ度：阴道前壁向下突起，达处女膜缘，仍在阴道内。

Ⅱ度：阴道壁展平或消失，部分阴道前壁突出于阴道口外。

Ⅲ度：阴道前壁全部突出于阴道口外。

（2）Baden－Walker提出评价盆底器官膨出的阴道半程系统分级法，分度如下。

Ⅰ度：阴道前壁突出部位下降到距处女膜半程处。

Ⅱ度：阴道前壁突出部位到达处女膜。

Ⅲ度：阴道前壁突出部位达处女膜以外。

注：膨出分度在最大屏气状态下进行。

四、诊断

妇科检查发现膨出的阴道前壁，注意区分是尿道膨出还是膀胱膨出或者两者同时存在，还要了解有无压力性尿失禁。

五、治疗

无症状、阴道半程系统分级法为Ⅰ度和Ⅱ度的患者无需治疗。重度有症状的行阴道前壁修补术。合并压力性尿失禁的应同时行膀胱颈悬吊手术或阴道无张力尿道中段悬吊术。

第二节　阴道后壁膨出

阴道后壁膨出也称直肠膨出。阴道后壁膨出可单独存在，也可合并阴道前壁膨出。

一、病因

（1）阴道分娩损伤是主要原因。

（2）分娩后受损的耻尾肌、直肠、阴道筋膜或泌尿生殖膈等盆底支持组织未能修复，阴道口见膨出的阴道后壁称直肠膨出。阴道穹窿处支持组织薄弱，后穹窿向阴道内脱出，至阴道口外，内有小肠，称为肠膨出。

二、临床表现

（1）症状　阴道后壁黏膜在阴道口刚能看见，多无不适。膨出重者出现排便困难，下压阴道后壁才能排便。

（2）体征　阴道后壁黏膜膨出，无盲袋仅为阴道后壁黏膜膨出。阴道后壁有两个球状突起，位于阴道中段的是直肠膨出，位于后穹隆部的是肠膨出，可触及疝囊内小肠。

三、分度

（1）临床上传统分为3度，屏气下膨出最大程度来判定。

Ⅰ度：阴道后壁达处女膜缘，仍在阴道内。

Ⅱ度：阴道后壁部分脱出阴道口。

Ⅲ度：阴道后壁全部脱出阴道口外。

（2）Baden – Walker 提出评价盆底器官膨出的阴道半程系统分级法，分度如下。

Ⅰ度：阴道后壁的突出部下降到距处女膜半程处。

Ⅱ度：阴道后壁突出部位到达处女膜。

Ⅲ度：阴道后壁突出部位达处女膜以外。

注：膨出分度检查在最大屏气状态下进行。

四、诊断

妇科检查发现膨出的阴道后壁，不难诊断和分度，肛检注意盆底肌肉组织的检查，了解肛提肌的肌力和生殖裂隙宽度。

五、治疗

阴道后壁膨出无症状，不需治疗。有症状的阴道后壁膨出伴会阴陈旧性裂伤的行阴道后壁及会阴修补术。将肛提肌裂隙及直肠筋膜缝合于直肠前，缩紧肛提肌裂隙。加用医用补片对重度膨出修复有减少复发的作用。

第三节　子宫脱垂

重点	子宫脱垂的临床表现、分度及治疗原则
难点	盆腔脏器脱垂临床 POP – Q 分度
考点	子宫脱垂的临床表现、分度及治疗原则

一、定义

子宫从正常位置沿阴道下降，宫颈外口达坐骨棘水平以下，有时子宫全部脱出阴道口以外。

二、病因

（1）妊娠、分娩，困难的分娩会削弱盆底支撑力量以及过早参加重体力劳动导致未复旧的子宫下移。

（2）腹腔内压力增加可导致子宫脱垂。腹型肥胖因腹压增加导致子宫脱垂。绝经后支持结构萎缩也有重要的作用。

（3）医源性原因。

三、临床表现

（1）症状　轻者一般无不适。重者有腰骶部酸痛或下坠感，可有排便排尿困难，部分患者有压力性尿失禁，甚至排尿困难。宫颈和阴道壁可发生溃疡出血。月经不受影响。

（2）体征　不能回纳的子宫脱垂伴有阴道前后壁膨出、阴道黏膜增厚角化、宫颈肥大延长。

四、分度

传统的子宫脱垂的分为 3 度（患者平卧用力屏气子宫下降程度来判断）。

Ⅰ度轻型：宫颈外口距处女膜缘<4 cm，未达处女膜缘；重型：宫颈已达处女膜缘，阴道口可见宫颈。

Ⅱ度轻型：宫颈脱出阴道口，宫体仍在阴道内；重型：宫颈及部分宫体脱出阴道口。

Ⅲ度：宫颈及宫体全部脱出于阴道口外。

五、诊断

妇科检查前嘱患者用力向下屏气，判断子宫脱垂的最重程度，进行分度。注意宫颈及阴道有无创面或溃疡，有无感染。注意宫颈的长短，进行宫颈细胞学筛查。观察有无压力性尿失禁。观察阴道前壁的时候注意膀胱膨出和尿道走行的情况。观察阴道后壁的时候注意有无肠疝和直肠膨出。直肠检查是区别直肠膨出和肠疝的有效方法。

六、鉴别诊断

（1）阴道壁肿物　阴道壁肿物在阴道壁内，边界清楚。

（2）子宫黏膜下肌瘤　临床表现为月经异常，宫颈口见脱出物，红色质硬，伴有感染时表面见脓性渗出，异味，肌瘤较大时宫颈外口不易触及。

七、治疗

1. 非手术治疗

（1）盆底肌肉锻炼和物理疗法　Kegel 锻炼（盆底肌肉锻炼）适用于所有程度的子宫脱垂患者。POP-Q 分期为Ⅰ度和Ⅱ度的子宫脱垂可单独采用 Kegel 锻炼。辅助生物反馈治疗效果优于自身锻炼。

（2）放置子宫托　POP-Q 分期为Ⅱ～Ⅳ度的子宫脱垂均可使用。使用期间需间断性取出、清洗、重新放置。尤其适合：患者全身状况不适宜手术；妊娠期和产后；手术前放置促进创面愈合。

（3）中药和针灸。

2. 手术治疗

子宫脱垂超出处女膜伴有症状的可考虑手术，合并压力性尿失禁的考虑同时行尿道中段悬吊术或膀胱颈悬吊术。

（1）曼氏手术　阴道前后壁修补+主韧带缩短+宫颈部分切除术（适用于患者年龄较轻、宫颈较长）。

（2）经阴道全子宫切除术+阴道前后壁修补术　适用于年龄较大、无生育要求的患者，重度子宫脱垂患者术后复发率较高。

（3）阴道封闭术　分为阴道半封闭和阴道全封闭术。术后失去性功能，仅适用于年老体弱的患者。

（4）盆底重建手术　国际上公认有效式式（非宫颈延长的重度子宫脱垂）：经腹、经腹腔镜加用补片的骶前固定术、经阴道骶棘韧带固定术和高位骶韧带悬吊术。

第四节　压力性尿失禁

重点	压力性尿失禁的病因、临床表现、诊断及治疗原则
难点	压力性尿失禁治疗的时机
考点	压力性尿失禁的临床表现、诊断及治疗原则

速览导引图

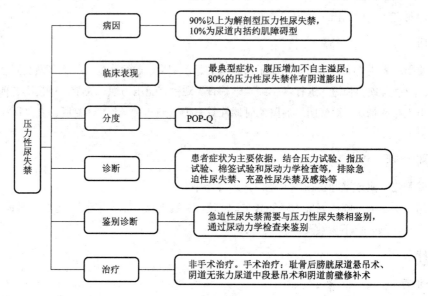

一、定义

压力性尿失禁（stress urinary incontinence，SUI）也称真性压力性尿失禁，腹压突然增加导致尿液不自主流出，<u>特点是在正常状态下无遗尿，腹压增高时尿液自动流出</u>。我国成年女性发生率为18.9%。

二、病因

压力性尿失禁分为两型：90%以上为解剖型压力性尿失禁，盆底组织松弛引起，主要由妊娠与阴道分娩损伤等所致，膀胱内压力大于尿道内压力出现漏尿；10%为尿道内括约肌障碍型，先天发育异常引起。

三、临床表现

最典型症状：腹压增加不自主溢尿；常见症状：尿急、尿频，急迫性尿失禁，排尿后膀胱区胀满感。80%的压力性尿失禁伴有阴道膨出。

四、分度

有主观分度和客观分度，客观分度基于尿垫试验，临床常用主观分度。

Ⅰ级尿失禁：发生在剧烈压力下，如咳嗽，打喷嚏或慢跑。

Ⅱ级尿失禁：发生在中度压力下，如快速运动或上下楼梯。

Ⅲ级尿失禁：发生在轻度压力下，如站立，但患者仰卧位可控制尿液。

五、诊断

无单一的压力性尿失禁的诊断性试验。患者症状为主要依据，结合压力试验、指压试验、棉签试验和尿动力学检查等，排除急迫性尿失禁、充盈性尿失禁及感染等。

压力试验：患者膀胱充盈，截石位，嘱患者咳嗽，观察尿道口每次咳嗽均有尿液不自主溢出，提示压力性尿失禁。如果截石位无尿液溢出，嘱患者站立位重复压力试验。延迟溢尿或有大量的尿液溢出提示非抑制性的膀胱收缩。

指压试验：医生中食指放入阴道前壁的尿道两侧，指尖位于膀胱与尿道交接处，向前上抬高膀胱顶，诱发压力试验，如压力性尿失禁现象消失，则为阳性。

尿动力学检查：膀胱内压测定和尿流率测定，前者主要观察逼尿肌的反射及患者控制或抑制这种反射的能力，可以区别患者是因为非抑制性逼尿肌收缩还是压力性尿失禁。后者可了解膀胱排尿速度和排空能力。

六、鉴别诊断

急迫性尿失禁需要与压力性尿失禁相鉴别，通过尿动力学检查来鉴别。

七、治疗

1. 非手术治疗

轻、中度压力性尿失禁治疗和手术治疗前后的辅助治疗，包括盆底肌肉锻炼、盆底电刺激、膀胱训练、α肾上腺素能激动剂和阴道局部雌激素治疗。30%～60%患者可改善症状，可治愈轻度压力性尿失禁。

2. 手术治疗

目前公认的的金标准术式：耻骨后膀胱尿道悬吊术和阴道无张力尿道中段悬吊术。

（1）耻骨后膀胱尿道悬吊术　适用于解剖型压力性尿失禁，术后 1 年的治愈率 85%～90%。

（2）阴道无张力尿道中段悬吊术　适用于解剖型压力性尿失禁、尿道内括约肌障碍型压力性尿失禁和混合性尿失禁。术后 1 年治愈率在 90%左右。术后 11 年随访治愈率 70%左右。

（3）阴道前壁修补术　简单，术后 1 年的治愈率 30%。目前已经不作为治疗压力性尿失禁的有效术式。

```
◢ 临床病案分析 ◣
```

患者女性，56 岁，因阴道脱出物十年余，加重 1 天就诊。患者丧偶多年，一人居住。高血压多年，服药血压控制良好，绝经，4-0-2-4，均经阴道分娩。用力屏气后行妇科检查。外阴：经产式；阴道：前壁完全脱出于阴道口外；宫颈：光滑，子宫：萎缩，附件：（－）。咳嗽有尿液溢出，实验室检查：WBC 5.8×10^9/L，Hb 105 g/L，PLT 183×10^9/L，超声：子宫附件未见异常。

思考

1. 根据以上病案信息，该患者的初步诊断及诊断依据是什么？

2. 针对该患者目前情况，应进行的主要辅助检查是什么？下一步的治疗建议如何？

解析

1. 患者的初步诊断是阴道前壁膨出Ⅲ度，压力性尿失禁，原发性高血压。诊断依据是：患者生育史 4-0-2-4，多产，阴道脱出物十余年，屏气后妇检提示阴道前壁完全脱出阴道口外，咳嗽时有尿液溢出。高血压病史多年，药物控制血压在正常范围。

2. 应进行的主要辅助检查是指压试验、棉签试验、尿动力学检查，测定膀胱内压和尿流率。下一步的治疗建议是阴道前壁修补术，阴道无张力尿道中段悬吊术，加强盆底肌肉和膀胱训练。

第五节　生殖道瘘

重点　生殖道瘘的病因、临床表现、诊断及治疗原则
难点　生殖道瘘治疗的时机
考点　生殖道瘘的临床表现、诊断及治疗原则

速览导引图

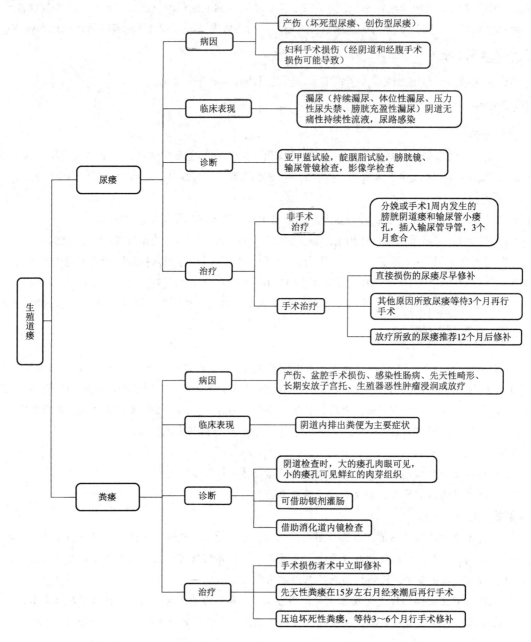

各种原因导致的生殖器官与其相邻器官形成的异常通道。最常见为尿瘘，其次为粪瘘，两者同时存在成为混合性瘘。

一、尿瘘

（一）定义

生殖道与泌尿道之间形成的异常通道，尿液自阴道流出，不能控制。按解剖位置分为：膀胱阴道瘘、膀胱宫颈瘘、膀胱宫颈阴道瘘、膀胱尿道阴道瘘、尿道阴道瘘、输尿管阴道瘘、膀胱子宫瘘。

（二）病因

1. 产伤

多发生于医疗条件落后的地区。

（1）坏死型尿瘘　产科原因特别是第二产程延长导致阴道前壁、膀胱、尿道受压，导致局部组织缺血坏死形成尿瘘。

（2）创伤型尿瘘　产科助产手术，尤其产钳助娩直接损伤。创伤型尿瘘多于坏死型尿瘘。

2. 妇科手术损伤

经阴道和经腹手术损伤可能导致。膀胱阴道瘘和输尿管阴道瘘多见。主要是术后输尿管血供减少引发缺血性坏死导致。

（三）临床表现

（1）漏尿　最典型的症状为产后或盆腔手术后阴道无痛性持续性流液。根据瘘孔的位置可以分为：持续漏尿、体位性漏尿、压力性尿失禁、膀胱充盈性漏尿。坏死型漏尿发生时间产后或术后3～7天；手术直接损伤者术后直接漏尿；腹腔镜下子宫切除能量器械所致漏尿多在术后1～2周发生；根治性子宫切除术术后10～21天发生，多为输尿管阴道瘘；放射损伤导致漏尿发生时间晚，多伴有粪瘘。

（2）外阴瘙痒和疼痛　局部刺激、组织炎症，可引起外阴皮炎和灼痛。

（3）尿路感染　有尿频、尿急、尿痛及下腹部不适。

（四）诊断

首先明确漏出的液体为尿液。取漏出液送生化检查，如果电解质和肌酐的水平高于血液中的数倍，高度怀疑尿瘘。

（1）亚甲蓝试验　在阴道上中下段放置3个棉球，稀释的亚甲蓝溶液300 ml充盈膀胱，逐一取出棉球，根据蓝染情况判断瘘口的位置。

（2）靛胭脂试验　静脉推注靛胭脂5 ml，5～10分钟见蓝色液体从阴道顶端流出为输尿管阴道瘘。

（3）膀胱镜、输尿管镜检查　了解膀胱容积，明确瘘孔位置，了解输尿管受阻部位。

（4）影像学检查　静脉肾盂造影根据肾盂、输尿管及膀胱显影情况，有助于输尿管阴道瘘及膀胱阴道瘘的诊断。64层螺旋CT尿路造影（CTU）非侵入性尿瘘检查的方法。

（五）治疗

手术修补为主要治疗方法。

非手术治疗：分娩或手术1周内发生的膀胱阴道瘘和输尿管小瘘孔，插入输尿管导管，4周至3个月愈合可能。膀胱阴道瘘非手术治疗也可行耻骨上膀胱造瘘。引流期间注意加强营养。绝经后女性给予雌激素促进阴道黏膜增生。微小尿瘘，15%～20%可通过非手术方法自行愈合。

手术治疗：直接损伤的尿瘘尽早修补；其他原因所致尿瘘等待3个月再行手术；瘘修补失败后至少3个月后再次手术；放疗所致的尿瘘推荐12个月后修补；手术后的瘘孔等待数周后修补。等待期间需要抗泌尿系统感染治疗，绝经后可补充雌激素治疗。

（六）预防

提高产科质量。疑有损伤，留置导尿管 10 日。术中估计粘连手术困难者术前放置输尿管导管。术中发现输尿管损伤应及时进行修补。定期取出子宫托。宫颈癌放疗注意阴道内放射源的放置和剂量。

二、粪瘘

（一）定义

粪瘘指肠道与生殖道之间的异常通道，最常见为直肠阴道瘘。根据瘘孔在阴道的位置，分为低位、中位和高位瘘。

（二）原因

（1）产伤　间接损伤为胎头在阴道滞留时间过久，直肠受压坏死形成粪瘘。直接损伤为难产手术损伤导致Ⅲ度会阴撕裂，修补后未愈合或者缝线缝穿直肠黏膜未发现。

（2）盆腔手术损伤　行手术时损伤肠管，瘘孔一般位于阴道穹窿处。

（3）感染性肠病　克罗恩病或溃疡性结肠炎引起直肠阴道瘘。

（4）先天性畸形　生殖道发育畸形手术易引起直肠阴道瘘。

（5）其他　长期安放子宫托，生殖器恶性肿瘤浸润或放疗，均可导致粪瘘。

（三）临床表现

阴道内排出粪便为主要症状。

（四）诊断

根据病史、症状及妇科检查不难诊断。阴道检查时，大的瘘孔肉眼可见，小的瘘孔可见鲜红的肉芽组织。可借助探针从阴道瘘孔探入直肠触及。阴道穹窿处小的瘘孔、小肠和结肠阴道瘘需行钡剂灌肠或借助消化道内镜检查。

（五）治疗

手术修补为主要治疗方法。

手术治疗及时机：手术损伤者术中立即修补。先天性粪瘘在 15 岁左右月经来潮后再行手术，过早易形成阴道狭窄。压迫坏死性粪瘘，等待 3～6 个月行手术修补。术前严格肠道准备，术后静脉营养，保持会阴清洁。

六、预防

防止会阴Ⅳ度裂伤。会阴缝合后常规行肛门指检，及时发现直肠黏膜缝线，给予拆除。

临床病案分析

患者女性，27 岁，因阴道异常排出物 2 月余就诊。患者 3 月前难产行产钳助产，会阴Ⅲ撕裂，术中给予修补，术后 1 周出现阴道异常排出物，伴异味，不能控制，时有时无。入院妇科检查：外阴：经产式，阴道：后壁近肛门括约肌见瘘孔，有黄色液体溢出。宫颈：光滑，子宫：正常大小，附件：（－）。实验室检查：WBC 7.8×10^9/L，Hb 115 g/L，PLT 147×10^9/L，超声：子宫附件未见异常。

思考

1. 根据以上病案信息，该患者的初步诊断及诊断依据是什么？

2. 针对该患者目前情况，应进行的主要辅助检查是什么？下一步的治疗建议如何？

解析

1. 患者的初步诊断是生殖道瘘（粪瘘）。诊断依据是：经阴道分娩时遇难产，给予产钳助产，会阴Ⅲ度撕裂，属于产伤引起的粪瘘。术后出现阴道异常排出物，妇科检查提示阴道后壁有一瘘口。

2. 应进行的主要辅助检查是消毒后探针从阴道瘘口处进入，直肠探查是否可触及探针，如触及探针诊断明确，应同时了解肛门括约肌的功能以决定是否同时行括约肌修补。下一步的治疗术前给予严格肠道准备，口服抗生素，行阴道瘘口修补术，术中切除瘘管，分层缝合，术后给予营养支持，保持会阴清洁。

（刘开江）

第二十七章　外阴肿瘤

速览导引图

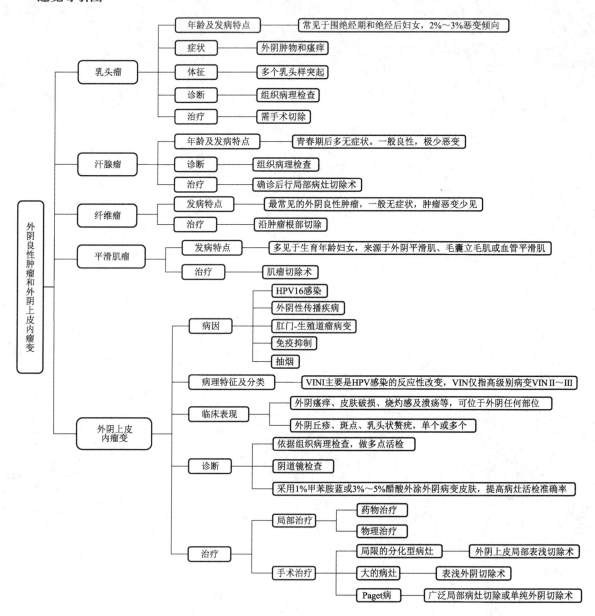

第一节 外阴良性肿瘤

少见，包括上皮来源（外阴乳头瘤、汗腺腺瘤）和中胚叶来源（纤维瘤、平滑肌瘤等）。

一、乳头瘤

外阴乳头瘤以上皮增生为主的病变，常见于围绝经期和绝经后妇女。主诉为发现外阴肿物和瘙痒。体征：多个乳头样突起，表面可破溃、出血、感染。诊断借助于活组织病理检查。需要与疣状乳头状瘤、外阴湿疣、软纤维瘤及外阴癌鉴别诊断。2%～3%有恶变倾向，需手术切除。

二、汗腺瘤

较少见，发生于青春期后，多无症状。由汗腺上皮增生而成，位于大阴唇上部，边界清楚，包膜完整，生长缓慢，直径 1～2 cm。一般良性，极少恶变。治疗为先行活组织检查，确诊后行局部病灶切除术。

三、纤维瘤

最常见的外阴良性肿瘤，来源于外阴结缔组织，成纤维细胞增生而成，一般无症状。大多位于大阴唇，为光滑质硬、带蒂的赘生物。肿瘤恶变少见。治疗原则为沿肿瘤根部切除。

四、平滑肌瘤

来源于外阴平滑肌、毛囊立毛肌或血管平滑肌。多见于生育年龄妇女，位于大阴唇、小阴唇或阴蒂。治疗原则为肌瘤切除术。

第二节 外阴上皮内瘤变

外阴上皮内瘤变（VIN）包括外阴鳞状上皮内瘤变和外阴非鳞状上皮内瘤变（Paget 病和非浸润性黑色素瘤）。

一、病因

不完全清楚。与 HPV16 感染、外阴性传播疾病、肛门－生殖道瘤病变、免疫抑制以及抽烟。

二、病理特征及分类

病理特征：上皮层内细胞分化不良、核异常及核分裂象增加。病变始于基底层，严重的占据上皮全层。VIN Ⅰ主要是 HPV 感染的反应性改变，VIN 仅指高级别病变 VIN Ⅱ～Ⅲ。

三、临床表现

（1）体征 外阴瘙痒、皮肤破损、烧灼感及溃疡等。

（2）症状 可位于外阴任何部位，外阴丘疹、斑点、乳头状赘疣，单个或多个，也可为略高于皮面的色素沉着。

四、诊断

确诊依据活体组织病理检查，做多点活检。阴道镜检查或采用 1%甲苯胺蓝或 3%～5%醋酸涂抹外阴病变皮肤，提高病灶活检准确率。外阴湿疹、外阴白色病变、痣、脂溢性角化瘤和黑色棘皮瘤可引起 VIN，也可以同时并存。

五、治疗

目的是消除病灶，缓解症状和预防恶变。治疗前先做活组织检查明确诊断，排除早期浸润癌。

（1）局部治疗　适用于病灶局限、年轻的普通型患者。分为药物治疗和物理治疗。

（2）手术治疗　局限的分化型病灶可采取外阴上皮局部表浅切除术，切缘超过肿物外缘 0.5～1.0 cm；大的病灶行表浅外阴切除术，包括外阴皮肤及部分皮下组织，不切除会阴筋膜；Paget 病，行广泛局部病灶切除或单纯外阴切除术。

第三节　外阴恶性肿瘤

重点　外阴恶性肿瘤的临床表现及治疗原则

难点　外阴恶性肿瘤的分期

考点　外阴恶性肿瘤的临床表现、分期及治疗原则

速览导引图

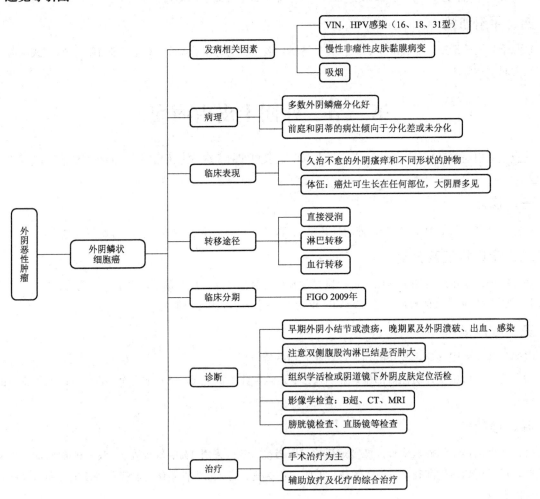

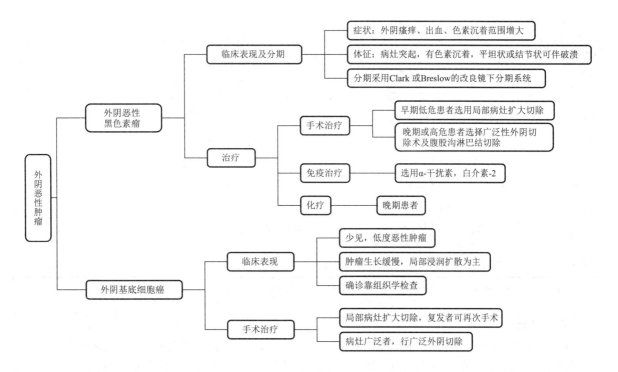

外阴恶性肿瘤占女性生殖道恶性肿瘤的 3%～5%。鳞状细胞癌最多见，恶性黑色素瘤和肉瘤恶性程度较高，基底细胞癌恶性程度最低。

一、外阴鳞状细胞癌

（一）发病相关因素

（1）来自 VIN，HPV 感染（16、18、31 型）和吸烟相关，多灶，年轻女性。

（2）慢性非瘤性皮肤黏膜病变（外阴鳞状上皮增生和硬化性苔癣），单灶，老年女性。

（二）病理

多数外阴鳞癌分化好。前庭和阴蒂的病灶倾向于分化差或未分化。

（三）临床表现

（1）症状　久治不愈的外阴瘙痒和不同形状的肿物。

（2）体征　癌灶可生长在任何部位，大阴唇多见。

（四）转移途径

（1）直接浸润　病灶增大，沿皮肤及邻近黏膜直接浸润尿道、阴道、肛门，晚期累及直肠和膀胱。

（2）淋巴转移　癌细胞沿淋巴管扩散，汇至腹股沟浅淋巴结→腹股沟深淋巴结→髂外淋巴结→闭孔淋巴结→髂内淋巴结→主动脉旁淋巴结核左锁骨上淋巴结。盆腔淋巴结转移少见。肿瘤向同侧淋巴结转移，阴蒂向两侧转移直接汇入腹股沟深淋巴结，外阴后部以及阴道下端癌直接转移至盆腔淋巴结。

（3）血行转移　罕见。

（五）临床分期（表 27-1）

表 27-1　外阴癌分期（FIGO，2009 年）

FIGO	肿瘤累及范围
Ⅰ 期	肿瘤局限于外阴
Ⅰ A 期	肿瘤最大径线≤2 cm，局限于外阴或会阴且间质浸润≤1 cm*，无淋巴结转移

FIGO	肿瘤累及范围
ⅠB 期	肿瘤最大径线>2 cm，局限于外阴或会阴且间质浸润≤1 cm*，无淋巴结转移
Ⅱ期	任何大小的肿瘤侵犯至会阴邻近结构（下 1/3 尿道、下 1/3 阴道、肛门），无淋巴结转移
Ⅲ期	任何大小的肿瘤，有或无侵犯至会阴邻近结构（下 1/3 尿道、下 1/3 阴道、肛门），有腹股沟、股淋巴结转移
ⅢA 期	（i）1 个淋巴结转移（≥5 mm）；或（ii）1~2 个淋巴结转移（<5 mm）
ⅢB 期	（i）≥2 个淋巴结转移（≥5 mm）；或（ii）≥3 个淋巴结转移（<5 mm）
ⅢC 期	阳性淋巴结伴囊外扩散
Ⅳ期	肿瘤侵犯其他区域（上 2/3 尿道、上 2/3 阴道），或远处转移
ⅣA 期	肿瘤侵犯至下列任何部位：（i）上尿道和（或）阴道黏膜、膀胱黏膜、直肠黏膜，或固定于盆腔壁；或（ii）腹股沟-股淋巴结出现固定或溃疡形成
ⅣB 期	肿瘤侵犯其他区域（上 2/3 尿道、上 2/3 阴道），或远处转移

* 浸润深度指从肿瘤临近的最表浅真皮乳头的表皮间质连接处至浸润最深点之间的距离。

（六）诊断

（1）早期外阴小结节或溃疡，晚期累及外阴溃破、出血、感染。注意双侧腹股沟淋巴结是否肿大。

（2）组织学活检，1%甲苯胺蓝涂抹皮肤，干后 1%醋酸擦洗脱色，蓝染部位活检或阴道镜下外阴皮肤定位活检。

（3）影像学检查：B 超、CT、MRI。

（4）膀胱镜检查、直肠镜等检查。

（七）治疗

手术治疗为主，辅助放疗及化疗的综合治疗。

（1）手术治疗　ⅠA 期：局部病灶扩大切除（切缘距肿瘤 2~3 cm，单侧病灶）或单侧外阴切除（多病灶），不切除腹股沟淋巴结。ⅠB 期：广泛性外阴切除及腹股沟淋巴结切除。Ⅱ~Ⅲ期：广泛性外阴切除术及受累器官，双侧腹股沟淋巴结切除。Ⅳ期：除广泛外阴切除术、双侧腹股沟淋巴结切除术、盆腔淋巴结切除术外，切除受累的膀胱、上尿道或直肠。详细描述阳性淋巴结的数目、大小及包膜完整性。

（2）放射治疗　因外阴正常组织对放射线耐受差，放疗为辅助治疗。用于：①不能手术者；②术前局部照射，缩小病灶再手术；③腹股沟淋巴结转移的补充治疗；④术后原发灶的补充治疗；⑤复发癌。

（3）化学药物治疗　晚期癌或复发癌，化疗方案有单药顺铂与放疗同期进行，也可选择 FP 方案。

（八）预后及随访

预后与癌灶大小、部位、分期、肿瘤分化、有无淋巴结转移及治疗措施有关，淋巴结转移最为重要。术后随访，术后第 1 年每 1~2 个月 1 次，第 2 年每 3 个月 1 次，第 3~4 年每 6 个月 1 次，5 年以后每年 1 次。

二、外阴恶性黑色素瘤

少见，恶性程度高。多见于成年妇女，好发于阴蒂及小阴唇。

（一）临床表现

（1）症状　外阴瘙痒、出血、色素沉着范围增大。

（2）体征　病灶突起，有色素沉着（肿瘤多为棕褐色或蓝黑色），平坦状或结节状可伴破溃。

（二）分期

采用 Clark 或 Breslow 的改良镜下分期系统不采用 TNM/FIGO 分期系统。

（三）治疗

手术治疗：早期低危患者选用局部病灶扩大切除（切缘距肿瘤＞2～3 cm），晚期或高危患者选择广泛性外阴切除术及腹股沟淋巴结切除。免疫治疗：选用α-干扰素，白介素-2。化疗：晚期患者。

三、外阴基底细胞癌

少见，低度恶性肿瘤。平均年龄 58～59 岁，好发于大阴唇或会阴联合。

（一）临床表现

可无症状，局部瘙痒或烧灼感，表浅斑块型和侵蚀性溃疡型。肿瘤生长缓慢，局部浸润扩散为主。20%伴发其他原发性癌。确诊靠组织学检查，镜下见肿瘤发生于毛囊或表皮的多功能幼稚细胞，常呈浸润性生长。

（二）治疗

手术治疗：局部病灶扩大切除，复发者可再次手术。病灶广泛者，行广泛外阴切除。外阴基底细胞癌预后较好，5 年生存率达 80%～95%。

> ### 临床病案分析
>
> 患者女性，64 岁，因外阴瘙痒 5 年，发现新生物 3 月余就诊。患者绝经 13 年，外阴瘙痒 5 年，间断涂抹药物，未正式治疗，3 月前发现外阴新生物，近一个月长大，有异味，时有出血，2-0-0-2。PE：双侧腹股沟淋巴结及左侧锁骨上淋巴结未见肿大。妇科检查：外阴：双侧大阴唇皮肤色素减退，局部见抓痕及破溃，右侧大阴唇中部见 1.8 cm 的菜花样新生物，表面见脓苔，接触出血阳性；阴道（－），宫颈：光滑，子宫：萎缩。实验室检查：WBC 6.5×10^9/L，Hb 115 g/L，PLT 163×10^9/L，肝肾功能及凝血指标正常，心电图及全胸片未见异常。
>
> **思考**
>
> 1. 根据以上病案信息，该患者的初步诊断及诊断依据是什么？
>
> 2. 针对该患者目前情况，应进行的主要辅助检查是什么？下一步的治疗建议如何？
>
> **解析**
>
> 1. 患者的初步诊断是外阴恶性肿瘤，外阴鳞状上皮增生。诊断依据是：老年女性有外阴瘙痒病史，未正规治疗，体检见皮肤色素减退伴有抓痕及破溃，考虑为外阴鳞状上皮增生，该病病程较长，5 年，未正规治疗，外阴鳞状细胞癌发病相关因素中有一条为：慢性非瘤性皮肤黏膜病变（外阴鳞状上皮增生和硬化性苔癣），单灶，老年女性。故考虑上述诊断。
>
> 2. 应进行的主要辅助检查是 1%甲苯胺蓝涂抹外阴病灶及色素减退部位，干后行 1%醋酸脱色，在蓝染部位做活检。完善 MRI 检查。下一步根据病理结果行相应处理。如为外阴鳞状细胞癌，考虑病灶局限在右侧大阴唇中部，＜2 cm，但患者合并外阴鳞状上皮增生，行外阴切除（强调病灶部位切缘距离肿瘤 2～3 cm）。

（刘开江）

第二十八章 子宫颈肿瘤

第一节 子宫颈上皮内瘤变

重点	子宫颈上皮内瘤变临床表现、病因、诊断、病理学分级和治疗
难点	子宫颈组织学特点，病理学分级
考点	子宫颈上皮内瘤变的诊断、病因、病理学分级和治疗

速览导引图

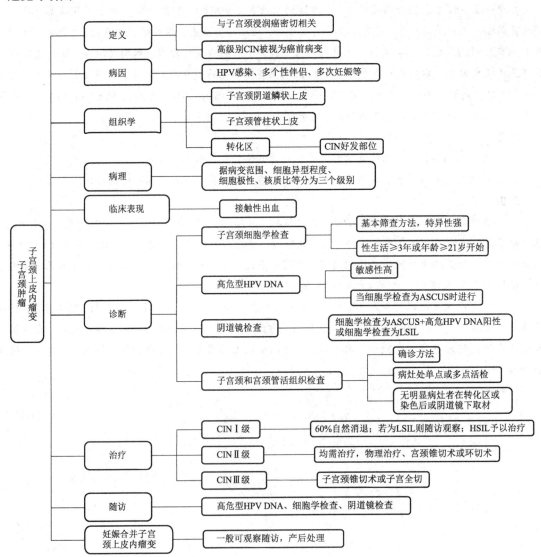

一、概述

（1）子宫颈上皮内瘤变（cervical intraepithelial neoplasia，CIN）是与子宫颈浸润癌密切相关的一组子宫颈病变，<u>包括不典型增生和原位癌</u>。多见于 25～35 岁妇女。

（2）多数低级别 CIN 可自然消退，高级别 CIN 具有癌变潜能，被视为癌前病变，及时治疗高级别 CIN 是有效预防子宫颈癌的有效措施。

（3）CIN 反映了子宫颈癌发生、发展的连续过程。

二、病因

（1）HPV 感染　HPV 属于乳头多瘤空泡病毒科乳头瘤病毒属，环状 DNA 病毒 。性活跃妇女 HPV 感染率高，感染的高峰年龄在 18～28 岁，大部分妇女 HPV 感染率比较低，但持续感染 HPV 的妇女有更高的患子宫颈癌的风险 。<u>在接近 90%的 CIN 和 99%以上的子宫颈癌组织发现有高危型 HPV 感染，其中 70%与 HPV16 和 HPV18 相关。</u>

（2）多个性伴侣，初次性生活＜16 岁，早年分娩、多产与子宫颈癌发生相关。

（3）吸烟可增加患病风险，屏障避孕有一定的保护作用。

三、子宫颈组织学特点

子宫颈上皮由子宫颈阴道鳞状上皮和子宫颈管的柱状上皮组成。

（1）子宫颈阴道鳞状上皮　由深至浅可分为基底带、中间带及浅表带。基底带由基底细胞和基底旁细胞组成，基底细胞为储备细胞，无明显细胞增殖表现，受某些因素刺激可增生，基底旁细胞为增生活跃的细胞。

（2）子宫颈管柱状上皮　柱状上皮为分化良好细胞，柱状上皮下细胞为储备细胞，目前认为来源于柱状细胞或者子宫颈上皮的基底细胞。

（3）转化区　<u>位于子宫颈鳞状上皮与柱状上皮交界部，也称为移行带</u>。在转化区形成的过程中新生的鳞状上皮覆盖子宫颈腺管口或伸入腺管，将腺管口堵塞，腺体分泌物潴留形成纳氏囊肿，可作为辨认转化区的一个标志。转化区成熟的化生鳞状上皮对致癌物的刺激相对不敏感，但未成熟的化生鳞状上皮却代谢活跃，在人乳头瘤病毒等的刺激下，发生细胞异常增生、分化不良、排列紊乱、细胞核异常、有丝分裂增加、最后形成CIN。

<u>要点：转化区是宫颈上皮内瘤变和宫颈癌的好发部位。</u>

四、病理学诊断与分级

见表 28－1。

表 28－1　CIN 的病理学诊断与分级

CIN 分级	级别	异型程度	病变范围	细胞核	核质比	核分裂象	细胞极性
Ⅰ级	低	轻度	上皮下 1/3	稍大，染色稍深	略增大	少	正常
Ⅱ级	高	中度	上皮下 1/3～2/3	明显增大，核深染	增大	较多	细胞增多极性尚存
Ⅲ级	高	重度和原位癌	上皮 2/3 以上或全层上皮	异常增大，核形不规则，染色较深	明显增大	多	细胞拥挤排列紊乱无极性

五、临床表现

（1）症状　无特殊，偶有阴道排液增多，也可有接触性出血，发生在性生活或妇科检查后。

（2）体征　可无明显病灶或仅见局部红斑、白色上皮或子宫颈糜烂样表型。

六、诊断

（1）子宫颈细胞学检查　是 CIN 和早期宫颈癌筛查的基本方法，敏感性低，特异性强。筛查应在性生活≥3 年或年龄≥21 岁开始，并定期复查。子宫颈细胞学检查的报告形式主要有巴氏 5 级分类法和 TBS 分类系统，推荐使用 TBS 分类系统（表 28-2）。

表 28-2　TBS 宫颈细胞学报告（部分内容）

异常上皮细胞
鳞状细胞分两类：意义未明的不典型鳞状细胞（ASC-US）与不能排除高度上皮内病变的不典型鳞状细胞（ASC-H）
轻度鳞状细胞上皮内病变（LSIL），包括 HPV 感染/CIN I
高度鳞状细胞上皮内病变（HSIL），包括 CIN II 及 III
腺上皮
不典型（AGC），倾向于瘤样变
原位腺癌（宫颈管）
腺癌（宫颈管、子宫内膜、子宫外）

（2）高危型 HPV DNA　敏感性较高，特异性较低，可与细胞学检查联合应用于宫颈癌筛查。当细胞学检查为意义未明的不典型鳞状细胞（ASCUS）时进行高危 HPV DNA 检查，阳性者行阴道镜检查，阴性者 12 个月后行细胞学检查。

（3）阴道镜检查　若细胞学检查为 ASCUS 且高危型 HPV DNA 阳性，或细胞学检查为低度鳞状上皮内病变（LSIL）及以上者，应做阴道镜检查。

（4）子宫颈和宫颈管活组织检查　是确诊子宫上皮内瘤变的最可靠方法。任何肉眼可见病灶均应做单点或多点活检。若无明显病变可选择在子宫颈转化区 3、6、9、12 处活检，或在碘实验不染色区或涂抹醋酸后的醋酸白上皮区取材，或在阴道镜下取材以提高确诊率。如需了解子宫颈管的病变情况，应行子宫颈管内膜刮取术（endocervical curettage，ECC）

七、治疗

治疗应根据病情（CIN 级别、范围、部位 HPV DNA 检测）和患者情况（年龄、婚育状况、随访条件）等综合考虑。

（1）CIN I 级　约 60%会自然消退。细胞学检查为 LSIL 及以下者可观察随访，若在随访过程中病变发展或持续达 2 年，宜进行治疗。若细胞学检查为高度鳞状上皮内病变（HSIL）应予以治疗，阴道镜检查满意者可采用冷冻（小范围、局限病灶）和激光治疗（范围较大、病灶扩展到阴道或累及腺体）等，而阴道镜检查不满意或 ECC 阳性者，宜行子宫颈锥切术。

（2）CIN II 级　20%CIN II 会发展为 CIN III，5%会发展为浸润癌，所有 CIN II 均需治疗，阴道镜检查满意者可采用物理治疗或子宫颈锥切术，不满意者行子宫颈锥切术。

（3）CIN III　均需要治疗，通常行子宫颈锥切术，经锥切术确诊、年龄较大、无生育要求、合并有其他手术指征（妇科良性疾病）者也可行子宫全切术。

八、治疗后随访

CIN II 和 CIN III 治疗后可间隔 6～12 个月检测高危型 HPV DNA。如果治疗后检测到治疗前同一型别的高危型，提示病变复发的可能性大。也可单独采用细胞学或联合采用细胞学和阴道镜检查进行随访，每 2 次间隔 6 个月。

九、妊娠合并子宫颈上皮内瘤变

妊娠时转化区基底细胞可有核增大、染色深等表现，细胞学检查易误诊，但产后 6 周可恢复正常。大部分妊娠合并子宫颈上皮内瘤变者为 CIN Ⅰ，仅约 14% 为 CIN Ⅱ 或 CIN Ⅲ，一般认为妊娠期 CIN 可观察随访，产后 6 周复查评估后再处理。

临床病案分析

张某，女，30 岁。近 1 月同房后阴道点滴出血 3 次，到医院就诊。妇科检查：外阴（－），阴道（－），宫颈光滑，宫颈局部红斑。子宫及双侧附件未及明显异常。HPV DNA16 亚型检查阳性，宫颈细胞学检查为 HSIL。

思考

针对该患者目前情况，应进行的主要辅助检查是什么？检查时的注意事项？

解析：

该患者同房后阴道出血，HPV DNA16 亚型检查阳性，宫颈细胞学检查为 HSIL，考虑宫颈病变。主要的辅助检查为宫颈活组织检查，任何肉眼可见病灶均应做单点或多点活检。若无明显病变可选择在子宫颈转化区 3、6、9、12 处活检或在碘实验不染色区或涂抹醋酸后的醋酸白上皮区取材或在阴道镜下取材以提高确诊率。如需了解子宫颈管的病变情况，应行子宫颈管内膜刮取术

第二节　子宫颈癌

重点	子宫颈癌的临床表现、分期、诊断、鉴别诊断、治疗，转移途径及预防
难点	子宫颈癌的组织发生病理、临床分期、转移途径
考点	子宫颈癌的临床表型、分期、诊断与治疗

速览导引图

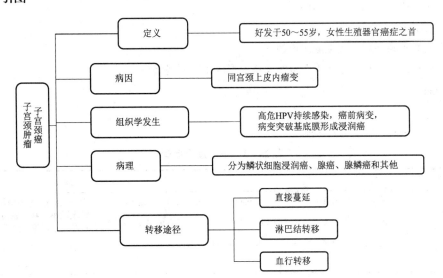

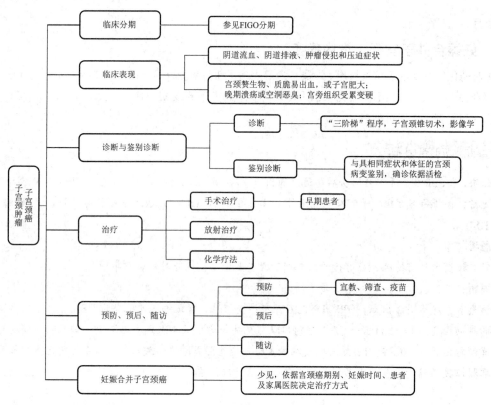

一、概述

子宫颈癌又称宫颈癌（cervical cancer），<u>是女性癌症中仅次于乳腺癌的第二常见的癌症类型</u>，<u>居于女性生殖器癌症之首</u>。

二、病因

同子宫颈上皮内瘤变。

三、组织发生和发展

子宫颈癌的发生主要有四个步骤。

（1）子宫颈转化区上皮高危型 HPV 感染。

（2）HPV 感染持续存在。

（3）持续病毒感染导致上皮细胞癌前病变。

（4）癌发生和突破上皮下基底膜，浸润间质，形成子宫颈浸润癌。

四、病理

见表 28-3。

表 28-3 子宫颈癌病理

病理类型	发病率	巨检	显微镜检
鳞状细胞浸润癌	75%～80%	外生型——最常见，向外生长呈菜花或乳头状，质脆，触之易出血 内生型——宫颈表面光滑或仅有柱状上皮异位，子宫颈肥大呈桶状 溃疡型——前两型癌组织继续发展，感染坏死后脱落形成 颈管型——发生于子宫颈管内	微小浸润癌——在原位癌基础上镜检发现小滴状、锯齿状癌细胞团突破基底膜，浸润间质 浸润癌——癌灶浸润间质超出微小浸润癌，多呈网状或团块状浸润。

病理类型	发病率	巨检	显微镜检
腺癌	20%～25%	子宫颈管内生长、向子宫颈管外生长、侵犯宫旁组织	黏液腺癌（最常见）和恶性腺癌
腺鳞癌	3%～5%	形态多样	同时含腺癌和鳞癌
其他	少见	如神经内分泌癌、未分化癌等	

五、转移途径

主要为直接蔓延和淋巴转移，血行转移少见。

（1）直接蔓延　最常见，常向下累及阴道，极少向上由子宫颈累及宫腔；向两侧累及主韧带及子宫颈旁、阴道旁组织直至骨盆壁；晚期可向前后蔓延侵及膀胱或直肠。

（2）淋巴转移　淋巴转移一级组包括宫旁、子宫颈、闭孔、髂内、髂外、髂总、骶前淋巴结；二级组包括腹股沟深浅淋巴结、腹主动脉旁淋巴结。

（3）血行转移　少见，晚期可见，最常见的部位为肺、肝脏、骨骼。

六、临床分期

国际妇产科联盟（International Federation of Gynecology and Obstetrics，FIGO，2009 年）的临床分期标准（表28-4）。

表28-4　子宫颈癌临床分期（FIGO，2009）

Ⅰ期	癌灶局限在子宫颈（扩展至子宫体应被忽略）
ⅠA	仅在显微镜下可见浸润癌（所有肉眼可见的癌灶，包括浅表浸润，均为IB期），局部间质浸润，深度小于5 mm，宽度≤7 mm
ⅠA1	经测量间质浸润，深度≤3 mm，宽度≤7 mm
ⅠA2	经测量间质浸润，深度>3 mm 且<5 mm，宽度≤7 mm
ⅠB	临床可见癌灶局限于子宫颈，或镜下可见病灶范围超出 IA 期
ⅠB1	临床可见癌灶最大径线≤4 cm
ⅠB2	临床可见癌灶最大径线>4 cm
Ⅱ期	癌灶已超出宫颈，但未达骨盆壁或未达阴道下 1/3
ⅡA	累及阴道上 2/3，无明显宫旁浸润
ⅡA1	临床可见癌灶最大径线≤4 cm
ⅡA2	临床可见癌灶最大径线>4 cm
ⅡB	有明显宫旁浸润，但未达骨盆壁
Ⅲ期	癌已扩展到骨盆壁，在进行直肠指检时肿瘤和盆壁之间无间隙；癌累及阴道下 1/3；所有肾盂积水或肾无功能的病例，除非有明确的其他致病原因
ⅢA	癌累及阴道下 1/3，但未扩散到骨盆壁
ⅢB	癌扩散到骨盆壁，或有肾盂积水或肾无功能
Ⅳ期	癌扩散超出真骨盆，或侵犯膀胱和（或）直肠黏膜
ⅣA	癌扩散至临近盆腔器官
ⅣB	癌扩散至远处

七、临床表现

早期可无明显症状和体征，随病变进展可出现如下表现。

1. 症状

（1）<u>阴道流血</u> 常表现为接触性出血，也可表现为不规则阴道流血或经期延长、经量增多；老年患者常为绝经后不规则阴道流血。一般外生型癌出血较早较多，而内生型癌出血较晚。

（2）多数患者有白色或血性、稀薄如水样或米泔状、伴有腥臭味的阴道排液。晚期患者因癌组织坏死伴感染，可有大量米泔样或脓性恶臭白带。

（3）晚期症状 可有尿频、尿急、便秘、下肢肿痛等；癌症压迫或累及输尿管时，可引起输尿管梗阻肾盂积水及尿毒症；晚期可有贫血、恶病质等；侵犯骨盆壁，压迫周围神经，可表现为坐骨神经痛或一侧骶、髂部持续性疼痛。

2. 体征

微小浸润癌可无明显病灶，子宫颈光滑或糜烂样改变；外生型子宫颈癌可见息肉状、菜花状赘生物，质脆易出血；内生型表现为子宫颈肥大、质硬、子宫颈管膨大；晚期形成溃疡或伴空洞恶臭；阴道壁受累可见赘生物或阴道壁变硬；宫旁受累妇科体检可扪及子宫颈旁组织增厚、结节状、质硬或形成冰冻骨盆状。

八、诊断

（1）"三阶梯"程序 子宫颈细胞学检查和（或）高危型 HPV DNA 检测、阴道镜检查、<u>子宫颈活组织检查，确诊依据为组织学诊断。</u>

（2）子宫颈锥切术 适用于子宫颈细胞学检查多次阳性而子宫颈活检阴性，或子宫颈活检为 CIN II 或 CIN III 需确诊者，或微小浸润癌需了解病灶的浸润深度和宽度等情况。

（3）确诊后根据具体情况选择相应的影像学检查、肿瘤标记物等检查。

九、鉴别诊断

与有类似症状或体征的各种子宫颈病变鉴别，主要依据是子宫颈活组织病理检查。包括：①子宫颈良性病变：子宫颈息肉、子宫颈柱状上皮异位等；②子宫颈良性肿瘤：子宫颈黏膜下肌瘤、子宫颈乳头瘤；③子宫颈恶性肿瘤：原发性恶性黑色素瘤、肉瘤等。

十、治疗

根据临床分期、患者年龄、生育要求、全身状况、并发症等综合考虑，采用手术和放疗为主、化疗为辅。

（1）手术治疗 优点是年轻患者可保留卵巢及阴道功能，<u>主要用于早期子宫颈癌（I A～II A 期）患者。</u>

（2）放射治疗 包括内照射及体外照射，适用情况如：部分 I B2 和 II A2 期、II A～IV A 期患者；全身情况不适宜手术的早期患者；子宫颈局部病灶较大的术前放疗；手术治疗后病检发现有高危因素（盆腔淋巴结转移、宫旁转移或阴道有残留癌灶者）的辅助治疗。

（3）化疗 主要用于晚期或复发转移患者，可作为手术或放疗的辅助治疗，也可在术前采用新辅助化疗或者同期放化疗。常采用以铂类为基础的联合化疗方案。

十一、预后与随访

<u>宫颈腺癌放疗疗效不如鳞癌，早期易有淋巴结转移，预后差。</u>治疗后 2 年内应每 3～4 个月复查一次，3～5 年内每半年复查一次，第 6 年开始每年复查一次。随访内容包括盆腔检查、阴道脱落细胞学检查、胸部 X 线、血常规等。

十二、预防

子宫颈癌病因明确，筛查方法较完善，是可预防的肿瘤。

（1）正确宣教宫颈癌相关知识，提高接受子宫颈癌筛查和预防性传播疾病的自觉性。

（2）HPV疫苗能有效防止HPV16，18相关CIN的发生。

（3）通过普及规范子宫颈癌筛查早期发现CIN，并及时治疗高级别病变，阻断子宫颈浸润癌的发生。

十三、子宫颈癌合并妊娠

较少见，治疗方案选择取决于子宫颈癌期别、妊娠时限和本人及家属对维持妊娠的意愿。

临床病案分析

女性患者，50岁，接触性阴道出血两月余，白带有恶臭。妇科检查：阴道无异常，子宫颈前唇有质脆赘生物，最大径线约2 cm，触之易出血，子宫大小正常，宫旁无增厚、结节。

思考

针对该患者目前情况，最有助于诊断的检查方法是什么？

解析

该患者的初步诊断考虑宫颈赘生物性质待查：宫颈癌？该患者应行阴道镜检查和子宫颈活组织检查，确诊依据为组织学诊断。

（郭剑锋 王泽华）

第二十九章 子宫体肿瘤

第一节 子宫肌瘤

重点 子宫肌瘤的类型、变性、临床表现、诊断及治疗原则
难点 子宫肌瘤变性的病理学特点
考点 子宫肌瘤的临床表现、诊断及治疗原则

速览导引图

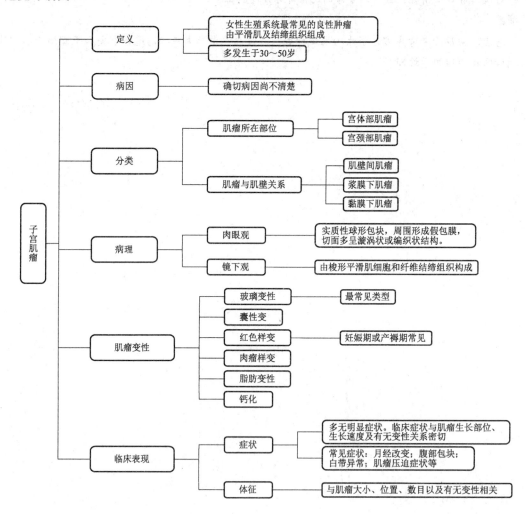

子宫肌瘤
- 定义
  - 女性生殖系统最常见的良性肿瘤 由平滑肌及结缔组织组成
  - 多发生于30～50岁
- 病因
  - 确切病因尚不清楚
- 分类
  - 肌瘤所在部位
    - 宫体部肌瘤
    - 宫颈部肌瘤
  - 肌瘤与肌壁关系
    - 肌壁间肌瘤
    - 浆膜下肌瘤
    - 黏膜下肌瘤
- 病理
  - 肉眼观：实质性球形包块，周围形成假包膜，切面多呈漩涡状或编织状结构。
  - 镜下观：由梭形平滑肌细胞和纤维结缔组织构成
- 肌瘤变性
  - 玻璃变性：最常见类型
  - 囊性变
  - 红色样变：妊娠期或产褥期常见
  - 肉瘤样变
  - 脂肪变性
  - 钙化
- 临床表现
  - 症状
    - 多无明显症状。临床症状与肌瘤生长部位、生长速度及有无变性关系密切
    - 常见症状：月经改变；腹部包块；白带异常；肌瘤压迫症状等
  - 体征
    - 与肌瘤大小、位置、数目以及有无变性相关

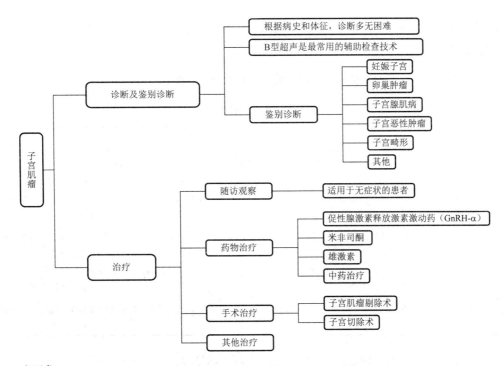

一、概述

（1）子宫肌瘤（uterine leiomyoma）是女性生殖器最常见的良性肿瘤，由平滑肌及结缔组织组成。

（2）多发生于 30～50 岁，20 岁以下少见。

（3）多数患者因肌瘤小、无症状，临床上报告发病率远低于肌瘤真实发病率。

考点：女性生殖器最常见的良性肿瘤是子宫肌瘤；最常见的妇科恶性肿瘤是宫颈癌；死亡率最高的妇科恶性肿瘤是卵巢癌。

二、病因

确切病因尚不清楚。

（1）肌瘤组织局部对雌、孕激素的高敏感性是肌瘤发生的重要因素之一。

（2）细胞遗传学研究　染色体的互换、重排、缺失等。分子生物学研究提示：子宫肌瘤是单克隆平滑肌细胞增殖而成，多发性子宫肌瘤是由不同克隆细胞形成。

（3）生长因子及其他因素。

三、分类

（1）按肌瘤所在部位分为宫体部肌瘤和宫颈部肌瘤，宫体部肌瘤多见。

（2）按肌瘤与子宫肌壁的关系分 3 类。

①肌壁间肌瘤：肌瘤位于子宫肌壁内，周围均被肌层包围，约占 60%～70%。

②浆膜下肌瘤：肌瘤向子宫浆膜面生长，并突出于子宫表面，肌瘤表面仅由子宫浆膜覆盖，约占 20%。

③黏膜下肌瘤：肌瘤向宫腔方向生长，突出于宫腔，表面仅为黏膜层覆盖。约占 10%～15%。

四、病理

子宫肌瘤的病理大致分为肉眼观和镜下观两个方面。

（1）肉眼观肌瘤为实质性球形包块，压迫周围肌壁纤维形成假包膜，假包膜与肌瘤间有网状疏松的间隙。切面多呈灰白色，可见漩涡状或编织状结构。

（2）镜下观子宫肌瘤由<u>梭形平滑肌细胞和纤维结缔组织</u>构成。

五、肌瘤变性

<u>肌瘤变性是肌瘤失去原有的典型结构</u>。常见的变性如表 29 - 1 所示。

表 29 - 1　肌瘤变性

类型	主要特点及临床意义	镜下特点
玻璃样变	<u>最多见</u>，又称透明变性。肌瘤剖面漩涡状结构消失，由均匀透明样物质替代	肌细胞结构消失，代之以均匀粉红色无结构区
囊性变	继发于玻璃样变，肌细胞坏死液化即可发生。肌瘤内可出现大小不等的囊腔，囊内含清澈无色液体，也可凝固成胶胨状	囊腔为玻璃样变的肌瘤组织构成，**囊壁内层无上皮覆盖**
红色样变	<u>多见于妊娠期或产褥期</u>，为一种特殊类型的坏死。剖面为暗红色，有腥臭味。常见症状有剧烈腹痛、发热、白细胞高、肌瘤迅速增大、压痛	组织水肿，广泛出血伴溶血，肌细胞减少，瘤体内小静脉血栓形成
肉瘤样变	<u>属恶性</u>，较少见。多见于绝经后伴疼痛和出血的患者。若绝经后妇女肌瘤增大，应警惕发生恶变可能	平滑肌细胞增生，排列紊乱，细胞有显著异型性，漩涡结构消失
脂肪变性和钙化	X 线片可见钙化阴影，剖面可见白色钙化灶。若脂肪皂化与钙盐结合，使肌瘤变硬如石	肌细胞中出现内含脂肪的小空泡，呈灰黄色。有深蓝色钙盐沉积

考点：<u>肌瘤变性最常见的类型是玻璃样变，妊娠期或产褥期常见的类型为红色样变。</u>

六、临床表现

1. 症状

多无明显症状，仅在检查时偶被发现。<u>临床症状与肌瘤生长部位、生长速度及有无变性关系密切</u>，与肌瘤大小、数目关系不大。

（1）<u>月经改变</u>　该症状最常见，表现为<u>经量增多</u>，经期延长及月经周期缩短。<u>多见于大的肌壁间肌瘤或黏膜下肌瘤</u>。长期经量增多可继发贫血。

（2）<u>腹部包块</u>　患者常自诉腹部胀大，下腹正中扪及块状物。质地坚硬，形态不规则。

（3）白带增多　肌壁使宫腔面积增大，内膜腺体分泌增多，致使白带增多；黏膜下肌瘤一旦感染，可有脓性和脓血性恶臭白带。

（4）<u>压迫症状</u>　子宫前壁下段肌瘤压迫膀胱引起尿频、尿急等膀胱刺激症状；宫颈肌瘤可引起排尿困难、尿潴留；子宫后壁肌瘤压迫直肠可引起排便不畅；阔韧带肌瘤压迫输尿管可发生输尿管扩张甚至肾盂积水。

（5）不孕　约 25%～35%的患者可发生不孕。可能是肌瘤压迫输卵管使之扭曲，或使宫腔变形，妨碍受精卵着床。

（6）其他　包括下腹坠胀、腰酸背痛等。肌瘤红色样变或者浆膜下肌瘤蒂扭转可引起急性腹痛。

2. 体征

<u>与肌瘤大小、位置、数目以及有无变性相关</u>。大肌瘤可在下腹部扪及不规则肿块。妇科检查时子宫增大，表面不规则单个或多个结节状突起；浆膜下肌瘤可扪及球状块状物与子宫有蒂相连；黏膜下肌瘤子宫多为均匀增大，当其脱出于宫颈外口，检查可见宫颈口内或阴道内有肿物，呈红色，表面光滑，宫颈四周边缘清楚，若伴感染时，可有坏死、出血及脓性分泌物。

考点：子宫肌瘤主要症状为<u>经量增多、经期延长</u>，伴或不伴月经周期缩短；宫颈癌主要症状为<u>接触性出血</u>；子宫内膜癌的主要症状为<u>绝经后阴道出血</u>；子宫腺肌症的主要症状为<u>阴道流血伴继发性痛经进行性加重，</u>

伴子宫均匀性增大，但小于妊娠 12 周大小。

七、诊断及鉴别诊断

根据病史和体征，诊断多无困难。B 型超声是最常用的辅助检查技术，能区分子宫肌瘤与其他盆腔肿块。子宫肌瘤需与下列疾病鉴别。

（1）妊娠子宫　妊娠时有停经史、早孕反应，子宫随停经月份增大、质软等。肌瘤囊性变时质地较软，注意与妊娠子宫相鉴别。借助尿血β-hCG 测定、B 型超声可确诊。

（2）卵巢肿瘤　一般无月经改变，肿块位于子宫一侧。可借助 B 超协助诊断，必要时腹腔镜检查可明确诊断。

（3）子宫腺肌病　子宫腺肌病多数有继发性痛经，且进行性加重；子宫多均匀增大，很少超过 3 个月妊娠子宫大小，且有经期子宫增大、经后缩小的特点。B 超检查和血清 CA125 有助于诊断，但有时两者可以并存。

（4）子宫恶性肿瘤　如子宫肉瘤、子宫内膜癌、宫颈癌等，可借助于 B 超、宫颈活检、诊断性刮宫或宫腔镜检查进行鉴别。

（5）子宫畸形　双子宫或残角子宫易误诊为子宫肌瘤。子宫畸形自幼即有，无月经改变等。B 超、腹腔镜检查等可协助诊断。

（6）其他　卵巢子宫内膜异位囊肿、盆腔炎性包块、子宫肥大症等，可根据病史、症状、体征及 B 超检查鉴别。

八、治疗

治疗应根据症状轻重、肌瘤生长部位、患者年龄、生育要求及全身状况而定。

1. 随访观察

适用于无症状的患者，尤其是近绝经期妇女。

2. 药物治疗

适应证：①子宫小于 8～10 周妊娠子宫大小，症状轻、近绝经妇女，提前过渡到自然绝经，避免手术；②子宫肌瘤合并不孕者，缩小肌瘤以利于妊娠；③术前应用缩小肌瘤，降低手术难度或使经阴道或腹腔镜手术成为可能；④贫血严重者，术前用药控制症状、纠正贫血；⑤全身情况不宜手术者。

常用药物如下。

（1）促性腺激素释放激素激动药（GnRH-α）大多数女性在开始该治疗 3 个月以内会出现闭经、贫血的改善及子宫明显缩小，然而停药后子宫又会恢复到治疗前大小。主要用于术前治疗。

（2）米非司酮　为孕酮的拮抗剂，具有抗孕酮、抗糖皮质激素的作用，长期应用增加子宫内膜增生的风险。

（3）雄激素　可对抗雌激素，使子宫内膜萎缩，直接作用于平滑肌，使其收缩而减少出血。存在男性化反应和水、钠潴留等副作用。

（4）中药治疗　临床疗效尚待明确。

3. 手术治疗

适应证：①月经过多或不规则出血导致贫血；②体积大或压迫邻近器官膀胱、直肠等引起症状；③确定子宫肌瘤是导致不孕或反复流产的唯一原因；④药物治疗无法控制肌瘤生长；⑤肌瘤生长迅速或者绝经后继续生长，疑有肉瘤变等。手术分为肌瘤剔除术和子宫切除术。

（1）肌瘤剔除术　适用于保留生育功能或者由于其他原因希望保留子宫的患者。存在复发或再次手术可能。

（2）子宫切除术　不要求保留生育功能或者不要求保留子宫或疑有恶变者，可行子宫切除术。

九、子宫肌瘤合并妊娠

子宫肌瘤合并妊娠的发病率占肌瘤患者的 0.5%～1%，占妊娠的 0.3%～7.2%，实际发病率高于报道。肌瘤对妊娠及分娩的影响与肌瘤类型及大小有关。黏膜下肌瘤影响受精卵着床或致早期流产。较大肌壁间肌瘤也易引起流产。妊娠期肌瘤迅速增大可发生红色变性，出现剧烈腹痛伴恶心、呕吐、发热，白细胞计数升高，采用保守治疗通常能缓解。妊娠合并子宫肌瘤多能自然分娩，应预防产后出血。若肌瘤阻碍胎儿下降应行剖宫产术。

> **临床病案分析**
>
> 患者女性，48 岁，因经期延长、经量增多一年余就诊。患者既往月经正常，（3～4）天/（28～30）天，经量中等，无痛经。孕 2 产 2，已结扎 10 年。妇科检查：外阴（－），阴道（－），宫颈光滑，子宫如男拳大小，形态欠规则，表面可扪及多个质硬突起，最大一个约鸡蛋大小，位于子宫左侧。实验室检查：WBC 5.8×10^9/L，Hb 65 g/L，PLT 183×10^9/L。
>
> **思考**
>
> 1. 根据以上病案信息，该患者的初步诊断及诊断依据是什么？
>
> 2. 针对该患者目前情况，应进行的主要辅助检查是什么？下一步的治疗建议如何？
>
> **解析**
>
> 1. 患者的初步诊断是子宫肌瘤，中度贫血。诊断依据是：患者既往月经正常，现经期延长、经量增多一年余，妇科检查提示子宫如男拳大小，形态欠规则，表面可扪及多个质硬突起，最大一个约鸡蛋大小，位于子宫左侧。实验室检查：Hb 65 g/L，中度贫血。
>
> 2. 应进行的主要辅助检查是 B 超检查，下一步的治疗建议是纠正贫血，建议手术治疗，患者 48 岁，无生育要求，肌瘤多发，可考虑子宫切除术。

第二节 子宫内膜癌

重点	子宫内膜癌的手术病理分期、转移途径、临床表现、诊断与鉴别诊断、治疗原则
难点	子宫内膜癌分类、病理类型及其随访和预后特点
考点	子宫内膜癌的分期、临床表现、诊断及治疗原则

速览导引图

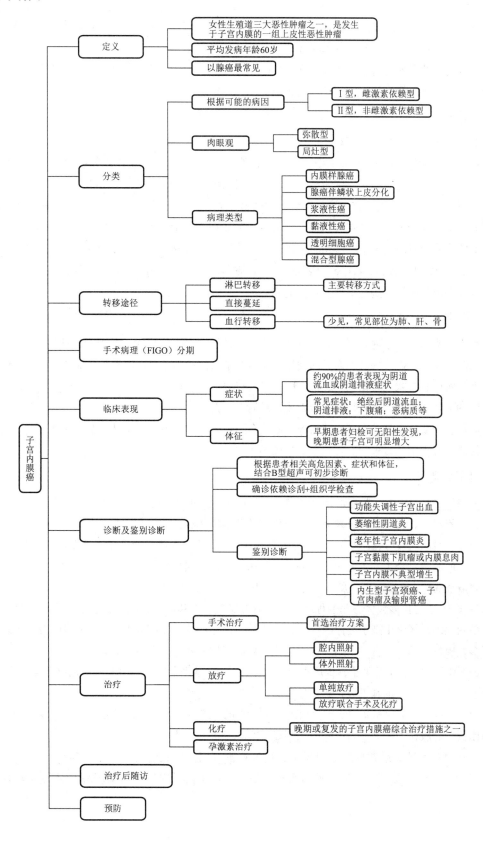

一、概述

子宫内膜癌（endometrial carcinoma）是女性生殖道三大恶性肿瘤之一，是发生于子宫内膜的一组上皮性恶性肿瘤。以来源于子宫内膜腺体的腺癌最常见。

考点：女性生殖器最常见的妇科恶性肿瘤是宫颈癌；死亡率最高的妇科恶性肿瘤是卵巢癌。子宫内膜癌是女性生殖道三大恶性肿瘤之一，以腺癌最常见。

二、病因

确切病因尚未明确。目前根据可能的病因将子宫内膜癌分两类。

（1）雌激素依赖型（estrogen-dependent）　Ⅰ型子宫内膜癌，均为子宫内膜样腺癌，占子宫内膜癌的大多数。其发生可能与无孕激素拮抗的长期雌激素作用相关，子宫内膜增生（单纯型或复杂型，伴或不伴不典型增生），继而癌变。这类子宫内膜癌肿瘤分化较好，雌、孕激素受体阳性率高，恶性程度相对较低，预后相对良好。这种类型的患者常伴有肥胖、高血压、糖尿病、不孕或不育以及绝经延迟。

（2）非雌激素依赖型（estrogen-independent）　Ⅱ型子宫内膜癌，发病与雌激素尚无明确关系，病理形态属少见类型，如子宫内膜浆液性癌、透明细胞癌、腺鳞癌、黏液腺癌等。这类子宫内膜癌肿瘤分化较差，雌、孕激素受体多呈阴性，恶性程度高，预后差。

三、分类

不同组织学类型的子宫内膜癌，其肉眼观并无明显的区别，大体分为弥散型和局灶型。

（1）弥散型　子宫内膜癌较为常见的类型。肿瘤在子宫内膜内蔓延，可累及全部子宫内膜，使之增厚不平或者呈现不规则息肉状、菜花状突起。质地脆、色灰白，表面易溃疡和坏死，常伴出血、坏死，较少有肌层浸润。晚期癌灶可侵及肌层或宫颈，若阻塞宫颈管可引起宫腔积脓。

（2）局灶型　多见于宫腔底部或宫角部，后壁多于前壁，癌灶小，呈现息肉或菜花状，易侵及肌层。常见病灶小而浅，可于刮宫时被刮去，手术切除的标本已无癌灶存在。

四、病理类型

（1）内膜样腺癌：子宫内膜癌最常见病理类型，占80%～90%，内膜腺体高度异常增生，癌细胞异型性明显，核大、不规则、深染，核分裂活跃，分化差的腺癌腺体少，腺结构消失，呈实性癌块。

（2）腺癌伴鳞状上皮分化：腺癌组织中含鳞状上皮成分，伴化生鳞状上皮成分者称为棘腺癌（腺角化癌），伴鳞癌者称为鳞腺癌，介于二者之间的称为腺癌伴鳞状上皮不典型增生。

（3）浆液性癌：占1%～9%，属于Ⅱ型子宫内膜癌。癌细胞异型性明显，多为不规则复层排列，呈乳头状或簇状生长，1/3可伴砂粒体。恶性程度高，易有深肌层浸润和腹腔、淋巴及远处转移，预后极差。

（4）黏液性癌：属于Ⅰ型子宫内膜癌，约占子宫内膜癌的5%，半数以上肿瘤由胞质内充满黏液的细胞组成，大多数腺体结构分化良好，病理行为与子宫内膜样腺癌相似，预后较好。

（5）透明细胞癌：属于Ⅱ型子宫内膜癌，多呈实性片状、腺管样或乳头状排列，癌细胞胞质丰富、透亮，核呈异型性，或由靴钉状细胞组成。恶性程度高，易发生早期转移。

（6）混合型腺癌：Ⅰ型和Ⅱ型子宫内膜癌混合存在的子宫内膜癌，混合成分的比例至少占10%。诊断报告应注明比例，一般认为，Ⅱ型内膜癌的比例在25%以上者预后不良。

考点：外阴恶性肿瘤最常见的病理类型为鳞癌；宫颈癌最常见的病理类型为鳞癌；子宫内膜癌最常见的病理类型为腺癌；子宫肉瘤最常见的病理类型为子宫平滑肌肉瘤；卵巢癌最常见的病理类型为上皮性卵巢癌。

五、转移

多数子宫内膜癌生长缓慢，较长时间局限于子宫内膜或宫腔内，部分特殊病理类型（浆液性腺癌、鳞腺癌）以及低分化腺癌可快速发展，并短时间出现转移。子宫内膜癌的主要转移途径为淋巴转移，晚期可有血行转移。晚期患者经血行转移至全身各器官，常见部位为肺、肝、骨等。

考点：外阴恶性肿瘤的主要转移途径为局部转移以及淋巴转移；宫颈癌的主要转移途径为局部蔓延以及淋巴转移；子宫内膜癌的主要转移途径为淋巴转移；子宫肉瘤的主要转移途径是血行转移；卵巢癌的主要转移途径为直接蔓延、腹腔内种植以及淋巴转移；滋养细胞肿瘤的主要转移途径为血行转移。

六、分期

见表 29 – 2。

表 29 – 2 子宫内膜癌手术病理分期（FIGO，2009 年）

Ⅰ 期	肿瘤局限于子宫体
Ⅰ A	肿瘤浸润深度＜1/2 肌层
Ⅰ B	肿瘤浸润深度≥1/2 肌层
Ⅱ 期	肿瘤侵犯宫颈间质，但无宫体外蔓延
Ⅲ 期	肿瘤局部和（或）区域扩散
Ⅲ A	肿瘤累及浆膜层和（或）附件
Ⅲ B	阴道和（或）宫旁浸润
Ⅲ C	盆腔淋巴结和（或）腹主动脉旁淋巴结转移
Ⅲ C1	盆腔淋巴结阳性
Ⅲ C2	腹主动脉旁淋巴结阳，性伴或不伴盆腔淋巴结阳性
Ⅳ 期	肿瘤侵及膀胱和（或）直肠黏膜，和（或）远处转移
Ⅳ A	肿瘤侵及膀胱和（或）直肠黏膜
Ⅳ B	远处转移，包括腹腔内和（或）腹股沟淋巴结转移

七、临床表现

1. 症状

约 90% 的患者表现为阴道流血或阴道排液症状。

（1）阴道流血 主要表现为绝经后阴道流血，量一般不多。尚未绝经者亦可表现为经量增多、经期延长或月经紊乱。

（2）阴道排液 多为瘤体渗出或继发感染的结果。多表现为血性或浆液性分泌物，合并感染时会有脓性排液、恶臭。

（3）下腹疼痛 癌肿累及宫颈内口，可引起宫腔积脓，出现下腹胀痛及痉挛样疼痛。晚期浸润周围组织或压迫神经可引起下腹及腰骶部疼痛。

（4）其他 晚期可出现贫血、消瘦、恶病质等相关症状。

2. 体征

早期患者妇检可无阳性发现。晚期患者子宫可明显增大，合并宫腔积脓时可有明显压痛，宫颈管内偶有癌组织脱出，触之易出血。周围组织浸润时，子宫固定或在宫旁可扪及不规则的结节状物。

八、诊断

对于<u>绝经后阴道流血、围绝经期月经紊乱</u>的患者，以及具有肥胖、糖尿病、不育、绝经延迟，或长期应用雌激素、他莫昔芬或雌激素增高病史，或有乳腺癌、子宫内膜癌家族史等相关高危因素者，不论出血量多少及是否为持续性，均应排除子宫内膜癌的可能性。

考点：子宫内膜癌的高危因素包括肥胖、糖尿病、不育、绝经延迟，或长期应用雌激素、他莫昔芬或雌激素增高病史，或有乳腺癌、子宫内膜癌家族史等。

经阴道 B 超是子宫内膜癌常见的辅助检查技术，可初步了解子宫大小、形状、宫腔赘生物、子宫内膜厚度、肌层浸润等。彩色多普勒显像可见<u>丰富的血流信号</u>。

诊断性刮宫（diagnostic curettage）是常用而有价值的诊断方法，适用于弥散型子宫内膜病变的诊断，而对局限型病灶的诊断价值有限，易漏诊。<u>诊断性刮宫＋组织病理学检查是子宫内膜癌的确诊依据</u>。

宫腔镜检查可直接观察宫腔及宫颈管内有无癌灶存在、癌灶大小及部位，对<u>局限型</u>子宫内膜癌的诊断更为准确。

血清 CA125 在有<u>子宫外转移</u>的患者体内会显著升高，可作为子宫外转移的子宫内膜癌患者<u>疗效观察指标</u>。

考点：<u>经阴道 B 超是子宫内膜癌常见的辅助检查技术；诊断性刮宫＋组织学检查是子宫内膜癌的确诊依据</u>。

九、鉴别诊断

<u>绝经后及围绝经期阴道流血</u>为子宫内膜癌最常见的症状，需与引起阴道出血的各种疾病相鉴别。

（1）功能失调性子宫出血　以月经紊乱（经量多、经期延长、不规则阴道流血）为主要表现。妇检常无异常发现，诊断性刮宫＋组织活检可确诊。

（2）萎缩性阴道炎　主要表现为血性白带。妇检时可见阴道黏膜变薄、出血或有出血点、分泌物增多等表现。B 超检查宫腔内无异常发现，治疗后可好转。

（3）老年性子宫内膜炎　表现为绝经后阴道出血，但诊断性刮宫常无或极少组织物刮出，宫腔镜可见内膜薄，有点状或片状出血。

（4）子宫黏膜下肌瘤或内膜息肉　表现为月经过多或不规则阴道流血，可行 B 超、宫腔镜、诊段性刮宫加以鉴别。

（5）子宫内膜不典型增生　多见于育龄及围绝经期妇女，临床症状与子宫内膜癌相似，可行诊断性刮宫＋组织活检加以鉴别。

（6）内生型子宫颈癌、子宫肉瘤及输卵管癌　均可表现为阴道排液增多或不规则阴道流血。妇检、影像学检查以及诊断性刮宫＋组织活检可协助鉴别诊断。

十、治疗

子宫内膜癌的主要治疗方法为手术、放疗及药物（化学药物及激素）治疗。治疗应根据症状轻重、肿瘤累及范围、肿瘤组织类型、患者年龄、生育要求及全身状况而定。<u>早期患者以手术为主，术后根据有无影响预后的高危因素选择辅助治疗</u>。影响预后的高危因素：非子宫内膜样腺癌或低分化子宫内膜样腺癌、深肌层浸润、淋巴结转移、宫颈或子宫外转移等。晚期采用手术、放疗、药物等综合治疗。

（1）手术治疗　首选治疗方案。手术可以进行手术-病理分期，确定病变范围及预后相关因素，同时可切除病变子宫及其他可能存在的转移病灶。

（2）放疗　分<u>腔内照射</u>及<u>体外照射</u>两种。约 5%～15% 的患者因高龄、严重内科合并症或期别过晚等原因导致无法手术，可采用单纯放疗。术后放疗是目前子宫内膜癌治疗中最常见的放疗方法。对于Ⅲ期和Ⅳ期患者，需采用联合的放疗、手术及化疗综合治疗。

（3）化疗　为<u>晚期或复发</u>的子宫内膜癌综合治疗措施之一，也可用于术后有复发高危因素患者的治疗以减少盆腔外的远处转移。常用化疗药物为顺铂、紫杉醇、氟尿嘧啶等。可单独或联合使用，也可与孕激素合并应用。

（4）孕激素治疗　主要用于晚期或复发的子宫内膜癌，也可试用于极早期要求保留生育功能的年轻患者。

十一、预后

子宫内膜癌生长缓慢，转移晚，症状显著，多能早期发现，大多数为Ⅰ型子宫内膜样腺癌，肿瘤分化好，雌、孕激素受体阳性率高，预后较好。

影响预后的主要因素：<u>①肿瘤的恶性程度及病变范围，包括手术病理分期、组织学类型、肿瘤分级、肌层浸润深度、淋巴转移及子宫外转移等；②患者全身情况；③治疗方案的选择</u>。

十二、随访

Ⅰ期子宫内膜癌患者 5 年生存率约为 80%～90%，Ⅱ期约为 70%～80%，Ⅲ期和Ⅳ期为 20%～60%。治疗后患者应注意定期随访。

子宫内膜癌治疗后，75%～95%的复发出现在术后 2～3 年内，一般术后 2～3 年内每 3 个月随访 1 次，术后 3～5 年每 6 个月随访 1 次，术后 5 年以上每 1 年随访 1 次。随访内容包括病史采集、盆腔检查、阴道细胞学涂片、胸部 X 线摄片、血清肿瘤标志物 CA125 检测等，必要时可做 CT、MRI 等相关检查。

十三、预防

预防措施包括绝经后阴道出血和围绝经期妇女月经紊乱的诊治；正确掌握雌激素类药物应用的指征和方法；高危人群，如肥胖、糖尿病、不育、绝经延迟以及长期应用雌激素类药物及他莫昔芬等，应密切随访或监测。

临床病案分析

女性患者，50 岁。绝经 3 年，阴道不规则流血 1 月余。查体：贫血貌，子宫及双侧附件无明显异常。B 超发现宫腔内 2.5 cm×2.1 cm×1.8 cm 占位性病变，有丰富的血流信号。

思考

1. 根据以上病案信息，患者可能的诊断及诊断依据？

2. 为明确诊断，还需行哪些相关检查？

解析

1. 患者初步诊断为子宫内膜癌；贫血。诊断依据：患者女，50 岁，主要表现为绝经后阴道异常出血。B 超发现宫腔内 2.5 cm×2.1 cm×1.8 cm 占位性病变，有丰富的血流信号。

2. 需进一步进行的检查：血尿常规、凝血功能、血 CA125、妇科 B 超、宫腔镜检查或诊断性刮宫＋组织病理学检查、CT 或 MRI 等，其中宫腔镜或诊断性刮宫＋组织病理学是明确诊断最重要的检查。

第三节　子宫肉瘤

重点	子宫肉瘤的分类、临床分期和临床表现
难点	子宫肉瘤的治疗原则和预后
考点	子宫肉瘤的分类、分期、临床表现及治疗

速览导引图

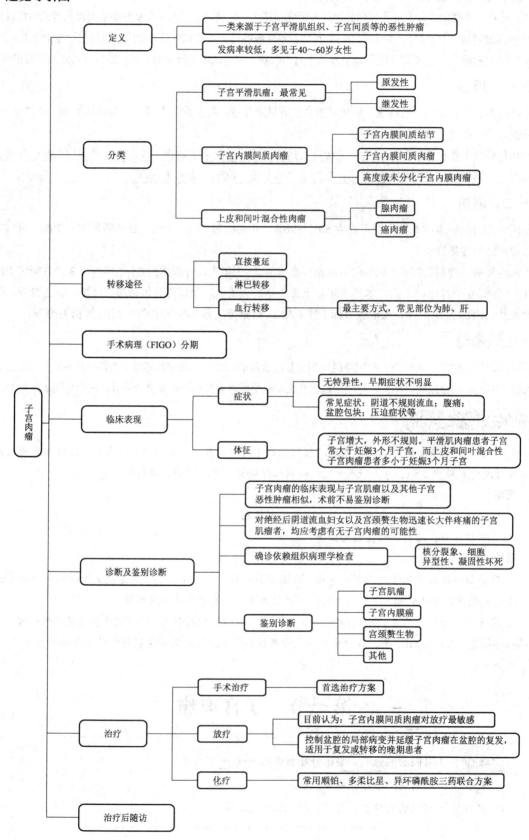

一、概述

子宫肉瘤（uterine sarcoma）是一类来源于子宫平滑肌组织、子宫间质等的恶性肿瘤。发病较少见，约占所有女性生殖道恶性肿瘤的1%，占子宫体恶性肿瘤的3%～7%。多见于40～60岁女性，恶性程度高。

二、组织来源及病理分类

根据不同的组织发生来源，子宫肉瘤主要分为3种类型。

（1）子宫平滑肌肉瘤（leiomyosarcoma）　最常见的子宫肉瘤类型。来源于子宫平滑肌，易发生盆腔血管、淋巴结及肺转移。分为原发性和继发性子宫平滑肌肉瘤，继发性子宫平滑肌肉瘤的预后较原发性平滑肌肉瘤好。

（2）子宫内膜间质肉瘤（endometrial stromal sarcoma，ESS）　肿瘤为子宫内膜间质细胞来源，按照核分裂象、血管侵袭及预后分为3类：子宫内膜间质结节、子宫内膜间质肉瘤、高度或未分化子宫内膜肉瘤。

（3）上皮和间叶混合性肉瘤　肿瘤中具有上皮和间叶两种成分的恶性肿瘤，根据其中上皮成分的良恶性，可分为腺肉瘤和癌肉瘤。

三、转移途径

子宫肉瘤的转移途径包括直接蔓延、淋巴转移及血行转移，其中主要为血行转移及直接蔓延，血行转移部位以肺、肝为主。

四、临床表现

1. 症状

无特异性，早期症状不明显。各组织学类型的子宫肉瘤临床表现有所差异。

（1）阴道不规则流血　最常见，量不等。绝经前患者多表现为经期延长、经量增多以及不规则阴道流血，与子宫肌瘤类似；绝经后患者多表现为绝经后阴道流血，不易于与子宫内膜癌相鉴别。

（2）腹痛　肉瘤生长快，子宫迅速增大或瘤内出血、坏死、子宫肌壁破裂，引起急性腹痛。

（3）盆腔包块。

（4）压迫症状　膀胱压迫时可出现尿频、尿急、尿潴留等症状；直肠压迫时可出现里急后重、大便困难等。

（5）其他　宫颈肉瘤或肉瘤自宫腔脱出至阴道内时，会伴有大量恶臭的分泌物。晚期患者可出现全身消瘦、低热、贫血或出现肺、脑转移等相关症状。

2. 体征

子宫增大，外形不规则。平滑肌肉瘤患者子宫常大于妊娠3个月子宫，而上皮和间叶混合性子宫肉瘤患者子宫多小于妊娠3个月子宫。宫颈口可见息肉或肌瘤样肿块，呈紫红色，极易出血。继发感染者可见坏死及脓性分泌物。晚期肉瘤可累及骨盆侧壁，子宫固定不动，可转移至肠管及腹腔。

五、诊断

子宫肉瘤的临床表现与子宫肌瘤以及其他子宫恶性肿瘤相似，术前不易鉴别诊断。对绝经后阴道流血妇女以及宫颈赘生物迅速长大伴疼痛的子宫肌瘤者，均应考虑有无子宫肉瘤的可能性。

辅助检查主要包括彩色多普勒超声检查、诊断性刮宫等，组织病理学检查是子宫肉瘤确诊的重要依据。诊断子宫肉瘤的3个最重要组织学标准为核分裂象、细胞异型性、凝固性坏死。诊断性刮宫+病理诊断阴性者，不能排除子宫肉瘤的可能。

六、治疗

子宫肉瘤目前的治疗仍是以手术为主，辅以化疗、放疗的综合治疗。

七、预后

子宫肉瘤发病率低，恶性程度高，预后差。预后与肉瘤类型、恶性程度、肿瘤分期、有无淋巴脉管转移及治疗方法等有关。

（郭剑锋　王泽华）

第三十章　卵巢肿瘤与输卵管肿瘤

第一节　卵巢肿瘤概述

重点	卵巢肿瘤组织学分类，卵巢恶性肿瘤的临床表现，转移途径，卵巢良、恶性肿瘤的鉴别，卵巢肿瘤的诊断和治疗原则，并发症的处理原则与随访
难点	卵巢肿瘤组织学分类，转移途径，鉴别诊断
考点	卵巢肿瘤的组织学分类，卵巢恶性肿瘤的临床表现、转移途径、诊断与鉴别诊断、并发症与治疗

速览导引图

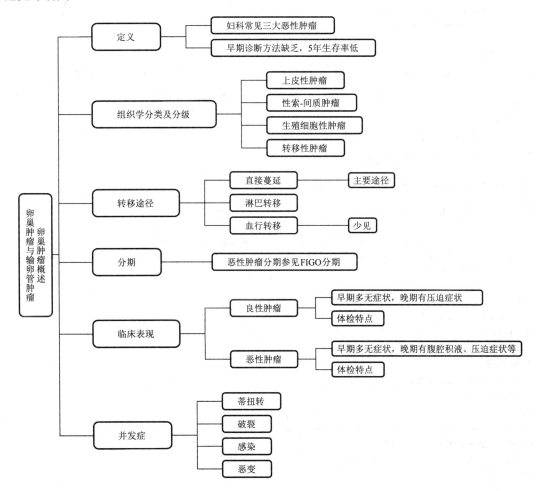

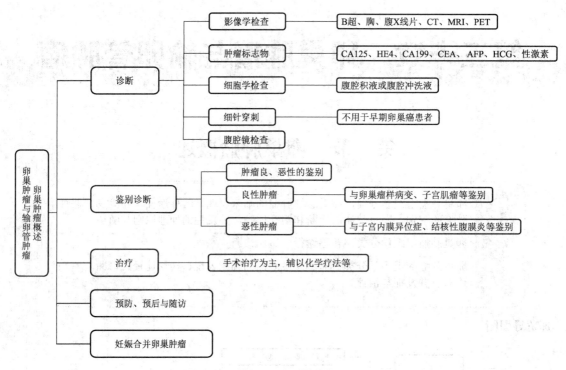

一、概述

（1）卵巢肿瘤（ovarian tumor）是女性生殖器常见肿瘤，组织学类型繁多，任何年龄均可发生。

（2）卵巢恶性肿瘤是妇科常见的三大恶性肿瘤之一，目前尚缺乏有效的早期诊断方法，一旦出现症状多属晚期。

（3）卵巢恶性上皮性肿瘤5年存活率仍较低，徘徊在30%～40%，病死率位于女性生殖器恶性肿瘤首位，成为严重威胁妇女健康和生命的主要肿瘤。

二、组织学分类及分级

分类方法虽多，仍普遍采用世界卫生组织（WHO，2003）制定的卵巢肿瘤组织学分类法（表30-1）。

表30-1　卵巢肿瘤组织学分类（WHO，2003，部分内容）

一、上皮性肿瘤（良性，交界性，恶性）
1. 浆液性肿瘤
2. 黏液性肿瘤，宫颈样型及肠型
3. 子宫内膜样肿瘤，包括变异型及鳞状分化
4. 透明细胞肿瘤
5. 移行细胞肿瘤
6. 鳞状细胞肿瘤
7. 混合性上皮性肿瘤（注明各成分）
8. 未分化和未分类肿瘤
二、性索-间质肿瘤
1. 颗粒细胞-间质细胞肿瘤（颗粒细胞、卵泡膜细胞瘤-纤维瘤）
2. 支持细胞-间质细胞肿瘤（睾丸母细胞瘤）
3. 混合性或未分类的性索-间质肿瘤
4. 类固醇细胞肿瘤
三、生殖细胞肿瘤
1. 无性细胞瘤

2. 卵黄囊瘤

3. 胚胎性癌

4. 多胎瘤

5. 非妊娠性绒毛膜癌

6. 畸胎瘤（未成熟型，成熟型，单胚性和高度特异性）

7. 混合型

四、转移性肿瘤

注：WHO 分级标准主要依据组织结构，并参照细胞分化程度分 3 级。分化 1 级：为高度分化；分化 2 级：为中度分化；分化 3 级：为低度分化。组织学分级对预后的影响较组织学类型更重要，低度分化预后最差。

三、恶性肿瘤的转移途径

卵巢恶性肿瘤主要转移途径有直接蔓延，腹腔种植及淋巴转移。其转移特点是：广泛盆腹腔转移灶。

（1）直接蔓延，腹腔种植　主要转移途径。瘤细胞可直接侵犯包膜，累及邻近器官，并广泛种植于横膈网膜及大网膜表面。

（2）淋巴转移　淋巴管及淋巴结也是重要的转移途径，有 3 种方式：①沿卵巢血管经卵巢淋巴管转移至腹主动脉旁淋巴结；②经卵巢门淋巴管达髂内，髂外淋巴结，经髂总淋巴结至腹主动脉旁淋巴结；③经圆韧带进入髂外及腹股沟淋巴结，右膈下淋巴丛密集，易受侵犯，故横膈亦是转移的好发部位。

（3）血行转移　较少见。

四、恶性肿瘤分期

多采用国际妇产科联盟（FIGO）制定的标准，根据临床，手术和病理分期，用以估计预后和比较疗效。OFIGO（2014 年）修订的临床分期见表 30-2。

表 30-2　卵巢癌、输卵管癌、腹膜癌（FIGO，2014 年）新分期

期别	病变情况
I 期	病变局限于卵巢或输卵管
IA	病变局限于一侧卵巢（包膜完整）或输卵管，卵巢或输卵管表面无肿瘤，腹腔积液或腹腔冲洗液没有恶性细胞
IB	病变局限于双侧卵巢（包膜完整）或输卵管，卵巢或输卵管表面无肿瘤，腹腔积液或腹腔冲洗液没有恶性细胞
IC	病变局限于一侧或双侧卵巢或输卵管，伴随：
IC1 期	术中包膜破裂
IC2 期	术前包膜破裂，或卵巢或输卵管表面有肿瘤
IC3 期	腹腔积液中或腹腔冲洗液中找到恶性细胞
II 期	病变累及一侧或双侧卵巢或输卵管，伴盆腔转移
IIA 期	病变扩展或转移至子宫或输卵管或卵巢
IIB 期	病变扩展至其他盆腔组织
IIB1 期	盆腔腹膜镜下转移
IIB2 期	盆腔腹膜肉眼可见转移
III 期	病变累及一侧或双侧卵巢，输卵管或原发腹膜癌，细胞学或组织学证实盆腔以外腹膜播散或腹膜后淋巴结转移
IIIA 期	腹膜后淋巴结转移，伴或不伴盆腔外镜下腹膜受侵
IIIA1 期	仅腹膜后淋巴结转移（细胞学或组织学证实）
IIIA1（1）期	转移淋巴结最大径线≤10 mm
IIIA1（2）期	转移淋巴结最大径线>10 mm
IIIA2 期	镜下盆腔外（超出盆腔边缘）腹膜受累，伴或不伴腹膜后淋巴结转移
IIIB 期	肉眼见盆腔外腹膜转移瘤最大径线<2 cm，伴或不伴腹膜后淋巴结转移
IIIC 期	肉眼见盆腔外腹膜转移瘤最大径线>2 cm，伴或不伴腹膜后淋巴结转移
IV 期	远处转移（不包括腹膜转移）
IVA 期	胸腔积液形成，细胞学阳性
IVB 期	转移至腹腔外器官（包括肝实质转移、腹股沟淋巴结和腹腔外淋巴结转移）

五、临床表现

见表30-3。

表30-3 卵巢肿瘤的临床表现

	卵巢良性肿瘤	卵巢恶性肿瘤
早期症状	肿瘤较小,多无症状,往往在妇科检查时偶然发现	早期多无症状
晚期症状	肿瘤增大可致腹胀、腹部肿块;继续增大,可出现压迫症状,如尿频、便秘、气急、心悸等,腹部膨隆	腹胀,腹部肿块及腹腔积液等;浸润或压迫临近组织器官的症状;功能性肿瘤可出现不规则阴道流血或绝经后阴道流血,性早熟,男性化
体征及肿块特点	子宫一侧或双侧触及圆形或类圆形肿块,多为囊性,少数为实性,表面光滑,边界清楚,与子宫无粘连,活动良好;若继续增大肿块活动度差,但表面光滑,叩诊呈实音,无移动性浊音	三合诊检查触及盆腔内质硬肿块或散在结节,肿块多为双侧,实性或囊实性,表面凹凸不平,位置固定,活动度差,常伴有腹腔积液;可触及局部肿大淋巴结

六、并发症

见表30-4。

表30-4 卵巢肿瘤的并发症

并发症	发生率	诱因	病理变化	临床表现	体检	治疗
蒂扭转	10%	突然改变体位或向同一方向连续转动,妊娠期或产褥期子宫大小,位置改变	静脉回流受阻,瘤内高度充血或血管破裂致瘤内出血,使瘤体急剧增大,最后动脉血流受阻,肿瘤发生坏死、破裂、继发感染	突发一侧下腹剧痛,伴恶心,呕吐甚至休克;扭转自然复位时腹痛可随之缓解	肿物张力较大,有压痛,以瘤蒂部最明显,并有肌紧张	尽快手术治疗
破裂	3%	外伤性破裂常因腹部撞击分娩、性交、妇科检查及穿刺等引起	破裂后囊液流入腹腔引起腹膜刺激征	剧烈腹痛,恶心呕吐,有时导致内出血、腹膜炎或休克	腹部压痛,腹肌紧张或有腹腔积液征,宫颈举痛,原有肿块消失或扪及缩小、瘪塌的肿块	立即手术术中应尽量吸净囊液,充分清洗盆腹腔并行细胞学检查
感染	较少见	肿瘤蒂扭转或囊肿破裂,也可来自邻近器官感染灶如阑尾脓肿的扩散	—	发热,腹痛,白细胞升高	腹肌紧张,腹部压痛及反跳痛	抗感染后手术
恶变	极少见	—	—	肿瘤生长迅速	附件双侧可扪及包块	尽早手术

七、诊断

盆腔包块,结合患者年龄,病史特点及局部体征,应首先考虑以下几点:①盆腔包块是否来源于卵巢;②卵巢肿块的性质是否为肿瘤;③卵巢肿瘤属于良性还是恶性;④卵巢肿瘤可能的组织学类型;⑤恶性肿瘤的侵犯范围。下列辅助检查可协助诊断。

1. 影像学检查

(1)B型超声检查　可了解盆腔肿块的部位,大小,形态及性质,是否来自卵巢。其临床诊断符合率>90%,但对直径<1 cm的实性肿瘤不易测出。彩色多普勒超声扫描能测定卵巢及其新生组织血流变化,协助诊断。

(2)胸部,腹部 X 线摄片　卵巢畸胎瘤可显示牙齿,骨质及钙化囊壁;对判断有无肺转移,胸腔积液及肠梗阻有诊断意义。

(3)CT、MRI、PET 检查　了解有对周围组织脏器的浸润、淋巴结转移及远处转移情况。

2. 肿瘤标志物

（1）CA125　80%卵巢上皮性癌患者血清 CA25 水平高于正常值，但早期病例可不升高；90%以上患者 CA125 水平的消长与病情缓解或恶化相一致，<u>尤其对浆液性腺癌更具特异性</u>，可用于病情监测及疗效评估。

（2）HE4　比 CA125 敏感度更高，特异性更强，是继 CA125 后又一个被高度认可的卵巢上皮性癌肿瘤标志物，两者联合检测可增加卵巢癌诊断的准确性。

（3）<u>CA199 和 CEA　对卵巢黏液性癌的诊断价值较高。</u>

（4）<u>AFP　诊断卵黄囊瘤（卵巢内胚窦瘤）有特异性价值。</u>未成熟型畸胎瘤，混合性无性细胞瘤中含卵黄囊成分者，AFP 也可升高，有协助诊断意义。

（5）hCG　对非妊娠性的原发性卵巢绒癌有特异性。

（6）性激素　颗粒细胞瘤、卵泡膜细胞瘤产生较高水平雌激素，浆液性、黏液性或纤维上皮瘤有时也分泌一定量雌激素。睾丸母细胞瘤分泌雄激素。

考点：CA125 尤其对卵巢浆液性囊腺癌有特异性，CA199 和 CEA 对卵巢黏液性癌的诊断价值较高，<u>AFP 对卵黄囊瘤的特异性较高</u>，颗粒细胞瘤和卵泡膜细胞瘤能产生较高水平的雌激素。

3. 细胞学检查

抽取腹腔积液或腹腔冲洗液及胸腔积液，离心后行细胞学检查。

4. 细针穿刺

通常在 B 超引导下细针穿刺取肿瘤组织进行病理检查。可用于肿块较大粘连固定不能手术的患者；但不应用于卵巢癌早期患者。

5. 腹腔镜检查

可直接观察肿块、整个盆腹腔、横膈等部位大体情况，可取活检。

八、鉴别诊断

1. 卵巢良性肿瘤与恶性肿瘤的鉴别（表 30−5）

表 30−5　卵巢良性肿瘤和恶性肿瘤的鉴别

鉴别内容	良性肿瘤	恶性肿瘤
病史	病程长，生长缓慢	病程短，迅速增大
体征	多为单侧，活动，囊性，表面光滑，常无腹腔积液	多为双侧，固定；实性或囊实性，表面不平，结节状；常伴腹腔积液，多为血性，可查到癌细胞
一般情况	良好	恶病质
B 型超声	为液性暗区，可有间隔光带，边缘清晰	液性暗区内有杂乱光团，光点，肿块边界不清

2. 卵巢良性肿瘤的鉴别诊断

（1）<u>卵巢瘤样病变　最常见瘤样病变有滤泡囊肿和黄体囊肿，多为单侧，</u>直径＜8 cm，壁薄，暂行观察或口服避孕药 2～3 个月内可自行消失。

（2）输卵管卵巢囊肿　为炎性包裹积液，常有盆腔炎性疾病或不孕症病史，附件区可见囊性包块，呈长条形或不规则状，边界一般较清，活动受限。

（3）子宫肌瘤　浆膜下肌瘤或肌瘤囊性变易与卵巢肿瘤相混淆。

（4）妊娠子宫　妊娠妇女有停经史，结合病史，做 hCG 测定或 B 型超声检查即可鉴别。

（5）腹腔积液　大量腹腔积液应与巨大卵巢囊肿鉴别。结合患者病史、体检、体征和 B 超等鉴别。

3. 卵巢恶性肿瘤的鉴别诊断

（1）子宫内膜异位症　内异症形成的粘连性肿块及直肠子宫陷凹结节，与卵巢恶性肿瘤难以鉴别。结合相关病史和 B 超加以鉴别。

（2）结核性腹膜炎　多有肺结核史，结合临床表现、B 型超声检查，X 线胸部或腹部检查多可协助诊断，必要时腹腔镜检查或剖腹探查取活检确诊。

（3）生殖道以外的肿瘤　卵巢肿瘤需与腹膜后肿瘤，直肠癌，乙状结肠癌等鉴别。结合症状、体检、B超、CT、胃肠道造影、乙状结肠镜等有助于鉴别。

九、治疗

首选手术治疗。手术目的：切除肿瘤，明确诊断，对恶性肿瘤进行手术病理分期，解除并发症等。根据患者年龄、对生育的要求、肿瘤性质、临床分期以及患者全身情况等确定手术范围。术后据肿瘤的细胞分化程度、组织学类型、手术病理分期及残余灶大小等决定是否进行化疗等辅助治疗。

十、恶性肿瘤的预后

预后与临床分期，组织学类型及分级，年龄及治疗方式有关。以临床分期和初次手术后残余灶大小最重要，期别越早，残留灶越小，低度恶性肿瘤、细胞分化良好者、年轻患者预后较好；对化疗药物敏感者、术后残余癌灶直径<1 cm 者，化疗效果较明显。

十一、随访与监测

卵巢癌易复发，应长期随访和监测。

（1）随访时间　术后 1~2 年内每 2~4 个月一次，术后 3~5 年内每 3~6 个月一次，5 年后每年 1 次。

（2）监测内容　症状，体征，全身及妇科检查；血清 CA125、HE4、AFP、hCG 等肿瘤标志物测定依组织学类型选择；B 超检查；必要时做 CT、MRI、PET 检查。

十二、预防

卵巢恶性肿瘤的病因尚不清楚，可在以下方面预防：

（1）重视高危因素的预防　未孕未育、年龄 35 岁以上怀孕和第一次生产、乳腺癌、结肠癌或子宫内膜癌的个人史及卵巢癌家族史、高危女性（有 BRCAI 或有 BRCA2 突变）等。

（2）开展普查。

（3）正确处理附件包块。

十三、妊娠合并卵巢肿瘤

妊娠合并卵巢良性肿瘤较常见，但合并恶性肿瘤少见。早期妊娠时肿瘤嵌入盆腔可能引起流产，中期妊娠时易并发蒂扭转，晚期妊娠时肿瘤较大可导致胎位异常。分娩时肿瘤易发生破裂，肿瘤位置低可梗阻产道导致难产。妊娠时盆腔充血，可使肿瘤迅速增大，促使恶性肿瘤扩散。早孕合并良性卵巢肿瘤需手术宜等至妊娠 12 周以后进行，此时诱发流产概率小；妊娠晚期者，可等至足月；临产后若肿瘤阻塞产道即行剖宫产，同时切除肿瘤。若诊断或疑为卵巢恶性肿瘤，或出现肿瘤并发症有手术指征时，应及时手术，其处理原则同非孕期。

第二节　卵巢上皮性肿瘤

重点	卵巢上皮性肿瘤病理类型、高危因素、治疗
难点	卵巢上皮性肿瘤病理类型
考点	卵巢上皮性肿瘤病理类型、高危因素、治疗

速览导引图

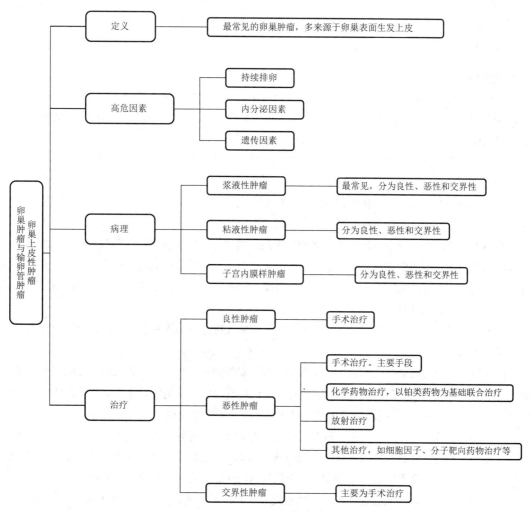

一、概述

（1）<u>卵巢上皮性肿瘤（epithelial ovarian tumor）为最常见</u>的卵巢肿瘤，来源于卵巢表面的生发上皮，好发于 40～60 岁妇女，有良性、交界性和恶性之分。

（2）恶性上皮性肿瘤约占卵巢恶性肿瘤的 85%～90%。

（3）交界性肿瘤上皮细胞增生活跃，核异型，核分裂象增加，表现为上皮细胞层次增加，但无间质浸润，是一种低度恶性潜能肿瘤，生长缓慢，转移率低，复发迟。

二、高危因素

卵巢上皮性肿瘤发病原因尚未清楚，可能与下列因素有关。

（1）持续排卵（incessant ovulation）持续排卵使卵巢表面上皮不断损伤与修复。流行病学调查发现多次妊娠，母乳喂养及口服避孕药可减少卵巢癌的发病率，可能与排卵次数减少有关。应用促排卵药物，如氯米芬等可增加卵巢肿瘤的发病风险。

（2）内分泌因素　过多的促性腺激素（FSH 与 LH）刺激以及雌激素。

（3）遗传因素　约 5%～10%卵巢恶性肿瘤患者具有遗传异常。常见的有 BRCAI，BRCA2 基因突变，常染色体异常的 Lynch Syndrome Ⅰ型等。

三、病理

常见的病理类型：浆液性肿瘤、黏液性肿瘤、卵巢子宫内膜样肿瘤。

四、治疗

1. 良性肿瘤

确诊后应手术治疗。根据患者年龄，生育要求及对侧卵巢情况决定手术范围。

（1）年轻患者　单侧良性肿瘤可行卵巢肿瘤剥除术或单侧附件切除术，保留同侧正常卵巢组织和对侧正常卵巢；双侧良性肿瘤，也应争取行卵巢肿瘤剥出术，以保留正常卵巢组织。

（2）绝经后妇女　可行全子宫及双侧附件切除术或单侧附件切除术。

2. 恶性肿瘤

初次治疗原则是以手术为主，化疗，放疗为辅的综合治疗。

（1）手术治疗　是治疗卵巢上皮性癌的主要手段。

Ⅰ、Ⅱ期患者应行全面分期手术：①全面的盆腹腔及腹膜后淋巴结探查；②腹腔积液或盆腔.结肠侧沟，横膈冲洗液细胞学检查找肿瘤细胞；③横结肠下大网膜切除；④全子宫和双附件切除；⑤仔细的盆腹腔探查及活检（粘连，可疑病变，盆腔侧壁，肠浆膜，肠系膜，横膈）；⑥选择性盆腔及腹主动脉旁淋巴结切除术；⑦黏液性肿瘤者应行阑尾切除。

对于经过全面手术分期，FIGO Ⅰ期，G1 期希望保留生育功能的早期患者，可在充分知情同意后方可行保留生育功能手术。

Ⅲ、Ⅳ期患者行肿瘤细胞减灭术，包括切除全子宫、双侧卵巢及输卵管、大网膜及肉眼可见病灶，必要时切除部分肠管、膀胱等受累及的脏器。对于经评估无法达到满意手术的晚期患者，在获得明确的组织学或细胞学诊断后可先行 2～3 个疗程新辅助化疗后再行间歇性肿瘤细胞减灭术。

（2）化学药物治疗　要及时，足量，规范。目的：①杀灭残留癌灶，控制复发，延长生存期；②新辅助化疗使肿瘤缩小，为施行满意肿瘤细胞减灭术创造条件；③不能耐受手术者姑息性治疗。卵巢上皮性癌对化疗较敏感，除经过全面分期手术的ⅠA期和ⅠB期且为G1～G2的患者术后可不需化疗外，其他患者均需化疗。目前多采用铂类为基础的联合化疗，其中以铂类联合紫杉醇为最常用一线化疗方案。

（3）放射治疗　对于卵巢上皮性癌治疗价值有限，复发患者可选用姑息性局部放疗。

（4）其他治疗　包括细胞因子治疗，如白介素－2、干扰素、胸腺素等。分子靶向药物治疗，如血管内皮生长因子（VEGF）的抑制剂贝伐珠单抗等，已呈现出一定的临床疗效。超大剂量化疗与自体外周血干细胞移植等。

3. 交界性肿瘤

交界性肿瘤的处理应根据组织病理学和临床特点，以及年龄和诊断时的分期综合考虑，主要为手术治疗，参照卵巢癌手术方法行全面分期手术或肿瘤细胞减灭术。

临床病案分析

患者女性，29 岁，于 8 小时前无明显诱因出现右下腹阵发性疼痛，每 2～3 小时发作 1 次，每次持续约半小时，可自行缓解。1 小时前，翻身起床时，右下腹突然撕裂样剧痛，难以忍受。患者已婚，平素月经规则，（3～5）/28 天，无痛经，节育环避孕。3 年前，曾因下腹痛做 B 超检查，提示右侧附件囊肿，直径 5.5 cm，当时保守治疗缓解。妇科检查：宫颈光滑，举痛（＋）；子宫后位，大小正常，可活动；后穹窿饱满；子宫右侧附件区压痛明显；左侧附件区未触及明显异常。

思考

1. 根据以上病案信息，该患者的初步诊断及诊断依据是什么？

2. 针对该患者目前情况，应进行的主要辅助检查是什么？

解析

1. 初步诊断腹痛原因待查：右附件囊肿破裂？依据：患者，女，29岁；发现附件囊肿3年，右下腹痛；3年前B超检查，提示右侧附件囊肿；妇科检查：宫颈光滑，举痛（＋）；子宫后位，大小正常，可活动；后穹窿饱满；子宫右侧附件区压痛明显；患者已婚，平素月经规则，（3～5）天/28天，无痛经，节育环避孕。

2. 主要的辅助检查：腹部及盆腔B超、后穹窿穿刺、抽出盆腔积液有助于诊断。

第三节　非卵巢上皮性肿瘤

重点	非卵巢上皮性肿瘤病理类型、治疗
难点	卵巢上皮性肿瘤病理类型
考点	卵巢上皮性肿瘤病理类型、治疗

速览导引图

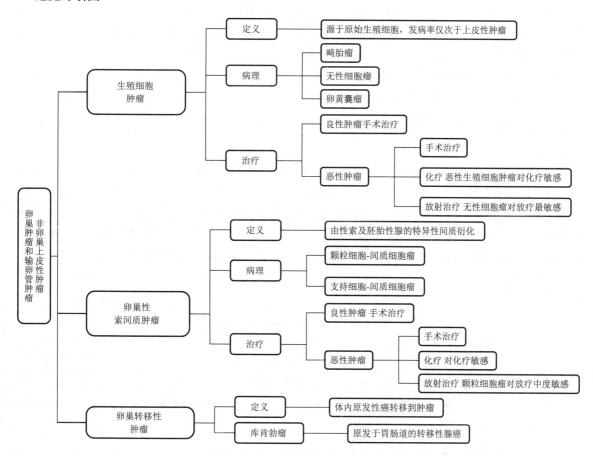

常见非上皮性卵巢肿瘤包括生殖细胞肿瘤、性索间质肿瘤及转移性肿瘤，恶性非上皮性卵巢肿瘤约占卵巢恶性肿瘤的10%。

一、卵巢生殖细胞肿瘤

（一）概述

（1）卵巢生殖细胞肿瘤（ovarian germ cell tumor）是来源于原始生殖细胞而具有不同组织学特征的一组肿瘤。

（2）其发病率仅次于上皮性肿瘤，占卵巢肿瘤的20%～40%，好发于儿童及青年妇女，青春期前发病率占60%～90%，绝经期后患者仅占4%。

（3）未分化者为无性细胞瘤，胚胎多能者为胚胎癌，向胚胎结构分化为畸胎瘤，向胚外结构分化为内胚窦瘤，绒毛膜癌。

（二）病理

包括畸胎瘤、无性细胞瘤和卵黄囊瘤。畸胎瘤（teratoma）由多胚层组织构成的肿瘤，偶见只含一个胚层成分。肿瘤的良恶性及恶性程度取决于组织分化程度，而不决定于肿瘤质地。

（三）治疗

1. 良性生殖细胞肿瘤

单侧肿瘤应行卵巢肿瘤剥除术或患侧附件切除术，双侧肿瘤者应行双侧卵巢肿瘤剥除术或一侧肿瘤剥除及对侧附件切除术。绝经后妇女可考虑行全子宫双附件切除术。

2. 恶性生殖细胞肿瘤

（1）手术治疗　无论期别早晚，只要对侧卵巢和子宫未受肿瘤累及，均可行保留生育功能的手术，即仅切除患侧附件，同时行全面分期探查术。对复发的卵巢生殖细胞肿瘤仍主张积极手术。

（2）化疗　恶性生殖细胞肿瘤对化疗十分敏感。除了Ⅰ期无性细胞瘤和ⅠA期G1级未成熟畸胎瘤可观察随访不需要化疗外，其他患者在进行单侧卵巢切除术和手术分期后均需接受化疗。

（3）放射治疗　无性细胞瘤对放疗最敏感，即使是晚期，仍能取得较好疗效。盆腔放疗将影响到生理及生育功能，保留卵巢的患者不应接受辅助放疗。

二、卵巢性索间质肿瘤

（一）概述

（1）卵巢性索间质肿瘤（ovarian sex cord stromal tumor）是由性索及胚胎性腺的特异性间质衍化而来的肿瘤。

（2）占卵巢恶性肿瘤5%～8%。主要包括颗粒细胞瘤、卵泡膜细胞瘤、纤维瘤、支持–间质细胞瘤等。

（3）肿瘤常有内分泌功能，临床上可伴有相应的内分泌症状，故又称功能性卵巢肿瘤。肿瘤分泌雌激素，有女性化作用。青春期前患者可出现假性性早熟，生育年龄患者出现月经紊乱，绝经期后患者则有不规则阴道流血，常合并子宫内膜增生症，甚至发生癌变。分泌雄激素者出现临床男性化表现。

（二）病理

见表30－6。

表30－6　卵巢性索间质肿瘤的病理

	颗粒细胞–间质细胞瘤				支持细胞–间质细胞瘤（又称睾丸母细胞瘤）
	颗粒细胞瘤		卵泡膜细胞瘤	纤维瘤	
	成人型	幼年型			
发病率	占卵巢肿瘤的3%～5%，占性索间质肿瘤的70%	占所有颗粒细胞瘤的5%			占卵巢肿瘤2%～5%，多见于中年妇女

续表

| | 颗粒细胞-间质细胞瘤 | | 卵泡膜细胞瘤 | 纤维瘤 | 支持细胞-间质细胞瘤（又称睾丸母细胞瘤） |
| | 颗粒细胞瘤 | | | | |
	成人型	幼年型			
多发年龄	绝经后的 10 年内	儿童和青少年		于中年妇女	40 岁以下妇女
良恶性	低度恶性	恶性程度高	多为良性	良性	良恶性均有
肉眼特点	单侧、大小不一，圆形或类圆形，呈分叶状，表面光滑，实性或部分囊性，切面组织脆而软，伴出血坏死灶	—	单侧，大小不一，圆形或卵圆形或分叶状。表面被覆有光泽、薄的纤维包膜。切面实性，灰白色	单侧居多，中等大小，表面光滑或结节状，切面灰白色，实性，坚硬	单侧多，较小，可实性或囊实性，呈分叶状，表面光滑而湿润，切面灰白色伴囊性变，囊内壁光滑，含血性浆液或黏性液体
镜下特点	颗粒细胞环绕成小圆形囊腔呈菊花样排列，即 Call-Exner 小体，囊内有嗜伊红物质	瘤细胞体积基本一致，含丰富的嗜酸性或空泡状胞质，细胞核深染，核沟不明显，Call-Exner 小体罕见	瘤细胞短梭形，胞质富含脂质，细胞交错排列呈漩涡状，瘤细胞团为结缔组织分隔	由胶原纤维的梭形瘤细胞组成，排列呈编织状，瘤细胞很少或不含脂质，瘤细胞间可有局灶玻璃样变及黏液变性，可有钙化、骨化	不同分化程度的支持细胞及间质细胞
其他	5 年存活率达 80%以上，但有远期复发倾向，分泌雌激素	分泌雌激素	多数表现为女性化作用，少数出现男性化表现	较容易发生扭转而产生急腹症，偶见 Meigs 综合征	产生雄激素，70%~85%的患者有男性化表现

（三）治疗

1. 良性性索间质肿瘤

单侧肿瘤应行卵巢肿瘤剥除术或患侧附件切除术；双侧肿瘤争取行卵巢肿瘤剥除术或一侧肿瘤剥除及对侧附件切除术，以保留部分正常卵巢组织。绝经后妇女可行全子宫及双侧附件切除术。

2. 恶性性索间质肿瘤

（1）手术治疗 Ⅰ期希望生育的年轻患者在分期手术的基础上行患侧附件切除术，保留生育功能；无生育要求者，手术方法参照卵巢上皮性癌，可不行腹膜后淋巴结切除。复发患者建议手术。

（2）化疗 恶性性索间质肿瘤对化疗较敏感，Ⅰ期低危不需术后辅助治疗，定期随访；Ⅰ期高危患者（肿瘤破裂，分化差，肿瘤>10 cm）可随访观察或含铂类药物化疗；Ⅱ～Ⅳ期患者需行辅助化疗。因这类肿瘤多数具有晚期复发的特点，故应坚持长期随诊。

（3）放射治疗 颗粒细胞瘤对放疗中度敏感，Ⅱ～Ⅳ期患者可行残余灶放疗。

三、卵巢转移性肿瘤

（1）概述 体内任何部位原发性癌均可能转移到卵巢，常见原发性癌有乳腺、胃肠道、生殖道、泌尿道肿瘤，占卵巢肿瘤 5%～10%。

（2）Krukenberg 瘤是一种原发部位为胃肠道的特殊转移性腺癌，肿瘤为双侧性，中等大，多保持卵巢原状或呈肾形。一般无粘连，切面实性，胶质样，多伴腹腔积液。镜下见印戒细胞为其典型的病理学特征，能产生黏液，周围是结缔组织或黏液瘤性间质，预后极差。卵巢转移性肿瘤的预后极差，治疗原则以缓解和控制症状为主。若原发瘤已经切除干净且无全身其他部位转移或复发灶，转移瘤仅局限于盆腔，可进行全子宫及双附件切除术，并切除盆腔转移灶，术后根据原发肿瘤的特征辅以相应的化疗或放疗。

临床病案分析

　　患者女性，24 岁，已婚未育，因腹部包块就诊。患者既往月经正常，5 天/（28～30）天，经量中等，无痛经。妇科检查：外阴（－），阴道（－），宫颈光滑，子宫常大，右侧附件区可扪及一拳头大小肿块。腹腔镜探查见右侧卵巢囊肿，内含毛发，术中病理镜检见分化程度不同的未成熟胚胎组织。

思考

1. 根据以上病案信息，该患者的初步诊断及诊断依据是什么？

2. 针对该患者目前情况，应进行的治疗建议如何？

解析

　　1. 患者的初步诊断是右侧卵巢未成熟畸胎瘤。诊断依据是：患者女，24 岁，右侧附件区可扪及一肿块。腹腔镜探查见右侧卵巢囊肿，内含毛发，术中病理镜检见分化程度不同的未成熟胚胎组织。

　　2. 该患者 24 岁，已婚未育，无论期别早晚，只要对侧卵巢和子宫未受肿瘤累及，均可行保留生育功能的手术，即仅切除患侧附件，同时行全面分期探查术，恶性生殖细胞肿瘤对化疗十分敏感。除了Ⅰ期无性细胞瘤和ⅠA 期 G1 级未成熟畸胎瘤可观察随访不需要化疗外，其他患者在进行单侧卵巢切除术和手术分期后均需接受化疗。

第四节　输卵管肿瘤

重点	输卵管肿瘤的病理、病因、分期、临床表现、转移途径、诊断、鉴别诊断、治疗及预后
难点	输卵管肿瘤的病理、转移途径、治疗
考点	输卵管肿瘤的临床表现、转移途径、诊断、鉴别诊断、治疗

速览导引图

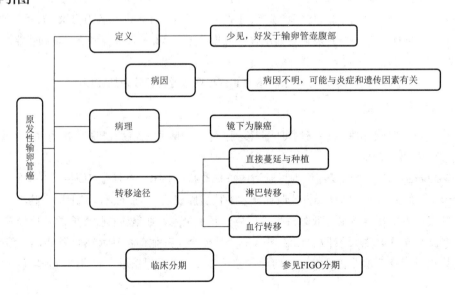

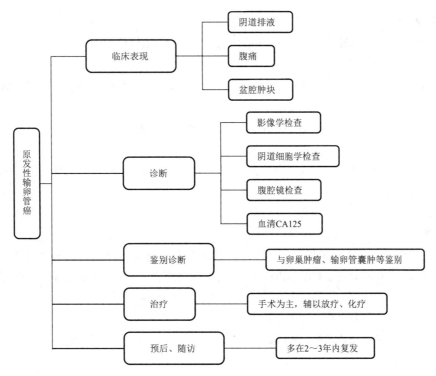

一、输卵管良性肿瘤

输卵管良性肿瘤组织类型多，以腺瘤样瘤相对多见，其他如乳头状瘤、血管瘤、平滑肌瘤脂肪瘤、胚胎瘤等均极罕见。由于肿瘤体积小，无症状，术前难以诊断。患侧输卵管切除或肿瘤切除为主要治疗手段，预后良好。

二、原发性输卵管癌

（一）概述

（1）少见的女性生殖道恶性肿瘤，其发病率仅占妇科恶性肿瘤1%。好发于40～60岁妇女，多发生于绝经后妇女。

（2）单侧居多，好发于输卵管壶腹部。

（二）病因

病因不明。可能与炎症和遗传因素有关。

（三）病理

镜下为腺癌，其中以浆液性最常见（约占50%～80%），其次为子宫内膜样癌、移行细胞癌、未分化癌等。

（四）转移途径

（1）直接蔓延与种植　脱落的癌细胞可经开放的伞端转移至腹腔，种植在卵巢、腹膜、大网膜肠表面或侵入输卵管肌层，并蔓延至邻近器官。

（2）淋巴转移　循淋巴管转移至盆腔淋巴结或腹主动脉旁淋巴结。

（3）血行转移　晚期可经血循环转移至肺、肝、脑及阴道等器官。

（五）临床分期

根据临床，手术和病理进行分期，多采用国际妇产科联盟（FIGO）制定的标准，用以估计预后和比较疗效。

（六）临床表现

早期无症状。患者常有原发或继发不孕史。临床上常表现为阴道排液，腹痛并盆腔肿块，称输卵管癌"三联症"。

（1）阴道排液　最常见，浆液性黄水，呈间歇性，有时为血性，一般无臭味。当癌灶坏死或浸润血管时，可出现阴道流血。

（2）腹痛　多发生于患侧，为钝痛，以后逐渐加剧呈痉挛性绞痛。当阴道排出水样或血性液体后，疼痛常随之缓解。

（3）盆腔肿块　部分患者扪及位于子宫一侧或后方的下腹肿块，大小不一，表面光滑。肿块大小可随液体积聚或排出发生变化。

（4）腹腔积液　较少见，呈淡黄色，有时呈血性。

（七）诊断

术前诊断率极低，应用各种辅助检查，本病术前诊断率将会提高。常用的辅助检查方法如下。

（1）影像学检查　B 型超声、CT、MRI 等，可确定肿块部位、大小、性状及有无腹腔积液等。有条件者可行 PET/CT 检查。

（2）阴道细胞学检查　涂片中见不典型腺上皮细胞。

（3）腹腔镜检查　见输卵管增粗，外观如输卵管积水呈腊肠样形态，有时在输卵管表面或伞端可见到赘生物。

（4）血清 CA125 检测　CA125 对诊断输卵管癌有一定参考价值，尤其是浆液性癌。亦可作为疗效评估及随访监测的重要指标，但无特异性。

（八）鉴别诊断

输卵管癌与卵巢肿瘤，输卵管卵巢囊肿不易鉴别。有阴道排液、流血时需与子宫内膜癌鉴别。若不能排除输卵管癌，宜及早行腹腔镜或剖腹探查确诊。

（九）治疗

近年来输卵管癌的治疗参照卵巢上皮性癌，以手术为主，辅以化疗，放疗的综合治疗。

（十）预后

大多数输卵管癌在治疗后 2～3 年内复发，一旦复发，预后较差。5 年存活率约为 40%。预后与临床期别密切相关。

（十一）随访

参照上皮性卵巢癌。

（郭剑锋　王泽华）

第三十一章 妊娠滋养细胞疾病

第一节 葡萄胎

重点 葡萄胎的分类、临床表现、治疗原则
难点 葡萄胎的辅助检查结果、鉴别诊断、随访原则
考点 葡萄胎的分类、诊断、辅助检查、治疗与随访

速览导引图

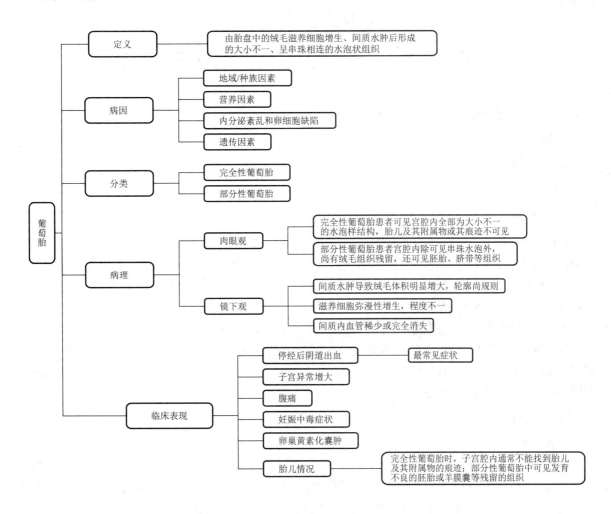

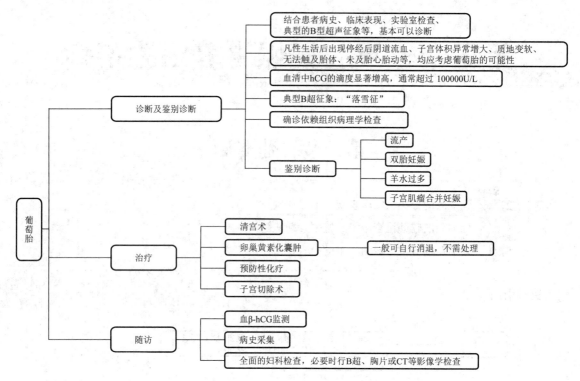

一、定义

因其形态似葡萄而得名，由胎盘中的绒毛滋养细胞增生、间质水肿后形成的大小不一、呈串珠相连的水泡状组织。

二、病因

地域（种族）因素；营养因素；内分泌紊乱和卵细胞缺陷；遗传因素。

三、分类

根据其病变范围，可分为完全性葡萄胎和部分性葡萄胎，其中完全性葡萄胎占绝大多数。完全性葡萄胎是染色质基因组为两个精子空卵受精来源的二倍体葡萄胎疾病，其胎盘绒毛全部受累，无胎儿及其附属物。部分性葡萄胎是染色质基因组为双精子和单卵子来源的三倍体葡萄胎疾病，其部分绒毛水泡状，胎儿多已死亡，且常伴发育迟缓或多发性畸形。

考点：完全性葡萄胎为二倍体，均来自父系，系由一个细胞核缺失或失活的空卵受精后，经自身复制形成的二倍体，主要核型为46，XX，全部胎盘绒毛受累，无胎儿及附属物；部分性葡萄胎为三倍体，常见的核型为69，XYY，由一个看似正常的单倍体卵子和2个单倍体精子受精形成，部分绒毛受累及，可见胎儿组织及附属物与水泡状组织共存。

四、病理

1. 肉眼观

完全性葡萄胎患者可见宫腔内全部为大小不一的水泡样结构，水泡之间借纤细的纤维素相连，呈葡萄状，而胎儿及其附属物或其痕迹并不可见。部分性葡萄胎患者病变范围小，宫腔内除可见串珠水泡外，尚有绒毛组织残留，还可见胚胎、脐带等组织，更有极少的部分性葡萄胎可合并发育异常的足月儿。

2. 镜下观

葡萄胎典型特征：①间质水肿导致绒毛体积明显增大，轮廓尚规则；②滋养细胞弥漫性增生，程度不一；

③间质内血管稀少或完全消失。部分性葡萄胎镜下可见胎儿或胚胎组织，绒毛体积及水肿程度不一，轮廓呈扇贝状，滋养细胞增生程度较轻，间质内可有少量血管（其内可见有核红细胞）。

五、临床表现

（1）停经后阴道流血　最常见，为大多数葡萄胎患者的首发症状。一般在停经 8～10 周出现不规则阴道流血，开始量少，逐渐增多，反复发作；部分患者表现为持续性出血、大块葡萄胎组织剥脱时可能出现大血管破裂，造成大量出血，患者出现短时间内休克甚至死亡。

（2）子宫异常增大　大部分患者出现子宫体积异常增大，明显大于停经月份子宫大小；也有少部分患者会出现子宫体积与停经月份相符或体积偏小。异常增大原因可能是葡萄胎组织迅速增生及宫腔内大量出血蓄积所致；而体积偏小可能与胎盘绒毛组织发生退行性变、胚胎停止发育有关。

（3）腹痛　不常见。一般是由轻、中度的阵发性下腹痛。葡萄胎自行排出时也可诱发子宫收缩，表现为阵发性腹痛，常伴阴道大量流血。

（4）妊娠中毒症状　包括妊娠剧吐、妊娠期高血压疾病、甲亢征象等。

（5）卵巢黄素化囊肿　由萎缩的卵泡内膜细胞和颗粒细胞经异常增高的 $\beta-hCG$ 刺激后发生的黄素化所致。

（6）胎儿情况　完全性葡萄胎时，子宫腔内通常不能找到胎儿及其附属物的痕迹；部分性葡萄胎中可见发育不良的胚胎或羊膜囊等残留的组织。

六、诊断

结合患者病史、临床表现、实验室检查、典型的 B 超征象等，基本可以诊断。

（1）病史及临床表现　凡性生活后出现停经后阴道流血、子宫体积异常增大、质地变软、无法触及胎体、未及胎心胎动等，均应考虑葡萄胎的可能性。组织学检查可确诊葡萄胎。

（2）实验室检查　高度增生的妊娠滋养细胞可合成并分泌大量的 $\beta-hCG$，患者血清中 $\beta-hCG$ 的滴度显著增高，通常超过 100000 U/L。临床上可通过检测外周静脉血 $\beta-hCG$ 协助诊断葡萄胎。正常情况下，葡萄胎彻底清宫后，血清 $\beta-hCG$ 水平逐渐下降，一般 9～14 周降至正常水平，若持续异常，则需要考虑妊娠滋养细胞肿瘤等疾病。

（3）B 型超声　诊断葡萄胎的重要辅助检查。完全性葡萄胎在 B 超下主要特征为子宫明显大于孕周，无孕囊、无胎心，宫腔内充满不均质的密集状或短条状回声，如雪花纷飞，称"落雪征"；若水泡较大，则表现为宫腔内大小不等的回声区，称"蜂窝征"。部分性葡萄胎患者表现为胎儿与"蜂窝状"低回声结构共存。

（4）DNA 倍体分析　用于鉴别葡萄胎组织的核型分类。

七、鉴别诊断

（1）流产　葡萄胎常需要与先兆流产、稽留流产相鉴别。二者均有停经后阴道流血、腹痛、血 $\beta-hCG$ 升高等表现，但葡萄胎患者子宫体积异常增大，伴血 $\beta-hCG$ 持续性增高，B 超下可见"落雪征"或"蜂窝征"，而流产患者子宫体积一般与月份相符或较小，且血清 $\beta-hCG$ 在 12 周达峰值后迅速下降。

考点：停经后阴道出血者，若子宫大于妊娠周数，则优先考虑葡萄胎；若小于或等于妊娠周数，则优先考虑流产。

（2）双胎妊娠　双胎妊娠血清 $\beta-hCG$ 水平较正常水平明显增高，子宫体积常明显大于妊娠月份子宫，同时伴有较重的妊娠呕吐甚至是妊娠期高血压疾病等，易与葡萄胎混淆。

（3）羊水过多　发生于妊娠中期的羊水过多也可使子宫体积迅速增大，与葡萄胎相似，但羊水过多者无阴道流血、血清 $\beta-hCG$ 升高等现象。

（4）子宫肌瘤合并妊娠　妊娠可刺激子宫肌瘤增长，故子宫肌瘤合并妊娠患者的子宫体积往往大于相应月份，但其不一定有阴道流血，且 $\beta-hCG$ 在正常范围，B 超检查可有助于鉴别。

八、治疗

（1）清宫术 葡萄胎一确明确诊断，应尽快行清宫术。目前一般选用吸刮术（负压吸引＋刮宫术）。由于葡萄胎子宫体积较大、质地软，操作中出血较多，故清宫术应在手术前做好输液、备血等工作后再开始。

（2）卵巢黄素化囊肿 一般在葡萄胎排出后数月内会自行消退，故一般不需处理。如发生急性扭转，则多需行手术探查。

（3）预防性化疗 葡萄胎具有演变为侵袭性葡萄胎或绒毛膜癌的风险，清宫术后除需进行严密随访外，对具有高危因素的患者可给予放线菌素 D（KSM）、甲氨蝶呤（MTX）或氟尿嘧啶（5-Fu）单一药物的预防性化疗方案。高危因素包括：年龄＞35 岁、子宫明显增大、β-hCG＞100000 U/L、病理结果提示滋养细胞高度增生。

（4）子宫切除术 非葡萄胎的常规处理手段，仅能消除滋养细胞局部侵犯子宫肌层的风险，无法阻止其向子宫外转移。对于年龄大且无生育要求（＞40 岁）、有高危因素者可予切除子宫，保留双侧卵巢，术后需定期随访。

九、自然转归

葡萄胎具有子宫局部侵犯和（或）远处转移的潜在风险，相关高危因素包括：①β-hCG＞100000 U/L；②子宫体积明显大于相应孕周；③卵巢黄素化囊肿直径＞6 cm。

十、随访

所有葡萄胎患者清宫术后均应进行严格避孕 1 年以上，并进行严格的随访，随访内容包括：①血清β-hCG水平监测：葡萄胎组织排空后每周 1 次，直至连续 3 次阴性。随后半年内每月复查 1 次，此后每半年复查 1次，总共持续监测 2 年。②注意询问患者月经是否规律，有无异常阴道流血，有无咳嗽、咯血等转移症状。③完善全面的妇科检查，必要时进行 B 超、X 线胸片或 CT 等影像学检查。

临床病案分析

患者女性，21 岁，停经 3 月余，阴道不规则流血 15 天，无明显腹痛。2 月前自测尿 hCG 阳性。查体：轻度贫血貌，子宫如孕 4 月大小，B 超检查无孕囊、无胎心，宫腔内充满不均质的密集状或短条状回声，如雪花纷飞。

（1）患者可能的诊断为什么？诊断依据是什么？

（2）为明确诊断，还需完善哪些项目？

（3）治疗建议？

解析：

（1）患者可能的诊断为葡萄胎；贫血。

诊断依据：育龄患者，主诉停经后阴道流血，停经 3 个月，子宫如孕 4 月大小，自测尿 hCG 阳性。B 超检查无孕囊、无胎心，宫腔内充满不均质的密集状或短条状回声，有典型的"落雪征"改变。

（2）为明确诊断，需完善以下几项。

①病史采集及临床表现的问诊。

②血常规，肝、肾功能，血糖，凝血功能，胸片，心电图等常规检查。

③血β-hCG 测定。

④DNA 倍体分析。

（3）治疗建议 葡萄胎一经明确诊断，应尽快清宫。目前一般选用负压吸引＋刮宫术，刮出物送病理检查。术前做好输液、备血等工作，完善相关检查，注意排查有无休克、子痫前期、甲亢、贫血等严重合并症。该患者子宫大于妊娠 12 周大小（子宫 4 月大小），一次清宫可能不彻底，建议于第 1 次清宫术后 1 周后复查，必要时行第 2 次清宫术。患者子宫明显增大，应结合查血β-hCG 的结果评估是否需行单一药物的预防性化疗。葡萄胎患者清宫术后均应进行严格避孕 1 年以上，并进行严格的随访。

第二节　侵蚀性葡萄胎和绒毛膜癌

重点	侵蚀性葡萄胎与绒癌的鉴别、临床表现、诊断、治疗原则
难点	妊娠滋养细胞肿瘤的转移途径和部位、解剖学分期和预后评分
考点	妊娠滋养细胞肿瘤的转移途径和部位、诊断、治疗原则

速览导引图

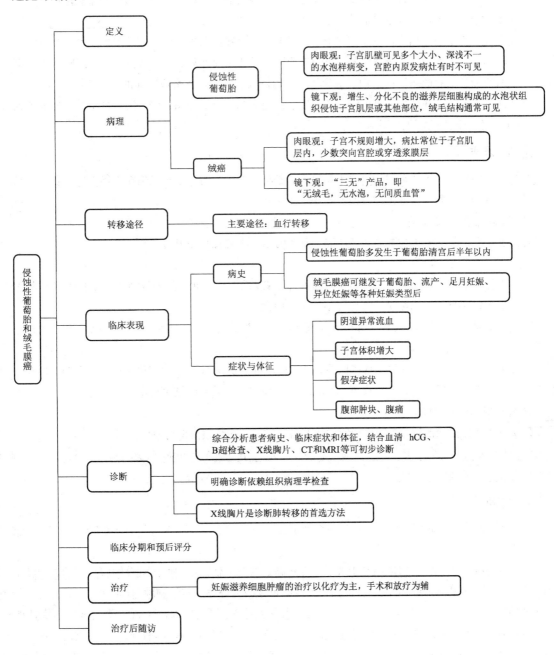

一、概述

（1）侵蚀性葡萄胎　是指继发于葡萄胎并出现子宫局限型侵犯和（或）远处转移的妊娠滋养细胞肿瘤，多发生于葡萄胎清宫后半年内，恶性程度不高，以局部侵犯为主，预后较好。

（2）绒毛膜癌（简称绒癌）　可继发于葡萄胎、流产、足月妊娠、异位妊娠等各种妊娠类型之后。侵蚀性葡萄胎与绒癌在症状、体征、诊断、治疗等方面基本相同。

二、病理

（1）侵蚀性葡萄胎　子宫肌壁可见多个大小、深浅不一的水泡样病变，宫腔内原发病灶有时不可见。病变靠近浆膜层时，子宫表面可见单个或多个紫蓝色结节，病变进一步侵蚀时可穿透子宫浆膜层或阔韧带。镜下特点：增生、分化不良的滋养层细胞构成的水泡状组织侵蚀子宫肌层或其他部位，绒毛结构通常可见。

（2）绒癌　子宫不规则增大，病灶常位于子宫肌层内，少数突向宫腔或穿透浆膜层，呈单个或多个大小不一的海绵样病变，与周围组织分界清楚，质地软而脆，常伴出血坏死。镜下特点：滋养细胞高度增生伴分化不良，无绒毛或葡萄胎的水泡样结构，呈片状广泛的侵入子宫肌层，造成明显的出血坏死。

考点：继发于葡萄胎妊娠半年以内的，考虑侵蚀性葡萄胎；否则考虑绒癌。绒癌典型的病理征象为"三无"，即"无绒毛，无水泡，无间质血管"。

三、临床表现

侵蚀性葡萄胎多发生于葡萄胎清宫后半年以内，继发于葡萄胎的绒癌多发生在1年以后才发病。继发于流产、妊娠的绒癌距离前一次妊娠的时间一般小于1年。

1. 无转移性滋养细胞肿瘤

多为继发于葡萄胎的侵蚀性葡萄胎或绒癌。临床特点主要包括以下几点。

（1）阴道异常流血　最常见。

（2）子宫体积增大　正常妊娠后子宫复旧需6周左右，而发生于此阶段的侵蚀性葡萄胎或绒癌患者通常子宫体积大于正常，质软，也可见子宫呈现不均匀的增大。

（3）假孕症状　多见于$\beta-hCG$异常升高的患者，表现为乳房增大，乳头及乳晕着色，外阴、阴道、宫颈着色，质软。

（4）腹部肿块、腹痛　病变的子宫体积显著增大时，可扪及腹部肿块。病灶突破浆膜层时可引起局部疼痛及出血，严重者会出现压痛、反跳痛等急性腹膜刺激症状。如合并感染，可出现腹痛症状。

2. 转移性滋养细胞肿瘤

多为继发于非葡萄胎的绒癌。肿瘤细胞主要经血道转移，转移很早即可发生，累及多个器官。最常见的转移部位为肺（80%），其次为阴道（30%）、盆腔（20%）、肝（10%）和脑（10%）。阴道转移者，转移灶多位于阴道前壁，呈现紫蓝色结节。

四、诊断

综合分析患者病史、临床症状和体征，结合血清$\beta-hCG$、B超检查、X线胸片、CT、MRI和组织学检查等可明确诊断。

（1）血清$\beta-hCG$测定　血清$\beta-hCG$水平异常升高是继发于葡萄胎的妊娠滋养细胞肿瘤的典型特征。在排除已妊娠或前次妊娠物残留后，满足以下任一条件即可诊断为妊娠滋养细胞肿瘤。①在3周或更长时间内，$\beta-hCG$测定连续4次呈现平台状态（波动≤10%），②在2周或更长时间内，$\beta-hCG$测定连续3次升高（＞10%）；③$\beta-hCG$水平异常持续6个月或更长时间，流产、足月妊娠、异位妊娠后，$\beta-hCG$水平一般在4周内降到正常范围，若4周后$\beta-hCG$仍居高不下或短暂下降后又升高，排除妊娠或前次妊娠物残留的可能性后，应考虑继发于非葡萄胎的妊娠滋养细胞肿瘤。

（2）B 型超声　对发现子宫内的原发病灶最为有效。

（3）X 线胸片　诊断肺转移的首选方法。

（4）CT 和 MRI　CT 对发现较小的转移灶有很好的帮助作用，MRI 主要用于脑部和盆腔转移灶的诊断。

（5）组织学　无论在子宫肌层或转移灶中，只要存在绒毛或其退化的阴影，均应诊断为侵蚀性葡萄胎；若只看见大量的滋养细胞浸润及坏死出血，无任何绒毛结构，则诊断为绒癌。

五、临床分期和预后评分

国际妇产科联盟（FIGO）于 2002 年颁布了新的滋养细胞肿瘤分期标准，包括解剖学分期和预后评分两部分（表 31-1）。

表 31-1　妊娠滋养细胞肿瘤分期和预后评分

Ⅰ期：病变局限于子宫

Ⅱ期：病变扩散，但仍局限于生殖器官（附件、阴道、阔韧带）

Ⅲ期：病变转移至肺，有（或无）生殖系统病变

Ⅳ期：所有其他转移

评分	0	1	2	4
年龄（岁）	<40	≥40	—	—
前次妊娠	葡萄胎	流产	足月产	—
距离前次妊娠（月）	<4	4～<7	7～<13	≥13
治疗前血β-hCG（U/ml）	≤10^3	>10^3～10^4	>10^4～10^5	≥10^5
最大肿瘤大小（含子宫）	—	3～<5 cm	≥5 cm	—
转移部位	肺	脾、肾	肠道	肝、脑
转移病灶数目	—	1～4	5～8	>8
先前化疗失败	—	—	单药	2 种及以上药物

六、治疗

妊娠滋养细胞肿瘤的治疗以化疗为主，手术和放疗为辅。

考点：外阴恶性肿瘤、子宫肌瘤、早期宫颈癌、子宫内膜癌、子宫肉瘤以及早期卵巢癌的首选治疗方案均为手术治疗，妊娠滋养细胞肿瘤的首选治疗方案为化疗。

（1）化疗　目前临床上常用的一线化疗药物种类较多，包括放线菌素 D（KSM）、氟尿嘧啶（5-Fu）、甲氨蝶呤（MTX）、放线菌素-D（Act-D）、环磷酰胺（CTX）、长春新碱（VCR）、依托泊苷（VP-16）等。针对低危患者通常给予单药方案，而对高危患者则多采用联合化疗。

（2）手术　可有效清除病灶、减少肿瘤负荷并缩短化疗疗程，同时还可控制大出血等并发症。

（3）放疗　主要用于脑转移和肺部耐药病灶的治疗。

七、随访

严格随访：出院后第 3 个月进行首次随访，然后前 3 年内每 6 个月随访一次，第 3～5 年每年随访一次，随访时间总长 5 年。随访内容同葡萄胎。

临床病案分析

患者女,21岁,人工流产术后3个月,诉阴道不规则点滴流血3月,血β-hCG持续阳性。查体:贫血貌,子宫异常增大,活动度差,双侧附件无明显异常。诊断性刮宫后的组织病理学检查结果显示:大量的滋养细胞浸润及坏死出血,无任何绒毛结构。

(1)患者可能的诊断为什么?诊断依据是什么?

(2)治疗建议?

解析:

(1)患者的可能诊断为绒毛膜癌;贫血。

诊断依据:患者为育龄女性,人工流产术后3个月,主诉阴道不规则点滴流血3月,血β-hCG持续阳性。流产后血β-hCG水平一般在4周内降到正常范围,若4周后β-hCG仍居高不下或短暂下降后又升高,排除妊娠或前次妊娠物残留的可能性后,应考虑继发于非葡萄胎的妊娠滋养细胞肿瘤。查体:贫血貌,子宫异常增大,活动度差,双侧附件无明显异常。诊刮组织病理学检查结果显示:大量的滋养细胞浸润及坏死出血,无任何绒毛结构。

(2)结合血常规结果了解贫血程度,查血清β-hCG、B超检查、X线胸片、CT和MRI、组织学检查等明确分期及评分。治疗原则以化疗为主,手术和放疗为辅,治疗结束后严格随访。

第三节 胎盘部位妊娠滋养细胞肿瘤

重点	PSTT 的定义、临床表现、治疗原则
难点	PSTT 的病理、诊断
考点	PSTT 的诊断

速览导引图

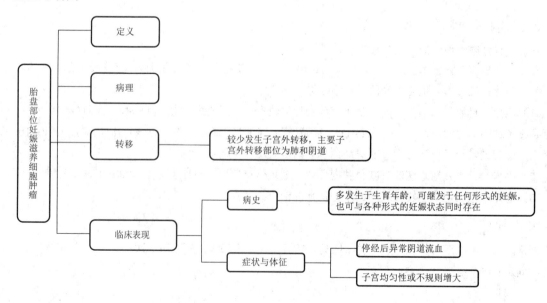

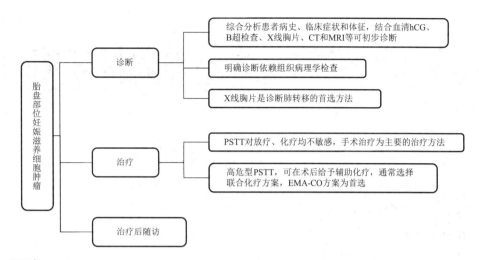

一、概述

胎盘部位妊娠滋养细胞肿瘤（placental site trophoblastic tumor，PSTT），是起源于胎盘种植部位，由形态单一的中间型滋养细胞组成的良性肿瘤，发病率为妊娠滋养细胞肿瘤中最低，预后较好。

二、病理

（1）大体所见　子宫体积轻、中度增大，子宫肌层内有大小不等的结节。可分为肿瘤突向宫腔的结节息肉型、局限于子宫肌层的肿块型、呈弥漫性生长并与肌层无明显分界的弥漫型。肿瘤切面呈黄色或褐色，可伴局灶型出血、坏死。

（2）镜下所见　无绒毛结构，主要由中间型滋养细胞组成，胞质丰富，核染色质深，核分裂较少。其病理特征为肿瘤细胞呈现单一或片状插入子宫平滑肌纤维之间，可扩散至离原发灶很远的部位，但平滑肌很少发生坏死；血管也存在明显浸润，PSTT 细胞团可出现在血管内皮下或形成腔内癌栓，导致血管部分或完全被肿瘤细胞占据，但血管轮廓仍保持完整，无明显出血。PSTT 细胞可分泌低水平的 $\beta-hCG$ 和 hPL。

三、临床表现

（1）多发生于生育年龄，可继发于任何形式的妊娠，也可与各种形式的妊娠状态同时存在。

（2）多表现为停经后不规则阴道流血和子宫均匀性或不规则增大。

（3）PSTT 较少发生子宫外转移，主要的子宫外转移部位为肺和阴道。远处转移的 PSTT 预后不佳。

四、诊断

（1）超声检查　B 型超声表现为子宫肌层内多个囊性结构或与子宫肌瘤表现类似，其内有血流信号。多普勒超声显示子宫血流异常丰富，整个肿瘤区域为显著的低阻抗血流。

（2）病理检查　确诊需病理组织学检查。刮宫获取的肿瘤样本可做组织学诊断，但要全面地对子宫肌层的侵犯深度和范围进行评估则需要手术切除的子宫标本。

五、治疗

PSTT 对放疗、化疗均不敏感，手术治疗为主要的治疗方法。

六、随访

随访内容同侵蚀性葡萄胎和绒癌。

（郭剑锋　王泽华）

第三十二章　生殖内分泌疾病

第一节　异常子宫出血

重点	异常子宫出血的病因、临床表现、治疗原则及方法
难点	异常子宫出血的治疗原则
考点	异常子宫出血的治疗原则及方法

速览导引图

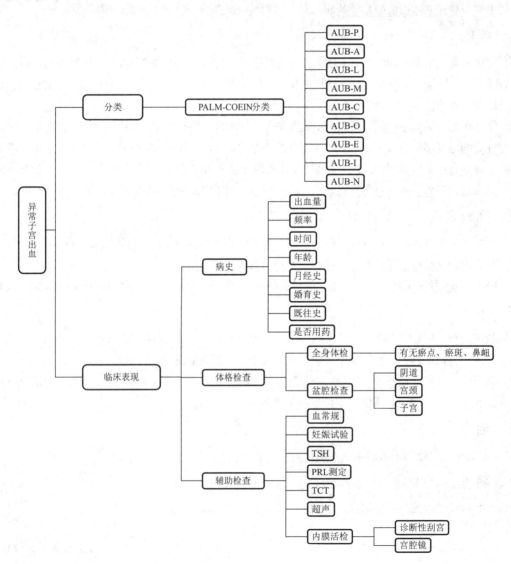

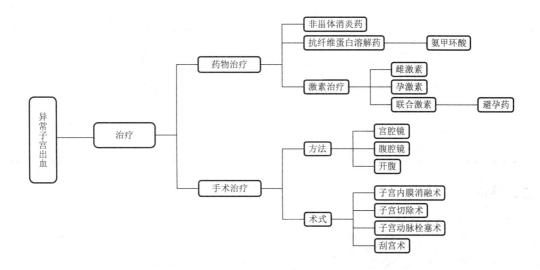

一、定义及分类

（1）异常子宫出血（abnormal uterine bleeding，AUB）是指与正常月经的周期频率、规律性、经期长度、经期出血量任何一项不符的，<u>源自子宫腔</u>的异常出血，30%出现在青春期及生育期的妇女，70%出现在围绝经期和绝经后的妇女。

（2）2014 年《异常子宫出血诊断与治疗指南》对正常和异常子宫出血的概念及术语的使用进行了规范（表 32−1）。

表 32−1　正常子宫出血（月经）与 AUB 术语的范围

月经的临床评价指标	术语	范围
周期频率	月经频发	<21 d
	月经稀发	>35 d
周期规律性（近 1 年的周期之间的变化）	规律月经	<7 d
	不规律月经	≥7 d
	闭经	≥6 个月无月经
经期长度	经期延长	>7 d
	经期过短	<3 d
经期出血量	月经过多	>80 ml
	月经过少	<5 ml

（3）FIGO《正常和异常子宫出血病因新分类系统（PALMCOEIN 系统）》见表 32−2。

表 32−2　FIGO 的 AUB 病因新分类系统−PALMCOEIN 系统分类

分类	致 AUB 疾病名称（英文）	简称
PALM（存在结构性改变）	子宫内膜息肉（endometrial polyp）	AUB−P
	子宫腺肌病（adenomyosis）	AUB−A
	子宫平滑肌瘤（leiomyoma）	AUB−L
	子宫内膜恶变和不典型增生（malignancy and hyperplasia）	AUB−M

续表

分类	致 AUB 疾病名称（英文）	简称
	全身凝血相关疾病（coagulopathy）	AUB－C
	排卵障碍（ovulatory dysfunction）	AUB－O
COEIN（无子宫结构性改变）	子宫内膜局部异常（endometrial）	AUB－E
	医源性（iatrogenic）	AUB－I
	未分类（not yet classified）	AUB－N

二、临床表现

1. 病史与体格检查

（1）病史　出血情况，如发病时间、出血量、持续时间、性质、流血前有无停经等是病史的重点。同时详细了解年龄、月经史、婚育史及避孕措施；有无慢性病史如肝脏疾病、血液系统及内分泌系统疾病等；药物使用史，尤其是外源性激素和抗凝药物；有无精神紧张、恐惧、忧伤等情绪影响正常月经的因素。

（2）体格检查　有无贫血、甲减、甲亢、多囊卵巢综合征及出血性疾病的阳性体征。妇科检查关注出血源，排除阴道、宫颈病变，了解子宫大小、形状及活动度。

2. 辅助检查

（1）血常规　了解是否有贫血症状及有无出血倾向。

（2）妊娠试验　有性生活史，排除是否由于妊娠引起的出血。

（3）甲状腺激素检查　疑有甲状腺疾病的患者（甲状腺结节，甲状腺功能异常）。

（4）催乳素水平　疑有高催乳激素水平者。

（5）宫颈液基细胞学检查　排除是否由于宫颈癌引起出血。

（6）盆腔超声检查　了解子宫大小，形态，内膜的厚度，是否有息肉或黏膜下肌瘤存在。

（7）出血性疾病筛查　排除由于血液系统疾病导致的异常子宫出血。

（8）子宫内膜活检　诊断性刮宫可明确子宫内膜的病理改变和止血；宫腔镜检查可以诊断子宫内膜息肉，黏膜下肌瘤和其他的子宫内膜异常，也可同时取组织进行病理检查。

三、治疗

1. 无排卵性异常子宫出血的一线治疗是药物治疗

青春期及生育年龄治疗以止血、调整周期为治疗原则，有生育者同时需要促排卵治疗；绝经过渡期治疗以止血、调整周期、减少经量、防止子宫内膜病变为治疗原则，常采用性激素止血和调整月经周期，必要时手术治疗。

2. COEIN 类的 AUB 常用药物治疗

（1）非甾体消炎药　抑制环氧化酶，降低前列腺素水平。血小板异常为该类药物的禁忌证。常用的药物有布洛芬、萘普生、甲芬那酸。

（2）抗纤维蛋白溶解药　减少纤维蛋白溶解，促进血凝块形成，常用的药物有氨甲环酸。

（3）激素治疗　激素治疗可以止血也可以调整周期。激素的使用可以雌、孕激素联合用药，也可以单用雌激素或者单用孕激素治疗。雌、孕激素联合用药使用的是第三代短效口服避孕药，如去氧孕烯炔雌醇片、炔雌醇屈诺酮片或炔雌醇环丙孕酮片。单雌激素制剂有苯甲酸雌二醇、结合雌激素、戊酸雌二醇、17β－雌二醇。单孕激素制剂常用的有黄体酮针剂及口服制剂、醋酸甲羟孕酮、甲地孕酮、炔诺酮。使用药物止血时，药物使用中若需要减量，则需要<u>逐步递减，不可减量过快</u>。

3. 手术治疗

（1）<u>手术治疗适用于药物治疗无效或因结构异常导致的出血，如子宫内膜息肉、子宫肌瘤、子宫内膜不典型增生及子宫内膜癌。</u>

（2）刮宫术：刮宫可迅速止血，并具有诊断价值，可了解子宫内膜病理，除外恶性病变。对于急性大出血、有子宫内膜癌风险、绝经过渡期、病程长的生育年龄患者应考虑使用刮宫术。

（3）子宫肌瘤导致的异常子宫出血者根据其生长的部位可通过开腹、腹腔镜、宫腔镜切除。

（4）子宫内膜息肉药物治疗无效时可通过宫腔镜电切或子宫内膜消融术。

（5）子宫内膜异位症难以手术治疗，对于其导致的异常子宫出血，若无生育要求，可通过子宫内膜电切术、消融术甚至子宫切除来治疗。

> ### 临床病案分析
>
> 　　患者女性，46岁，已婚，主诉"月经频发1年，不规则阴道流血30天"。患者月经初潮13岁，（5～6）天/（15～30）天，经量中等，无痛经，LMP：2018.6.5（就诊1个月前），出血自末次月经期至今一直未停止，表现为每日少量出血，无腹痛。孕2产1，避孕套避孕。体格检查：身高160 cm，体重60 kg，发育正常；妇科检查，外阴发育正常，阴道：其内见血迹，宫颈光滑，子宫附件未扪及异常。B超示子宫正常大小，内膜8 mm，附件区未见异常。性激素测定：FSH 20 U/L，LH 8 U/L，E_2 25 pg/ml，P 0.8 ng/ml。
>
> **思考**
>
> 　1. 根据以上病案信息，该患者的初步诊断及诊断依据是什么？
>
> 　2. 针对该患者目前情况，需要再做辅助检查是什么？下一步的治疗建议如何？
>
> **解析**
>
> 　1. 患者的初步诊断如下。异常子宫出血：排卵障碍。诊断依据是：患者年龄46岁，属于围绝经期的年龄；既往月经规律，但近1年月经频发，此次阴道流血约1月，不同于正常的月经；妇科检查及B超检查未发现器质性病变，排除器质性病变引起的出血；性激素测定：FSH 20U/L，LH 8 U/L，E_2 25 pg/ml，P 0.8 ng/ml，提示FSH升高，P值低，有卵巢功能下降，未排卵可能。
>
> 　2. 应进行的主要辅助检查是：妊娠试验排除怀孕可能；凝血功能的测定，了解是否有凝血功能异常情况；血常规了解是否因出血时间长导致贫血或感染。治疗建议：先止血，患者目前内膜有8 mm，但阴道出血量较少，采用单用孕激素的方法先止血，逐渐减量孕激素同时让内膜发生分泌反应，可在用药20天左右停药让子宫内膜彻底剥脱一次后，采用雌孕激素序贯疗法或者联合疗法规律月经周期。

第二节　闭　经

重点	闭经的原因，分类，治疗措施
难点	闭经原因及其分析的步骤
考点	闭经的原因及治疗

速览导引图

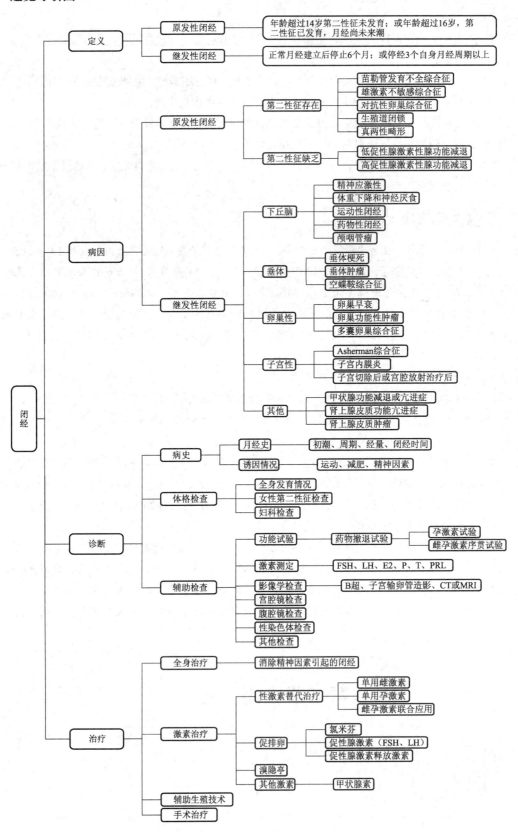

一、概述

（1）闭经（amenorrhea）表现为<u>无月经或月经停止 6 月以上</u>。根据既往有无月经来潮，<u>分为原发性闭经和继发性闭经</u>。

（2）<u>原发性闭经</u>（primary amenorrhea）指年龄超过 14 岁，第二性征仍未发育；或年龄超过 16 岁，第二性征已发育，月经还未来潮。

（3）<u>继发性闭经</u>（secondary amenorrhea）指正常月经已经建立，又出现的月经停止 6 个月及以上；或按自身原有月经周期计算停止 3 个周期以上者。

（4）引起闭经的疾病有<u>先天性、创伤性、感染性、内分泌失调、肿瘤及全身因素</u>六大类。

二、分类

1. 按病变的部位分类

<u>下丘脑性闭经、垂体性闭经、卵巢性闭经、子宫性闭经以及下生殖道发育异常导致的闭经。</u>

2. 按血清中促性腺激素水平高低分类

<u>高促性腺激素性闭经和低促性腺激素性闭经。</u>

3. 按照世界卫生组织（WHO）的分类

闭经归纳为<u>三型</u>。

（1）Ⅰ型　无内源性雌激素产生，促卵泡生成素（FSH）水平正常或低下，催乳素（PRL）水平正常，无下丘脑垂体器质性病变。

（2）Ⅱ型　有内源性雌激素产生，FSH 及 PRL 水平正常。

（3）Ⅲ型　FSH 升高，提示卵巢功能衰竭。

三、病因

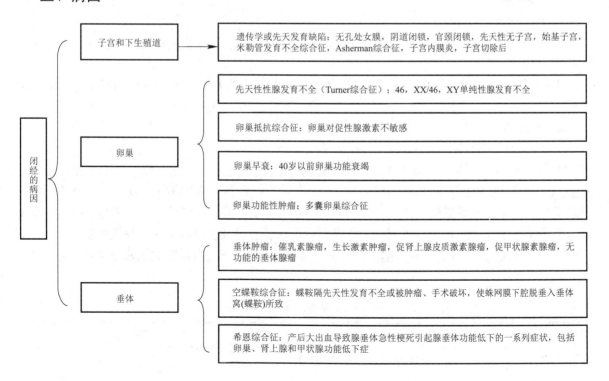

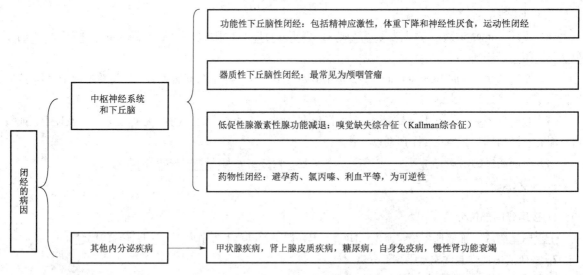

四、诊断

1. 病史

（1）了解有无先天性缺陷或其他疾病、家族史、生育史及产后并发症。

（2）详细询问月经史及第二性征发育情况，包括初潮年龄、月经周期、经期情况、经量等。

（3）发病前有无导致闭经的诱因，如精神因素、环境改变、体重增减、剧烈运动、各种疾病及用药影响等。

（4）询问闭经的伴随症状：头痛、视力障碍及恶心、呕吐等提示垂体或蝶鞍肿瘤可能。

2. 体格检查

包括全身检查、妇科检查。

（1）全身检查：发育营养状况、精神智力状态、身高、体重、第二性征（如毛发分布、乳房发育）、有无乳汁分泌等。

（2）妇科检查：注意外阴发育、阴毛分布、阴道及子宫发育情况，有无先天畸形，双侧附件有无肿物及炎症等。

3. 辅助检查

生育年龄妇女闭经首先需排除妊娠。

（1）功能试验　评估体内雌激素水平。如果病史及妇科检查已经明确为下生殖道发育异常，可不做此检查。先用孕激素试验，具体用法见表 32-3），停药后出现阴道出血，提示体内子宫内膜已受一定水平雌激素影响；若无出血，再用雌孕激素序贯试验，停药后发生阴道出血，提示子宫内膜功能正常，可排除子宫性闭经；无撤药性出血提示子宫内膜有缺陷或被破坏，考虑为子宫性闭经。行垂体兴奋试验：当血 FSH 与 LH 测定均低时，用 GnRH 刺激试验确定病变部位为垂体或下丘脑。

表 32-3　孕激素试验用药方法

药物	剂量	用药时间
黄体酮针剂	20 mg/次，1 次/日，肌内注射	5 天
醋酸甲羟孕酮	10 mg/次，1 次/日，口服	10 天

续表

药物	剂量	用药时间
地屈孕酮	10 mg/次，2 次/日，口服	10 天
微粒化黄体酮	100 mg/次，2 次/日，口服	10 天
黄体酮凝胶	90 mg/次，1 次/日，阴道	10 天

（2）激素测定　行 FSH、LH、PRL、P、E_2、T、促甲状腺激素（TSH）等激素测定，以协助诊断。

①FSH、LH 测定：出血期查 FSH＞40 IU/L（至少相隔 1 月，2 次及以上测定）提示卵巢功能衰竭；FSH＞20 IU/L，提示卵巢功能减退；若 FSH、LH 均＜5 IU/L，提示病变在下丘脑或者垂体，应进一步检查。

②PRL 及 TSH 测定：血 PRL＞25 ng/ml 提示为高催乳素血症，应进一步排除垂体肿瘤，TSH 升高，为甲状腺功能减退症。

③孕酮水平升高＞15.9 nmol/L，提示有排卵，闭经原因可能在子宫。

④睾酮水平高，提示可能为多囊卵巢综合征或卵巢支持-间质细胞瘤等。

⑤雌激素水平低：需要结合月经周期及 FSH、LH 水平来判断，若持续低下，提示卵巢功能不正常或者衰竭。

⑥抗苗勒管激素（anti-mullerian hormone，AMH）低：基础 AMH 水平在 0.5～1.1 ng/ml 之间，预示卵巢储备功能减退（diminished ovarian reserve，DOR）。

（3）影像学辅助检查

①盆腔超声检查：观察盆腔有无子宫和卵巢，子宫形态、大小及内膜厚度，卵巢大小、形态、卵泡数目等。

②子宫输卵管造影：了解有无宫腔病变和宫腔粘连。

③CT 或磁共振显像（MRI）：了解盆腔肿块和中枢神经系统病变性质，诊断卵巢肿瘤、下丘脑病变、垂体微腺瘤、空蝶鞍等。

（4）宫腔镜检查及子宫内膜活检　了解子宫内膜病变及有无宫腔粘连。

（5）腹腔镜检查　观察卵巢形态、子宫大小，对诊断多囊卵巢综合征等有一定价值。

（6）染色体检查　对鉴别性腺发育不全病因及指导临床处理有重要意义。

（7）基础体温测定　了解卵巢排卵功能。

（8）其他　胰岛素、多种雄激素（血睾酮、硫酸脱氢表雄酮、尿 17 酮等）测定、口服葡萄糖耐量试验（OGTT）、胰岛素释放试验、24 小时尿皮质醇或 1 mg 地塞米松抑制试验。

五、诊断步骤（图 32-2，图 32-3）

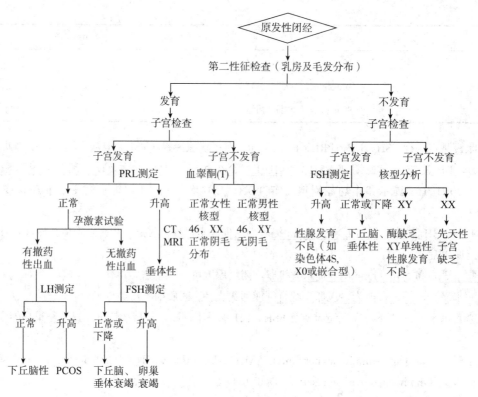

图 32-2　原发性闭经诊断步骤

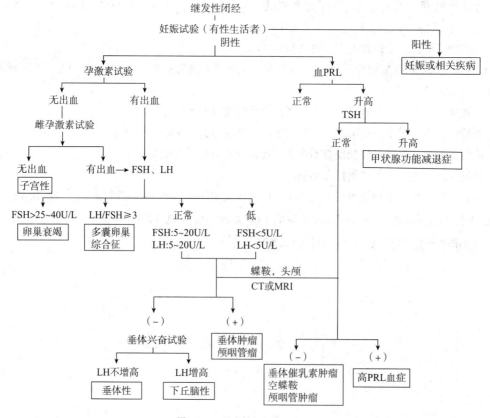

图 32-3　继发性闭经诊断步骤

六、治疗

1. 全身治疗

积极治疗全身性疾病，提高机体体质；供给足够的营养，维持标准体重；消除精神紧张和焦虑；运动性闭经者应适当减少运动量及训练强度。

2. 药物治疗

相应激素治疗以补充体内激素不足或拮抗激素过多。

（1）雌、孕激素替代治疗　子宫发育不良及卵巢功能衰竭者。常用人工周期替代卵巢激素，可单用雌激素、单用孕激素或雌孕激素联合。

（2）促排卵治疗　对于卵巢、垂体有正常反应，而下丘脑功能不足且有生育要求者，可以使用促排卵药物，如氯米芬、人绝经期尿促性腺激素（hMG）联合人绒毛膜促性腺激素（hCG）。

（3）溴隐亭　用于高催乳素血症及垂体微腺瘤患者。

（4）甲状腺素　适用于甲状腺功能低下症引起的闭经。

（5）肾上腺皮质激素　适用于先天性肾上腺皮质功能亢进所致闭经，一般用泼尼松或地塞米松。

3. 辅助生殖技术

对于有生育要求，诱发排卵后未成功妊娠的患者可采用辅助生殖技术治疗。

4. 手术治疗

针对各种器质性病因，采用相应的手术治疗。

生殖器畸形通过手术切开或成形，使经血流畅；Asherman 综合征用宫腔镜直视下先分离宫腔粘连，然后使用雌激素促进子宫内膜增殖修复。卵巢肿瘤一经确诊，应予手术治疗。

临床病案分析

患者女性，38 岁，已婚，主诉"停经 7 个月"。患者月经初潮 13 岁，（5～6）天/30 天，经量中等，无痛经，LMP：2017.12.5（就诊 7 个月前），孕 2 产 1，避孕套避孕。体格检查：身高 164 cm，体重 60 kg，发育正常；妇科检查未发现异常。B 超示子宫正常大小，内膜 3 mm，附件区未见异常。性激素测定：FSH 62 U/L，LH 35 U/L，E_2 25 pg/ml。

思考

1. 根据以上病案信息，该患者的初步诊断及诊断依据是什么？

2. 针对该患者目前情况，需要再做辅助检查是什么？下一步的治疗建议如何？

解析

1. 患者的初步诊断是闭经：卵巢早衰。诊断依据：患者月经规律，但已经停经 7 个月，达到闭经诊断标准；B 超发现内膜只有 3 mm，提示雌激素也低下；性激素测定：FSH 62 U/L，LH 35 U/L，E_2 25 pg/ml；提示 FSH 及 LH 升高，雌激素低下，卵巢功能衰退。

2. 应进行的主要辅助检查是：①采用性激素试验方法检查是否能够撤血，进一步排除子宫因素导致的闭经。②甲状腺及催乳激素检查，了解是否和甲状腺异常或者高催乳素血症相关。下一步治疗建议周期性联合雌孕激素序贯使用，调整月经，同时可以减少绝经后综合征症状，降低绝经后的各种风险，用药中定期评估用药风险情况。

第三节　多囊卵巢综合征

重点	多囊卵巢综合征的临床表现、诊断和治疗
难点	多囊卵巢综合征的诊断和治疗
考点	多囊卵巢综合征的诊断

速览导引图

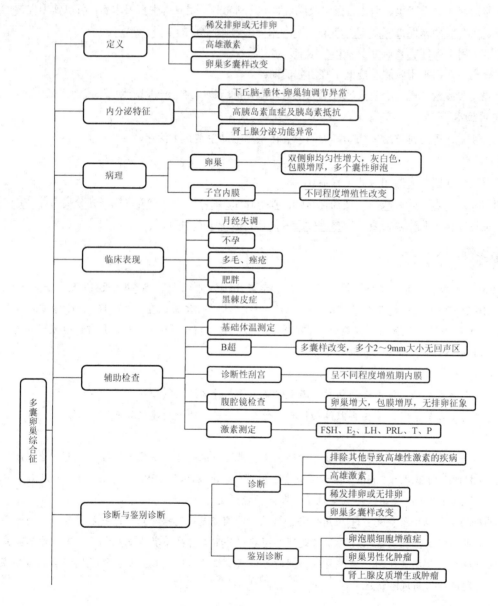

12 个周期可抑制毛发生长和治疗痤疮。

②醋酸甲羟孕酮：直接影响下丘脑 – 垂体轴，减少 GnRH 产生及促性腺激素的释放，降低雄激素和雌激素，用于治疗多毛症。

③促性腺激素释放激素激动剂（GnRHa）：常用于难于控制的高 LH 水平患者。

（2）降低血雄激素水平

①糖皮质激素：适用于 PCOS 过多雄激素为肾上腺来源或混合性来源者。

②螺内酯：抑制卵巢和肾上腺合成雄激素。

③醋酸环丙孕酮：与睾酮和双氢睾酮竞争受体，从而降低雄激素的生物效应。

（3）改善胰岛素抵抗　常使用胰岛素增敏剂，如二甲双胍。

（4）诱发排卵　在控制了雄激素及改善胰岛素抵抗后，适当促排卵，常用氯米芬。

3. 手术治疗

可腹腔镜下行卵巢打孔术或者卵巢楔形切除术，但目前一般不常用，因为手术操作可能潜在导致卵巢储备功能下降的风险，且单纯为治疗多囊卵巢综合征而手术导致的经济支出及对患者的创伤并不合算。

临床病案分析

患者女性，25 岁，已婚，主诉"月经不规律 3 年"。患者月经初潮 13 岁，（5～6）天/（40～50）天，LMP：2018.6.5（就诊 10 天前），经量中等，无痛经，避孕套避孕。体格检查：身高 154 cm，体重 70 kg，发育正常；颈部皮肤颜色偏褐色，触摸有柔软的感觉；下腹部正中腹白线见较粗的毛发生长。妇科检查未发现异常。B 超示子宫正常大小，内膜 3 mm，卵巢呈多囊样改变。性激素测定：睾酮 95 ng/ml，LH/FSH＞3。

思考

1. 根据以上病案信息，该患者的初步诊断及诊断依据是什么？

2. 针对该患者目前情况，需要再做辅助检查是什么？下一步的治疗建议如何？

解析

1. 患者的初步诊断是：多囊卵巢综合征。诊断依据是：患者有月经不规律，周期 40～50 天，属于稀发排卵；B 超发现卵巢呈多囊样改变；性激素检测睾酮 95 ng/ml，LH/FSH＞3，且体格检查中发现肥胖，颈部皮肤颜色偏褐色，触摸有柔软的感觉；下腹部正中腹白线见较粗的毛发生长，这些是雄激素过高、胰岛素抵抗的表现。

2. 应进行的主要辅助检查是：①进一步行超声检查双侧肾上腺，查脱氢表雄酮、硫酸脱氢表雄酮，雄烯二酮排除其他原因引起的雄激素过高。②通过 OGTT 实验进一步分析是否存在胰岛素抵抗表现。下一步治疗建议先合理饮食，加强锻炼，控制体重，再根据检查结果可以先用达英 –35 调整激素及月经周期。如有生育要求，可适当促排卵。胰岛素抵抗患者可加用二甲双胍。

第四节　痛　经

重点	痛经的原因、临床表现、诊断和治疗
难点	痛经的原因
考点	痛经的原因

速览导引图

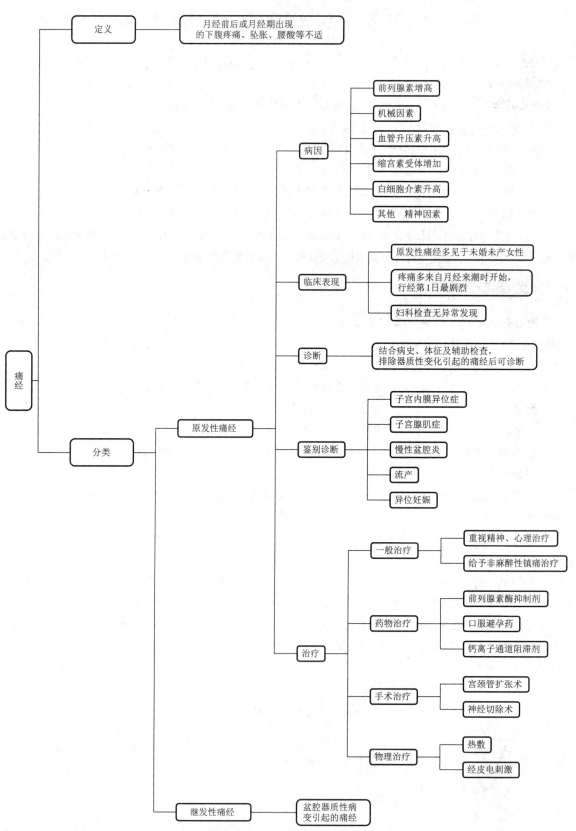

一、概述

（1）痛经（dysmenorrhea）为月经前后或月经期出现的下腹疼痛、坠胀、腰酸等不适。

（2）痛经分为原发性和继发性，原发性痛经是指不伴有盆腔器质性病变的痛经，占痛经90%以上。继发性痛经多由于子宫内膜异位症、子宫肌瘤、盆腔炎性疾病引起。本节仅介绍原发性痛经。

二、病因

（1）前列腺素　主要与子宫内膜前列腺素含量增高有关。

（2）机械因素　宫颈管狭窄或者子宫极度前屈或后屈。

（3）血管升压素　血管升压素升高导致子宫肌层和动脉平滑肌收缩加强引起痛经。

（4）白细胞介素　提高子宫平滑肌对疼痛的敏感性。

（5）其他因素　神经–精神因素等。

三、诊断

根据月经期下腹坠痛，妇科检查排除器质性病变，临床即可诊断。

四、鉴别诊断

主要与子宫内膜异位症相鉴别，子宫内膜异位症痛经多进行性加重，多有性交痛。

五、治疗

（1）一般治疗　重视精神、心理因素的治疗。

（2）药物治疗

①前列腺素合成酶抑制剂：减少前列腺素的合成，防止出现过强子宫收缩，常用药物有布洛芬。

②口服避孕药：抑制排卵从而抑制子宫内膜生长，减少前列腺素的合成。

③钙离子通道阻滞剂：可明显抑制缩宫素引起的子宫收缩。

（3）手术治疗　宫颈管扩张术适用于宫颈狭窄，经血流出不畅的患者；神经切除术适用于顽固性痛经。

（4）物理治疗　热敷、经皮电刺激可缓解痛经。

◦◦◦ 临床病案分析

　　患者女性，20岁，未婚，主诉"痛经6年"。患者月经初潮14岁，（5~6）天/30天，LMP：2018.6.5（就诊2天前），经量中等，自月经初潮出现痛经，表现为月经期第一天下腹坠胀不适明显，热敷腹部能减轻不适，第2~3天逐渐缓解。体格检查：身高154 cm，体重50 kg，发育正常；妇科检查外阴发育正常，因无性生活未行内诊。B超示子宫正常大小，内膜6 mm，其余未见异常。

思考

1. 根据以上病案信息，该患者的初步诊断及诊断依据是什么？

2. 针对该患者目前情况，需要再做辅助检查是什么？下一步的治疗建议如何？

解析

1. 患者的初步诊断是：原发性痛经。诊断依据是：患者月经规律，自月经初潮开始出现痛经，表现为月经期第1天下腹坠胀不适明显，第2~3天逐渐缓解，热敷腹部能减轻不适。妇科检查及B超检查未发现器质性病变。

2. 暂无进一步需要的辅助检查，下一步建议规律生活，合适锻炼，营养均衡，月经期避免体力劳动及过度运动，可以适当物理疗法（热敷）下腹部，疼痛明显时可以使用布洛芬镇痛。

第五节　经前期综合征

速览导引图

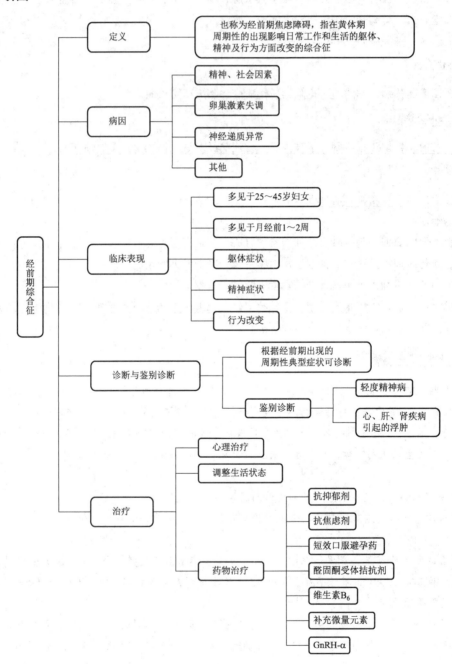

经前期综合征

- 定义 —— 也称为经前期焦虑障碍，指在黄体期周期性的出现影响日常工作和生活的躯体、精神及行为方面改变的综合征

- 病因
  - 精神、社会因素
  - 卵巢激素失调
  - 神经递质异常
  - 其他

- 临床表现
  - 多见于25～45岁妇女
  - 多见于月经前1～2周
  - 躯体症状
  - 精神症状
  - 行为改变

- 诊断与鉴别诊断
  - 根据经前期出现的周期性典型症状可诊断
  - 鉴别诊断
    - 轻度精神病
    - 心、肝、肾疾病引起的浮肿

- 治疗
  - 心理治疗
  - 调整生活状态
  - 药物治疗
    - 抗抑郁剂
    - 抗焦虑剂
    - 短效口服避孕药
    - 醛固酮受体拮抗剂
    - 维生素B$_6$
    - 补充微量元素
    - GnRH-α

一、概述

经前期综合征（premenstrual syndrome，PMS）是指反复在月经前周期性出现的<u>以情感、行为和躯体障碍为特征</u>，影响妇女日常生活和工作的综合征，<u>月经来潮后可自然消失</u>。

二、病因

（1）精神、社会因素　<u>情绪紧张会使原有症状加重</u>，提示可能与社会环境及患者心理相关。

（2）卵巢激素失调　是否由于孕激素不足导致经前期综合征尚无定论。

（3）神经递质异常　<u>内源性类阿片肽下降</u>，影响神经、精神及行为。

（4）其他　<u>5-羟色胺，单胺类活性改变及维生素 B_6 缺乏</u>。

三、诊断及鉴别诊断

根据经前期出现的周期性典型症状可诊断，<u>需要与轻度精神病及心、肝、肾等疾病引起的浮肿鉴别</u>。

四、治疗

（1）心理治疗　给予心理安慰剂疏导。

（2）调整生活状态　合理饮食及营养，限制高糖，高盐摄入。

（3）药物治疗

1）抗抑郁剂　<u>选择性的 5-羟色胺再摄取抑制剂</u>。

2）抗焦虑剂　<u>阿普唑仑经前期用药</u>。

3）短效口服避孕药　抑制排卵，降低月经周期内源性激素波动。

4）醛固酮受体拮抗剂　螺内酯可以减轻水、钠潴留。

5）维生素 B_6 　调节自主神经与下丘脑-垂体-卵巢轴的关系。

6）补充微量元素　补充钙、镁等微量元素。

7）促性腺激素释放激素激动剂　<u>抑制垂体功能而抑制排卵</u>，改善症状。

临床病案分析

患者女性，35岁，已婚，主诉"反复月经前焦虑，失眠6年"。患者月经初潮14岁，（5～6）天/30天，LMP：2018.6.5（就诊25天前），经量中等，无痛经，表现为月经来潮前1周出现紧张、焦虑、失眠。月经来潮后缓解，孕2产2，目前无生育要求。体格检查：身高160 cm，体重55 kg，发育正常；妇科检查正常。B超示子宫正常大小，内膜6 mm，其余未见异常。

思考

1. 根据以上病案信息，该患者的初步诊断及诊断依据是什么？

2. 针对该患者目前情况，需要再做辅助检查是什么？下一步的治疗建议如何？

解析

1. 患者的初步诊断是：经前期综合征。诊断依据是：患者反复月经前焦虑、失眠6年，表现为月经来潮前1周出现紧张、焦虑、失眠；月经来潮后缓解。妇科检查及B超检查未发现异常。

2. 暂无进一步需要的辅助检查，下一步建议规律生活，适当锻炼，营养均衡，月经前可以适当使用镇静药物。因患者无生育要求，也可以给予患者短效口服避孕药物，抑制排卵，降低内源性激素波动。

第六节　围绝经期综合征

速览导引图

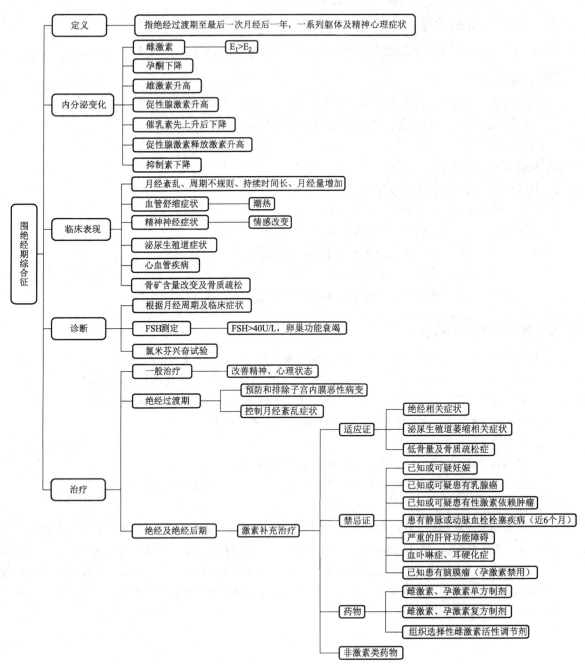

一、概述

（1）**绝经**是妇女生命进程中必然发生的生理过程，<u>指卵巢功能停止，永久性无月经状态</u>。

（2）<u>围绝经期是指女性自规律月经过渡到绝经的阶段，包括从出现卵巢功能下降有关的内分泌、生物学和临床特征起，至最后一次月经后 1 年</u>。

（3）围绝经期综合征指<u>妇女绝经前后出现性激素波动或减少所致的一系列躯体及精神、心理症状</u>。

二、内分泌变化

（1）雌激素　卵巢功能衰退，<u>雌激素分泌呈波动状态，整体呈逐渐减少趋势</u>，雌酮（E_1）高于雌二醇（E_2）。

（2）孕酮　在<u>绝经过渡期</u>，仍有少量孕酮分泌，绝经后无孕酮产生。

（3）雄激素　绝经前，卵巢产生的雄激素是睾酮和雄烯二酮，<u>绝经后，卵巢主要产生睾酮，导致睾酮较绝经前升高</u>。

（4）促性腺激素　绝经过渡期 FSH 升高，呈波动型，LH 可在正常范围。绝经后由于雌激素水平下降，对下丘脑及垂体的负反馈减弱，使 <u>FSH 和 LH 增加且 FSH 升高较 LH 更显著，约持续 10 年</u>，至老年期下降，但仍在较高水平。

（5）催乳激素　绝经过渡期催乳激素浓度升高。<u>绝经后催乳激素浓度降低</u>。

（6）<u>促性腺激素释放激素　GnRH 的分泌增加</u>。

（7）抑制素　绝经期妇女血抑制素浓度下降，较雌二醇下降早且明显，可能成为反映卵巢功能衰退更敏感的标志。

（8）抗苗勒管激素（AMH）　<u>绝经期血清基础 AMH 水平极低</u>。

三、临床表现

（1）月经紊乱　表现为<u>月经周期不规律、持续时间长、经量增加或月经稀发而逐渐绝经</u>。围绝经期及绝经后妇女出现异常子宫出血，要警惕子宫内膜癌、子宫颈癌、子宫肌瘤的发生。

（2）泌尿、生殖器官萎缩　主要表现为<u>外阴瘙痒、阴道干燥、性交困难、性欲低下、子宫脱垂及反复阴道感染</u>；出现排尿困难、尿痛、尿急等反复发生的尿路感染。

（3）血管舒缩功能障碍　<u>潮热、出汗、心悸、眩晕</u>等症状。

（4）精神–神经症状　<u>焦虑、抑郁、激动，喜怒无常、脾气暴躁、记忆力下降、注意力不集中、失眠多梦</u>等。

（5）心血管疾病　绝经后妇女代谢改变，血胆固醇水平升高，高密度脂蛋白/低密度脂蛋白比率降低，易发生动脉粥样硬化、心肌缺血、心肌梗死、高血压，伴头痛、眩晕、耳鸣等症状。

（6）骨矿含量改变及骨质疏松　绝经后妇女骨质吸收速度快于骨质生成，造成骨质疏松，骨小梁减少，骨折发生率增高。

（7）皮肤和毛发的变化　<u>皮肤胶原纤维丧失，皮肤皱纹增多加深</u>，皮肤变薄，甚至破裂。

四、诊断

结合病史、伴随症状及实验室检查，不难诊断。但围绝经期症状复杂，应仔细排除可能存在的器质性病变。

（1）FSH 值测定　<u>FSH＞40 IU/L 提示卵巢功能衰竭</u>。

（2）氯米芬兴奋试验　月经第 5 日起服用氯米芬，每日 50 mg，共 5 日，停药第 1 日测血 FSH，若 FSH

＞12 U/L，提示卵巢储备功能下降。

五、治疗

1. 一般治疗

心理治疗；适当加用镇静药物如艾司唑仑；谷维素调节自主神经；摄入足量蛋白质；坚持锻炼。

2. 绝经过渡期

预防和排除子宫内膜病变，采用药物控制月经紊乱，治疗原则同"异常子宫出血"。

3. 绝经及绝经后期

主要是绝经激素治疗（menopausal hormone therapy，MHT）。

（1）适应证及禁忌证 有绝经相关症状为适应证，需排除妊娠，乳腺癌，激素依赖性恶性肿瘤，活动性静脉或动脉血栓栓塞性疾病，严重的肝、肾功能障碍，血卟啉症，耳硬化症和脑膜瘤（孕激素禁忌）等。

（2）性激素药物治疗 尽量选用天然雌激素，剂量应个体化，以取最小有效量为佳。方案可有雌激素和孕激素的单方制剂（如戊酸雌二醇或 17 β-雌二醇、地屈孕酮片口服，雌二醇贴剂经皮使用，雌三醇乳膏经阴道使用）、雌孕激素的复方制剂（如二者序贯使用或者连续联合使用）、组织选择性的雌激素活性调节剂（替勃龙片）。

（3）性激素用药时间 卵巢功能开始减退并出现相关症状后可以开始用药，每年定期进行风险评估。

（4）性激素使用副作用及危险性 子宫出血需要排除内膜病变，对肝、肾功能的影响需要定期检查，单一使用雌激素者子宫内膜癌风险增高，是否增加乳腺癌的风险尚无定论。

（5）非激素类药物 可适当选择钙剂、维生素 D、降钙素、双磷酸盐类、植物雌激素和中药等。

临床病案分析

患者女性，49 岁，已婚，主诉"月经稀发 2 年，失眠、易怒 6 月"。患者月经初潮 14 岁，（5～6）天/30 天，LMP：2017.12.25（就诊半年前），近半年失眠明显，且多疑，易发脾气。孕 3 产 1。体格检查：身高 158 cm，体重 52 kg，发育正常；妇科检查正常。B 超示子宫正常大小，内膜 4 mm，其余未见异常。激素检查 FSH 52 U/L，LH 21 U/L，E_2 23 pg/ml。

思考

1. 根据以上病案信息，该患者的初步诊断及诊断依据是什么？

2. 针对该患者目前情况，需要再做辅助检查是什么？下一步的治疗建议如何？

解析

1. 患者的初步诊断是：围绝经期综合征。诊断依据是：患者 49 岁，月经稀发 2 年，开始出现不规律的表现，最后一次月经是半年前，近半年失眠明显，且多疑，易发脾气，符合围绝经期的表现。妇科检查及 B 超检查未发现异常。激素检查 FSH 52 U/L，LH 21 U/L，E_2 23 pg/ml，提示卵巢功能衰退，雌激素下降。

2. 进一步针对激素替代治疗的禁忌证询问病史，进行辅助检查，如血常规，肝、肾功能，凝血，肝、胆囊、胰腺、脾、肾脏的 B 超检查等。下一步建议规律生活，适当锻炼，营养均衡，可以给予合适的雌激素制剂（口服、皮贴均可）缓解症状。绝经后也可以采用组织选择性的雌激素活性调节剂（替勃龙片）调节症状。定期随访，评估风险。

第七节　高催乳素血症

重点	高催乳素血症的临床表现、诊断和治疗
难点	高催乳素血症的诊断及治疗
考点	高催乳素血症的诊断及治疗

速览导引图

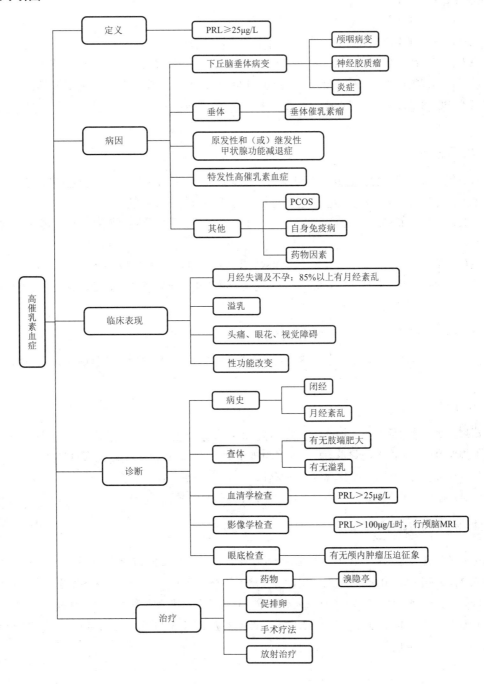

一、概述

高催乳素血症（hyperprolactinemia，HPPL）各种原因引起的血清催乳素（PRL）异常升高（一般>1.14 nmol/L，或 25 μg/L）。

二、病因和发病机制

1. 生理性高催乳素血症

夜间及睡眠时、黄体期、妊娠期和哺乳期、运动和应激刺激、性交、胎儿及新生儿可能出现血清催乳素升高。

2. 病理性高催乳素血症

（1）下丘脑－垂体病变　颅咽管瘤、神经胶质瘤、炎症等。

（2）垂体病变　垂体催乳素瘤最常见，1/3 患者为垂体微腺瘤。

（3）原发性和（或）继发性甲状腺功能减退症　促甲状腺素释放激素增多，刺激催乳素分泌。

（4）特发性高催乳素血症　血清 PRL 多为 60～100 μg/L，但无垂体或中枢神经系统疾病。

（5）其他 PCOS 患者、自身免疫病、药物（抗癫痫、抗抑郁、抗高血压、阿片类药物）也可导致 PRL 升高。

三、临床表现

（1）月经失调及不孕　轻度高值（<50 μg/L）者可能仅导致排卵前卵泡发育不良而引起黄体期缩短，导致不孕或流产；中度高值（50～100 μg/L）者多表现为月经稀发甚至闭经。

（2）溢乳：为本病特征之一。超过 50% 的高催乳素血症患者伴有溢乳，通常为乳白、微黄色或透明液体，非血性。

（3）头痛、眼花及视觉障碍　主要见于垂体腺瘤增大明显时，视神经受压所致。

（4）性功能改变：重度高值（>100 μg/L）者可导致典型的低促性腺激素、低雌激素并伴有生殖器官萎缩、性欲减退。

四、诊断

结合病史，全身查体，血清学检查（PRL>25 μg/L）可诊断，必要时检查颅脑磁共振、眼底以进一步明确原因。

五、治疗

（1）药物治疗　首选溴隐亭，为多巴胺受体激动剂，有恶心、头痛等不良反应；维生素 B_6 也可使用。

（2）促排卵治疗　多配合溴隐亭治疗不能成功排卵和妊娠的患者。常用氯米芬、hMG。

（3）手术疗法　适用于巨腺瘤出现压迫症状者。

（4）放射治疗　适用于非功能性肿瘤以及药物和手术治疗无效者。

临床病案分析

　　患者女性，31 岁，已婚，主诉"未避孕未孕 1 年，发现乳房溢乳 15 天"。患者月经初潮 13 岁，既往月经规律（5～6）天/30 天，LMP：2018.1.3（就诊 4 个月前），孕 0 产 0。体格检查：身高 158 cm，体重 50 kg，发育正常，双侧乳房及乳头发育正常，但挤压乳头见白色液体溢出；妇科检查正常。B 超示子宫正常大小，内膜 4 mm，其余未见异常。激素检查 FSH 5.2 U/L，LH 3.4 U/L，E_2 23 pg/ml，P 0.5 ng/ml，PRL 91 μg/L。

思考

1. 根据以上病案信息，该患者的初步诊断及诊断依据是什么？

2. 针对该患者目前情况，需要再做辅助检查是什么？下一步的治疗建议如何？

解析

1. 患者的初步诊断是：高泌乳素血症；原发性不孕症。诊断依据是：患者发现乳房溢乳15天，最后一次月经是4月前，提示目前有排卵障碍可能，且未避孕未孕1年，既往无妊娠史，有不孕的表现；双侧乳头见白色液体溢出。激素检查提示 PRL 91 μg/L。

2. 进一步询问病史，有无头痛、头晕、眼花、视力障碍情况，可考虑检查头颅磁共振以进一步明确诊断，下一步建议给予溴隐亭口服治疗，并定期随访观察血清泌乳素下降，是否恢复自发排卵，若泌乳素控制后仍无排卵，可以用促排卵药物治疗，并按照不孕症的处理原则跟踪治疗。

（胡丽娜　李　敏）

第三十三章　不孕症及辅助生殖技术

第一节　不孕症

重点	不孕症的原因，辅助检查方法
难点	不孕症的原因
考点	不孕症的原因

速览导引图

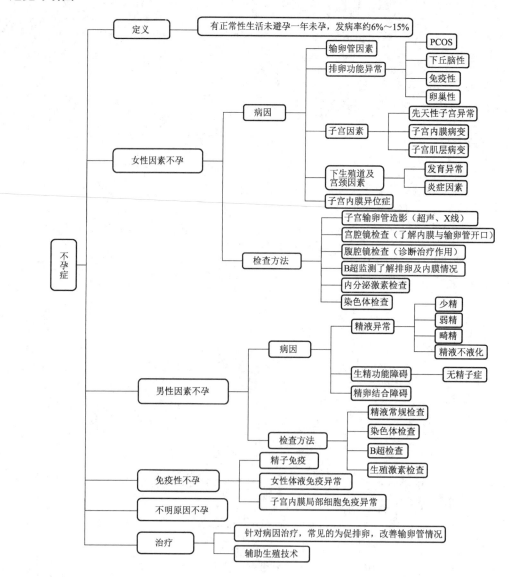

一、不孕的定义

（1）凡婚后未避孕、有正常性生活、夫妻同居 1 年未受孕者，称为不孕症（infertility）。

（2）未避孕从未妊娠者称为原发不孕；既往有过妊娠，而后不孕者，称为继发不孕。

（3）根据不孕的原因可以分为女性因素（40%～50%）、男性因素（25%～40%）、免疫因素（10%）、不明原因（10%）。

二、女性因素不孕

1. 输卵管因素

（1）病因 可分为感染性和非感染性，感染性较多见。

（2）临床表现 多数患者表现为亚临床感染的方式受累，仅有不孕的表现，无发热、腹痛等症状。

（3）辅助检查及评估 子宫输卵管通液术；X 线下子宫输卵管造影；超声子宫输卵管造影；宫腔镜检查；腹腔镜检查。

（4）治疗 根据输卵管阻塞的部位、程度选择合适的方法治疗。输卵管伞端粘连可选择腹腔镜治疗，近端阻塞选择宫腔镜下插管通液或导丝介入疏通，但对于阻塞严重者，建议直接采用 IVF 助孕。

2. 排卵功能异常

（1）病因

①下丘脑性 GnRH 释放异常：导致垂体及卵巢排卵功能障碍。

②垂体性：腺垂体分泌功能异常如垂体瘤，高泌乳素瘤。

③卵巢性：先天性性腺发育异常或继发性卵巢功能异常均可导致排卵障碍。

④多囊卵巢综合征：以持续无排卵、高雄激素、卵巢多囊样改变为特征。

（2）临床表现 闭经、月经不规则或者月经稀发，多囊卵巢综合征患者有痤疮、多毛、肥胖表现，高泌乳素血症患者可有闭经溢乳表现，部分患者可能第二性征发育不全。

（3）辅助检查

①基础体温测定：最简单方便的监测排卵的方法。

②宫颈黏液检查：雌激素作用下宫颈黏液拉丝度长，检查见典型的羊齿状结晶，排卵后，孕激素上升，宫颈黏液结晶变为椭圆体。

③B 超监测排卵：从月经 8～10 天开始监测，卵泡生长到直径 18～20 mm 左右发生排卵。

④内分泌激素检查：正常排卵时，排卵前 E_2 升高，出现 LH 高峰，排卵后孕激素逐渐上升。

⑤子宫内膜检查：卵泡期在雌激素作用下子宫内膜呈增生期改变，黄体期在孕激素的作用下子宫内膜呈分泌期改变。

⑥染色体检查：先天性性腺发育异常患者多伴有染色体的异常。

⑦其他：黄体酮试验、人工周期试验、垂体兴奋试验、氯米芬兴奋试验可用于鉴别不同原因的排卵异常。

（4）治疗 诱发排卵及其他对症治疗

①氯米芬：与垂体雌激素受体结合，反馈性诱导内源性促性腺激素分泌，使卵泡生长。

②来曲唑为芳香化酶抑制剂，可以阻断雌激素产生，进一步减少雌激素对下丘脑-垂体轴的负反馈，使内源性促性腺激素分泌增多，促进卵泡发育。

③促性腺激素：包括 FSH 和 LH，适用于下丘脑、垂体性无排卵。

④促性腺激素释放激素：脉冲式给药，促进 FSH 和 LH 的释放，从而促进卵泡发育。

⑤绒毛膜促性腺激素：结构与 LH 极相似，模拟内源性 LH 峰值作用，诱导卵母细胞成熟分裂和排卵发生。

⑥溴隐亭属多巴胺受体激动剂，能抑制垂体分泌催乳激素（PRL）。

3. 子宫因素

（1）病因

①先天性子宫发育异常：如缺如、单角子宫、双角子宫、纵隔子宫等。

②子宫内膜病变：子宫内膜息肉、黏膜下肌瘤、宫腔粘连。

③子宫肌层病变：子宫肌瘤、子宫腺肌症。

（2）临床表现

①子宫缺如：可表现原发性闭经。

②子宫畸形：可伴有不孕、流产、早产。

③子宫肌瘤、内膜息肉：可表现为经量增多、经期延长。

④宫腔粘连：患者表现为继发性经量减少或者闭经。

⑤子宫腺肌症患者表现为痛经、经量增多。

（3）辅助检查及评估

①B超检查：了解子宫形态，内膜厚度，有无息肉、肌瘤、粘连等。

②子宫输卵管造影：可以观察子宫病变如子宫发育不良、子宫畸形等。

③宫腔镜检查：直观地了解宫腔的形态及有无病变，也可取子宫内膜进行病理检查。

④腹腔镜检查：直接观察盆腔的结构，对于子宫发育异常有重要的诊断意义。

（4）治疗

可以通过宫腔镜行子宫纵隔切除术，黏膜下肌瘤电切术，宫腔粘连分离术，但对于双角子宫、单角子宫等畸形意义不大。

4. 下生殖道及宫颈

（1）病因　外阴发育异常，外阴阴道炎症，宫颈畸形，宫颈炎症，宫颈黏液异常。

（2）辅助检查　通过妇科检查明确外阴、阴道及宫颈有无发育异常。

（3）治疗　治疗阴道及宫颈炎症、下生殖道畸形。

5. 子宫内膜异位症

（1）病因　引起盆腔及输卵管周围粘连；卵巢内分泌功能及排卵功能异常；炎症因子影响卵子质量、受精卵着床，子宫内膜的异常影响子宫内膜容受性。

（2）临床表现　进行性痛经，子宫活动度欠佳。

（3）辅助检查及评估

①B超检查：B超可以发现卵巢上的巧克力囊肿。

②CA125：一般 CA125 增高，但低于 200 U/ml。

③腹腔镜检查：可以发现及治疗巧克力囊肿和盆腔粘连等。

（4）治疗　根据病情选择合适的治疗，药物治疗、手术治疗和辅助生殖治疗。

三、男性因素不孕

1. 病因

（1）精子异常　先天或后天原因所致精子异常，如无精、弱精、少精、精子发育停滞、畸精症等。

（2）精子输送异常　生殖器结核导致的输精管阻塞、外生殖器发育不良或勃起障碍、不射精、逆行射精等。

2. 精液常规检查

禁欲 3～7 天取男方精液化验，具体参考标准如下（表 33-1）。

表 33-1 WHO 人类精液检查与处理实验室手册（第 5 版）

参数	参考低值
体积（ml）	1.5（1.4～1.7）
精子总数（10^6/次）	39（33～46）
精子密度（10^6/ml）	15（12～16）
总活力（PR+NP，%）	40（38～42）
前向运动（PR，%）	32（31～34）
存活率（存活的精子，%）	58（55～63）
精子形态（正常形态，%）	4（3.0～4.0）
其他公认参考值	
pH	≥7.2
过氧化物酶阳性白细胞（10^6/ml）	<1.0
MAR 试验（混合凝集试验，%）	<50
免疫珠试验（被包裹的活动精子，%）	<50
精浆锌（μmol/次）	≥2.4
精浆果糖（μmol/次）	≥13
精浆中性葡萄糖苷酶（μmol/次）	≥20

四、免疫性不孕

包括精子免疫、女方体液免疫异常和子宫内膜局部细胞免疫异常。

五、不明原因不孕

经过男女双方检查未发现明确的导致不孕原因，可考虑通过人工授精或者 IVF 助孕治疗。

第二节 辅助生殖技术

重点	常用的辅助生殖技术的种类及 IVF-ET 步骤
难点	卵巢过度刺激综合征的临床表现及治疗
考点	常用的辅助生殖技术的种类

速览导引图

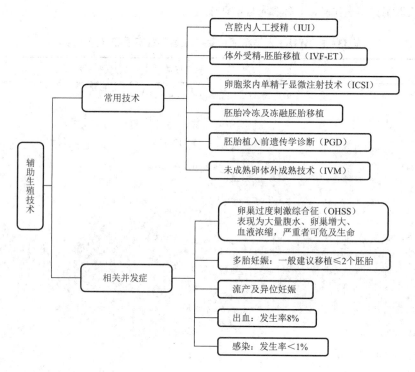

一、常用辅助生殖技术

（1）宫腔内人工授精（intrauterine insemination，IUI） 将精子通过非性交方式注入女性生殖道内，使其受孕的一种技术。其实施的前提条件是女方必须至少有一侧输卵管通畅。

（2）体外受精－胚胎移植（in vitro fertilization and embryo transfer，IVF－ET） IVF－ET 的主要步骤 ①控制性超促排卵；②B 超下取卵；③体外受精；④胚胎移植；⑤黄体支持。主要适用于输卵管性不孕症、不明原因性不孕、子宫内膜异位症、男性因素不育症、排卵异常等不孕症患者。

（3）卵胞浆内单精子显微注射 主要用于治疗重度少、弱、畸形精子症的男性不育患者，IVF－ET 周期受精失败也是 ICSI 的适应证。

（4）未成熟卵体外成熟技术（in vitro maturation，IVM）是模拟体内卵母细胞的成熟环境，将从卵巢采集的未成熟卵母细胞在体外培养，直至成熟的技术。

（5）胚胎冷冻及冻融胚胎移植 胚胎可以通过冷冻技术进行保存，选择合适的时机再解冻移植。

（6）胚胎植入前遗传学诊断 将体外受精第 5 日的囊胚取 1～2 个卵裂球或部分滋养细胞，进行分子遗传学检测，检出异常的胚胎，主要解决有严重遗传性疾病风险和染色体异常夫妇的生育问题。

二、辅助生殖相关并发症

（1）卵巢过度刺激综合征（ovarian hyperstimulation syndrom，OHSS）：在促排卵治疗中，OHSS 发生率为 20%，其中重度约 1%～10%，目前 OHSS 的机制尚不完全清楚，主要的病理生理变化是毛细血管通透性增加，体液大量外渗，导致腹腔积液、胸腔积液，同时伴有血液浓缩，肝肾功能损害，电解质紊乱等。治疗措施包括补液，保持血容量，纠正水、电解质平衡，出现脏器功能障碍的给予相应的对症治疗，胸、腹积液严重者可以穿刺放液解除压迫。

（2）卵巢扭转。

（3）多胎妊娠。

（4）流产及异位妊娠。

（5）出血。

（6）感染。

临床病案分析

　　患者女性，32 岁，因"未避孕未孕 3 年"就诊。患者既往月经正常，（3~4）天/（28~30）天，LMP：2018.6.2（月经第 3 天）经量少，无痛经。孕 2 产 0，与前男友有 2 次人流史，并诉第 2 次人流后有发热、下腹痛，诊断盆腔炎性疾病（急性期）并治疗 2 周，现在与丈夫结婚 3 年，性生活正常，一直未避孕。体格检查无异常，妇科检查：外阴及阴道正常，宫颈光滑，子宫前位，质中，无压痛，双侧附件区未扪及异常。

思考

1. 根据以上病案信息，该患者的初步诊断及诊断依据是什么？

2. 针对该患者目前情况，应进行的主要辅助检查是什么？下一步的治疗建议如何？

解析

1. 患者的初步诊断是：①继发性不孕症；②盆腔炎性疾病后遗症。诊断依据是：患者既往曾有过妊娠史，现在有规律的性生活超过 1 年未避孕，可以诊断继发性不孕症。患者有人流史，且有人流后出现的盆腔炎性疾病（急性期）的病史，虽然经过治疗，但可能导致盆腔炎性疾病后遗症，并进一步引起输卵管异常导致不孕。

2. 应进行的主要辅助检查是：①评估卵巢功能，患者目前正好在月经期，可以考虑检查性激素，苗勒管激素，通过 B 超了解双侧卵巢窦卵泡情况来评估卵巢功能。②月经干净后检查输卵管，了解输卵管是否通畅。③可以择期再进行卵泡监测，因为患者既往有 2 次人流史，且月经量少，需要了解子宫内膜情况，是否存在宫腔粘连。④患者丈夫需要检查精液，因为患者虽然既往妊娠 2 次，但均为与前男友妊娠，所以需要了解患者丈夫精液情况。⑤如果患者输卵管检查通畅，其余检查无异常，丈夫精液检查无异常，可以考虑行宫腔内人工授精；如果输卵管检查发现异常，如双侧输卵管堵塞，可以考虑选择体外受精–胚胎移植技术助孕，如果男方存在严重的少弱精子达到 ICSI 的标准，则可以使用ICSI 技术帮助受精。

（胡丽娜　李　敏）

第三十四章　计划生育

第一节　避　孕

重点	药物及宫内节育器避孕的原理、避孕药物的种类
难点	避孕药物的种类与区别
考点	药物及工具避孕的原理

速览导引图

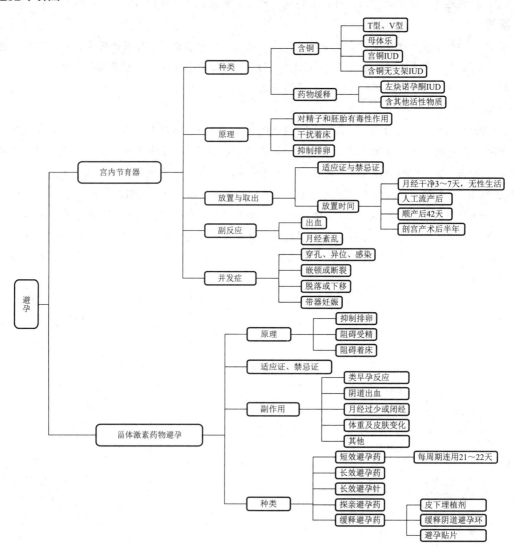

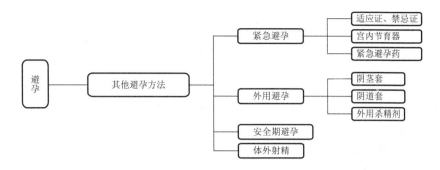

一、宫内节育器（intrauterine device，IUD）

1. 宫内节育器的种类

（1）惰性 IUD 第一代 IUD，由惰性材料如金属、硅胶、塑料等制成，国内主要为不锈钢圆环，于 1993 年停止生产使用。

（2）活性宫内节育器 第二代 IUD，内含有活性物质如铜离子（Cu^{2+}）、激素及药物等。含铜宫内节育器，在宫内持续释放具有生物活性、有较强抗生育能力的铜离子。从形态上分为 T 形、宫形、V 形等多种形态，避孕有效率均在 90% 以上，目前常用为带铜 T 形宫内节育器（TCu–IUD）、母体乐（MLCu–375）、宫铜 IUD、带铜 V 形宫内节育器（VCu–IUD）以及含铜无支架 IUD。含药宫内节育器主要是含孕激素 IUD 和含吲哚美辛 IUD，临床常用含左炔诺孕酮 IUD（LNG –IUD）。

2. 宫内节育器的作用机制

（1）局部组织对异物的反应而干扰受精卵着床。

（2）铜离子及局部炎症反应对精子和胚胎的毒性作用。

（3）活性 IUD 的避孕机制还与活性物质有关含孕激素的 IUD 可能影响内膜的分泌反应、宫颈黏液性状及排卵。

3. 宫内节育器放置术

（1）适应证 凡育龄妇女无禁忌证、要求放置 IUD 者。

（2）禁忌证 ①妊娠或妊娠可疑；②人工流产、分娩或剖宫产后有组织物残留或感染可能者；③生殖道炎症、盆腔结核；④生殖器肿瘤；⑤生殖器官畸形；⑥宫颈过松、过紧、重度陈旧性宫颈裂伤或重度子宫脱垂；⑦严重的全身性疾病；⑧宫腔深度＜5.5 cm 或＞9.0 cm（除外足月分娩后、大月份引产后）；⑨有铜过敏史。

（3）放置时间 ①月经干净 3～7 日；②人工流产后可以立即放置；③产后 42 日恶露已净，会阴伤口愈合，子宫恢复正常；④剖宫产术后半年放置；⑤含孕激素 IUD 在月经第 3 日放置；⑥自然流产于恢复月经后放置；⑦哺乳期放置应排除早孕；⑧性交后 5 日内放置为紧急避孕方法之一。

（4）术后注意事项及随访 ①术后休息 2 日，1 周内忌重体力劳动，2 周内忌性交及盆浴，保持外阴清洁；②术后第一年 1、3、6、12 个月进行随访，以后每年随访 1 次，特殊情况随时就诊；③随访内容包括妇科检查 IUD 尾丝及超声检查 IUD 位置。

4. 宫内节育器取出术

（1）适应证 ①计划再生育或已无性生活不再需避孕者；②放置期限已满需更换者；③围绝经期停经半年后或月经紊乱；④拟改用其他避孕措施或绝育者；⑤有并发症及副作用，经治疗无效；⑥带器妊娠。

（2）禁忌证 ①并发生殖道炎症时，先给予抗感染治疗，治愈后再取出 IUD；②全身情况不良或在疾病的急性期，应待病情好转后再取出。

（3）取器时间　①月经干净后 3～7 日为宜；②带器早期妊娠行人工流产同时取器；③带器异位妊娠术前行诊断性刮宫时，术中或术后取出；④子宫不规则出血者，随时可取出，同时需行诊断性刮宫，刮出组织送病理检查，排除子宫内膜病变。

5. 宫内节育器的副作用

（1）不规则阴道流血是常见的副作用，主要表现为经量增多、经期延长或少量点滴出血，一般不需处理，3～6 个月后逐渐恢复。

（2）白带增多或伴有下腹胀痛，根据具体情况明确诊断后对症处理。

6. 放置宫内节育器的并发症

（1）节育器嵌顿或断裂　由于节育器放置时损伤子宫壁或带器时间过长，致部分器体嵌入子宫肌壁或发生断裂，应及时取出。若取出困难，应在 B 超下、X 线直视下或在宫腔镜下取出。

（2）节育器下移或脱落　原因有：①操作不规范，IUD 放置未达宫底部；②IUD 与宫腔大小、形态不符；③月经过多；④宫颈内口过松及子宫过度敏感。

（3）节育器异位　原因有：①子宫穿孔，操作不当将 IUD 放到宫腔外；②节育器过大、过硬或子宫壁薄而软，子宫收缩造成节育器逐渐移位至宫腔外。确诊节育器异位后，应经腹或在腹腔镜下将节育器取出。

（4）带器妊娠　多见于 IUD 下移、脱落或异位。一经确诊，行人工流产同时取出 IUD。

（5）感染　无菌操作不规范，生殖道本来存在有感染，IUD 尾丝过长均可引起感染。

二、甾体激素药物避孕

药物避孕（hormonal contraception）指女性使用甾体激素达到避孕的目的，甾体激素成分是雌激素和孕激素。

1. 甾体激素避孕药的作用机制

（1）抑制排卵　负反馈抑制下丘脑，使 GnRH、FSH、LH 分泌减少。

（2）阻碍受精　改变宫颈黏液的性状。

（3）阻碍着床　改变子宫内膜形态和功能，不利于受精卵着床。

2. 适应证

健康的生育年龄的妇女排除禁忌证均可以服用。

3. 禁忌证

（1）严重心血管疾病、血栓性疾病不宜应用，如高血压、冠心病、静脉栓塞等。

（2）急、慢性肝炎或肾炎。

（3）恶性肿瘤、癌前病变。

（4）内分泌疾病　如糖尿病、甲状腺功能亢进症。

（5）哺乳期不宜使用复方口服避孕药，因雌激素可抑制乳汁分泌。

（6）年龄＞35 岁的吸烟妇女服用避孕药，增加心血管疾病发病率，不宜长期服用。

（7）精神病患者。

（8）有严重偏头痛，反复发作者。

4. 甾体激素避孕药的副作用及处理

（1）类早孕反应　食欲缺乏、恶心、呕吐、乏力、头晕等类似妊娠早期的反应，坚持服药数个周期后副作用自然消失。

（2）月经过少或闭经　下丘脑内源性激素被抑制，可出现月经量少情况；约 1%～2% 妇女发生闭经，常发生于月经不规则妇女，但需要排除合并妊娠患者。

（3）**不规则阴道流血**　多数发生在漏服避孕药后，少数未漏服避孕药也能发生。点滴出血不用处理，流血偏多者，每晚在服用避孕药同时加服雌激素直至停药。

（4）**体重及皮肤变化**　雌激素引起水钠潴留也是口服避孕药导致体重增加的原因之一，新一代口服避孕药屈螺酮炔雌醇片有抗盐皮质激素的作用，可减少水、钠潴留。

（5）**其他**　个别妇女服药后出现头痛、复视、乳房胀痛等，可对症处理，必要时停药做进一步检查。

5. 甾体激素避孕药的种类（表 34-1，表 34-2）

（1）**短效口服避孕药**（oral contraception OC）　包括复方短效口服避孕药及探亲避孕，普遍应用的是含雌孕激素的复方制剂。生育年龄无禁忌证的健康女性均可以服用。复方短效口服避孕药的主要作用为抑制排卵，正确使用避孕药的有效率接近 100%。

（2）**探亲避孕药**　又称事后避孕药。适用于短期探亲夫妇避孕，不受月经周期限制。

（3）**长效避孕针**　适用于对口服避孕药有明显胃肠道反应者。

（4）**缓释避孕药**　又称缓释避孕系统。目前常用的有皮下埋植剂、阴道避孕环、避孕贴片及含药的宫内节育器。

（5）**长效避孕药**　长效雌激素和孕激素配伍而成，长效雌激素储存于脂肪内缓慢释放。

表 34-1　常用的甾体激素复方短效口服避孕药

名称	雌激素含量（mg）	孕激素含量（mg）	剂型
复方炔诺酮片（避孕片 1 号）	炔雌醇 0.035	炔诺酮 0.6	22 片/板
复方甲地孕酮片（避孕片 2 号）	炔雌醇 0.035	甲地孕酮 1.0	22 片/板
复方避孕片（0 号）	炔雌醇 0.035	炔诺酮 0.3 甲地孕酮 0.5	22 片/板
复方去氧孕烯片	炔雌醇 0.03	去氧孕烯 0.15	21 片/板
复方孕二烯酮片	炔雌醇 0.03	孕二烯酮 0.075	21 片/板
炔雌醇环丙孕酮片	炔雌醇 0.035	环丙孕酮 2.0	21 片/板
屈螺酮炔雌醇片	炔雌醇 0.03	屈螺酮 3.0	21 片/板
左炔诺孕酮/炔雌醇三相片			21 片/板
第一相（1～6 片）	炔雌醇 0.03	左炔诺孕酮 0.05	
第二相（7～11 片）	炔雌醇 0.04	左炔诺孕酮 0.075	
第三相（12～21 片）	炔雌醇 0.03	左炔诺孕酮 0.0125	

表 34-2　其他女用甾体激素避孕药

类别	名称	孕激素含量（mg）	剂型	给药途径
探亲避孕片	炔诺酮探亲片	炔诺酮 5.0	片	口服
	甲地孕酮探亲避孕片 1 号	甲地孕酮 2.0	片	口服
	炔诺孕酮探亲避孕片	炔诺孕酮 3.0	片	口服
	53 号避孕药	双炔失碳酯 7.5	片	口服
长效避孕针	醋酸甲羟孕酮避孕针	醋酸甲羟孕酮 150	针	肌内注射
	庚炔诺酮注射液	庚炔诺酮 200	针	肌内注射

续表

类别	名称	孕激素含量（mg）	剂型	给药途径
皮下埋植针	左炔诺孕酮硅胶棒Ⅰ型	左炔诺孕酮36/根	6根	皮下埋植
	左炔诺孕酮硅胶棒Ⅱ型	左炔诺孕酮75/根	2根	皮下埋植
	依托孕烯植入剂	依托孕烯68/根	1根	皮下埋植
阴道避孕环	甲地孕酮硅胶环	甲地孕酮200或250	只	阴道放置
	左炔诺孕酮阴道避孕环	左炔诺孕酮5	只	阴道放置

三、其他避孕方法

（1）紧急避孕　无保护性生活后或避孕失败后几小时或几日内，妇女为防止非意愿性妊娠的发生而采用的补救避孕法，称为紧急避孕法（emergency contraception），其包括放置宫内节育器和口服紧急避孕药。

（2）外用避孕　包括避孕套（男性使用）、阴道套（女性使用）和外用杀精剂。

（3）安全期避孕　从生理角度看，排卵前后4～5日内为易受孕期，其余时间称为安全期，但此种方法并不可靠。

临床病案分析

患者女性，36岁，因"体检发现宫内节育器下移2天"就诊。患者既往月经正常，（3～4）天/（28～30）天，痛经明显。LMP：2018.5.2（就诊8天前）。现在月经干净3天。孕2产1，3年前采用宫内节育器避孕，2天前单位体检发现子宫腺肌病，子宫增大明显，宫内节育器下移至宫颈内口处。患者夫妇无继续生育要求。体格检查无异常，妇科检查：外阴及阴道正常，宫颈光滑，子宫前位，质软，无压痛，双侧附件区未扪及异常。

思考

1. 根据以上病案信息，该患者的初步诊断及诊断依据是什么？

2. 针对该患者目前情况，应进行的主要辅助检查是什么？下一步的治疗建议如何？

解析

1. 患者的初步诊断是：①宫内节育器下移；②子宫腺肌病。诊断依据是：患者既往明确的宫内节育器放置史，痛经明显。B超发现子宫腺肌病，子宫增大明显，宫内节育器下移至宫颈内口处。

2. 应进行的主要辅助检查是：①查血常规、凝血功能、艾滋梅毒指标了解患者一般状况是否良好；②检查白带了解是否有阴道炎症。下一步建议行宫内节育器取出术。因患者有子宫腺肌病，子宫增大明显，放置宫内节育器容易再次脱落或者下移，所以继续避孕的措施可以选择短效口服避孕药。

第二节　输卵管节育术

重点	输卵管节育术的禁忌证、手术方式及操作
难点	输卵管节育术的操作
考点	输卵管节育术的手术方式

速览导引图

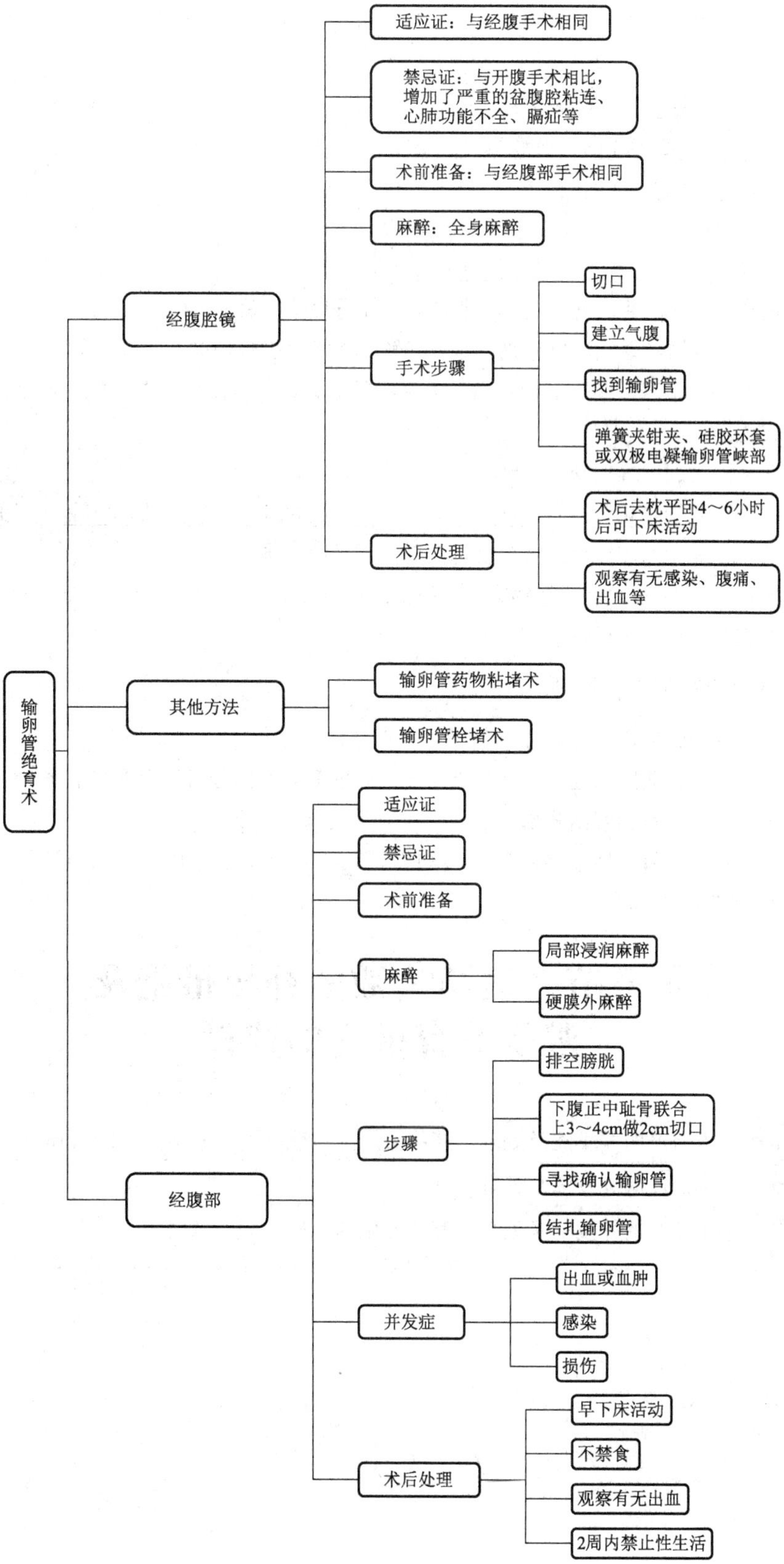
输卵管绝育术
经腹腔镜
适应证：与经腹手术相同
禁忌证：与开腹手术相比，增加了严重的盆腹腔粘连、心肺功能不全、膈疝等
术前准备：与经腹部手术相同
麻醉：全身麻醉
手术步骤
切口
建立气腹
找到输卵管
弹簧夹钳夹、硅胶环套或双极电凝输卵管峡部
术后处理
术后去枕平卧4～6小时后可下床活动
观察有无感染、腹痛、出血等
其他方法
输卵管药物粘堵术
输卵管栓堵术
经腹部
适应证
禁忌证
术前准备
麻醉
局部浸润麻醉
硬膜外麻醉
步骤
排空膀胱
下腹正中耻骨联合上3～4cm做2cm切口
寻找确认输卵管
结扎输卵管
并发症
出血或血肿
感染
损伤
术后处理
早下床活动
不禁食
观察有无出血
2周内禁止性生活

一、经腹输卵管节育术

（1）适应证　要求接受绝育手术且无禁忌证；患全身疾病不宜生育者。

（2）禁忌证

1）24 小时内 2 次体温达 37.5℃或以上。

2）全身状况不佳，如心力衰竭、血液病等，不能胜任手术。

3）患严重的神经官能症。

4）各种疾病急性期。

5）腹部皮肤有感染灶或患有急、慢性盆腔炎。

（3）手术前的准备　①手术时间的选择：非孕妇女在月经干净后 3～4 日。人工流产或分娩后宜在 48 小时。哺乳期或闭经妇女应排除妊娠后再行绝育术；②解除受术者思想顾虑，做好解释和咨询；③详细询问病史，并做全身检查与妇科检查，实验室检测阴道分泌物常规、血尿常规、凝血功能、肝功能等检查；④按妇科腹部手术前常规准备。

（4）麻醉采用局部浸润麻醉或硬膜外麻醉。

（5）手术方式　输卵管结扎有抽心包埋法、输卵管银夹法和输卵管折叠结扎切除法。抽心包埋法具有血管损伤少、并发症少、成功率高等优点，是目前广泛应用的手术方法。

（6）术后并发症　①出血或血肿；②感染；③损伤：解剖关系辨认不清或操作粗暴可致膀胱、肠管损伤；④输卵管复通：绝育有 1%～2%复通率。

二、经腹腔镜输卵管节育术

（1）适用证　同经腹输卵管结扎术。

（2）禁忌证　严重的盆腹腔粘连、心肺功能不全、膈疝等。余同经腹输卵管结扎术。

（3）术前准备　同经腹输卵管结扎术，受术者应取头低臀高仰卧位。

（4）手术方法　在腹腔镜直视下将弹簧夹或硅胶环置于输卵管峡部，以阻断输卵管通道。也可采用双极电凝法烧灼输卵管峡部 1～2 cm。

第三节　避孕失败的补救措施及避孕节育措施的选择

重点	手术流产的并发症及处理，药物流产的原理，不同避孕方式的选择
难点	手术流产的并发症及处理
考点	手术流产的并发症及处理，避孕措施的选择

速览导引图

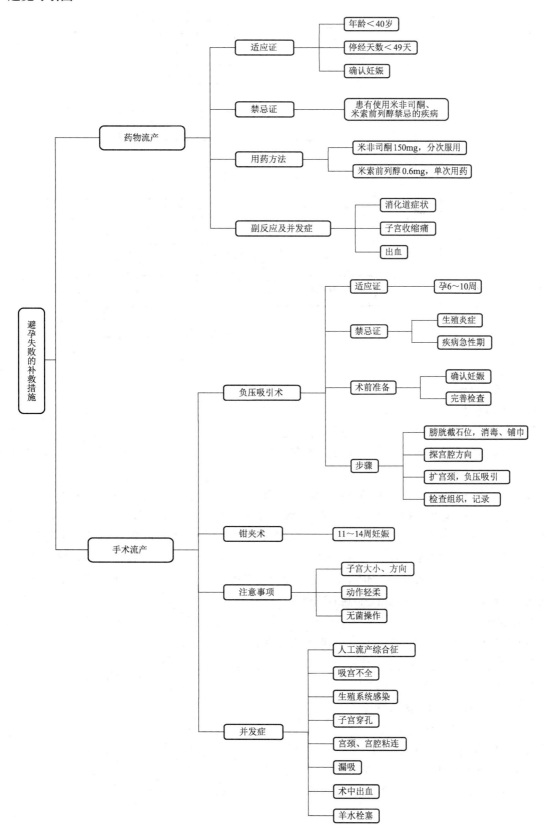

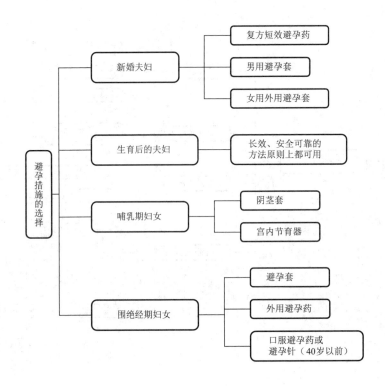

一、手术流产

1. 负压吸引术

（1）适应证　妊娠 10 周内要求终止妊娠而无禁忌证。

（2）禁忌证　生殖道炎症；各种疾病的急性期；全身情况不良，不能耐受手术；术前 2 次体温在 37.5℃以上。

（3）术前准备　①病史，全身检查及妇科检查；②确认妊娠；③解除患者思想顾虑。④排空膀胱。

（4）手术步骤　取膀胱截石位，消毒，双合诊复查子宫位置、大小，阴道窥器扩张阴道，消毒阴道及宫颈管，宫颈钳夹持宫颈前唇，探针探测宫腔方向及深度，宫颈扩张器扩张宫颈管，将吸管连接到负压吸引器上，将吸管缓慢送入宫底部，负压控制在 400～500 mmHg，按顺时针方向吸宫腔 1～2 圈，感到宫壁粗糙，提示组织吸净，将橡皮管折叠，取出吸管，用小号刮匙轻轻搔刮宫底及两侧宫角，检查宫腔是否吸净。将吸出物过滤，检查有无绒毛，未见绒毛需送病理检查。

2. 钳刮术

（1）用机械方法或者药物扩张宫颈，钳取胎儿或胎盘。

（2）适用于终止 11～14 周的妊娠。

3. 手术流产注意事项

（1）正确判断子宫方向及大小。

（2）扩张宫颈均匀用力。

（3）严格无菌操作。

4. 手术流产后处理

术前留医院观察阴道流血及腹痛情况，如无异常可回家休息。

5. 手术流产的并发症及处理

（1）吸宫不全　部分妊娠组织物残留在宫腔，无感染征象者应尽早行刮宫术，刮出物送病理检查。

（2）子宫穿孔　是人工流产术的严重并发症。手术时突然感到无宫底感觉或手术器械进入深度超过原来所测得深度，提示子宫穿孔，应立即停止手术，根据患者情况处理。穿孔小、无脏器损伤或内出血，手术已完成，可注射子宫收缩剂保守治疗，并给予抗生素预防感染，同时密切观察血压、脉搏等生命体征。若宫内组织未吸净，应由有经验医师避开穿孔部位，也可在 B 超引导下或腹腔镜下完成手术。破口大、有内出血或怀疑脏器损伤，应剖腹探查或腹腔镜检查，根据情况做相应处理。

（3）人工流产综合征　指手术时患者因疼痛或局部刺激出现恶心、呕吐、心动过缓、心律不齐、面色苍白、头晕、胸闷、大汗淋漓，严重者甚至出现血压下降、晕厥、抽搐等迷走神经兴奋症状。应立即停止手术，给予吸氧，一般能自行恢复。严重者可加用阿托品 0.5～1 mg 静脉注射。

（4）漏吸　施行人工流产术未吸出胚胎及绒毛而导致继续妊娠或胚胎停止发育，称为漏吸。一旦发现漏吸，应再次行负压吸宫术。

（5）感染　可发生急性子宫内膜炎、盆腔炎等，术后应预防性应用抗生素，口服或静脉给药。

（6）羊水栓塞　少见，往往由于宫颈损伤、胎盘剥离使血窦开放，为羊水进入创造条件，即使并发羊水栓塞，其症状及严重性不如晚期妊娠发病凶猛。

（7）远期并发症　宫颈粘连、宫腔粘连、慢性盆腔炎、月经失调、继发性不孕是人工流产的远期并发症。

二、药物流产

（1）定义　药物流产是用药物终止早孕的一种避孕失败的补救措施，必须在有抢救条件的医疗机构进行。目前临床应用的药物为米非司酮和米索前列醇，米非司酮是一种类固醇类的抗孕激素制剂，具有抗孕激素及抗糖皮质激素作用。米索前列醇是前列腺素类似物，具有子宫兴奋和宫颈软化作用。

（2）药物流产的适应证　①妊娠≤49 日，本人自愿，年龄＜ 40 岁的健康妇女；②血或尿 hCG 阳性，B 超确诊为宫内妊娠；③人工流产术高危因素者，如瘢痕子宫、哺乳期、宫颈发育不良或严重骨盆畸形；④多次人工流产术史，对手术流产有恐惧和顾虑心理者。

（3）药物流产的禁忌证　①有使用前列腺素药物禁忌证，如心血管疾病、青光眼、哮喘、癫痫、结肠炎等；②有使用米非司酮禁忌证，如肾上腺及其他内分泌疾病、妊娠期皮肤瘙痒史、血液病、血管栓塞等病史；③带器妊娠、异位妊娠；④其他，如过敏体质，妊娠剧吐，长期服用抗结核、抗癫痫、抗抑郁、抗前列腺素药等。

（4）用药方法　150 mg 米非司酮分次口服，服药第 1 日晨服 50 mg，8～12 小时再服 25 mg；用药第 2 日早晚各服米非司酮 25 mg；第 3 日上午 7 时再服 25 mg 后 1 小时口服米索前列醇 0.6 mg，用药前后空腹 1 小时。

（5）服药后应严密观察，极少数大量出血者需急诊刮宫终止妊娠。

三、避孕节育措施的选择

（1）新婚夫妇　首选复方短效口服避孕药。男用阴茎套也是较理想的避孕方法。

（2）哺乳妇女　阴茎套是哺乳期选用的最佳避孕方式，也可选用宫内节育器。

（3）生育后的妇女　各种避孕方法（宫内节育器、皮下埋植剂、复方口服避孕药、避孕针、阴茎套等）均适用，根据个人身体状况进行选择。

（4）围绝经期妇女　可采用阴茎套。原来使用宫内节育器无不良反应可继续使用，至绝经后半年取出。

临床病案分析

患者女性，32岁，因"停经45天"就诊。患者既往月经正常，（3~4）天/（28~30）天，LMP：2018.5.2，无痛经。孕2产2，有2次剖宫产病史，性生活正常，采用避孕套避孕+安全期避孕方式，此次月经延迟后自测尿 hCG（＋），患者夫妇无继续生育要求。体格检查无异常，妇科检查：外阴及阴道正常，宫颈光滑，子宫前位，质软，无压痛，双侧附件区未扪及异常。

思考

1. 根据以上病案信息，该患者的初步诊断及诊断依据是什么？

2. 针对该患者目前情况，应进行的主要辅助检查是什么？下一步的治疗建议如何？

解析

1. 患者的初步诊断是：①早期妊娠；②瘢痕子宫。诊断依据是：患者既往月经规律，现有明显停经史，避孕方式中有选择安全期避孕，并不可靠，且尿 hCG（＋），可以诊断妊娠。

2. 应进行的主要辅助检查是：①通过B超了解宫腔内是否能见到孕囊及孕囊的位置、大小情况，剖宫产切口情况。②查血常规、凝血功能、艾滋梅毒指标了解患者一般状况是否良好。③检查白带了解是否有阴道炎症。下一步建议终止妊娠，方式选择可以首先考虑药物流产，因为患者目前在妊娠49天内，既往有2次剖宫产病史，属于瘢痕子宫，手术操作有一定的风险。其次也可以选择负压吸引人工流产术，最好在B超介入下进行手术，减少子宫瘢痕处破裂风险。

（胡丽娜　李　敏）

第三十五章　妇女保健

一、妇女保健工作的意义和目的

意义：妇女保健是以维护和促进妇女健康为目的，"以保健为中心，临床为基础，保健与临床相结合，以生殖健康为核心，面向基层，面向群体"为工作方针，开展以群体为服务对象，做好妇女保健工作，保护妇女健康。

目的：通过积极的预防、普查、监护和保健措施，做好妇女各期保健以降低患病率，消灭和控制某些疾病及遗传病的发生，控制性传播疾病的传播，降低孕产妇和围生儿死亡率，促进妇女身心健康。

二、妇女各期保健

见表 35-1。

表 35-1　妇女各期保健

	保健内容
青春期	重视健康和行为方面的问题，以加强一级预防为主
婚前	为即将婚配的男女双方在结婚登记前所提供的保健服务，包括婚前医学检查、婚前卫生指导、婚前卫生咨询，以减少严重遗传性疾病患儿出生
生育期	维护生殖功能的正常，降低孕产妇和围生儿死亡率，以加强一级预防为重点
围生期	指一次妊娠从妊娠前、妊娠期、分娩期、产褥期、哺乳期为孕产妇和胎儿及新生儿的健康所进行的一系列保健措施，降低孕产妇和围生儿死亡率 包括：孕前保健、妊娠早期保健（注意防病防致畸）、妊娠中期保健（应仔细检查妊娠早期各种影响因素，评估首次产检结果）、妊娠晚期保健、分娩期保健（提倡住院分娩，高危孕妇应提前"五防"：防出血、防感染、防滞产、防产伤、防窒息；"一加强"：加强产时监护和产程处理）、产褥期保健（加强产后访视）、哺乳期保健
绝经过渡期	预防萎缩生殖器发生感染；防治月经失调，重视绝经后阴道流血；行提肛肌锻炼，以加强盆底组织的支持力；此期是妇科肿瘤的好发年龄，应每年定期体检；采用性激素补充疗法、补钙等方法防治绝经综合征、骨质疏松等
老年期	定期体格检查，加强身体锻炼，合理应用激素类药物，以利于健康长寿

此外，建立健全妇女疾病及防癌保健网，定期进行常见疾病和恶性肿瘤的普查普治，35 岁以上妇女每 1～2 年普查一次；开展计划生育技术咨询，普及节育科学知识，以妇女为中心，大力推广以避孕为主的综合节育措施；并重视女性心理健康。

三、妇女保健常用统计指标

妇女保健统计指标包括妇女病普查普治、孕产期保健和计划生育三大类。

（一）妇女病普查普治的常用统计指标

（1）妇女病患病率 = 期内患病人数/期内受检查人数 × 10 万/10 万。

（2）妇女病治愈率 = 治愈例数/患妇女病总例数 × 100%。

（3）妇女普查率 = 期内（次）实查人数/期内（次）应查人数 × 100%。

（二）孕产期保健指标

1. 孕产期保健质量指标

（1）高危孕妇发生率 = 期内高危孕妇数/期内孕（产）妇总数 × 100%。

（2）妊娠期高血压疾病发生率 = 期内患高血压人数/期内孕妇总数 × 100%。

（3）产后出血率 = 期内产后出血人数/期内产妇总数 × 100%。

（4）产褥感染率 = 期内产褥感染人数/期内产妇总数 × 100%。

（5）会阴破裂率 = 期内会阴破裂人数/期内产妇总数 × 100%。

2. 孕产期保健效果指标

（1）围生儿死亡率 =（孕 28 足周以上死胎数 + 生后 7 日内新生儿死亡数）/（孕 28 足周以上死胎数 + 活产数）× 1000‰。

（2）孕产妇死亡率 = 年内孕产妇死亡数/年内孕产妇总数 × 10 万/10 万。

（3）新生儿死亡率 = 期内生后 28 日内新生儿死亡数/期内活产数 × 1000‰。

（4）早期新生儿死亡率 = 期内生后 7 日内新生儿死亡数/期内活产数 × 1000‰。

（三）计划生育统计指标

（1）计划生育率 = 符合计划生育的活胎数/同年活产总数 × 100%。

（2）节育率 = 落实节育措施的已婚育龄夫妇任一方人数/已婚育龄妇女数 × 100%。

（3）绝育率 = 男和女绝育数/已婚育龄妇女数 × 100%。

此外，建立健全孕产妇死亡和危重症评审制度。孕产妇死亡及危重症评审制度主要包括对病例系统分析，及时发现问题，提出针对性的干预措施，降低孕产妇死亡率和孕产妇危急重症的发生。

（李志凌）

第三十六章 妇产科常用特殊检查

重点	产前筛查及诊断技术 宫颈脱落细胞 HPV DNA 及细胞学检测临床价值及筛查指南 妇科肿瘤标记物临床意义 宫颈活组织检查及锥切术、子宫内膜活组织检查及诊刮适应证 FSH、LH、PRL、E、P、T、β–hCG 等激素临床应用
难点	产前诊断技术、超声检查在妇产科领域中的应用
考点	妇科肿瘤标记物；宫颈或子宫内膜活检；女性内分泌相关激素在临床病例中的综合分析和运用

第一节 产前筛查和产前诊断常用检查方法

一、产前筛查技术

1. 非整倍体染色体异常的产前血清学筛查

目的是化验孕妇的血液来判断胎儿患病的危险程度，若结果显示高风险，应进一步确诊。

筛查时间及指标：

（1）早孕期（10～14 周）妊娠相关血浆蛋白 A（PAPP–A）、游离 β–hCG。

（2）孕中期（16～21 周）甲型胎儿蛋白（AFP）、绒毛促性腺激素（hCG）、游离雌三醇（uE$_3$）。

注意：需结合孕妇预产期、体重、年龄和孕周，计算出危险度。唐氏综合征患儿筛查率高达 60%～70%。其中，孕周需要采用胎儿超声指标（头臀长或双顶径）矫正。

2. 胎儿畸形超声筛查

（1）孕 9～14 周 胎儿颈项透明层厚度检查（NT）和胎儿鼻骨及严重胎儿畸形筛查。

（2）孕 22～24 周 胎儿系统筛查：详见本章第十节 超声检查在产科中的应用。

3. 无创产前检查技术（NIPT）

孕妇外周血血清中约有 1%～5% 的 DNA 来自胎儿，抽取孕妇外周血，提取游离 DNA，采用 DNA 测序技术，诊断染色体倍数异常和基因突变（21、18、13 – 三体等染色体异常）。

注意：不适合应用于孕妇本身染色体异常、多胎妊娠等。

二、有创产前筛查——羊水穿刺 DNA 检测

绝对适应证：NIPT 异常。相对适应证：35 岁高龄孕妇；夫妻一方有染色体病；超声畸形筛查异常。

1. 羊膜腔穿刺术

检查时间：妊娠 16～21 周。

注意：超声引导的羊水穿刺可能风险有羊水泄露、绒毛膜羊膜炎、流产等。

2. 绒毛穿刺取样（CVS）

检查时间：<u>妊娠 10～13 周。</u>

注意：有出现滋养细胞层细胞核型和胎儿细胞核型不符的风险。

3. 经皮脐血穿刺技术（PUBS）（又称脐带穿刺）

<u>主要特点：</u>胎儿血细胞培养 48 小时后即可快速染色体核型分析。

4. 胎儿组织活检

检查时间：妊娠早中期。

主要用于：<u>家族性遗传病的产前诊断。</u>

5. 胚胎植入前诊断（PGD）

对于某些遗传性疾病，可以采用体外受精方法，在植入前进行遗传学诊断；<u>应用于</u>囊性纤维变性、脆性 X 综合征、假肥大型营养不良症、常见的染色体数目异常等<u>遗传性疾病。</u>

第二节　羊水检查

羊水检查适应证如下。

（1）判断胎儿肺成熟度。

（2）妊娠早期感染某些病原体。

（3）细胞遗传学检查（染色体核型分析）、先天性代谢异常、基因病的产前诊断。

（4）协助诊断是否胎膜早破。

第三节　生殖道脱落细胞学检查

临床上常<u>通过检查生殖细胞脱落上皮细胞反映其生理和病理变化。生殖道上皮细胞受卵巢激素的影响出现周期性变化</u>，妊娠期亦有变化。因此，生殖道脱落细胞既可以反映体内性激素水平，又可以协助诊断生殖道不同部位的恶性肿瘤及观察其治疗效果，是一种简便、经济、实用的辅助诊断方法。

一、生殖道细胞学检查涂片种类

注意：采集标本前 <u>72 小时内禁止性生活、阴道检查、阴道灌洗及用药。</u>

（1）阴道涂片　了解卵巢或胎盘功能。

（2）宫颈刮片　早期筛查宫颈癌的重要方法。

（3）宫颈管涂片＋薄层液基细胞学检查（TCT）　TCT 所制备的单层细胞涂片，与常规制片方法比较，改善了样本收集率并使细胞均匀分布在玻片上；TCT 还可以一次取样多次重复制片并可供 HPV DNA 检测和自动阅片。

（4）宫腔吸片　疑宫腔内恶性病变，特别适合于绝经后出血妇女。

二、生殖道脱落细胞在内分泌检查方面的应用

成熟指数、致密核细胞指数、嗜伊红细胞指数和角化指数代表体内雌激素水平。

（1）成熟指数（MI）　是阴道细胞学卵巢功能检查最常用的一种。通常于显微镜下观察<u>计算 300 个鳞状上皮细胞</u>，求得各层细胞的百分率，按底层—中层—表层顺序写出。底层细胞百分率高称左移，提示不成熟细胞增加，雌激素水平下降；表层细胞百分率增加称右移，表示雌激素水平升高。有雌激素影响的涂片基本上无底层细胞；轻度影响者表层细胞＜20%；高度影响者表层细胞＞60%。

（2）致密核细胞指数（KI）　从视野中数 100 个表层细胞，计数其中致密核细胞，表层致密核细胞的百分率。指数越高，表示上皮细胞越成熟。

（3）嗜伊红细胞指数（EI）　表层红染细胞的百分率。在雌激素影响下出现红染表层细胞，用以表示雌激素水平。指数越高，提示上皮细胞越成熟。

（4）角化指数（CI）　表层嗜伊红致密核细胞的百分率，用以表示雌激素水平。

三、生殖道脱落细胞涂片用于妇科疾病诊断

目前少用，但在诊断生殖道感染性疾病方面仍具重要意义。

1. 闭经

阴道涂片见有正常周期性变化，提示闭经原因在子宫及其以下部位。中层和底层细胞多，表层细胞极少，无周期性变化，提示病变在卵巢。涂片表现不同程度雌激素低落或持续雌激素轻度影响，提示垂体或下丘脑或全身性疾病所引起的闭经。

2. 异常子宫出血

（1）无排卵性异常子宫出血。

（2）排卵性月经失调。

3. 流产

（1）先兆流产。

（2）稽留流产。

4. 生殖道感染性炎症

如细菌性阴道病、衣原体性子宫颈炎、病毒感染等。

四、生殖道脱落细胞用于妇产科肿瘤诊断

阴道细胞学诊断的报告形式主要有分级诊断和描述性诊断两种。目前我国大部分医院淘汰分级诊断（阴道细胞学巴氏 5 级分类法）。代之以 TBS 分类法及其描述性诊断。

1. 阴道细胞学巴氏分法

巴氏 I 级：正常；II 级：炎症；III 级：可疑癌；IV 级：高度可疑癌；V 级：癌。

2. TBS 分类法及其描述性诊断内容

1988 年美国制定了阴道细胞 TBS 命名系统。TBS 描述性诊断报告主要包括：

（1）未见上皮内病变细胞和恶性肿瘤。

（2）上皮细胞异常。

1）鳞状上皮细胞异常：①不典型鳞状细胞 ASC：无明确诊断意义的不典型鳞状细胞 ASCUS、不能排除高级别鳞状上皮内病变不典型鳞状细胞 ASC-H；②低度鳞状上皮内病变 LSILs：即 CIN I；③高度鳞状上皮内病变 HSILs：包括 CIN II、CIN III 和原位癌；④鳞状细胞癌。

2）腺上皮细胞改变：①不典型腺上皮细胞（AGC）：宫颈管细胞 AGC、子宫内膜细胞 AGC；②腺原位癌（AIS）；③腺癌。

3）其他恶性肿瘤：近年来，多主张三阶梯筛查，TCT 和 HPV 联合筛查，必要时行阴道镜检查、宫颈活检和病理学诊断。

第四节　宫颈脱落细胞 HPV DNA 检测

1. HPV 的生理特性

HPV 分为高危型和低危型。高危型与癌及癌前病变相关；低危型主要与轻度鳞状上皮损伤和泌尿生殖系统疣、复发性呼吸道息肉相关。

高危型 HPV 持续感染是促使子宫颈癌发生的最主要因素。

2. HPV 感染与子宫颈癌及其癌前病变的关系

高危型 HPV 持续感染是子宫颈癌发生的必要条件：①99.7%的子宫颈癌中都能发现高危型 HPV 感染。②HPV DNA 检测的滴度与子宫颈癌病变程度呈正相关。③HPV 感染与子宫颈癌的发生有时序关系，从感染开始至发展为子宫颈癌的时间间隔 10～15 年。

HPV16、18 型感染最普遍，没有明显的地区差异，但其他 HPV 型别的感染存在地区差异，HPV52、58 在中国及东亚妇女中检出率较高。HPV 的型别还与子宫颈癌的病理类型相关：子宫颈鳞癌——HPV16 感染率约为 56%，子宫颈腺癌——HPV18 感染率约为 56%。

3. HPV 检测的临床价值——预防和早期发现子宫颈癌及其癌前病变

（1）与细胞学检查联合或单独使用进行子宫颈癌的初筛，有效减少细胞学检查的假阴性结果。适用于大面积普查、初筛并聚焦高风险人群。2003 年《子宫颈癌筛查及早诊治指南》建议，有 3 年以上性行为或 21 岁以上有性行为的妇女应每年 1 次细胞学检查，连续 2 次细胞学正常可 3 年后复查；连续 2 次 HPV 检测和细胞学正常可 5～8 年后复查。

（2）根据 HPV 感染基因型预测受检者患子宫颈癌的风险，如 HPV16 或 HPV18 型患者其 ASCUS 或 LISL 转变为 CIN Ⅲ 的概率远高于其他 HPV 型别阳性或未检测出 HPV 者。

（3）对 ASCUS，应用 HPV 检测可进行有效的分流，仅高危型 HPV 检测阳性者需进行阴道镜及活检，将 CIN 从细胞学结果为 ASCUS 中有效检出。

（4）对宫颈高度病变手术治疗后的患者，HPV 检测可作为其疗效判断和随访监测的手段，预测其病变恶化或术后复发的风险。手术后 6～12 个月 HPV 检测阴性，提示病灶切除干净，可最大限度减轻患者的焦虑情绪；术后 HPV 检测阳性，提示有残存病灶及复发可能，需严密随访。

4. HPV 检测的推荐筛查策略

由于 HPV 感染在年轻妇女非常普遍，但大多数为一过性感染，所以对年轻妇女特别是青春期女孩不推荐 HPV 检测作为初筛。根据 WHO 的推荐，30～65 岁之间的妇女均应进行高危型 HPV 筛查，高危人群起始年龄应相应提前。具有高危因素（HIV 感染、器官移植、长期应用皮质激素）和已烯雌酚暴露史或细胞学结果≥ASCUS 的年轻妇女应进行 HPV DNA 检测，同时建议 HPV DNA 初筛检测应从 25～30 岁开始。细胞学和高危型 HPV DNA 检测均为阴性者，可将筛查间隔延长到 3～5 年。细胞学阴性而高危型 HPV 阳性者，可 1 年后复查细胞学和高危型 HPV DNA 检测；若 HPV16/HPV18 DNA 检测阳性，即使细胞学阴性也应该进一步行阴道镜检查，若为阴性，则 1 年后复查。

第五节 妇科肿瘤标记物检查

一、肿瘤相关抗原及胚胎抗原

1. 癌抗原 125（CA125）

（1）正常值 常用血清检测正常值 35 U/ml。

（2）临床意义 CA125 是目前国内外应用最广泛的卵巢上皮性肿瘤标志物之一。

①CA125 在多数卵巢浆液性腺癌表达阳性，在临床上广泛应用于鉴别诊断盆腔肿块、检测治疗后病情进展及判断预后等。持续 CA125 高水平预示术后肿瘤残留、肿瘤复发或恶化；若经治疗后 CA125 水平持续升高或一度降至正常水平随后再次升高，复发转移概率明显上升；持续 CA125＞35 U/ml，即使在二次探查时未发现肿瘤，很可能在腹膜后淋巴结群和腹股沟淋巴结已有转移。

②CA125 对子宫颈癌及子宫内膜癌的诊断也有一定敏感性，CA125 水平还与子宫内膜癌分期有关，当 CA125＞40 U/ml 时，有 90%可能肿瘤已侵及子宫浆肌层。

③子宫内膜异位症患者 CA125 水平偏高，但很少超过 200 U/ml，如果超过 200 U/ml，提示有部分恶变的危险。

2. NB/70K

（1）正常值 正常血清检测值为 50 AU/ml。

（2）临床意义 NB/70K 对卵巢上皮性肿瘤敏感性达 70%，早期卵巢癌有 50%阳性表达。NB/70K 与 CA125 的抗原决定簇不同，NB/70K 对黏液性腺癌也可表达阳性，因此在临床应用中可互补检测，提高肿瘤检出率，特别对卵巢癌患者早期诊断有益。

3. 糖链抗原 19－9（CA19－9）

（1）正常值 血清正常值为 37 U/ml。

（2）临床意义 CA19－9 在各种腺细胞肿瘤中均有表达，除对消化道肿瘤有标记作用外，对卵巢上皮性肿瘤也可阳性表达，卵巢黏液性腺癌阳性表达率达 76%，浆液性肿瘤为 27%。子宫内膜癌及子宫颈管腺癌也可阳性。

4. 甲胎蛋白（AFP）

（1）正常值 血清正常值为＜20 μg/L。

（2）临床意义 AFP 对卵巢恶性生殖细胞肿瘤尤其是内胚窦瘤的诊断及监视有较高价值。

5. 癌胚抗原（CEA）

（1）正常值 血浆正常阈值一般不超过 2.5 μg/L。当 CEA＞5 μg/L，可视为异常。

（2）临床意义 多种妇科恶性肿瘤如子宫颈癌、子宫内膜癌、卵巢上皮性癌、阴道癌及外阴癌等均可表达阳性，因此 CEA 对肿瘤类别无特异性标记功能。在妇科恶性肿瘤中，卵巢黏液性腺癌 CEA 阳性率最高。

6. 鳞状细胞癌抗原（SCCA）

（1）正常值 血浆 SCCA 正常值为 1.5 μg/L。

（2）临床意义 SCCA 对绝大多数鳞状上皮细胞癌均有较高特异性阳性表达。SCCA 水平与子宫颈鳞癌患者的病情进展、临床分期、淋巴结转移相关，SCCA 还可作为子宫颈癌患者疗效评定的指标之一。

7. 人睾丸分泌蛋白 4（HE4）

（1）正常值 常用血清检测正常值为 150 pmol/ml。

（2）临床意义 HE4 是上皮性卵巢癌肿瘤标志物，在浆液性卵巢癌和子宫内膜样卵巢癌中明显高表达。

二、雌激素受体 ER 与孕激素受体 PR

（1）正常值　细胞或组织匀浆参考值 ER 为 20 pmol/ml，PR 为 50 pmol/ml。

（2）临床意义　ER 和 PR 主要分布于子宫、子宫颈、阴道及乳腺等靶器官。ER、PR 在大量激素的作用下可影响妇科肿瘤的发生和发展。ER 阳性率在卵巢恶性肿瘤中明显高于正常卵巢组织及良性肿瘤，而 PR 则相反，说明卵巢癌的发生与雌激素的过度刺激有关，导致其相应的 ER 过度表达。子宫内膜癌的 ER 特点对于子宫内膜癌的发展及转归有较大关联性，特别是对于应用孕激素治疗子宫内膜癌具有指导价值。

三、妇科肿瘤相关的癌基因和肿瘤抑制基因

目前，国内外妇产科开展检测的肿瘤相关癌基因和肿瘤抑制基因主要有 *myc* 基因、*ras* 基因、*C－erb B2* 基因、*P53* 基因及其他肿瘤抑制基因。

第六节　女性生殖器活组织检查

女性生殖器活组织检查：在生殖器官病变处或可疑部位取小部分组织做病理学检查，简称活检。

常用取材方法：局部活组织检查、诊断性宫颈锥形切除或治疗性 LEEP 宫颈锥切术、诊断性刮宫或分段诊刮术、清宫术、以及组织穿刺检查。

一、活组织检查

（一）外阴活组织检查

1. 适应证

外阴色素减退疾病、外阴部赘生物、外阴道反复发作的溃疡及外阴特异性感染。

2. 禁忌证

外阴急性化脓性感染、月经期和疑恶性黑色素瘤时。

（二）阴道活组织检查

1. 适应证

阴道赘生物、阴道溃疡灶。

注意：尽量在月经干净 3～7 天内进行。

2. 禁忌证

急性生殖道炎症、月经期、3 日之内不洁性交者。

（三）宫颈活组织检查

1. 适应证

（1）宫颈脱落细胞学涂片检查巴氏Ⅲ级或Ⅲ级以上；宫颈脱落细胞学涂片检查巴氏Ⅱ级经抗感染治疗后仍为Ⅱ级；TBS 分类鳞状上皮细胞异常 LSIL 及以上者。

（2）阴道镜检查时反复可疑阳性或阳性者。

（3）疑有子宫颈癌或慢性特异性炎症。

2. 禁忌证

合并严重凝血功能障碍的出血性疾病、急性生殖道炎症、月经期。

注意：妊娠期最好在孕 12～14 周以上慎重进行。

3. 方法

在宫颈外口鳞－柱状交接处或特殊病理处取材。可疑子宫颈癌者选 3 点、6 点、9 点、12 点四处取材。

临床已明确为子宫颈癌，只为明确病理类型或浸润程度时可做单点取材。为提高取材准确性，可在阴道镜检查指引下行定位活检或在宫颈阴道部涂以碘溶液选择不着色区取材。

（四）子宫内膜活组织检查

可以间接反映卵巢功能，直接反映子宫内膜病变，判断子宫发育程度及有无宫颈管及宫腔粘连，为妇科临床常用的辅助诊断方法。

1. 适应证

（1）确定月经失调类型。

（2）检查不孕症病因。

（3）异常阴道流血或绝经后阴道流血，须排除子宫内膜器质性病变者。

2. 禁忌证

（1）急性亚急性生殖器炎症。

（2）可疑妊娠。

（3）严重内外科疾病或急性严重全身性疾病。

（4）体温＞37.5℃者。

3. 采取时间及部位

（1）了解卵巢功能，多在月经来潮6小时内取材，自宫腔前、后壁各取一条内膜；闭经如能排除妊娠则随时可取。

（2）功能失调性子宫出血者，疑为子宫内膜增生症，应于月经前1～2日或月经来潮6小时内取材；疑为子宫内膜不规则脱落，应于月经第5～7日取材。

（3）了解排卵者，应在月经来潮前1～2日取材。分泌相内膜，提示有排卵；内膜仍呈增生期改变，提示无排卵。

（4）疑子宫内膜结核，应于经前1周或月经来潮6小时内诊刮。诊刮前3日或术后4日每日肌肉注射链霉素及口服异烟肼，以防诊刮引起结核病灶扩散。

（5）疑子宫内膜癌者随时可取。

4. 方法

使用活检钳，以取到适量子宫内膜组织为标准；若用刮匙，可将刮匙送达宫底部，自上而下沿宫壁刮取（避免来回刮），夹出组织，置于无菌纱布上，再取另一条，收集全部组织固定于10%甲醛溶液中送病理检查。检查申请单要注明末次月经时间。

二、诊断性宫颈锥切术（冷刀宫颈锥切术）

1. 适应证

（1）宫颈刮片细胞学检查多次找到恶性细胞，而宫颈多处活检及分段诊刮病理检查均未发现癌灶者。

（2）宫颈活检为CINⅢ级或原位癌需要确诊，或可疑为早期浸润癌，为明确病变累及程度及决定手术范围者。

（3）CINⅠ级合并HPV高危型阳性、CINⅡ级有无HPV阳性，明确诊断是否有较高级的宫颈瘤内病变、切除宫颈癌前病变。

2. 禁忌证

急性亚急性生殖道炎症、有血液病等出血倾向、月经期、妊娠期。

3. 采取时间及部位

选择月经干净后3～7天内施行手术。宫颈涂碘或阴道镜检查指引下在病灶外或碘不着色区外 0.3～

0.5 cm 处，在宫颈表面做宫颈锥形切除，锥深 2.5 cm。

注意：诊断性宫颈锥切，要用冷刀，不宜用会烧焦组织、破坏边缘组织而影响病理检查结果和诊断的能量刀。治疗性宫颈锥切，可用 LEEP 刀等。

三、诊断性刮宫

简称<u>诊刮术，是诊断宫腔疾病最常采用的方法。</u>当怀疑同时有宫颈管病变时，需对宫颈管及宫腔分别进行分段诊断性刮宫术，简称<u>分段诊刮术</u>。

1. 一般诊断性刮宫

适应证、禁忌证、方法基本同子宫内膜活组织检查。

注意：宫颈内有组织残留或排卵障碍性异常子宫出血长期多量出血时，彻底刮宫有助于诊断，并能迅速止血。

2. 分段诊断性刮宫

<u>适应证</u>：分段诊刮多在出血时进行，适用于绝经后子宫出血或老年患者疑有子宫内膜癌或需要了解宫颈管是否被累及时。

3. 诊刮时注意事项

（1）不孕症或排卵障碍性子宫出血者应选择在月经前或月经来潮 6 小时内刮宫，以判断有无排卵或黄体功能不良。

（2）<u>出血、子宫穿孔、感染是刮宫的主要并发症。</u>

（3）疑子宫内膜结核，要特别注意刮子宫两角部，因该部位阳性率较高。

（4）术者在操作时反复刮宫，不但伤及子宫内膜基底层，甚至还刮出肌纤维组织，造成子宫内膜炎或宫腔粘连，应注意避免。

第七节　女性内分泌测定

一、下丘脑促性腺激素释放激素（GnRH）

<u>正常妇女月经周期中，最显著的激素变化是在中期出现排卵前 LH 高峰。至今很难直接测定外周血中含量很少且半衰期短的 GnRH。</u>

（一）GnRH 刺激试验

<u>原理</u>：黄体生成素释放激素（LHRH）对垂体促性腺激素的释放有兴奋作用，给受试者注射外源性 LHRH，如垂体功能良好，则促性腺激素水平反应性升高；垂体功能不良，则促性腺激素水平不升高或延迟升高。

<u>方法</u>：上午 8 时静脉注射 LHRH 100 μg，于注射前和后 15、30、60、90 分钟分别测定 LH 值。

1. 结果分析

（1）正常反应　LH 值比基础值升高 2~3 倍，高峰出现在 15~30 分钟。

（2）活跃反应　高峰值比基值升高 5 倍。

（3）延迟反应　高峰出现时间延迟于正常反应出现时间。

（4）无反应或低弱反应　LH 值处于低水平或稍有上升但不足基础值的 2 倍。

2. 临床意义

（1）青春期延迟　正常反应。

（2）垂体功能减退　无反应或低弱反应。

（3）下丘脑功能减退　延迟反应或正常反应。

（4）卵巢功能不全　FSH、LH 基值均＞30 U/L，GnRH 兴奋实验呈活跃反应。

（5）多囊卵巢综合征　活跃反应＋LH/FSH 比值≥2～3，呈活跃反应。

（二）氯米芬试验

原理：氯米芬具有弱雌激素作用，在下丘脑可与雌、雄激素受体结合，阻断性激素对下丘脑和（或）腺垂体促性腺激素的负反馈作用，引起 GnRH 释放。氯米芬试验可评估闭经患者下丘脑 – 垂体 – 卵巢轴的功能，鉴别下丘脑和垂体病变。如下丘脑病变，则对 GnRH 刺激试验有反应，而对氯米芬试验无反应。

方法：月经来潮第 5 日开始每日口服氯米芬 50～100 mg，连服 5 天，服药后 LH 可增加 85%、FSH 增加 50%。停药后 LH、FSH 即下降。若以后再出现 LH 上升达排卵期水平，诱发排卵为排卵型反应，排卵一般出现在停药后的第 5～9 日，若停药后 20 日不再出现 LH 上升为无反应。

二、垂体促性腺激素

促卵泡生成素（FSH）及黄体生成素（LH）生理作用的临床应用如下。

（1）鉴别闭经原因　FSH 及 LH 水平低于正常值，提示闭经原因在腺垂体或下丘脑。FSH 及 LH 水平均高于正常，提示病变在卵巢。

（2）监测排卵　测定 LH 峰值可以估计排卵时间及了解排卵情况，有助于不孕症的诊断及研究避孕药物的作用机制。

（3）诊断性早熟　鉴别真性性早熟或假性性早熟。前者由促性腺激素分泌增多引起，且 FSH 和 LH 呈周期性变化；后者 FSH 及 LH 水平均较低，且无周期性变化。

三、垂体催乳素（PRL）

PRL 的主要功能是促进乳房发育及泌乳，可与卵巢类固醇激素共同作用促进分娩前乳房导管及腺体发育。

临床应用如下。

（1）闭经、不孕及月经失调者，无论有无溢乳均应测 PRL，以除外高催乳素血症。

（2）头痛患者伴 PRL 异常，应检查头颅 CT 或 MR 了解是否有垂体催乳素瘤。

（3）PRL 水平升高还见于性早熟、原发性甲状腺功能低下症、卵巢早衰、黄体功能欠佳、长期哺乳、神经精神刺激、药物因素等；PRL 水平降低多见于垂体功能减退、单纯性催乳素分泌缺乏症等。

（4）10%～15%多囊卵巢综合征患者表现为轻度高催乳素血症（雌激素持续刺激所致）。

四、雌激素

临床应用如下。

1. 监测卵巢功能（测定血 E_2 或 24 小时尿总雌激素水平）

（1）鉴别闭经原因　激素水平符合正常周期变化，表明卵泡发育正常，考虑子宫性闭经；雌激素水平偏低，闭经原因可能为卵巢功能低下或药物影响而致的卵巢功能抑制，也可见于下丘脑 – 垂体功能失调、高催乳素血症等。

（2）诊断有无排卵　无排卵时雌激素无周期性变化，常见于排卵障碍性异常子宫出血、多囊卵巢综合征等。

（3）监测卵泡发育　应用药物诱导排卵时，血 E_2 作为监测卵泡发育、成熟的指标之一，指导 hCG 用药及确定取卵时间。

（4）诊断女性性早熟　临床多以 8 岁以前出现第二性征发育诊断性早熟，血 E_2 升高＞275 pmol/L 为诊断性早熟的激素指标之一。

（5）协助诊断多囊卵巢综合征。

2. 监测胎儿 – 胎盘单位功能

妊娠期 E_3 主要由胎儿 – 胎盘单位产生，测定孕妇尿 E_3 反映胎儿胎盘功能。妊娠 36 周后 E_3 连续多次均 < 37 nmol/24 h 尿，或骤减 > 30% ~ 40%，提示胎盘功能减退；E_3 < 22.2 nmol/24 h 尿，或骤减 > 50%，提示胎盘功能显著减退。

五、孕激素

临床应用如下。

（1）排卵监测：血孕酮 > 15.9 nmol/L，提示有排卵。注意：若孕酮水平符合有排卵，而无其他原因的不孕患者，需除外黄素化未破裂卵泡综合征。

（2）评价黄体功能：黄体期血孕酮低于生正常值，提示黄体功能不足；月经来潮 4 ~ 5 日血孕酮仍高于生理水平，提示黄体萎缩不全。

（3）辅助诊断异位妊娠：异位妊娠时，孕酮较低，如孕酮 > 78 nmol/L（25 ng/ml），基本可除外异位妊娠。

（4）辅助诊断先兆流产：孕 12 周内，孕酮水平低，早期流产风险高。

（5）观察胎盘功能：妊娠期胎盘功能减退时，血孕酮水平下降。血孕酮 ≤ 15.6 nmol/L（5 ng/ml），提示为死胎。

（6）孕酮替代疗法的监测：孕早期切除黄体侧卵巢后，应用天然孕酮代替疗法时应监测血清孕酮水平。

六、雄激素

女性体内雄激素由卵巢及肾上腺皮质分泌。

临床应用如下。

（1）卵巢男性化肿瘤　女性短期出现进行性加重的雄激素过多症状及雄激素升高。

（2）多囊卵巢综合征　睾酮通常不超过正常范围上限 2 倍，雄烯二酮常升高，脱氢表雄酮正常或轻度升高。血清雄激素水平也可作为评价疗效的指标之一。

（3）肾上腺皮质增生或肿瘤　血清雄激素异常升高。

（4）两性畸形　男性假两性畸形及真两性畸形，睾酮在男性正常范围内；女性假两性畸形则在女性正常范围内。

（5）女性多毛症　睾酮正常时，多系毛囊对雄激素敏感所致。

（6）应用雄激素制剂或有雄激素作用的内分泌药物，用药期间有时需监测雄激素。

（7）高催乳素血症　女性有雄激素过多症状和体征，但雄激素在正常范围，应测催乳素。

七、人绒毛膜促性腺激素（hCG）

临床应用如下。

1. 妊娠诊断

血 hCG < 3.1 μg/L 为妊娠阴性，> 25 U/L 为妊娠阳性；正常妊娠 6 ~ 8 周时，其值每日应以 66% 的速度增长，若 48 小时增长速度 < 66%，提示妊娠预后不良。可用于早早孕诊断。

2. 异位妊娠

血尿 hCG 维持在低水平，间隔 3 日无成倍上升。

3. 妊娠滋养细胞疾病的诊断和监测

（1）葡萄胎　血 hCG 经常 > 100 kU/L，且子宫 ≥ 妊娠 12 周大小，hCG 维持高水平不降或持续上升，提示葡萄胎。

（2）妊娠滋养细胞肿瘤　葡萄胎清宫后 hCG 下降缓慢或下降后又上升或足月产、流产和异位妊娠后 4 周以上，hCG 仍持续高水平或下降后又上升，排除妊娠物残留，可诊断妊娠滋养细胞肿瘤。hCG 下降也与妊娠滋养细胞肿瘤治疗有效性一致，在化疗过程中，应每周检测 hCG 一次，连续 3 次阴性，为停止化疗的标准。

4. 性早熟和肿瘤

最常见的是下丘脑或松果体胚细胞的绒毛膜瘤或肝胚细胞瘤以及卵巢无性细胞瘤、未成熟畸胎瘤分泌 hCG 导致性早熟。分泌 hCG 的肿瘤尚见于肠癌、肝癌、肺癌、卵巢腺癌、胰腺癌、胃癌，在成年妇女引起月经紊乱。

八、人胎盘生乳素（hPL）

hPL 主要生理作用是促进胎儿生长发育及母体乳腺腺泡发育等。

临床应用如下。

（1）监测胎盘功能　妊娠晚期连续动态检测 hPL 可以监测胎盘功能，于妊娠 35 周后多次测定血清 hPL 值均<4 mg/L 或突然下降 50%以上，提示胎盘功能减退。

（2）糖尿病合并妊娠　hPL 水平与胎盘大小成正比，如糖尿病合并妊娠时胎盘较大，hPL 值可能偏高。

九、口服葡萄糖耐量试验（OGTT）——胰岛素释放试验

原理：葡萄糖是最强的胰岛素分泌刺激物，在 OGTT 同时测定血浆胰岛素，能了解胰岛 B 细胞功能及有无胰岛素抵抗。

方法：禁食 8～12 小时，清晨空腹取静脉血检测空腹血糖及胰岛素，于口服 75 g 葡萄糖后 60 分钟、120 分钟、180 分钟分别取静脉血，测定血糖及胰岛素水平。

结果分析

（1）正常反应　正常基础血浆胰岛素为 5～20 mU/L。口服葡萄糖 30～60 分钟上升至峰值（基础值 5～10 倍，多数为 50～100 mU/L），然后逐渐下降，3 小时后降至基础水平。

（2）胰岛素分泌不足　空腹胰岛素及口服葡萄糖后胰岛素分泌绝对不足，提示胰岛 B 细胞功能衰竭或遭到严重破坏。

（3）胰岛素抵抗　空腹血糖及胰岛素高于正常值，口服葡萄糖后血糖及胰岛素分泌明显高于正常值，提示胰岛素抵抗。

（4）胰岛素分泌延迟　空腹胰岛素正常或高于正常，口服葡萄糖后呈迟缓反应，胰岛素分泌高峰延迟，是 2 型糖尿病的特征之一。

临床意义

（1）糖尿病分型　胰岛素分泌不足提示胰岛功能严重受损，可能为 1 型糖尿病；胰岛素分泌高峰延迟为 2 型糖尿病的特点。

（2）协助诊断某些妇科疾病　高胰岛素血症及胰岛素抵抗有助于诊断多囊卵巢综合征、子宫内膜癌等。

第八节　输卵管通畅检查术

一、输卵管通液术

1. 适应证

（1）不孕症，男方精液正常，疑输卵管阻塞。

（2）检验和评估输卵管绝育术、输卵管再通术或输卵管成形术的效果。

（3）对输卵管黏膜轻度粘连有疏通作用。

2. 禁忌证

（1）内外生殖器急性炎症或慢性炎症急性或亚急性发作。

（2）月经期或有不规则阴道流血。

（3）可疑妊娠。

（4）严重的全身性疾病不能耐受手术。

（5）体温高于 37 ℃。

3. 手术时机

月经干净后 3～7 日内、月经干净后无性生活、白带正常。

4. 结果评定

（1）输卵管通畅　顺利推注 20 ml 生理盐水无阻力（压力在 60～80 mmHg 以下）或开始稍有阻力随后阻力消失，无液体回流，患者无不适感，提示输卵管通畅。

（2）输卵管阻塞　勉强注入 5 ml 生理盐水有阻力，压力持续上升，患者感下腹胀痛，停止推注后液体又回流至注射器内，表明输卵管阻塞。

（3）输卵管通而不畅　注射液体有阻力，再经加压注入又能推进，说明有轻度粘连已被分离，患者感轻微腹痛。

二、子宫输卵管造影术

能对输卵管阻塞做出较正确诊断，准确率可达 80%；并能判断输卵管阻塞部位，观察输卵管及宫腔形态等。

1. 适应证

（1）了解输卵管是否通畅及其形态、阻塞部位。

（2）了解宫腔形态，确定子宫畸形及类型，有无宫腔粘连、子宫黏膜下肌瘤、子宫内膜息肉。

（3）内生殖器结核非活动期。

（4）不明原因的习惯性流产，了解宫颈内口是否松弛、宫颈及子宫有无畸形。

2. 禁忌证

（1）内外生殖器急性或亚急性炎症。

（2）严重的全身性疾病不能耐受手术。

（3）妊娠期、月经期。

（4）产后、流产后、刮宫术后 6 周内。

（5）碘过敏者。

3. 手术时机

月经干净 3～7 日，月经干净后无性生活，白带检查正常，碘过敏试验阴性。

4. 结果评定

（1）正常子宫、输卵管　宫腔呈倒三角形，双侧输卵管显影形态柔软，24 小时后摄片盆腔内见散在造影剂。

（2）宫腔异常　子宫内膜结核，子宫失去原有的倒三角形形态，内膜呈锯齿状不平；子宫黏膜下肌瘤，宫腔充盈缺损；子宫畸形。

（3）输卵管异常　输卵管结核，输卵管形态不规则、僵直或呈串珠状，有时可见钙化点；输卵管积水，输卵管远端呈气囊状扩张；24 小时后摄片盆腔内未见散在造影剂，说明输卵管不通；输卵管发育异常。

5. 注意事项

（1）宫颈导管不要插入太深，以免损伤子宫或引起子宫穿孔。

（2）注射碘化油用力不可过大，推注不可过快，以免损伤输卵管。

（3）透视下发现造影剂进入异常通道，同时患者出现咳嗽，应警惕发生油栓。

（4）造影后 2 周禁盆浴及性生活，可酌情给予抗生素预防感染。

三、妇科内镜输卵管通畅检查

不推荐作为常规检查方法。

第九节　常用穿刺检查

腹腔穿刺检查和羊膜腔穿刺检查是妇产科常用的穿刺检查技术。腹腔穿刺检查可经腹壁穿刺和经阴道穿刺两种途径完成。羊膜腔穿刺检查通常采用经腹壁入羊膜腔途径。

一、腹腔穿刺检查

（一）经腹壁腹腔穿刺术

可达到诊断目的，兼有治疗作用。穿刺点一般选择在脐与左髂前上棘连线中外 1/3 交界处，囊内穿刺点宜在囊性感明显部位。

1. 适应证

（1）协助诊断腹腔积液的性质。

（2）确定靠近腹腔的盆腔或下腹部肿块的性质。

（3）穿刺放出部分腹腔积液，可降低腹压、减轻腹胀、缓解呼吸困难等症状，并使腹壁松软易于做腹部及盆腔检查。

（4）腹腔穿刺可同时注入化学药物行腹腔化疗。

（5）腹腔穿刺注入二氧化碳气体，做气腹 X 线造影。

2. 禁忌证

（1）疑有腹腔内严重粘连，特别是晚期卵巢癌广泛盆、腹腔转移致肠梗阻者。

（2）疑有巨大卵巢囊肿者。

（3）大量腹腔积液伴有严重电解质紊乱者禁止大量放腹腔积液。

（4）精神异常或不配合者。

（5）中、晚期妊娠。

（6）弥漫性血管性凝血。

（二）经阴道后穹窿穿刺术

直肠子宫陷凹是腹腔最低部位，腹腔内的积血、积液、积脓易积存于该处，阴道后穹窿顶端与直肠子宫陷凹贴接，经阴道后穹窿穿刺术进行抽出物的观察、化验与病理检查，是妇产科临床常用的辅助诊断方法。

1. 适应证

（1）有腹腔内出血，如异位妊娠等。

（2）盆腔内积液，穿刺抽液了解积液性质。

（3）盆腔脓肿穿刺引流及局部注射药物。

（4）盆腔肿块位于直肠子宫陷凹内，抽吸肿块做细胞学检查协助诊断。

（5）若怀疑恶性肿瘤需明确诊断，行细针穿刺活检组织学检查。

（6）B超引导下经阴道后穹窿穿刺取卵助孕。

2. 禁忌证

（1）盆腔严重粘连：疑有肠管和子宫后壁粘连，穿刺易损伤肠管或子宫。

（2）异位妊娠准备非手术治疗时应避免穿刺，以免引起感染和破裂出血。

3. 注意事项

（1）穿测点在阴道后穹窿中点，进针方向与宫颈管平行，深入至直肠子宫陷凹，不可过分向前或向后，以免针头刺入宫体或直肠，穿刺深度要适当（2～3 cm），过深可刺入盆腔脏器。

（2）阴道后穹窿穿刺未抽出血液，不能完全除外异位妊娠和腹腔内出血，内出血量少、血肿位置高或与周围组织粘连，均可造成假阴性。

4. 穿刺液性质和结果判断

（1）血液

①新鲜血液：放置后迅速凝固，为刺伤血管，应改变穿刺针方向或重新穿刺。

②陈旧性暗红色血液：放置 10 分钟以上不凝固表明有腹腔内出血。多见于异位妊娠、卵巢黄体破裂或其他脏器破裂（如脾破裂）。

③小血块或不凝固陈旧性血液：多见于陈旧性宫外孕。

④巧克力色黏稠液体：镜下见不成形碎片，多为卵巢子宫内膜异位囊肿破裂。

（2）脓液　提示盆腔或腹腔内有化脓性病变或脓肿破裂。

（3）炎性渗出物　呈粉红色、淡黄色浑浊液体，提示盆腔及腹腔内有炎症。

（4）腹腔积液　有血性、浆液性、黏液性等。应送常规化验。必要时加查抗酸杆菌。肉眼血性，多疑为恶性肿瘤，应行脱落细胞学检查。

注意：大量放腹腔积液时，针头必须固定好，以免针头移动损伤肠管，放液速度不宜过快，每小时放液量不应超过 1000 ml，一次放液量不应超过 4000 ml，以防腹压骤降，内脏血管扩张而引起休克。

二、经腹壁羊膜腔穿刺术

1. 适应证

（1）治疗　羊膜腔内注药引产终止妊娠；羊膜腔内注入地塞米松 10 mg 促胎肺成熟；胎儿无畸形而羊水过多，放出适量羊水；胎儿无畸形而羊水过少，可间断向羊膜腔内注入适量 0.9%氯化钠注射液；胎儿生长受限，羊膜腔内注入氨基酸等促进胎儿发育；母儿血型不合需给胎儿输血

（2）产前诊断　羊水细胞染色体核型分析、基因及基因产物检测，确诊胎儿染色体病及遗传病等。

2. 禁忌证

（1）用于羊膜腔内注射药物　心、肝、肺、肾疾病活动期或功能严重异常；各种疾病的急性阶段；急性生殖道炎症；术前 24 小时内 2 次体温在 37.5℃以上不能除外感染。

（2）用于产前诊断时　孕妇先兆流产；术前 24 小时内两次体温在 37.5℃以上；患者心理负担严重。

3. 孕周选择

胎儿异常引产者宜在妊娠 16～26 周之内；产前诊断者宜在妊娠 16～22 周内。

4. 注意事项

穿刺前应查明胎盘位置，经胎盘穿刺，羊水可能经穿刺孔进入母体血循环而发生羊水栓塞。

第十节 影像检查

一、超声检查

（一）超声检查在产科领域的应用

1. B 型超声检查

（1）早期妊娠 停经 35 日时，宫腔内见到圆形或椭圆形妊娠囊，图像见圆形光环；妊娠 6 周，可见胚芽和原始心管搏动。妊娠 12 周前，测头臀长 CRL 估计孕周（孕周＝CRL＋6.5）。妊娠 9～14 周，可排除严重的胎儿畸形（如无脑儿）。妊娠 11～14 周，超声测胎儿颈项透明层（NT）等，可作为孕早期染色体疾病筛查的指标。

（2）中晚期妊娠

①胎儿生长径线测量：表示胎儿生长发育的径线有双顶径（BPD）、胸径（TD）、腹径（AD）和股骨长度（FL）等。BPD 表示胎儿总体发育情况（BPD≥8.5 cm 提示胎儿成熟），FL 表示胎儿长骨发育情况，AD 表示胎儿软组织发育情况。

②估计胎儿体重。

③胎盘定位和成熟度检查：胎盘位置判断对临床有指导意义，如行羊膜穿刺术时可避免损伤胎盘及脐带，协助判断前置胎盘和胎盘早剥等。根据胎盘绒毛板、实质和基底层结构变化，将胎盘成熟度分级：0 级为未成熟，多见于中孕期；1 级为开始趋向成熟，多见于 29～36 周； 2 级为成熟期，多见于妊娠 36 周以后；3 级为胎盘已成熟并趋向老化，多见于妊娠 38 周以后。

胎盘钙化分度：1 度为胎盘切面见强光点；2 度为胎盘切面见强光带；3 度为胎盘切面见强光圈。

④探测羊水量：最大羊水暗区垂直深度（AFV）≥8 cm 为羊水过多，AFV≤2 cm 为羊水过少。以脐水平线为标志将子宫分为四个象限，测量各象限最大羊水池的最大垂直径线，四者之和为羊水指数（AFI），AFI≥25 cm 为羊水过多，AFI≤5 cm 为羊水过少。

（3）异常妊娠

①诊断葡萄胎：典型的完全性葡萄胎影像特点如下。子宫大于相应孕周；宫腔内无胎儿及其附属物；宫腔内充满弥漫分布的蜂窝状大小不等的无回声区，其间可见边缘不整、境界不清的无回声区或合并宫腔内出血图像；当伴有卵巢黄素囊肿时，可在子宫一侧或两侧探到大小不等的单房或多房的无回声区。

②鉴别胎儿是否存活。

③判断异位妊娠：宫腔内无妊娠囊，附件区探及边界不十分清楚、形状不规则包块。若在包块内探及圆形妊娠囊，其内有胚芽或原始心管搏动，则能确诊。若已流产或破裂，直肠子宫陷凹或腹腔内有液性暗区。

④判断前置胎盘：胎盘组织部分或全部覆盖宫颈内口。

⑤判断胎盘早剥：胎盘与子宫肌壁间出现形状不规则的强回声或无回声区。

（4）胎儿畸形 如脑积水、无脑儿、脊柱裂、多囊肾。

2. 彩色多普勒超声检查

（1）母体血流 子宫动脉血流是评价子宫胎盘血循环的一项良好指标，阻力升高预示子宫–胎盘血流灌注不足。

（2）胎儿血流　脐动脉血流阻力升高与胎儿窘迫、胎儿生长受限、子痫前期等有关，若舒张末期脐动脉血流消失进而出现反流，提示胎儿处于濒危状态。

（3）胎儿心脏　从胚胎时期原始心管到分娩前胎儿心脏和大血管的解剖结构及活动状态。在妊娠 20～24 周进行超声心动图检查，主要针对有心脏病家族史、心脏畸形胎儿生育史、环境化学物接触史、胎儿心率异常或常规超声检查怀疑胎儿心脏畸形的高危孕妇。

3. 三维超声扫描技术

在观察胎儿外形和脏器结构方面有优势。

4. 产科超声检查在产前诊断中的分级及时机选择

（1）产科分级　①一般产科超声检查（Ⅰ级）；②常规产科超声检查（Ⅱ级）；③系统胎儿超声检查（Ⅲ级）；④胎儿特定部位会诊超声检查（Ⅳ级）。

（2）以筛查胎儿结构异常为主要目的的产科超声检查时机　①妊娠 11～14 周：进行 NT 超声检查，结合孕妇年龄和实验室检查，评估胎儿染色体异常的风险。②妊娠 18～24 周：进行Ⅱ、Ⅲ级产科超声检查。③妊娠 30～34 周：主要针对胎儿主要解剖结构进行生长对比观察、胎儿附属物的动态观察及筛查晚发畸形（肢体短缩、脑积水等）

（二）超声检查在妇科中的应用

1. B 型超声检查

子宫肌瘤、子宫腺肌病和腺肌瘤、盆腔炎性疾病、盆腔子宫内膜异位症、卵巢肿瘤、卵泡发育检测（自月经周期第 10 天开始检测卵泡大小，正常卵泡每日增长 1.6 mm，排卵前卵泡约 20 mm）、宫内节育器探测和介入超声的应用（阴道超声引导下对成熟卵泡进行采卵；对盆腔肿块进行穿刺，确定肿块性质，并可注入药物进行治疗；减胎术）等。

2. 彩色多普勒超声检查

能判断盆、腹腔肿瘤的血流动力学及分布，有助于鉴别诊断。

3. 三维超声扫描技术

可较清晰地显示组织或病变的立体结构，呈现二维超声难以达到的立体图像，有助于诊断盆腔脏器疾病，特别是良、恶性肿瘤的诊断和鉴别诊断。

（三）超声造影在妇产科疾病诊断中的应用

1. 卵巢的良、恶性肿瘤

通过造影形态学和造影前后多普勒信号强度和时间－强度曲线分析鉴别卵巢肿瘤的良、恶性。恶性肿瘤周围血流信号丰富，自肿瘤外伸入肿物，向中心走行，造影剂作用持续时间延长和曲线下面积增高。

2. 异位妊娠

输卵管妊娠时超声造影可以鉴别积血块和绒毛组织。

3. 子宫肌瘤的诊断

（1）子宫肌瘤与腺肌瘤鉴别　在造影剂的灌注方式和时间－强度曲线上子宫肌瘤为周边网状型增强模式，显示为包膜环状增强，达峰后与周边组织有较明显的边界；腺肌瘤为同步型增强和缓慢向心型，显示为内部短线状增强，达峰时与周围肌层分界不清，无包膜感。

（2）子宫内膜癌　造影剂首先在病灶滋养血管充盈，继之全病灶与肌层快速充盈。癌灶处弓形血管和放射血管增多、变粗，血管密集、紊乱。

4. 胎盘病变

5. 宫腔超声造影

通过向宫腔内注入对比剂将宫腔扩张，超声下可清晰地观察到子宫内膜息肉、黏膜下肌瘤、子宫内膜癌和子宫畸形等病变以及观察输卵管腔是否通畅。

二、X 线检查诊断先天性子宫畸形

1. 诊断先天性子宫畸形

（1）单角子宫造影：仅见一个子宫角和一条输卵管，子宫和附件均偏于盆腔一侧。

（2）双子宫造影：可见两个子宫腔，每个子宫腔有一个子宫角与同侧一条输卵管相同。临床上可见单阴道或双阴道、双宫颈。

（3）双角子宫造影：单阴道、单宫颈、两个宫腔。

（4）鞍状子宫造影：子宫底如马鞍状凹陷。

（5）中隔子宫造影：分为完全中隔子宫和不全中隔子宫。完全中隔子宫见宫腔形态呈两个梭形单角子宫；不全中隔子宫见宫底有个宫腔，宫腔中下段大部分被分隔成分叉状两部分。

2. X 线胸片

X 线胸片是诊断妇科恶性肿瘤肺转移的重要手段。

三、计算机体层扫描检查（CT）

CT 的特点是分辨力高，能显示肿瘤的结构特点、周围侵犯及远处转移情况，可用于各种妇科肿瘤治疗方案的制订、判断预后、疗效观察及术后复发的诊断。

CT 诊断卵巢肿瘤的准确性 79.1%～83%，敏感性 73.9%，特异性 81.8%，但对卵巢肿瘤定位诊断特异性不如 MRI。

四、磁共振成像检查（MRI）

MRI 检查无放射性损伤，无骨性伪影，对软组织分辨力高，尤其适合盆腔病灶定位及病灶相邻结构关系的确定。并能清晰显示肿瘤信号与正常组织的差异，准确判断肿瘤大小、性质及浸润和转移情况，广泛应用于妇科肿瘤的诊断和手术前的评估，也在产科领域得到应用。值得一提的是 MRI 的热效应有潜在危险，孕早期禁止 MRI 检查，孕中、晚期，起码孕周大于 18 周，MRI 检查也仅用于超声无法确认的疑难杂症，也不作为常规或唯一采用的手段。

五、正电子发射体层显像（PET）

PET 可用于妇科恶性肿瘤的诊断、鉴别诊断、预后评价及复发诊断等。可发现小于 10 mm 的肿瘤实体瘤，诊断各种实体瘤的准确率高达 90%以上，高于传统的结构成像技术。

（李志凌）

第三十七章　妇产科内镜

妇科内镜（gynecological endoscope）在临床的应用是妇科手术的一场革命，内镜（endoscope）是用冷光源探视镜头经人体自然腔道或人造孔道探视人体管、腔或器官内部的窥视系统。有辅助诊断的诊断内镜（diagnostic endoscope），有对病变进行治疗的手术内镜（operative endoscope）。可应用内镜对肠管、气管的管腔、胸腔、腹腔、盆腔内组织、器官进行检查和手术，妇产科内镜有胎儿镜（fetoscope）、阴道镜（colposcope）、宫腔镜（hysteroscope）、腹腔镜（laparoscope）和输卵管镜（falloposcope），目前除了胎儿镜未普及之外，其他妇产科内镜在国内外均已普遍开展。

第一节　胎儿镜检查

速览导引图

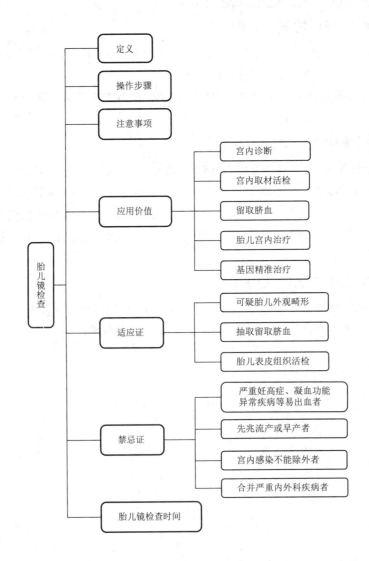

一、定义

胎儿镜（fetoscope）检查是用直径 0.5～2 mm 光纤内镜，从孕妇腹壁穿刺套管针，经子宫壁穿入羊膜腔，观察胎儿外形、采集脐血或对胎儿进行宫内手术治疗的有创检查。

二、适应证

（1）可疑胎儿外观畸形　观察胎儿有无外观畸形，如唇腭裂、多指（趾）、并指（趾）、脊柱裂、脑脊膜膨出、腹裂、内脏外翻、外生殖器畸形（如尿道下裂）。

（2）抽取留取脐血　对胎儿有无地中海贫血、镰状细胞贫血、遗传性免疫缺陷、酶缺陷和血友病等遗传性有诊断价值，也可鉴别胎儿血型（Rh 及 ABO）。

（3）胎儿表皮组织活检　如胎儿表皮活检可诊断大疱病、鱼鳞病等遗传性皮肤病。

三、禁忌证

（1）严重妊高征、妊娠合并血小板减少、凝血功能异常疾病等易出血者。

（2）先兆流产或早产者。

（3）宫内感染不能除外者。

（4）合并严重内外科疾病者。

四、胎儿镜检查时间

妊娠 15～17 周，羊水量较多，胎儿也较小，便于观察胎儿外形。妊娠 18～22 周，羊水也增多，脐带较粗，可行脐血取样及胎儿宫内手术。妊娠 22 周后，羊水透明度较差，对观察胎儿图像有影响。

五、注意事项

（1）B 超检查胎儿大小、胎位，确定胎盘和胎儿位置，避开胎盘和胎儿。

（2）孕妇排空大小便，腹部备皮、消毒、严格无菌操作。

（3）术前 10 分钟给镇静药，避免孕妇紧张和减少胎动。

（4）操作应轻柔、仔细，避免因胎儿镜检查诱发羊膜腔感染、出血、胎盘及胎儿损伤、流产及胎死宫内等并发症，操作前应与患者及家属充分沟通，理解手术风险及可能出现的并发症。签署胎儿镜手术知情同意书，检查时要求孕妇积极配合医生操作。

六、临床价值

应用胎儿镜进行胎儿宫内手术目前主要应用于选择性减胎、双胎输血综合征、激光破坏吻合支血管、经脐静脉对严重溶血性贫血胎儿行宫内输血。

第二节　阴道镜检查

速览导引图

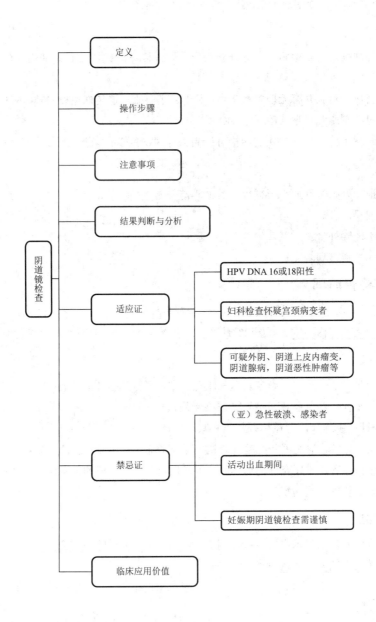

一、概述

阴道镜（colposcope）检查是将充分暴露的阴道和宫颈表面光学放大 10～40 倍，直接观察这些部位的血管形态和上皮结构，以发现与癌变有关的异型上皮、异型血管，对可疑部位行定位活检，提高疾病确诊率。但是，阴道镜观察不到宫颈管，对位于宫颈管内的鳞–柱移行带的观察受到限制，需要行宫颈管搔刮术病理检查协助诊断。阴道镜分为光学阴道镜（optical colposcope）和电子阴道镜（electronic colposcope），两者均可与电子计算机和监视系统连接、安装设计成可以动态观察、摄像或拍照、选择和保存图像、记录或打印、查询资料一体化的高科技工作台。

二、适应证

（1）液基细胞学检查提示 LSIL、HSIL、ASCUS 伴高危型 HPV DNA 阳性者。

（2） HPV DNA 检测 16 或 18 高危阳性者。

（3）宫颈锥切术前确定切除病变范围。

（4）妇科检查怀疑宫颈病变者。

（5）可疑外阴、阴道上皮内瘤变，阴道腺病，阴道恶性肿瘤。

（6）宫颈、阴道及外阴病变治疗后复查和评估。

（7）子宫切除术后阴道顶端息肉的治疗。

（8）反复发作的外阴阴道炎。

（9）性交出血者。

（10）外阴皮肤色素改变者。

（11）取材不满意或化验检查不满意的会诊或确诊。

三、禁忌证

（1）外生殖器有急性、亚急性感染者。

（2）外生殖器有破口或挫伤者。

（3）生殖道活动出血期间。

（4）近 3 天有阴道受侵入者，如性交、妇检、阴道冲洗上药以及宫颈刷片或刮片或诊刮术等。

（5）月经期间。

（6）妊娠期阴道镜检查需谨慎，应征求孕妇和家属同意签字，告知风险并权衡利弊后才行阴道镜检查。

四、临床应用价值

（1）阴道镜在妇产科临床对于宫颈、阴道和外阴病变早期诊断，追踪随访治疗效果，进一步研究肿瘤的病因，发病机制和发生发展的病理过程等均有临床价值。

（2）阴道镜无法观察宫颈管，但是通过宫颈管搔刮术和病理检查，可提高宫颈癌前病变和早期浸润癌的诊断准确率达 92%，便于癌症早期治疗，提高患者的存活率，改善患者的预后。

（3）电子阴道镜在妇产科临床上不仅可以消融或切除赘生物，还可以鉴别一些良性病变，以避免不必要的活检，如炎症、息肉、孕妇子宫颈肥大增生、假性湿疣等。

五、注意事项

（1）阴道镜检查前 3 天内要停止阴道冲洗上药，禁止性生活，亦不能行妇科检查或宫颈、宫腔取材检查。

（2）向医生提供宫颈细胞学涂片或 TCT、HPV 以及白带常规的检查结果。

（3）阴道镜检查一般在月经干净 3～10 天内进行，对怀疑宫颈癌或癌前病变者无时间限制，宫颈管内有病变者，最好接近排卵期检查，以提高阳性检出率，接受阴道镜检查的患者无须禁食、灌肠、剃毛，可在门诊内镜室预约检查。

（4）阴道内留置纱布的患者，如果有阴道出血的立即急诊就诊，阴道内留置的纱布应于 24 小时内取出。

第三节　宫腔镜检查

速览导引图

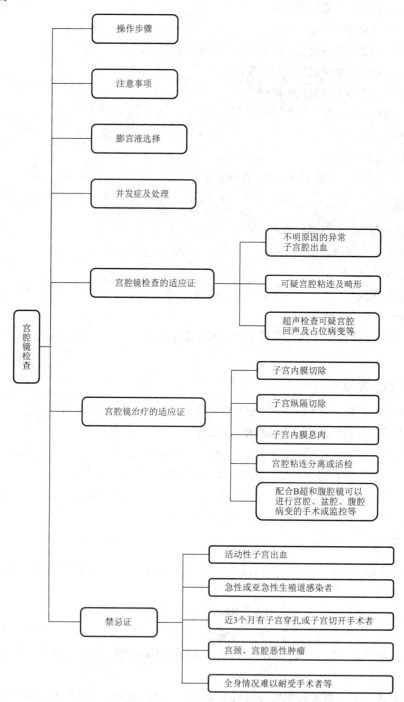

一、概述

　　宫腔镜（hysteroscopy）是微创妇科诊疗技术之一，主要用于子宫宫腔内检查和治疗。宫腔镜手术工作台由宫腔镜（包括检查镜或电切镜）、操作器械、能源系统、光源系统、灌流系统和成像系统等组成，可行动态观察、检查和手术、拍照或摄影、选图、保存记录、打印报告、资料查询等。宫腔镜利用镜体的前部进入宫腔，应用膨宫介质扩张宫颈，通过插入宫腔的光导玻璃纤维窥镜直视观察宫颈管、宫颈内口、宫内膜及输卵管开口的生理与病理变化，以便针对病变组织直观准确地取材、送病检。宫腔镜对所观察的病变部位具有放大效应，尤其是配合超声、腹腔镜，可圆满地完成多种宫腔、盆腔、腹腔疾病的检查。

二、宫腔镜检查的适应证

（1）不明原因的异常子宫腔出血。

（2）可疑宫腔粘连及畸形。

（3）超声检查可疑宫腔回声及占位病变。

（4）可疑宫内节育器异位。

（5）非男方因素、非女方排卵因素的不孕症。

（6）子宫输卵管碘油造影提示生殖器异常。

（7）复发性流产、稽留流产、不全流产、胚物残留。

（8）蒂部较深的宫颈息肉、黏膜下肌瘤、宫腔异物。

（9）可疑子宫瘢痕憩室。

三、宫腔镜手术治疗的适应证

（1）子宫内膜息肉。

（2）子宫黏膜下肌瘤及部分突向宫腔的肌壁间肌瘤。

（3）宫腔粘连分离或活检。

（4）子宫内膜切除。

（5）子宫纵隔切除。

（6）宫腔内异物取出，如宫内节育器嵌顿、宫颈扩张物遗留宫腔及胚胎残留物等。

（7）宫腔镜下输卵管插管通液、注药、粘堵及绝育术。

（8）配合 B 超和腹腔镜可以进行宫腔、盆腔、腹腔病变的手术或监控。

四、禁忌证

（1）活动性子宫出血（因为出血影响术野清晰度，但是对于子宫瘢痕妊娠处电凝止血可以考虑）。

（2）急性或亚急性生殖道感染者。

（3）近 3 个月有子宫穿孔或子宫切开手术者。

（4）确诊妊娠。

（5）宫颈、宫腔恶性肿瘤（膨宫液的流动会诱发肿瘤细胞播散和种植，坏死组织容易导致脏器损伤和穿孔、出血）。

（6）生殖道结核、未经适当抗结核治疗者。

（7）宫腔过度狭小或宫颈过窄者，容易诱发穿孔损伤。

（8）全身情况难以耐受手术者。

（9）术前测体温高于 37.5℃，不能排除感染暂缓检查或手术。

五、宫腔镜手术的注意事项

（1）宫腔镜最佳手术时间是在月经干净后 3～7 天内。

（2）月经后或术前 3 天禁止性交，术后一个月禁止性交或盆浴。

（3）术前检查　传染病检查（乙肝表面抗原、HIV、HCV、RPR）、肝功能、肾功能、电解质、凝血四项、血尿常规、白带常规、胸片、心电图、宫颈防癌筛查。

（4）术前可适当憋尿，便于术中 B 超监护、酌情留置导尿管。

（5）选择全身麻醉者需要术前禁食和禁饮 6～8 小时。

（6）接受宫腔镜电切的患者术前需去除随身佩戴的所有金属或导电的器物，实施宫腔镜电切的手术者需注意避免使用酒精消毒，并注意防止器械漏水、漏电，有金属宫内节育器，需先取出 IUD，再行宫腔镜电切手术，避免电击贯穿伤。

（7）术后注意预防感染。

（8）术前向患者和家属交代手术麻醉可能的风险、并发症，签署手术麻醉知情告知书。

（9）术中严格无菌操作，注意膨宫液体的气体排空。严密监控患者生命体征，术中发现异常立即停止手术并对症处理或紧急抢救。

（10）术中术后均注意液体输入控制，输液晶体和胶体以及监测电解质，防治低钠血症或脑水肿。

六、术前准备及麻醉

月经干净后 3～7 天之内的子宫内膜处于增生期，较薄且不易脱落出血，黏液少，宫腔病变显示较清晰，仔细询问病史，进行全身体格检查，妇科检查。宫颈脱落细胞学及阴道分泌物检查，全身麻醉的患者术前禁食水 6～8 小时，宫腔镜检查无须麻醉或可行宫颈局部麻醉，宫腔镜电切手术多采用硬膜外麻醉或全麻。

七、操作步骤

（1）受术者取膀胱截石位，消毒外阴、阴道，铺无菌单，阴道窥器暴露宫颈，再次消毒阴道、宫颈，宫颈钳夹持宫颈，探针了解宫腔深度和方向，扩张宫颈至大于镜体外鞘直径半号，接通液体膨宫泵系统，调整压力为最低有效膨宫压力，排空灌流管内气体后，调整液体流量进行膨宫，宫腔镜直视下按其宫颈管解剖特点边观察边插入宫腔，冲洗宫腔内血液至视野清晰。

（2）观察宫腔，先观察宫底，宫腔前后壁，输卵管开口，在宫腔镜退出过程中观察宫颈内口和宫颈管。

（3）宫腔内操作，如节育环嵌顿、子宫内膜息肉、内膜活检等可以立即行电切除，需时间较长、较复杂的宫腔镜手术不宜在局麻下进行，要根据宫腔病变择期在手术室全麻或硬膜外麻醉下再行电切除。

八、膨宫液的选择

使用单极电切或电凝时，膨宫液体必须选用非导电的 5%葡萄糖液，双极电切或电凝则选用 0.9%的生理盐水，后者可减少过量低渗液体灌注导致的过度水化综合征，对合并糖尿病的患者可选用 5%的甘露醇膨宫。

九、并发症

脏器损伤如宫颈裂伤、子宫穿孔、泌尿系及肠管损伤、体液超负荷和电解质紊乱的心脑综合征、术后宫腔粘连、静脉空气栓塞、猝死、电意外损伤、麻醉意外；其他如出血、感染、子宫坏死、宫腔积血、腹痛、医源性子宫腺肌症、治疗失败或病变复发、一过性失明、神经损伤等。

第四节 腹腔镜检查

速览导引图

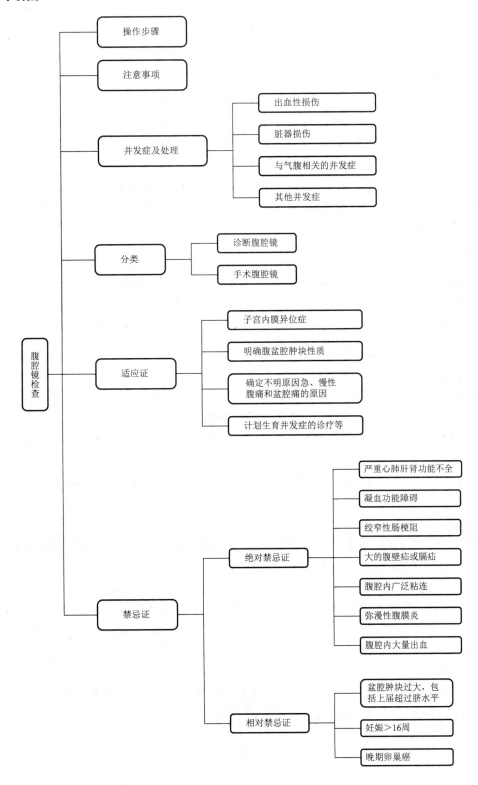

一、概述

腹腔镜（laparoscopy）手术是在密闭的盆、腹腔内进行检查或治疗的内镜微创技术。将接有冷光源照明的腹腔镜经腹壁套管插入腹腔，与摄像系统连接，监视屏幕上显示盆、腹腔内脏器和病变部位。通过视屏检查诊断疾病的称为诊断腹腔镜（diagnosis laparoscopy）。在体外操作进入盆、腹腔的手术器械，直视屏幕对病变进行手术治疗的称为手术腹腔镜（operative laparoscopy）。目前，大部分妇科手术可以在腹腔镜下完成。

二、适应证

（1）简单腹腔镜检查　子宫内膜异位症（腹腔镜是诊疗的金标准）；明确腹盆腔肿块性质；确定不明原因急、慢性腹痛和盆腔痛的原因；导致不孕的盆腔疾病；计划生育并发症的诊疗，如异位的宫内节育器、子宫穿孔、胚物残留穿孔的定位等；子宫畸形的宫腔镜腹腔镜超声联合检查。

（2）复杂腹腔镜手术　需要经腹手术的各种妇科良性疾病手术；早期子宫内膜癌分期手术和早期子宫颈癌根治术；中晚期子宫颈癌化放疗前后腹膜淋巴结取样；计划生育并发症的诊疗，如异位的宫内节育器、子宫穿孔、胚物残留穿孔的定位、输卵管绝育等；应用宫腔镜腹腔镜、超声联合手术矫正子宫畸形；宫颈功能不全的矫正；某些病变器官切除。

三、禁忌证

（1）绝对禁忌证　严重心肺肝肾功能不全；凝血功能障碍；绞窄性肠梗阻；大的腹壁疝或膈疝；腹腔内广泛粘连；弥漫性腹膜炎；腹腔内大量出血。

（2）相对禁忌证　盆腔肿块过大，包括上界超过脐水平；妊娠>16周；晚期卵巢癌。

四、并发症及预防处理措施

1. 出血性损伤

（1）腹膜后大血管损伤　一旦发生应立即开腹止血修补血管，开放式或直视下穿刺，熟练的剖腹手术经验、娴熟的腹腔镜手术技巧和熟悉腹膜后血管解剖结构可使损伤概率减少。

（2）腹壁血管损伤　多发生于第2或第3穿刺部位，可在穿刺过程中使用腹腔镜透视法避开腹壁血管，若损伤，应及时发现并进行缝合或电凝止血。

（3）手术野出血　是手术性腹腔镜手术中最常见的并发症。手术者应熟悉手术操作和解剖，熟练掌握各种腹腔镜手术的能源设备及器械的使用方法。

2. 脏器损伤

主要指与内生殖器官邻近脏器损伤。如果术中发生泌尿系和肠管损伤，需要及时请相关科室术中会诊，及时协助处理；还要注意术后随访、观察、对症处理。

3. 与气腹相关的并发症

与气腹相关的并发症包括皮下气肿、气胸和气体栓塞等。如手术中发现胸壁上部及颈部皮下气肿，应立即停止手术。若术后患者出现上腹部不适及肩痛，是 CO_2 对膈肌刺激所致，术后数日内可自然消失。一旦发生气体栓塞有生命危险，但是少见。

4. 其他并发症

腹腔镜手术中电凝、切割等能量器械引起的相应并发症如神经损伤、血管损伤、组织损伤，特别是卵巢和输尿管电热伤等；腹腔镜切口疝、感染、血肿、愈合不良等。

第五节　妇产科内镜手术的护理

一、妇产科内镜手术的术前护理

（1）心理疏导　护士术者耐心解释内镜手术情况，消除患者的术前紧张和不安心理。

（2）一般术前准备　情况完善各项术前检查，加强营养，饮食指导。

（3）皮肤准备　备皮（上界至剑突下，下界至大腿上 1/3，包括外阴部、两侧腋中线之间腹腔镜手术的患者特别注意脐部的清洁）、淋浴等。

（4）消化道准备　术前一天半流质饮食，术前禁食、禁饮 6～8 小时，必要时清洁灌肠但是异位妊娠、卵巢肿瘤蒂扭转、肠梗阻等急腹症，禁止灌肠。

（5）阴道准备　行全子宫切除者，可用 1%的碘伏溶液棉球擦洗阴道。

（6）膀胱准备　术前留置导尿，如果是简单的内镜检查只需术前排空膀胱。

（7）其他准备　术前一日遵医嘱做药物过敏试验，抽血、配血。手术前晚给予服镇静剂术前 1 小时肌内注射基础麻醉药，取下假牙、首饰，特别是需要取下所有金属饰品或衣物上的金属制品，以免发生电意外损伤，并准备带好病历、术前用药等必需品带至手术室。

（8）患者家属陪伴　术前、术中、术后均需要签署委托书的家属陪伴。

二、妇产科内镜手术的术后护理

（1）手术患者最好集中于氧气、输液架、吸痰器备齐的术后观察病房，便于加强观察和护理以及应急处理。

（2）全麻患者清醒前应有专人护理，去枕平卧，头偏向一侧。硬膜外阻滞麻醉和腰椎麻醉患者术后应去枕平卧 6 小时，以免发生头痛。

（3）术后需要交班，了解手术情况和处理 15～30 分钟测血压一次，每 4 小时测 T、P、R 一次，直到正常。注意观察伤口有无渗血，面色、皮肤是否苍白，有无内出血等异常情况，如果头痛应即请麻醉科会诊。

（4）术后次日可取半卧位，鼓励患者早日离床活动、早日康复。

（5）一般腹部手术当天禁食，术后 1～2 天进流食以后逐日改为半流质和普食，阴道手术后 6 小时进流质，术后 1 天可进半流质，必要时应由静脉补液、纠正电解质紊乱，严格掌握输血指征，合理饮食，加强营养。

（6）腹腔镜手术微创一般无需止痛药品，部分患者可根据医嘱给予镇静剂或镇痛剂。

（7）术后留置导尿管同开腹手术，如全子宫切除和阴道前后壁修补术留置 5 天，广泛性全子宫切除和盆腔淋巴清除术留置 14 天。

（郭剑锋　王泽华）